国家卫生和计划生育委员会"十二五"规划教材
全国高等医药教材建设研究会"十二五"规划教材
全国高等学校教材
供卫生信息管理专业及相关专业用

卫生信息资源规划

主　编　孟　群

副主编　胡建平　马敬东　范启勇

编　委（按姓氏笔画排序）

马敬东（华中科技大学同济医学院）

王安莉（中南大学湘雅三医院信息中心）

沈丽宁（华中科技大学同济医学院）

张黎黎（卫生部统计信息中心）

范启勇（上海市卫生局信息中心）

宗文红（上海闸北区卫生科技与信息中心）

屈晓晖（卫生部统计信息中心）

孟　群（卫生部统计信息中心）

胡建平（卫生部统计信息中心）

夏　天（上海市疾病预防控制中心）

人民卫生出版社

图书在版编目（CIP）数据

卫生信息资源规划/孟群主编．—北京：人民卫生
出版社，2014

ISBN 978-7-117-19335-1

Ⅰ．①卫…　Ⅱ．①孟…　Ⅲ．①医学信息－信息
管理－教材　Ⅳ．①R-0

中国版本图书馆 CIP 数据核字（2014）第 132562 号

| 人卫社官网 | www.pmph.com | 出版物查询，在线购书 |
| 人卫医学网 | www.ipmph.com | 医学考试辅导，医学数据库服务，医学教育资源，大众健康资讯 |

卫生信息资源规划

主　　编：孟　群
出版发行：人民卫生出版社（中继线 010-59780011）
地　　址：北京市朝阳区潘家园南里 19 号
邮　　编：100021
E - mail：pmph@pmph.com
购书热线：010-59787592　010-59787584　010-65264830
印　　刷：中国农业出版社印刷厂
经　　销：新华书店
开　　本：787×1092　1/16　印张：26
字　　数：633 千字
版　　次：2014 年 8 月第 1 版　2014 年 8 月第 1 版第 1 次印刷
标准书号：ISBN 978-7-117-19335-1/R·19336
定　　价：40.00 元

打击盗版举报电话：010-59787491　E-mail：WQ @ pmph.com
（凡属印装质量问题请与本社市场营销中心联系退换）

全国高等学校卫生信息管理专业规划教材

第二轮修订编写出版说明

为推动我国卫生计生事业信息化快速发展，加快培养卫生信息管理专业人才，同时促进全国高等院校卫生信息专业学科建设和发展，全国高等医药教材建设研究会、人民卫生出版社决定组织第二轮国家级规划教材修订编写工作。

在对全国各高校广泛、深入调研的基础上，我们于 2013 年成立了全国高等学校卫生信息管理专业国家卫生计生委规划教材专家评审委员会，在北京召开了规划教材专家论证会，结合全国各高等学校所反馈的意见和建议，确定了卫生信息管理专业新的培养目标、课程体系，并最终在 2013 年 8 月张家口召开的主编人会议上进一步得到落实。

本套教材共 12 种，主要供全国高等学校本科卫生信息管理专业用。该套教材的编写，遵循全国高等学校卫生信息管理专业的培养目标，即：本专业培养具备现代管理学理论基础、医药卫生知识、计算机科学技术知识及应用能力，掌握信息管理、信息系统分析与设计方法及信息分析与利用等方面的知识与能力，能在国家各级医药卫生管理部门及其相关领域的企事业单位从事信息管理，信息系统分析、设计、实施管理和评价，及信息学研究等方面工作的复合型高级专门人才。本套教材编写坚持"三基"、"五性"、"三特定"的原则，在充分体现科学性、权威性的基础上，更考虑其代表性和实用性。我们希望该套教材随着我国高等教育的改革和发展，尤其是卫生信息管理专业的建设和变化，能进一步得到完善和提高，为我国卫生信息管理人才的培养发挥其应有的作用。

卫生信息管理专业第二轮

规划教材目录

教材名称	主编
卫生信息学概论,第2版	李后卿,雷健波
卫生组织与信息管理	贺培凤
卫生信息系统,第2版	金新政
医院信息系统	郭启勇
卫生信息分析,第2版	李道苹
信息计量学及其医学应用,第2版	王伟
卫生信息与决策支持,第2版	周怡
卫生信息项目管理	赵玉虹
卫生信息资源规划	孟群
卫生信息检索与利用,第2版	杨克虎
病案信息学,第2版	刘爱民
卫生信息化案例设计与研究	孟群

全国高等学校卫生信息管理专业规划教材

第二届评审委员会

顾　　问：陈贤义　王　辰　石鹏建

主 任 委 员：孟　群

副主任委员：

赵玉虹　金新政　王　伟

罗爱静　黄　勇　杜　贤

委 员 姓 名（拼音排序）

董建成	杜　贤	方庆伟	郭继军	胡西厚	黄　勇
金新政	雷建波	李后卿	李岳峰	连　萱	刘爱民
罗爱静	马　路	马家奇	孟　群	全　宇	任光圆
任淑敏	邵　尉	宋余庆	汤学军	王　伟	王秀平
肖兴政	杨　晋	杨克虎	叶明全	谢　维	俞　剑
詹秀菊	张　帆	张　晓	张昌林	赵　臻	赵玉虹
钟晓妮	周　敏	周　怡	周金海	朱　霖	宗文红

秘　　书

辛　英　王孝宁　蔡向阳

7

前　言

卫生信息资源规划是信息资源规划理论在卫生行业实践活动中的发展,是在卫生信息资源管理过程中对卫生信息资源开发、利用的规划。通过卫生信息资源规划梳理卫生业务流程,明确业务需求,建立信息标准和信息模型,再用这些标准和模型来衡量现有的信息系统及各种应用,从而稳步推进卫生信息化建设。其目的是理清并规范表达卫生信息化建设的需求,整合信息资源,为各级医疗机构及医疗管理机构的应用软件选型并保证成功实施。

卫生信息资源规划是卫生信息管理专业一门重要的专业基础课。为适应我国卫生信息化建设,同时为满足高等医学院校的人才培养和在职人员继续教育的普遍需求,我们编写了这本教材。本教材结合我国卫生信息化建设的具体环境、实际需求,突出基本理论和基本概念,强调理论对实践应用的指导作用。其宗旨是培养具备卫生信息资源规划的基本知识、基本技能和基本方法的复合应用型人才,以满足医药卫生事业对人才的迫切需求。

本书的作者们长期从事卫生信息资源规划的教学和科研工作,具有丰富的教学和实践经验,作者集成现有的理论,整理有效的方法,总结已有的经验,并吸纳目前国内外很多参考资料中的精华,力求使本书具有实用性、针对性和易用性。一方面让学生熟悉卫生信息资源规划的基本知识、基本理论和基本方法,掌握卫生业务系统需求分析与业务建模的方法,掌握卫生信息资源管理、开发和利用的基本方法,掌握规划的实施与评估,熟悉卫生信息资源建设保障体系建设。另一方面,通过业务系统的实际操作,提升学生的综合应用能力,培养符合医改对人才需求标准的复合型人才。

全书分十章,第一章为绪论,主要介绍了卫生信息资源规划的形成与发展背景、相关概念以及卫生信息资源规划的内涵与作用;第二章信息资源规划的基本理论,主要介绍与信息资源规划相关的理论与方法学,包括数据管理理论、信息资源管理理论和信息资源规划的方法步骤;第三章卫生信息资源规划的工程学方法,主要从工程学角度阐述了信息资源规划的具体方法,包括需求分析、业务分析、数据流分析和系统建模等,此外还介绍了信息资源规划的其他方法及主要工具;第四章卫生信息资源规划需求分析与建模,从研究分析医疗卫生服务的业务需求出发,归纳汇总医疗卫生的主要信息资源,自上而下地规划医疗卫生信息系统的业务需求,建立卫生信息资源规划模型;第五章卫生信息资源规划的内容,在我国卫生信息资源规划现有成果的基础上,阐述了卫生信息资源规划的内容产出,包括电子健康档案、电子病历、公共卫生信息资源等三个方面;第六章卫生信息互操作与标准化,从卫生信息共享的角度介绍了卫生信息分类与标准化方法,包括数据元标准化、数据集标准化和共享文档标准化等;第七章卫生信息资源规划实施与评估,重点阐述了卫生信息资源规划实施的方法,以及规划实施前评估、过程评估和实施效果评估的一些方法;第八章卫生信息资源开发和利用,介绍了卫生信息资源开发利用的方式、方法、策略及绩效评估;第九章卫生信息资源管理流程及配置优化,介绍了卫生信息资源规划过程中的资源配置流程、模式、效率及改进方法;第十章卫生信息资源保障体系,主要从政策保障、组织保障、技术保障和法律保障等方面阐述了卫生信息资源保障体系的建设。

　　由于编者水平和时间限制,书中难免会有错漏之处,恳请广大师生和读者给予批评指正。

孟　群

2014 年 3 月于北京

目 录

11

第一章

绪　论

　　信息资源是知识经济时代重要的国家战略资源。社会的信息化发展致使信息资源的充分开发和合理利用成为国家创新和社会进步的一大关键因素。为使信息资源得到高效开发利用,对信息资源进行整体规划显得尤为重要。这在卫生行业也不例外。本书结合我国卫生信息化建设实践,对卫生信息资源规划的基本理论、工程学方法、业务应用、资源管理及保障体系等方面进行系统阐述。而本章将从卫生信息资源的基本概念入手,重点介绍卫生信息资源规划的形成与发展、基本概念、构成要素及作用等方面的内容。

第一节　卫生信息资源的内涵与特征

一、信息资源的基本内涵

(一) 信息的内涵

　　自20世纪40年代克劳德·香农(C. E. Shannon)和诺伯特·维纳(Norbert Wiener)分别提出信息论和控制论以来,不同学科领域的专家学者从不同的学科视角,对"信息"作出了不同的诠释。哲学家认为信息是认识论的一部分;物理学家认为信息是熵的理论;通信工作者把它看成是不定度的描述;情报学家则认为信息是生物及自控系统与外界交换的一切内容。

　　20世纪80年代前后,丹尼尔·贝尔(Daniel Bell)、约翰·奈斯比特(John Naisbitt)、阿尔文·托夫勒(Alvin Toffler)等人把"信息"融入到社会的各个领域,"信息社会"、"后社会"、"第三次浪潮"使"信息"成为描述与预测社会发展的重要因素,成为社会公众所瞩目的事物。目前,"信息"一词已不是单纯的科学术语或技术名词,而是社会共有的、普遍化的术语,深入到社会各个领域。

　　正是在这种背景下,近年来我国信息学者多从哲学本体论的角度来理解信息,认为信息是事物运动的状态和方式。信息不是事物本身,但它反映了客观世界中各种事物变化和特征,是客观事物之间相互作用和联系的表征,是客观事物经过感知和认识后的再现。不同的事物有不同的特征,并在不同的条件下发生变化,这种特征与变化就是信息。人们正是通过获取和识别这些信息来认识不同事物的。而美国学者侧重认识论,从管理学和计算机应用相结合的角度来研究信息资源及管理问题,他们所理解的"信息"更类似于我们所理解的

1

"信息资源",认为信息是有意义的数据,是经过收集、记录、处理和存储的可供检索的事实与数据。

(二) 信息资源的基本概念

随着社会和行业信息化进程的发展,人们日益深刻地认识到信息资源是最重要的财富和资产,是最活跃的生产要素。信息资源作为术语最早是由奥罗乐科(J. O. Rourke)于1970年在《加拿大的信息资源》(*Information Resources in Canada*)中提出的。此后,以"Information Resources"为标题的论著逐渐增多,并对信息资源作出不同的描述和定义。比较代表性的有:1979年,美国信息管理专家霍顿(F. W. Horton)从政府文书管理的角度出发,认为信息资源具有两层意思:①当资源为单数(resource)时,信息资源是指某种内容的来源,即包含在文件和公文中的信息内容;②当资源为复数(resources)时,信息资源指支持工具,包括供给、设备、环境、人员、资金等。1986年,霍顿与马尔香(D. A. Marchand)出版了题为"*Info Trends*: *Profiting from Your Information Resources*"的专著,将"信息资源"与"信息财产"作了区分,认为信息资源的含义包括:①拥有信息技能的个人;②信息技术及其硬件与软件;③诸如图书馆、计算机中心、传播中心、信息中心等信息设施;④信息操作和处理人员。信息财产的含义包括:①公司所拥有的正式的数据、文件、文献等财产;②公司所拥有的实际知识,包括类似专利和版权的智力财产以及个人的专门知识;③公司拥有的关于竞争对手、商业环境及其政治、经济、社会环境等方面的商业情报。我国对信息资源概念及其有关问题的研究始于20世纪80年代中期。1985年孟广均先生著文指出:"我国的信息资源很多,经济的、科学的、技术的、政治的、文化的、教育的、军事的等等。"其后,国内专家学者提出许多不同的见解。

现在国外普遍认为没有控制、没有组织的信息不再成为一种资源,因此都加强了对信息的管理。此后一些学者开始对"信息资源"进行定义。但关于"信息资源"作为的一个正在发展着的概念,无论是国内还是国外都还未形成统一的认识。

综合学者的观点,对信息资源的理解主要应从两方面来考虑:

一是狭义的理解,认为信息资源是指人类社会活动中存在的各类可用信息的聚集或来源,即可用信息源(简称为信息源),如科技信息源、经济信息源、文化信息源、卫生信息源等。

二是广义的理解,认为信息资源是人类社会信息活动中所积累的信息以及包括信息生产者、信息技术、信息资本、信息环境等要素的集成。

(三) 信息与信息资源的关系

1. 信息资源是信息的集合 俗话说"独木难成林"。一棵树构不成森林资源,一滴水构不成水资源。同样,一条信息或几条信息也构不成信息资源。只有当信息达到一定的丰度和凝聚度时,才能成为信息资源。从这个意义上说,信息资源应是多种多样信息的总和或集合。

2. 信息资源是经过选择、获取的有用信息的集合 信息资源是经过人类选择的、对人类有用或能满足人类需求的那部分信息的总和或集合。有用性是一切资源的本质属性,信息资源也不能例外。从信息海洋中挑选出有用信息,并将之与无用信息区分开来,正是信息管理人员的基本任务之一。

3. 信息资源是经过人类组织序化的信息的集合 与非信息资源相比,信息资源最显著的特征就是有序性。对水资源、石油资源、矿产资源等自然资源来说,无所谓有序、无序,只要具备一定的丰度和凝聚度,值得人们开采、获取即可。信息资源却不然,无序的信息不仅无法利用,还会造成信息通道的"栓塞",阻碍信息的传播、交流、开发和利用。因此,组织、序化的信息才能成为信息资源,而没有控制的、未经组织的信息将不能成为资源。

因此,信息资源是经过选取、组织、序化的有用信息的集合。此外,广义上的信息资源包含了信息活动的一切要素。

(四)信息资源的基本特征

信息资源与物质资源、能源相比,有着其特殊性。信息资源是一种经济资源,不但具有经济资源的一般特征,同时又拥有与众不同的特性。信息资源的核心是可利用性,这也是资源的共同属性。除可利用性外,信息资源还具以下特征:

1. 广泛性　信息的丰富是与物质世界的丰富同时并存的,一切对人类活动有用的信息源均属于信息资源的范畴,是一种来源广泛的资源。然而,并非所有的信息都可成为资源,而只有那些在一定条件下可利用的信息才可视为资源。其中,有一个作用价值和价值转化问题。

2. 经济性　信息资源的生成、开发、保存、传播和利用需要成本,因此信息资源具有价值、价格属性;同时,有目的地利用信息资源,必然产生经济和社会效益。因此,既可将其作为公共资源开发,又可进行开发经营,按市场模式组织信息资源经济活动。

3. 社会性　信息资源开发是一个社会化程度很高的过程,社会分工使信息资源开发成为一个专门的行业。信息资源的社会性源于信息的社会性,在社会发展中,信息资源内容发掘正从浅层走向深层,从显性走向隐性,由此形成了基于社会进步的资源增值开发与利用环境。

4. 共享性　信息资源的共享性是信息资源区别与物质资源的又一基本属性。物质资源和能源的利用表现为占有和消耗,而信息资源的利用不一定存在排他关系,不同的利用者可以相同程度地共享同一信息资源;物质资源在利用上具有排他性,特定的物质资源不可能被人们同时占有和使用,而信息资源可以同时为多人占有,信息资源的可共享性为人类的共同进步提供了前提和条件。

5. 可获取性和再生性　人类的社会活动将导致信息资源存在形式的变化和增值性再生。这说明,人类活动在信息资源的形成过程中具有重要的作用,也就是说,信息资源不仅是社会中自然存在的可用原始信息的聚集,而且是一种附加了人类劳动的信息汇集,它所内含的人类劳动(主要是脑力劳动)也是其可利用性的表征。

6. 时效性　信息资源比其他任何资源的时效性都强,信息只有在其反映事物的时效内才可能产生作用。

7. 支撑性　信息资源具有支撑其他资源开发的功能,不论是物质资源、能源还是资产资源,其开发利用都依赖于信息的支撑。

8. 可控性　信息资源是与人类社会活动直接相关的一类特殊资源,在利用上必然受资源主体的控制,由此提出了资源利用上的权益分配和保护问题。对这一问题的解决,可以通过政策和法律途径进行。

二、卫生信息资源的概念与特征

(一)基本概念

卫生信息资源是信息资源概念在卫生行业的具体化,是在医疗卫生活动中所产生的以人的健康相关信息为核心的各类信息活动要素的集合。卫生系统复杂程度高,各业务子系统特征各异,产生的信息资源呈现多样化。从另一个方面来说,卫生信息资源就是医疗卫生管理和服务业务活动过程中所产生、获取、处理、存储、传输和使用的一切信息资源。卫生信息资源概念的界定是基于广义视角,具体包括:各级各类卫生行政管理部门、医疗卫生服务机构、患者、卫生信息系统和信息平台、卫生信息基础设施以及以电子病历和健康档案为核心的各类资源。

（二）基本特征

卫生信息资源作为整个社会信息资源的重要组成部分。一方面,它既有与社会信息资源共同的性质和特征,譬如经济性、共享性和时效性等。另一方面,具有以下特殊的性质和特点:

1. 专业性 与一般信息资源相比,卫生信息资源最突出的一个特征就是它的专业性和专用性特别强。卫生信息资源的内容具有十分鲜明的专业特色,卫生信息服务技术、手段和过程都有严格的专业操作程序、质量标准和规范化要求,非专业人员难以理解、掌握和利用。因此,卫生信息资源需要专门机构、专门技术人员收集、整理、传输、使用、开发。

2. 公益性 我国医疗卫生服务体系建设坚持以公立医疗机构为主,多种医疗形式共同发展,形成布局合理、分工明确、防治结合、保证质量、技术适宜、运转有序的医疗服务体系。基本医疗卫生服务制度决定了卫生信息资源是全社会资源的一部分,具有一定的社会公益性质。

3. 不协调性 卫生信息资源的不协调性,主要体现在信息基础设施、信息素养、信息可获得性和信息质量等方面的不协调和不平衡。第一,在信息基础设施方面,我国城乡、地区之间具有较大差异性。一般来说,经济发达区域要好于经济欠发达地区。第二,在信息素养方面,城乡居民之间在卫生信息的获取意识和能力上存在很大的差距。第三,卫生信息资源主要产生并存在于各级各类医疗卫生机构内部,共享机制不完善。

4. 不对称性 卫生信息的不对称性主要表现在卫生服务供方与需方的信息不对称。医疗市场上,服务提供方(医疗机构及医务人员)拥有医疗专业知识和信息,而需方(患者及家属)处于相对的信息劣势。因此,在医患关系中,医疗服务供方往往起主导作用。需方医疗信息的匮乏和专业知识的欠缺导致其在医疗服务中的被动性。

三、卫生信息资源分类

基于不同的标准,卫生信息资源可划分为不同的类型。分类目的在于将医疗卫生领域具有某种共同特征的数据归并在一起,使之与不具有共性的数据区分开来,并通过设定的规则进行唯一识别,以支持在领域层面对数据信息进行统筹规划、系统描述、关联分析和应用设计,促进卫生信息系统数据有效交换和广泛共享。各种类型的卫生信息资源在形成和存在形式上的不同,决定了要对它们进行针对性管理,以便更好发挥它们的价值。

（一）分类的原则

1. 系统性原则 即在满足学科领域相对独立的基础上,以业务一致性为基本内容,简化分类体系,减少信息冗余,优化分类结构。

2. 实用性原则(可操作性) 操作性强的分类体系既能满足用户对信息使用的简洁易懂需求,也有利于信息提供者设计和编制数据集。

3. 可扩展性原则 卫生信息资源分类体系应保证充分的可扩展性,确保信息种类和数量的增加不会因分类体系而造成影响。

4. 科学性原则 在卫生信息资源域分类研究中,应遵循科学性原则,优先选择最能代表该资料属性的本质特征进行分类。

(二)划分标准

信息资源分类有两个要素:一是分类对象,二是分类依据。分类对象由一系列被分类的数据组成。分类依据取决于信息的属性(或特征),根据属性的相同或相异,形成各种相同或不同的类目。从卫生信息资源的定义可知,卫生信息资源的内容广泛,可从不同的角度对卫生信息资源进行分类。

1. 按信息来源划分

(1)卫生服务与管理信息资源:产生于医药卫生行业各管理信息系统、业务系统等的数据信息,主要包括:①公共卫生领域中各类疾病预防、妇幼保健、职业健康保健、疾病监测的数据采集、登记、存储、统计分析与检索及其管理资料;②医院信息系统中临床诊疗服务与医院运营管理数据资源;③卫生系统领域的各类统计资料。在卫生数据信息中,既包括有结构化的实时性报表数据,又包括许多非结构化的数据,如医学影像数据等。

(2)生物信息资源:这一类信息资源是伴随基因组研究而产生的,其内容也紧随着基因组研究而发展。其内涵十分具体,范围非常明确,主要关于基因组研究的相关生物信息。

(3)卫生网络信息资源:主要包括正式信息(传统出版物的数字化、网络数据库及电子出版物)和非正式信息(如论坛、社交网络、门户网站等传媒工具上的信息)。

(4)卫生文献信息资源:主要包括医药卫生方面的图书、报刊、特种文献资料(医学科技报告、医学会议文献、医学学位论文资料、医药卫生技术标准资料、医药卫生专利文献等)、医学图片等。

2. 按所处的状态划分

(1)静态的卫生信息资源:这主要指的是历史的、已存在的各类资源,包括各种文献信息资源、卫生组织或机构的信息资源等。

(2)动态的卫生信息资源:主要是指经常发生变化的或重新采集的信息资源,如电子病历数据信息。

3. 按卫生信息资源的存储格式划分 按卫生信息资源的存储格式分类,可分为数值信息、文本信息和图像信息等。

第二节 卫生信息资源规划的形成与发展

一、信息资源规划产生的起因

信息技术的广泛应用,推动着行业和社会信息化的发展,产生良好成效。例如,机构通过建设性能好、切合实际应用的管理信息系统,提供与业务相匹配的系统功能和用户体验,减少差错,大大提升业务效率。但与此同时,随着信息化建设的进一步推进,也逐渐暴露出一些问题和不足,尤其导致大量"信息孤岛"、"信息烟囱"的产生。所谓"信息孤岛"是指相互之间在功能上不关联互助、信息不共享互换以及信息与业务流程和应用相互脱节的计算机应用系统。具体而言,主要表现在以下几个主要方面。

（一）信息化发展的阶段性

机构信息化是一个逐步发展的过程,从欧美等信息化启动比较早的国家来看,信息化的实施和应用都不是一步到位,而是通过循序渐进的过程逐步建立起来的。机构信息化有一个从初级阶段到中级阶段、再到高级阶段的发展过程。在计算机应用的初级阶段,人们容易从文字处理、报表打印开始使用计算机。进而围绕一项项业务工作,开发或引进一个个应用系统。这些分散开发或引进的应用系统一般不会统一考虑数据标准或信息共享问题,追求实用快上的目标而导致信息孤岛不断产生。由于信息化技术发展的阶段性,加上人们追求"实用快上"的目标,很难统一考虑数据标准或信息共享问题,往往围绕单项业务开发、引进孤立的应用程序,导致"信息孤岛"的不断产生。因此,信息孤岛的产生有着一定的必然性。

（二）认识误区

"重硬轻软,重网络轻数据",使得数据资源的开发和共享得不到重视。长期以来,许多机构把现代化建设看作是拥有大量计算机设备即可,经费投资方向自然而然地偏向于计算机基础设备,而忽略信息资源的建设,造成购置的信息基础设施闲置、资源浪费、信息化建设进入重硬轻软的认识误区,导致信息资源的开发与利用滞后于信息基础设施建设,出现了"有路无车,有车无货"现象。

（三）需求不到位

信息资源开发利用是为机构管理者的决策行为服务的,同时支持普通员工的业务操作。当前机构信息化建设一方面缺乏对机构内部员工的信息需求的深入了解,另一方面机构员工还没有形成主动的信息需求意识,缺乏将自身的潜在需求转化为显性需求的动力。即使提出较明确信息需求,但由于信息共享度差,信息价值低,这种需求不能得到满足。因此,缺乏信息需求动力是信息孤岛现象出现的重要原因。

（四）标准不统一

信息化起步早的机构,10年前甚至20年前就开始实施面向业务操作层面的部门业务计算机应用,这些机构的部门主要从部门内部的业务出发,开发满足部门业务操作的管理系统,每建立一个应用系统就单独建立一个数据库,这样不同的应用就拥有不同的数据库。这些数据库可能来自不同的厂商、不同版本,各个数据库自成体系,互相之间没有联系,数据编码和信息标准也不统一。各业务系统之间采用的信息标准没有统一,信息交换存在着障碍,造成无法共享资源,导致形成信息孤岛。使很多重要的基础数据无法充分利用,以致机构间的数据资源浪费,无法为领导决策提供科学的数据依据。

（五）管理体制问题

若从深层原因看,是管理的条条框框阻碍了信息的畅通。机构的职能部门分管了机构的各项业务,无形中也分隔了机构内的原本应该统一的信息数据。同时,由于业务信息化需求的不同,导致机构统一的业务流也未能反映到全部的信息系统上。另一方面,众多关系复杂的机构各自为政,缺乏协调沟通与整体规划方案,阻碍了信息资源的共享利用。从这个意义上说,"信息孤岛"也是机构管理——尤其是机构管理上的"孤岛"的映射。

显然,机构和行业信息化的建设要按高标准要求来实施,必须有实质性的进展,促使机构信息系统向高级功能方向的进一步发展。当前,尤其要解决多个业务处理系统互相独立,数据基础纷杂,数据不够统一等状况,机构之间信息流动的畅通。在现有的环境中,采用集成的技术及产品,将数据、系统或应用整合,是一种正在被重视的解决之道,但如果这样的措施仅仅停留在表面,没有抓住形成孤岛的重要因素——数据信息混乱,机构或许不久会陷入另一种困境之中:庞大的系统、低效的运行、决策的困难……为此,一些专家正在大力提倡冲出孤岛的"治本"之策——进行"信息资源规划"。这样,伴随着信息技术应用和资源的开发,在 20 世纪 80 年代初,信息资源规划(information resource planning,IRP)的概念逐渐出现了。

二、信息资源规划概念的提出

事实上,国外许多专家学者也在这个过程中,逐渐认识信息资源规划的重要性,提出许多重要的观点。理查德·诺兰(Richard·L Nolan)在 20 世纪 80 年代初总结美国一些企业计算机系统应用的发展规律,提出企业计算机应用发展过程有六个阶段的"诺兰模型",即起步阶段、扩展阶段、控制阶段、集成阶段、数据管理阶段、成熟阶段。其中,前三个阶段具有计算机朝代的特征,后三个阶段具有信息时代的特征。霍顿(F. W. Horton)在信息资源管理理论中,提出企业的信息资源与其他资源有同等地位,信息资源管理是一种新的管理职能;必须将信息资源管理与企业的战略规划联系起来,把信息资源作为战略资产进行管理,在企业的每个层面上识别信息资源和获利机会,并借以构建新的竞争优势。威廉·德雷尔(William Durell)在数据管理理论中,指出:没有卓有成效的数据管理,就没有成功高效的数据处理,数据管理工作必须从数据元素标准化做起;数据管理是企业管理的重要组成部分,是长期复杂的工作,会遇到许多困难,持之以恒才能见到效果。詹姆斯·马丁(James Martin)在"信息工程方法论"中,提出信息系统以数据为中心(不是以处理为中心),让最终用户真正参加信息系统开发工作。

国内关于信息资源规划的论述是从信息工程(information engineering,IE)及信息资源管理(information resource management,IRM)等理论发展而来的。日前,国内主要有两个视角,即信息工程视角和信息资源视角。信息工程视角的观点,主要以高复先教授所提出的信息资源规划理论代表,提出偏向技术的行业应用型的信息资源规划。高复先教授指出,信息资源规划是指对企事业单位或政府部门信息的采集、处理、传输和使用的全面规划。他还把信息资源规划方法论概括为四部分:模型(起指导作用的一组概念和规则)、语言(用于描述建模结果的表达法)、方法(实施设计的具体做法)和工具(支持方法的软件),同时强调方法论和支持工具的一体性。其核心是运用西方国家先进的信息工程和数据管理理论及方法,通过总体信息规划,打好资源管理的基础,促进实现集成化的应用开发。同时,指出信息资源规划的工作流程大体如下:以信息工程方法论为技术基础,侧重于业务分析与优化、数据流分析、建立业务模式、功能模型和数据模型,并架构系统体系结构模型,形成信息资源管理基础标准,并通过后续的数据环境改造来解决信息资源整合等问题,以实现数据集成与信息共享。

另一个视角是从信息资源的视角来审视信息资源资源管理。他来自于情报学领域,以理论研究为主。代表性人物有马费成教授和学者裴成发。马费成教授在政府信息资源规划构想的研究中,按规划的组成要素由高到低给出了七层框架模型,分别是理念与价值观、环境识别、目标确立、时序安排、方法论、工具、执行过程,其中规划要素层次越高,就越接近战略规划;而要素层次越低,则其可操作性越强。而学者裴成发从信息资源活动主体、实体内容、空间与时间布局及均衡、信息资源体制、信息资源保障、信息资源增量与增值六个方面阐述了资源规划的主要内容。通过归纳总结研究认为,在实际应用中信息资源规划一般需关注六个方面的内容:①信息资源活动主体,代表信息产生的源头;②信息资源实体内容,是规划活动中的对象行为;③信息资源空间及时间布局与均衡,是规划活动中的对象状态;④信息资源宏观环境,包括信息资源主体活动时及规划活动发生时的各种相关外部作用力;⑤信息资源保障机制,关注规划的执行和可持续性;⑥信息资源自增长,即不进行规划或规划执行不力时信息资源按照原有路径的自变换,客观反映规划效果并反馈和调整规划活动。

实际上,信息资源规划正是在继承信息工程的核心和体现其基本原理部分的总体数据规划技术方法,也大量引入了数据管理和信息资源管理等相关理论,并伴随许多国内大中型信息系统建设的符合中国国情的实践而处在不断发展之中。信息资源规划关联了理论、方法和软件工具,是用来解决信息化建设中信息资源开发、整合共享的关键技术,主要用以弥合"信息孤岛",使机构信息化建设走信息资源共享的道路。尤其在强调信息资源开发利用是国家信息化的核心任务的今天,从总体战略角度考虑和实施信息资源规划对于大中型机构复杂信息系统建设更具有特别重要的意义。事实上,信息资源规划的有狭义和广义之分。狭义信息资源规划是指信息资源内容本身以及相关的信息活动,如信息采集、整理、存储、共享、分布、传递应用、维护与评价活动等。广义信息资源规划则指不仅包括信息内容、信息系统本身,而且还包括和信息相关的技术设备、网络、信息人员、资金等的全面规划。

三、卫生信息资源规划的形成

(一)卫生信息资源规划产生的起因

我国卫生信息化建设经历了近30多年的发展,经历了从无到有,从局部到全局,从局限在医院内部应用,发展到区域医疗信息化应用尝试的过程,而且在开发、推进的广度和深度上不断进步,并已初具规模。在医院层面,信息化建设的重点转移到临床信息系统建设,如逐步推广医院信息系统(hospital information system,HIS)、医学影像存储与传输系统(picture archiving and communication systems,PACS)、放射信息系统(radiology information system,RIS)、实验室信息系统(laboratory information system,LIS)等临床信息系统。在公共卫生层面,严重急性呼吸综合征(severe acute respiratory syndromes,SARS)危机以后,原卫生部在几年时间内,完成了覆盖中央、省、市、县、乡五级的网络直报系统,各级疾病预防控制机构和卫生行政部门可以同时在线报告信息,极大地提高了传染病疫情等报告的及时性和准确性。同时,加强了国家和省两级突发公共卫生应急指挥决策系统建设,极大地提高了突发公共卫生事件的应急反应和危机处置能力。与此同时,区域卫生平台建设也在全国范围推进。无疑,卫生信息化实现医疗卫生机构科学管理,提高社会经济效益,改善医疗服务质量的重要途径,并已经成为医疗卫生服务体系不可或缺的部分。

但同时,我们也应看到,随着信息化的进一步深入,信息资源规划产生的成因在卫生领域得到不同的体现。由于历史的原因,各卫生部门,如医院、公共卫生机构等,按照自身业务需求建立不同类型的条线业务系统,卫生数据自产自用。2003年SARS的发生,引起国家对公共卫生领域的重视和投入,加强了公共卫生信息系统建设,归纳来讲,2003年至今的前半段因为统一规划和标准的缺失,后半段因为新形成的标准的低认知和弱执行,形成了许多卫生行业公共卫生领域纵强横弱的"信息烟囱"。与此同时在不同的医院,尤其是信息化起步较早的三级甲等综合医院,自行建设医院的业务及管理信息系统,形成了大量的"信息孤岛"。

"信息烟囱"、"信息孤岛"的产生造成了信息系统纵横不通,数据重复采集。由于各个机构信息系统之间没有接口,各信息系统之间如果需要共享的数据,只有通过生成报表方式上报,然后再由人员录入其他系统中。这种情况不但存在于不同类型机构之间,如医院与疾病控制中心,如发现传染病要上报疾控中心,现有的做法仍是由医院信息系统中产生数据,再手工报疾控中心,录入疾控系统中。而且这种情况也存在同一类型的不同层次的机构间,如医疗机构间,明明各医院均建立了医院信息系统,但下级医院转诊上来的病人,其电子化的诊疗数据却不能从网络中传到上级医院系统中,需重复录入一些病人数据。

另外,由于没有统一的规划,数据标准没有建立,各机构的信息化中产生大量的数据,但却由于数据存储格式、表达上的差异,造成数据只能供某一系统使用,不能汇总分析。结果是采集到的数据量大,却难以分析利用。例如,某一社区人群在不同医院的就诊情况,由于在不同信息系统中的表述不同、数据类型不同,导致想统计此社区人群的高发病时不能有效利用已搜集的数据,仍需社区居民健康管理系统去逐一采集。即造成人力上的浪费,数据又大量冗余在不同系统中,而且数据的一致性、准确性也得不到保障。

总之,自上而下垂直系统的推行以及各自为政的低水平建设,造成纵强横弱,直接的危害就是卫生信息资源不能共享,信息资源不能有效流动和配置。进而无法支持跨部门、跨区域的卫生业务协同应用等,卫生信息化所带来的社会效益和经济效益得不到良好的体现。也正是在这个背景下,我们把信息资源规划的理论、方法和实现技术引入到卫生领域加以应用实施。

(二)信息资源规划背景

无疑,对卫生信息资源规划本身的认识是建立在信息资源规划在卫生领域的广泛应用实践基础上。而在我国卫生事业发展的不同阶段,提出了指导全局的卫生信息资源建设战略规划和部署,展开对信息资源规划理论、技术和方法的实践应用。这既体现了医疗卫生领域的独特性,又丰富和发展了信息资源规划理论体系。

2003 年 3 月 24 日,《2003—2010 年全国卫生信息化发展规划纲要》正式印发,文件指出:区域化卫生信息系统包括电子政务、医保互通、社区服务、双向转诊、居民健康档案、远程医疗、网络健康教育与咨询,实现预防保健、医疗服务和卫生管理一体化的信息化应用系统。并明确提出了区域性医疗信息化的工作目标是:围绕国家卫生信息化建设目标选择信息化基础较好的地区,开展以地(市)、县(区)范围为单元的区域性医疗信息化建设试点和研究工作,建立区域性医疗信息化示范区。

2009 年 4 月 6 日,《中共中央、国务院关于深化医药卫生体制改革的意见》正式公布,我国医药卫生体制改革从此迈上新征程,为了达到"人人享有基本医疗卫生服务"的改革目标,中央财政在未来 3 年内投入 8500 亿元资金支持医疗改革方案的实施"新医改方案"被业界形象地描述为"四梁八柱"。提出建立实用共享的医药卫生信息系统。大力推进医药卫生信息化建设。以推进公共卫生、医疗、医保、药品、财务监管信息化建设为着力点,整合资源,加强信息标准化和公共服务信息平台建设,逐步实现统一高效、互联互通。加快医疗卫生信息系统建设。完善以疾病控制网络为主体的公共卫生信息系统;以建立居民健康档案为重点,构建乡村和小区卫生信息网络平台;以医院管理和电子病历为重点,推进医院信息化建设。建立和完善医疗保障信息系统。建立和完善国家、省、市三级药品监管、药品检验检测、药品不良反应监测信息网络。实现科学管理和决策,从而达到有效地控制医疗费用不合理的增长、减少医疗差错、提高医疗与服务质量的目的。

2010 年,为适应新医改形势下的卫生信息化建设需求,原卫生部在充分借鉴国内外经验的基础上,研究提出了"十二五"期间卫生信息化建设总体框架(简称"3521 工程"),即建设国家、省和地市 3 级卫生信息平台,加强公共卫生、医疗服务、新农合、基本药物制度和综合管理等 5 项业务应用,建设居民电子健康档案、电子病历等 2 个基础信息资源库,和一个覆盖整个卫生信息系统的专用网络,确立了服务居民、服务医务人员、服务管理等三大工作目标。

2012 年 3 月 14 日国务院印发了《"十二五"期间深化医药卫生体制改革规划暨实施方案》(简称《规划方案》)。《规划方案》明确了 2012—2015 年我国医药卫生体制改革的阶段目标、改革重点和主要任务,是未来四年开展深化医药卫生体制改革各项工作的指导性文件。《规划方案》对推进卫生信息化建设提出了明确的发展目标和任务要求,特别是在 2012—2015 年医药卫生体制改革的主要目标中,把医药卫生信息化作为加快推进基本医疗卫生制度建设的重要内容之一,提出了"医药卫生信息化水平明显提高,监管制度不断完善,对医药卫生的监管得到加强"的工作目标要求。与此同时,《规划方案》把卫生信息化建设列为"十二五"期间统筹推进相关领域改革七大相关改革任务之一。

2013 年 12 月,国家卫生和计划生育委员会、国家中医药管理局共同印发了《关于加快推进人口健康信息化建设的指导意见》(国卫规划发〔2013〕32 号),确立了"制度先行、统筹设计、强化应用、互联共享、业务协同"的总原则,提出统筹人口健康信息资源,强化制度、标准和安全体系建设,有效整合和共享全员人口信息、电子健康档案和电子病历三大数据库资源,实现公共卫生、计划生育、医疗服务、医疗保障、药品管理、综合管理等六大业务应用,建设国家、省、地市和县四级人口健康信息平台,以四级平台作为六大业务应用纵横连接的枢纽,以居民健康卡为群众享受各项卫生计生服务的联结介质,形成覆盖各级各类卫生计生机构(含中医药机构,下同)高效统一的网络,实现业务应用互联互通、信息共享、有效协同。这一指导意见的总体目标是:以业务和管理需求为导向,全面建成实用、共享、安全的人口健康信息网络体系,为深化医药卫生体制改革,有效落实计划生育基本国策,促进中医药事业发展,提高卫生计生服务与管理水平,实现人人享有基本医疗卫生服务目标提供有力的信息技术支撑和保障。

显然,当前我国卫生信息化建设正处于由中级阶段向高级阶段转变的关键点,进行卫生信息资源规划是卫生信息资源开发利用的高阶成熟标志,它不单单是信息技术在卫生领域的应用和实施,更是对医疗业务的梳理和变革。借助信息化评估及资源规划方法论,可以更好地为我国新医改服务。规划的实施,有利于形成统一高效、互联互通、资源共享的卫生信息化局面,以达到向各级卫生行政部门、医疗卫生机构、社会和居民提供全方位的卫生信息服务这一卫生信息化目标。可见,实施卫生信息资源规划可促使医疗卫生信息化建设以高标准、高起点向更深层次、更广泛和更高的方向发展。

第三节 卫生信息资源规划的基本内涵和作用

卫生信息资源规划理论是信息资源管理理论在卫生行业实践活动中的发展。卫生领域是人类社会生活中的重要领域,对其信息活动开展研究,不仅能够提升卫生信息化水平,更能够从根本上优化卫生资源的配置,同时也能丰富信息资源规划自身的研究内容,拓展情报学经典理论的应用渠道和范围。

一、卫生信息资源规划的基本内涵

(一) 卫生信息资源规划概念

卫生信息资源规划的不断推进也深化、扩展、充实传统的信息资源规划理论方法体系。从我国的实践,可以看出:我们不仅利用工程学的思想方法和工具进行全面的规划,并全面组织实施;并且明确各参与主体的角色,强调配套保障体系建设的协同推进,是一个全方位的战略部署。

基于此,综合专家学者关于信息资源规划概念的各种不同观点,结合我国卫生领域特点,从广义的视角对卫生信息资源规划进行界定。卫生信息资源规划(health information resource planning,HIRP)是对卫生信息资源开发、利用的规划,是对卫生信息资源管理全过程的规划。具体而言,就是对医疗卫生管理和服务业务所需信息的采集、处理、存储、传输、配置到利用全过程的相关要素进行全面规划。通过卫生信息资源规划梳理卫生业务流程,明确业务需求,建立信息标准和信息模型,再用这些标准和模型来衡量现有的信息系统及各种应用,符合的就继承并加以整合,不符合的就进行改造优化或重新开发,从而稳步推进卫生信息化建设。

(二) 卫生信息资源规划的基本特征

卫生信息资源规划的主要实施环节包括对卫生信息资源的实施环境的详细调查,信息资源的采集、整理、存储、开发、传递、应用、维护和评价进行全面规划。其特点是:

1. 目的性　卫生信息化现状评估及分析是规划的基础步骤。规划要建立在卫生信息化现状评估的基础上,对卫生各关键业务领域的业务模式和数据流进行分析和建模,规划卫生信息资源在信息交换、信息共享、信息管理、信息利用方面的标准和规范,挖掘卫生信息资源的价值,其目的为促进区域卫生信息化建设走向全面规划、统一标准、互联互通、整合资源、强化管理的轨道,促进新医改的有效落实和卫生事业的全面发展。

2. 全局性　HIRP不是局限于对某类或某部门信息资源的规划,而是面向行业的全局性数据规划。在宏观上,它是由信息资源、信息用户、信息技术、管理信息、信息资源管理人员等构成的一个整体,它的实施需要依赖于计划、组织、指挥、协调、控制等管理功能的实现;在微观上,它是数据进入各级平台,在区域内科学合理地存储、分布、共享、计算处理,流出各级平台进行各医疗卫生机构,进而完成具体业务的集成性技术与管理控制机制。

3. 基础性　信息资源规划是实现信息化的基础,只有搞好信息资源规划,才有可能搞好信息化。卫生信息标准化是规划的一项基础性的、常态化工作。在统一标准的基础上,明确和规范信息规划的实施步骤。也可以通过梳理业务流程,明确信息需求,建立信息标准和信息应用模型,重新整合和改造优化信息系统及各种应用,搭建信息资源整合系统平台,建立不同应用系统间的数据交换平台,进而推进行业信息化建设。

4. 流程性　信息资源规划是一个体现在流程上的规划过程,从信息详细调查、信息采集到信息应用、维护和评价的完整流程。其中,前一流程步骤是后一流程步骤的基础,每一步的工作质量的好坏都决定了整个规划的好坏。

5. 系统性　信息资源规划不是局限于对信息资源的某一应用的规划,而是全面的、系统的数据规划。

6. 可扩展性 信息资源规划是一项不断反复,不断改进的长期工作。因此,应注重可扩展性,即每次规划的结果不应该是封闭式的,而应该是具有开放性的。可扩展性的特点,既自成体系,又可以与将来的部分互通互联,实现可持续发展。因此,应注重可扩展性,实现可持续发展。

7. 可测度性 信息资源规划实施效果的好坏可以在数学模型的基础上,通过一系列的参数指标进行测算分析和评价,发现成功优势,找到欠缺之处。也为今后的 HIRP 工作提供改进依据,指引方向。

8. 前瞻性 采用有前瞻性的理念做指导。在指导思路上,重点关注信息资源规划的关键产出物,从垂直业务和单一应用向扁平化信息平台建设上转变,利用平台技术实现统筹规划、资源整合、系统互联互通和信息共享,提高医疗卫生服务与监管能力,有效推进基本医疗保障制度建设、建立国家基本药物制度、健全基层医疗卫生服务体系、促进基本公共卫生服务逐步均等化、推进公立医院改革工作等。在发展方向上,从卫生管理和业务体系信息化向为公众提供服务的信息化建设上转变,加强居民健康档案和电子病历数据资源库建设,促进医疗服务成本降低,优化医疗服务流程,规范医疗服务与管理,直接让居民与患者成为卫生信息化发展的受益者。从单纯追求技术设备规模向促进应用和提高信息资源利用效率方面转变。加强标准化、规范化,促进可持续发展,逐步实现软件可重复使用、数据共享,避免应用重复开发和数据重复采集。

二、卫生信息资源规划的要素

一个有效的规划可以做到信息资源的合理配置和利用,促进信息系统应用的深化,从而保证数据及其标准的一致性。卫生信息资源规划是一个整体概念,涵盖信息活动全过程的全面规划。通过明确卫生信息资源规划的构成要素,有利于规划的制定和全面实施。

(一)建设主体

主要是指卫生信息系统和平台建设的主要承担者。具体而言就是各级人口健康信息化管理组织和专业机构,即各类医疗卫生行政管理部门和服务机构。如各级卫生计生委、医疗卫生服务机构等。

(二)信息系统或平台

主要是指卫生信息系统或平台的系统架构、技术架构、存储架构、业务模型、功能模型、信息模型以及平台基本性能要求等方面内容。

(三)信息基础设施

主要是指卫生信息系统或平台的网络体系架构与网络管理、数据存储设备与灾备建设、信息安全体系等。

(四)信息资源

主要是指信息或平台的主要存储的数据、遵循的主要标准规范。具体而言,是指以全员人口信息、电子健康档案和电子病历三大数据库资源为核心的资源以及相关数据标准和规范。

(五)保障体系

主要是指信息系统或平台建设的各项配套保障措施,包括制度保障、资金保障、人才队伍建设等方面。

三、卫生信息资源规划的主体与任务

卫生信息资源规划是卫生信息化建设的基础,其发起者是拥有行政管理权力的卫生行政管理部门和各级各类卫生医疗卫生机构。其目的就是理清并规范表达卫生信息化建设的需求,整合信息资源,优化资源配置,为卫生信息资源高效利用和管理奠定基础,促进卫生信息化建设的可持续健康发展。

(一)国家层面

国家层面的规划主体,主要是指国家卫生和计划生育委员会。其规划的任务主要是确定国家今后一段时期卫生信息化建设的总体战略和部署。

国家层面的卫生信息资源规划应遵循"制度先行,顶层设计,资源共享"的理念,以整个卫生的发展目标、发展战略和卫生各部门的目标与功能为基础,结合行业信息化方面的实践和对信息技术发展趋势的掌握,提出医疗卫生的信息化远景、目标、战略,确立统一规划、分步实施的建设原则,全面系统地指导卫生信息化的进程,协调发展地进行信息技术的应用和全国范围内的卫生信息资源优化配置,实现各种不同业务系统间跨地域、跨行业、跨部门的信息共享和业务协同,满足医疗卫生发展的需要,充分有效地优化和利用卫生信息资源,提升医疗卫生机构管理和决策水平。

(二)省市层面

主要是指省市的卫生行政管理部门,也就是各省市的卫生和计划生育委员会。其规划的主要任务是组织力量对国家发布的战略规划和方案进行研究和消化,在此基础上结合本地实际,研究制订本管辖范围内今后一段时间内的规划方案。同时,确定本地区的信息平台建设方案,实现信息多渠道动态收集,实现健康信息的动态、交互和综合管理,以最大限度的实现信息共享,减少信息孤岛,解决信息资源整合与应用系统集成难题,以满足区域卫生服务的需要,为卫生服务决策提供科学依据,使信息化服务于医药卫生体制改革。

同时,要认识到规划和分配卫生信息资源是复杂和困难的,其涉及多个部门或机构,需要处理好多个利益相关者对有限的资源的享有,通过信息资源规划所有单位的工作状况全面展示出来,保证信息渠道的畅通,实现优化资源分配的目的,真正起到联结的中央和各医疗卫生机构的纽带作用。

(三)机构层面

这主要是指各级各类医疗卫生服务机构。主要任务是在国家、省市总体战略规划要求下制定本机构的信息化发展战略,确立新建的或整合已有的信息系统所涉及的业务范围,建立模型或应用行业标准,增强机构硬实力,体现机构未来战略。具体而言,包括机构内业务应用建设规划、网络基础设施规划、与区域信息平台的对接设计规划、信息人才规划等方面。对于机构信息化不断持续的建设,先要实施信息资源规划,后组织数据平台建设、应用系统开发将是信息化的一种较科学的策略,将为机构信息化向更深、更广、更高方向发展。

实现全局性信息化建设的顶层设计,是医疗机构信息化的基础工作,需要从战略层面、管理运作层面、业务运作层面三方面共同来实现。同时,要有机构高层领导亲自参与,各职能科室管理层以及临床业务科室中层人员、业务人员、信息技术人员积极配合下才能开展,需要注重项目的组织、管理、协作。

四、卫生信息资源规划的作用

卫生信息化作为卫生体系一场新的革命,不仅是信息通讯技术在卫生领域的应用,更重要的是针对信息共享和系统互操作需求的流程改造。我国正值卫生信息化快速发展时期,无论是对发展较为成熟的医院信息系统或者即将实施的区域卫生信息化,都需要进行持续性的研究,从而不断明确发展方向,改进发展思路。发达国家的经验显示:进行信息资源规划需增加30%左右的资金投入,但可以明显提升区域内的产品档次和质量、改善信息技术环境和降低能源等,从而可增加85%左右的经济效益,同时还带来一些不能量化但更具价值和意义的社会效益。由此可见,进行信息资源规划可优化区域信息资源配置,促进信息资源的合理流动和共享。卫生领域里的信息资源规划是独具特色的领域环境,对信息资源规划方法提出了新的要求。著名信息经济学家乌家培认为:进行业务流程重组的同时搞好数据管理、规划信息资源,则更能使信息系统发挥效益,也有利于信息技术真正起到作用,而不至于使用在信息技术上的投资掉入"黑洞"。

(一)宏观方面

1. 卫生信息资源规划是国家卫生信息化建设的纲领和向导,是信息系统设计和实施的前提和依据 卫生信息化建设是深化医药卫生体制改的重要任务和重要支撑与保障。通过宏观规划,优化卫生信息资源配置,实现信息共享和业务协同。另一方面,卫生信息资源规划和管理也有利于及时、全面、准确地了解全国居民健康水平,掌握卫生工作活动情况,为各级部门制定社会经济发展规划和卫生工作计划提供依据,从而有力推进卫生事业的可持续健康发展,支撑新医改。

2. 卫生信息资源规划是卫生工作的重要内容和科学化领导决策手段 卫生工作包括医疗服务、卫生防疫、妇幼保健、医学教育、医学研究等,如何围绕这些工作设置机构,分配资源,怎样协调发展,卫生工作的效率和效益如何等等,这些问题的解决都离不开各种卫生信息。一方面只有加强卫生信息资源规划和管理,充分重视并利用卫生信息资源,形成"用数据说话"的工作氛围,才可能实现卫生工作的有效管理,进一步提升了卫生信息化建设的质量和层次。另一方面,随着机构环境的日趋复杂,传统的定性决策正向定量与定性相结合的决策发展,机构信息资源的及时性和正确性很大程度上影响着决策的正确性。传统信息化建设形成的"信息孤岛"造成了机构内部信息资源很不一致,很难实现信息共享,难以为高层决策提供有效支持。卫生信息资源规划下的机构信息化建设才有可能建立集成化的信息资源网络体系,使信息资源高度集中,保证高层决策科学、有效地进行。

(二)中观方面

1. 协调、连接本区域的各医疗卫生机构,发挥重要的枢纽作用 卫生信息是沟通各级组织,联结各个工作环节的纽带。各省市卫生行政管理部门在国家的总体规划指引下,结合本地实际情况,谋划本辖区的卫生信息资源规划。通过省市信息平台建设,连接各医疗卫生机构,同时实现与国家级平台的高效对接,保证信息渠道的畅通,保持上情下达和下情上达,真正起到一个强有力的中间枢纽作用,有力支撑国家卫生管理和决策。

2. 有利于本地区卫生资源合理配置,同时也为本地区的卫生管理提供决策依据 在我国,卫生部门是一个复杂系统。在这个系统内,无论哪一个层次的行政组织者或领导者,包括卫生行政部门和卫生业务部门,都需要取得信息,才能实现有效的指挥、控制监督、协同、组织等管理功能。通过规划,实现区域内信息资源获取、转换、共享增值,开发新的业务应用,进一步丰富信息资源,实现对区域内的卫生信息资源的合理高效配置。同时,也把各医疗卫生机构的工作状况有关信息联结并全面展示出来,有利于提升本区域的人口健康科学决策和服务管理水平。

(三) 微观方面

1. 有利于医疗卫生机构对应用系统开发的指导、控制和协调作用,提高工作效率,助力自身可持续发展 一个好规划可以减少走弯路、不走回头路、降低成本、提高效率,既能循序渐进,又能跨越发展的关键。对医疗机构而言,统一规划改造和建设基础设施可有效节省建设运营管理费用,降低故障发生率,支持医疗卫生机构的业务开展和管理。通过统一规划,优化通信网络路径,可有效减少通信线路总长度,这样租用按长度计费通信线路(如裸光纤),就能节约大量初装费和运行维护费用,减少通信故障,保证卫生机构数据高度共享,实现部门之间信息的自动交换和相互支持,从而极大提高卫生机构整体工作效率。比如,临床影像检查费用在医疗检查费用占有较高比例,通过建设医学影像存储与传输系统(picture archiving and communication systems,PACS)可有效减少医疗支出。但高昂的建设费用及海量非结构化数据,决定区域 PACS 不可能在短期内建立多个影像存储中心。通过规划建立的计算机网络,可实现多家医疗机构纵横互联,提高区域影像共享能力。

2. 有利于为广大居民提供高效的医疗卫生服务 贯彻信息化建设的"应用主导"方针,前提是要摸准用户需求。对广大居民来说,通过规划,帮助理清并规范表达用户需求,从而落实"应用主导",使得广大居民的实际需求得到体现。与此同时,规划也加快医疗互联互通、信息共享进程,实现卫生信息的跨区域共享及数据交换,推动医疗协同服务、有延续性的健康服务,有利于居民跨区域就诊、实现跨区域社保、农保实时结算,方便老百姓异地就诊,缓解"看病难、看病贵"问题,造福于民。

第四节　课程的性质与任务

一、课 程 性 质

卫生信息资源规划是卫生信息管理专业一门重要的专业基础课。本教材结合我国卫生信息化建设的具体环境、实际需求,突出基本理论和基本概念,强调理论对实践应用的指导作用。教材适合高等院校人才培养和在职人员继续教育的普遍需求。

其宗旨是培养具备卫生信息资源规划的基本知识、基本技能和基本方法的复合应用型人才,以满足医药卫生事业对人才的迫切需求。

二、课程的基本任务

课程是培养高素质复合型卫生信息管理人才不可或缺的组成部分。一方面让学生熟悉卫生信息资源规划的基本知识、基本理论和基本方法。掌握卫生业务系统需求分析与业务建模的方法,掌握规划的实施与评估,掌握卫生信息资源开发和利用的基本方法,熟悉卫生信息资源管理与优化配置的基本流程,熟悉卫生信息资源建设保障体系建设。另一方面,通过业务系统的实际操作,提升学生的综合应用能力,培养符合医改对人才需求标准的人才。

具体目标和任务包括：

1. 掌握卫生信息资源规范的基本理论、基本内容和方法。
2. 了解卫生信息资源规划的进展、我国现状及存在问题。
3. 提高应用信息资源规划方法进行卫生系统需求分析和建模的能力。
4. 加强学生对卫生信息资源开发利用、管理、及保障体系建设的意识。

课程的任务是培养学生充分利用各种方法卫生信息资源规划的能力，引导学生从信息科学的视角，特别是信息资源规划层面，思考医药卫生事业的可持续发展问题。

三、课程的内容结构

卫生信息资源规划是卫生信息化的一项基础性工作，对于合理、科学、高效地开展卫生信息化建设的各项工作有着重要的指导意义。卫生信息资源规划既有广义信息资源规划一般规律性问题，又有卫生信息系统中的具体应用性问题；既涵盖了信息工程学的基本方法学体系，又涉及信息内容管理的基本原理和方法。

全书分十章，分别论述卫生信息资源规划形成与发展、卫生信息资源规划的基本理论、技术和工程学方法、业务系统的需求分析与建模、规划内容、互操作性与标准化、实施与评估、卫生信息资源开发与利用、卫生信息资源管理流程与优化配置以及卫生信息资源保障体系建设等。

（孟群 胡建平 沈丽宁）

■■■ 思 考 题 ■■■

1. 试述卫生信息资源规划的形成。
2. 试述卫生信息资源规划的基本内涵和构成要素。
3. 试述卫生信息资源规划的主体及任务。

■■■ 参 考 文 献 ■■■

1. 高复先.信息资源规划—信息化建设基础工程.北京:清华大学出版社,2002
2. 胡昌平.信息资源管理原理.武汉:武汉大学出版社,2008
3. 马费成.数字信息资源规划、管理与利用研究.北京:经济科学出版社,2012

第二章

信息资源规划的基本理论

　　信息资源规划的基本理论是信息化建设的指引和向导,是信息系统设计和实施的前提和依据。信息资源管理与"信息工程"方法关系密切,信息资源规划是在信息资源管理的基础上发展而来的。信息资源规划着重继承信息工程的核心和体现其基本原理部分的总体数据规划技术方法,也大量引入了数据管理和信息资源管理等相关理论。信息资源规划关联了理论、方法和软件工具,是用来解决信息化建设中信息资源开发、整合共享的关键技术,主要用以弥合"信息孤岛",使卫生信息化建设走信息资源共享、有效利用的道路,实现对信息资源的有效利用。

第一节　信息资源规划的理论基础

一、概　　述

(一) 从总体数据规划到信息资源规划

　　20 世纪 80 年代初,发达国家为建立"计算机化企业"而提出了"总体数据规划"(strategic data- planning,直译为"战略数据规划")的理论与方法。我国于 20 世纪 80 年代中期开始引进,结合国情进行学习、研究和试点工作。实践中发现,许多机构开发的计算机应用系统、上级推广下来的各种应用程序和从软件市场中买来的应用软件,一般都不注意数据的标准化,因而形成了很多"信息孤岛"。针对如何治理这样混乱的数据环境,国外机构从数据元素标准化做起的数据管理工作,给我国以很大的启示。经过一个时期的理论与实践相结合的研究,我国总结提出了信息资源规划基础标准,这些标准在机构里建立和实施,会从根本上治理混乱的数据环境。

　　进行总体数据规划和建立数据管理标准都是重要的。如何具体组织实施这两项工作呢?我们从卫生机构信息系统集成的研究中,找到了两者的结合点——总体数据规划中的实体分析和主题数据库的建立,必须以数据管理标准的建立与实施为基础,否则,总体数据规划的成果无法在集成化的系统开发中落实,数据管理标准的建立固然可以从某个具体的应用开发项目中启动,但要较快地改造卫生机构低档次的数据环境,重建高档次的数据环境,必须有全局的观点和整体性的行动,这就是进行卫生机构的总体数据规划。詹姆斯·马丁在《信息工程》和《总体数据规划》里讲实体分析和主题数据库的规划,威廉·德雷尔在《数据管理》中详细讨论数据管理标准,他们在同一时期(20世纪80年代)对同一个问题(建立集成化的企业信息系统)的研究成果是相通的。我们将这两方面综合起来,即在进行总体数据规划的过程中进行数据管理标准化工作(不是先搞总体数据规划后搞数据管理标准,也不是先搞数据管理标准后搞总体数据规划),通过数据标准化工作使总体数据规划更为扎实,使总体数据规划成果更能在集成化的信息系统建设中发挥指导作用。这就是我们所说的信息资源规划。

高复先教授从理论和技术方法创新的角度,总结了信息资源规划的要点,主要有:

(1)在总体数据规划过程中建立信息资源规划基础标准,从而落实机构数据环境的改造或重建工作。

(2)工程化的信息资源规划实施方案,在需求分析和系统建模两个阶段的规划过程中执行有关标准规范。

(3)简化需求分析和系统建模方法,确保其科学性和成果的实用性。

(4)组织业务骨干和系统分析员紧密合作,按周制订规划工作进度计划,确保按期完成规划任务。

(5)全面利用软件工具支持信息资源规划工作,将标准规范编写到("固化到")软件工具之中,软件工具就会引导规划人员执行标准规范,形成以规划元库(planning repository,PR)为核心的计算机化文档,确保与后续开发工作的无缝衔接。

(二)信息资源规划的重要性

信息资源规划是在信息资源管理基础上的发展,是信息资源开发利用规划,它的主体部分是信息工程的总体数据规划,旨在解决集成化信息系统建设的问题,建立信息资源规划基础标准和数据管理规范,将信息资源规划基础标准的建立贯穿于总体数据规划的过程。信息资源规划侧重于对信息资源的开发与统筹规划,通过制定标准和进行统一开发,利用主题数据库、资源规划工具等对信息资源进行开发和管理。

要很好地对卫生机构信息资源进行规划,必须理解为什么要进行信息资源规划,理解信息资源规划的重要性,从而保证信息资源规划能够有目的地进行。总的来说,信息资源规划的重要性主要体现在以下几个方面:

1. 有效消除机构信息化过程中形成的"信息孤岛" 目前,许多机构都投巨资建立起了机构内部的信息网络、各种生产自动化控制系统和经营管理信息系统,由于每个部门各自开发自己的系统,缺乏高层的统筹规划和统一的信息标准,致使设计、生产和经营管理信息不能快捷流通,形成了许多"信息孤岛",信息共享程度极低,造成了信息资源的严重浪费,远没有发挥信息化投资的效益。而以信息资源规划作为信息化的基础性工作,能够使信息以最大程度共享,保证每个部门生产的信息为其他部门使用,极大提高机构信息的共享程度和利用率。

2. 加强卫生机构管理的规范化和制度化工作 卫生机构信息化建设的一项重要工作就是根据信息技术的特点对卫生机构传统的业务模式和管理机制进行分析,实施卫生机构业务流程重组,保证卫生机构管理模式、组织结构和业务流程符合现代信息技术条件的组织运作模式。通过信息资源规划,可以梳理业务流程,搞清信息需求,建立卫生机构信息标准和信息系统模型,并用这些标准和模型来衡量现有的信息系统及各种应用,符合的就继承并加以整合,不符合的就进行改造优化或重新开发,从而积极稳步地推进卫生机构信息化建设。同时由于信息资源规划可以站在一定高度上规范机构的业务活动,还可以很好地防止信息流失。

3. 支持科学化领导决策 科学化决策离不开高度集中的机构信息资源,随着机构环境的日趋复杂,传统的定性决策正向定量与定性相结合的决策发展,机构信息资源的及时性和正确性很大程度上影响着决策的正确性。传统信息化建设形成的"信息孤岛"造成了机构内部信息资源很不一致,很难实现信息共享,难以为高层决策提供有效支持。信息资源规划下的机构信息化建设才有可能建立集成化的信息资源网络体系,使信息资源高度集中,保证高层决策科学、有效地进行。

4. 提高整个卫生机构及各部门的工作效率 信息资源规划整体上能够提高卫生机构的工作效率。卫生机构各部门为了有效提高本部门的工作效率,相应开发了各自的信息系统,由于数据的不一致,导致相关部门之间难以进行数据共享,因此很难对其他部门的工作给予支持,同时也很难取得其他部门的配合,难以形成整个卫生机构的合力。通过信息资源规划,建立统一的卫生机构数据模型,保证卫生机构数据高度共享,实现部门之间信息的自动交换和相互支持,从而极大提高卫生机构整体工作效率。

(三)信息资源规划关注的问题

信息资源规划重点关注以下几个问题:

1. 机构信息化基础设施是一个现代机构高效运作,进行管理或参与市场竞争,提高效益和效率的最主要的基础环境 它包括在一段可预见的时间内对信息的采集、处理、存储要求,构筑由通信设备、计算机网络、数据库和支持软件组成的环境,这些环境既要与国家信息基础设施相一致又要结合本机构信息化工作的进程。

2. 信息化的核心任务是机构的信息资源管理 机构要实现信息化向更高层次发展,必须从信息资源开发做起,而信息资源管理的基础标准又是保证信息资源开发工作顺利进行的基础。机构有自己的特定环境和运作方式,其基础标准的制定应结合机构的具体需求。

3. 建立集成化的信息系统 机构的管理特征较明显,上级部门往往统一购置或组织开发相应软件并推行,应当说在一段时间内这种做法提高了工作效率,推动了计算机工作的进展,但同时又为机构内部的信息化增加了麻烦。一个新系统的建立不可能不照顾到老系统的存在,新老系统之间应采用接口转换,但接口不能过多,过多的接口使系统无法运行,随着老系统的改造,接口应逐渐减少。

4. 机构信息化需要全体员工参与信息资源的管理、开发和使用 尤其是各级主要领导对机构信息化的认识高度是各级信息系统建设成败的关键。业务人员的直接参与是信息系统建设成功的有力保障。

5. 重视总体数据规划建设,必须将机构各层次的应用及同层次的各种应用视为一个整体 从多年机构信息系统建设的情况来看,由于没有进行正规的总体数据规划,由此带来的是开发出来的子系统缺少统一规划的指导,而不能与基本系统进行数据共享,更适应不了机构及应用需求的变化,甚至由于满足不了新的需求而不得不重新组织开发。

二、数据管理理论

数据管理是利用计算机硬件和软件技术对数据进行有效的收集、存储、处理和应用的过程。其目的在于充分有效地发挥数据的作用,实现数据有效管理的关键是数据组织。当今社会,数据管理在各种经济管理工作中起着越来越重要的作用。实际工作中,将面临大量繁杂的数据和信息。为了做好数据管理工作,必须了解有关数据管理的基本概念并掌握现代化的数据管理方法。

(一)数据管理的发展阶段

随着计算机技术的发展,数据管理经历了人工管理、文件系统、数据库系统三个发展阶段。在数据库系统中所建立的数据结构,更充分地描述了数据间的内在联系,便于数据修改、更新与扩充,同时保证了数据的独立性、可靠性、安全性与完整性,减少了数据冗余,故提高了数据共享程度及数据管理效率。

1. 人工管理阶段 20世纪50年代中期以前,计算机主要用于科学计算,这一阶段数据管理的主要特征是:

(1)数据不保存:由于当时计算机主要用于科学计算,一般不需要将数据长期保存,只是在计算某一课题时将数据输入,用完就撤走。不仅对用户数据如此处置,对系统软件有时也是这样。

(2)应用程序管理数据:数据需要由应用程序自己设计、说明和管理,没有相应的软件系统负责数据的管理工作。

(3)数据共享:数据是面向应用程序的,一组数据只能对应一个程序,因此程序与程序之间有大量的冗余。

(4)数据不具有独立性:数据的逻辑结构或物理结构发生变化后,必须对应用程序做相应的修改,这就加重了程序员的负担。

2. 文件系统阶段 20世纪50年代后期到60年代中期,这时硬件方面已经有了磁盘、磁鼓等直接存取存储设备;软件方面,操作系统中已经有了专门的数据管理软件,一般称为文件系统;处理方式上不仅有了批处理,而且能够联机实时处理。用文件系统管理数据具有如下特点:

(1)数据可以长期保存:由于大量用于数据处理,数据需要长期保留在外存上反复进行查询、修改、插入和删除等操作。

(2)数据共享性差,冗余度大:在文件系统中,一个文件基本上对应于一个应用程序,即文件仍然是面向应用的。当不同的应用程序具有部分相同的数据时,也必须建立各自的文件,而不能共享相同的数据,因此数据冗余度大,浪费存储空间。同时,由于相同数据的重复存储、各自管理,容易造成数据的不一致性,给数据的修改和维护带来了困难。

3. 数据库及数据仓库阶段 20世纪60年代后期以来,计算机管理的对象规模越来越大,应用范围也越来越广泛,数据量急剧增长,同时多种应用、多种语言互相覆盖地共享数据集合的要求越来越强烈,数据库技术应运而生,出现了用于管理数据的专门软件系统——数据库管理系统(database management system,DBMS)。用数据库系统来管理数据比文件系统具有明显的优点,从文件系统到数据库系统,标志着数据库管理技术的飞跃。

随着数据库技术的普及和广泛应用,人们对信息的需求也在发生着从存储到分析的变化。传统的数据库技术在联机事务处理(on-line transaction processing,OLTP)中获得了成功,但是无法满足随着市场竞争的加剧而带来的管理人员对决策分析数据提供的要求。传统的数据库系统中缺乏决策分析所需的大量历史数据信息,因为传统的数据库一般只保留当前或近期的数据信息。为了满足中高层管理人员预测、决策分析的需要,在传统数据库的基础上经产生了能够满足预测、决策分析需要的数据环境——数据仓库(data warehouse)。数据仓库的概念是美国信息工程专家比尔·恩门(Bill Inmon)于 1990 年提出,他在出版的"*Building the Data Warehouse*"(《建立数据仓库》)一书中提出了一个被广泛接受的定义——数据仓库是一个面向主题的(subject oriented)、集成的(integrated)、相对稳定的(non-volatile)、反映历史变化(time variant)的数据集合,用于支持管理决策(decision making support)。

(二) 数据管理的理论基础

数据的管理实际上经历了漫长的以天然材料或纸质为载体的手抄、印刷为手段,开展以立卷、归档为主体的保管档案活动和以供给为导向的被动服务。20 世纪 50 年代开始,在科学研究领域的计算机系统和数据传输系统的基础上,出现了管理信息系统,随着信息技术的迅猛发展,使数据的存储、处理、加工、传播走向高效能。进入 20 世纪 90 年代以来,数据管理工作出现了采集、管理、应用分离的局面和面向以社会需求为导向的主动服务方式,以开放与共享为核心的数据资源共享管理应运而生。但是数据共享管理作为一项管理技术,在一个国家有组织有计划地开展,也就是最近 10 多年的事。作为管理工程科学的研究发展方向,是在人类社会发展的强烈需求和一系列技术的、社会的问题,使数据管理更加复杂的情况下崛起,它需要在共享管理的实践中不断探索。

1. 数据资源理论及其价值论　如前所述,数据之所以具有满足国家发展广泛需求的资源属性,在于数据具有明显的潜在价值和可开发价值,其价值的实现在于广泛应用,这是作为资源的共性,但它有别于一般意义的资源。即:数据资源是人类科技活动的产物及其长期积累,是一种科技资源,它可以按照社会的多种需求提供或能提供系统的足够的数据量;其来源可靠、质量保证,又可以不断得到补充或更新:所提供的数量、质量、产品形态及其存储与传输方式可以通过人为控制;其价值的实现与开发者的能力和方法密切相关,而且能在应用过程中增值(衍生新的数据产品)、在应用过程中产生新的知识而增值。显然,数据价值的突显与其可共享性有关,一方面是由于诸多科学技术的突破诞生在学科交叉的前沿领域,它的研究需要相关学科领域的知识、信息和数据的支持,必然导致数据的应用不限于本专业、本领域,将为不同学科研究者所需求;另一方面是因为数据可以无限制复制的特点,决定了它不会因为满足某时某人需求而影响任何时候他人对其需求的特种资源属性。这种共体特性的充分发挥,使其效用价值变得更大。

总之,数据资源凝聚着人类科技活动、社会活动和经济活动的价值,而其价值又是通过效用来满足人类生存与发展的一种需求,在广泛应用过程中实现资本拥有者对其获取最大效用的追求,使得这一社会广泛需求的公共物品,在面向全社会共享的结果是效益巨增。因此,数据共享管理的逻辑起点是资源共享。首先要从资源理论、价值理论角度,去认识数据作为资源的属性、价值和价值取向。

2. 数据共享管理的法学基础　作为信息化的重要标志之一,数据的积累速度在迅速提高和在信息资源的支持下,全球网络正成为科技创新的全球化工作平台。数据管理的现代化与数据资源共享成为发展的必然选择。在数据的采集、存储、处理、传播数量与日俱增的同时,也出现了人们始料未及的新问题,一是数据量猛增,但对其利用严重不足;二是数据资源共享与数据占有相矛盾;三是数据产品共享亟待规范等等。如何使海量数据资源在全社会流动起来,规范数据的管理,最大限度地发挥数据作为战略资源的作用,已成为新世纪全球科技发展面临的新挑战。

数据共享原则是人们意愿和行为所可以接受的,但是人们的行为是以服从法律为前提的。因此数据共享管理这一复杂行为,需要在法学理论支持下,探讨并制定一套法规体系,规范人们共享行为,这一法规体系需要服从资源属性及其公共利益,应受到道德原则与社会政策的限制。从而保证共享管理的正常秩序,提高人们共建共享意识,维护纳税人的权益和国家利益。受科技发展影响,世界先进国家重视数据保护的程度已不可同日而语。《英国数据保护法(The Data Protection Act 1998)》于 1998 年 7 月 16 日通过并于 2000 年 3 月 1 日起生效,此法加强并延伸 1984 年数据保护法中数据保护机制,就取得、持有、使用或披露有关个人数据处理过程等方面提供了新的规范。德国于 2002 年 1 月通过了《德国联邦数据保护法》,欧盟数据保护自 1998 年 10 月 24 日于英国正式生效,并实施数据保护新法。日本的个人信息保护立法外形上类似欧盟立法模式,但在实质上更多地采纳了美国立法的许多做法。

就数据共享保护的立法模式而言,目前在世界范围内主要存在两种:一种是美国模式,另外一种是欧盟模式。由于美国与欧盟的社会理念及立法传统等诸多因素的不同,导致两个法律实体在数据共享保护上采取了不同的保护方式与保护力度。我国该如何选择,将是一个十分值得思考的问题。

(1)美国模式:该模式建立在美国对于个人资料隐私保护的议题上,其立场所强调的精神不是政府的介入,而是从宪法角度对私人财产的保护来探讨。私有数据的公开,亦表现出宪法对言论自由的保护精神。所以美国政府站在促进商业活动的立场,认为个人也必须适当共享一些信息,才有助于市场竞争及交易,并且借技术进步及相关保护程序的发明,增强隐私权的保护。因此,美国联邦政府的政策倾向一直是以自发性规范,由从业者提出自律方案来解决。

(2)欧盟模式:欧盟模式是以政府为主导实现对私有数据资料的保护。根据欧盟私有数据保护指令第 25 条和第 26 条的规定,对于有关将私有数据资料移转至境外,成员国只有在第三国愿意遵守本项指令所制定的法律,且确保提供适当程度的保护的情况下,才准许将私有数据资料移转至第三国。并且对第三国保护程度作出适当性的评估,其他国家如果不符合"适当标准",则欧盟成员国得采取必要措施以防止私有数据资料移转至该国。

(3)综合模式:上述的美国模式与欧盟模式都已经运行了多年,且各有千秋。一般而言,美国模式较为松散,不统一;而欧盟模式则较为死板、严格。因此有学者提出建议,主张所谓的综合模式,这种模式大致可以分为两种:一种是以美国模式为主,适当加入欧盟的一些制度;另一种是以欧盟模式为主,适当加进美国的制度。从目前的情形来看,主张后一种综合模式的学者居多。

从当前我国数据的产生和分布情况看,现有的海量数据主要是靠专项事业和各类科技计划的国家投入而产生并积累的,分布在各部门、单位乃至个人手中的国有资产。因此,实施数据共享管理,就是发挥国家的投资效益,避免或减少为同一目的而多次投入的不良资源配置及其所造成的巨大浪费。就我国目前的情况而言,应当选择综合模式对数据共享加以保护,且应该选择以欧盟模式为主,适当加入美国制度的立法模式。主要原因有以下四点:一是综合各种保护模式的特点来保护个人数据将成为趋势,中国的立法应该顺应这个趋势。例如美国与欧盟虽然在个人数据的保护上有较大的不同,但他们于 2000 年 12 月达成"安全港"协议,该协议旨在协调双方的个人数据保护尺度,保证两个经济实体间的国际贸易能正常进行。二是中国隐私权的基本制度尚未全面建立起来,对个人数据的保护难以借助已有的法律制度。三是中国必须注重与国际规范接轨,尽量满足国际社会对个人数据保护的一般要求,不至于在将来因为数据贸易壁垒的限制而制约本国国际经济和贸易的发展。四是中国信息产业的行业力量尚不强大,行业组织的控制力不够强大,企业自律难以实现,政府的调控和保护角色应该加强。

3. 数据产权及保护　当今社会,互联网已渗入到人们日常生活中的方方面面,而这种网络通信的时效性、参与性和覆盖面是常规通信手段无法比拟的,这种人人都方便参与的电子时空构成一个具有较多"自由权利"的虚拟社会。正因为如此,人们就可以随着自己的意愿,自由自在的纵横于网络世界,进行各式各样的活动。与此同时,使用者从事这一系列的活动时,有意或无意使用具有产权保护的商业数据和个人数据,就可能触碰法律的红线。尽管网络时空是现实社会的虚拟,但任何网络信息的使用者都必须在法律规定的范围内行事,否则,就需要承担法律责任。

(1)个人数据产权及保护:个人数据(individual data)指自然人存放于计算器内的姓名、出生年月日、身份证统一编号、特征、指纹、婚姻家庭、教育、职业、健康、病历、财政情况、社会活动及其他足以识别该个人的资料。个人数据在网络技术上具有以下几个特点:

1)身份性:个人数据是数据主体在网络中个人身份的直接反映。数据主体将自己的个人数据存放于网络系统中,这些个人数据其实就是数据主体在网络空间活动的身份特征。通过个人数据,可以识别网络中的每个"人"。

2)共处性:同一个计算机系统可以同时存放若干个不同来源、不同个人的个人数据。这就使得在计算机网络中,众多的计算机用户可以将各自所有的个人数据存放于由联网的计算机硬件和软件支配的同一系统之中,从而使计算机系统成为若干计算机用户共同占有的数据库。

3)易侵害性:个人数据资料被他人获知和利用的可能性大大增加。由于上一特点的存在,若干人的个人数据同时存于同一系统之中,使得同一网络系统的计算机用户获知并利用他人的个人数据成为可能。

4)受控性:数据主体对自己的个人数据的使用要受制于计算机系统的控制者。因为,计算机系统中的个人数据有部分是以人不可直接识别的方式存在。因而,不论是新数据的存储,还是对原有数据的利用,都只能借助于计算机系统的正常运行来实现。

基于个人数据以上的特点,网络用户一旦将个人数据存储于网络中,无论自己如何加密保护,自己都将难以控制和利用该个人数据,个人数据在网络中受到非法侵害的机会也将增加,因此世界各国都很重视对个人数据的保护。

美国一向十分重视对个人隐私权的保护,而在个人资料保护方面,美国政府倾向于以从业者自律的方式解决,较少有专门立法。目前美国并没有特别的法律来规范网络环境下个人数据的保护,但美国特别重视对儿童隐私权的保护,因为儿童较之成年人,缺乏足够的理智判断而更易泄露自己的个人数据,轻易将自己的家庭住址、电话号码等登记于网上,从而造成对其个人、家庭不利的后果。为此,美国国会在1998年7月17日提出《网上儿童隐私权保护法》(Children's Online Privacy Protection Act),保护儿童在网络中的隐私权。

欧洲国家与美国相比,更重视通过立法来保护个人资料的安全。欧洲议会 1995 年 11 月通过了《欧盟数据保护指令》(EU Data Protection Directive)。其保护的范围几乎包括了所有关于个人数据的处理。其目的一为保障个人自由及基本的人权,尤其是个人的隐私权益;二为确保资料于欧盟成员国之间的自由流通。英国在 1984 年通过的《数据保护法》(The Data Protection Act)对由计算机所处理记录有关生存中的个人资料之收集、持有、公开等行为进行了限制,以防止不当侵害个人数据为目的。法国在 1978 年制定了《计算机与自由法》,该法对个人数据保护方面的条款包括:采取公平合法的手段收集个人数据,数据主体有权控制其个人数据的用途和操作;数据用户所收集的个人数据信息必须是准确的,内容是真实的;禁止收集带有敏感性的个人数据。

(2)商业数据产权及保护:在互联网时代的今天,电子商务已成为商业活动的主要组成部分,通过上面的分析,不难发现商业数据同个人数据一样在无时无刻地不面临着安全的威胁。商业数据涉及商业秘密、知识产权、关键业务信息、业务合作伙伴信息或客户信息。商业数据以两种形式出现:结构化和非结构化。结构化敏感数据存在于业务应用程序、数据库、企业资源规划(enterprise resource planning,ERP)系统、存储设备、第三方服务提供商、备份介质及企业外部存储设施内。非结构化敏感数据则散布于商业机构的整个基础设施中,包括台式机、手提电脑、各种可移动硬盘及其他端点上。

商业数据的法律保护涉及个人信息保护、企业商业信息保护、国家信息安全等。所有信息保护的重点概括为四个方面:商业数据的存储与保护;商业数据的收集与整理;商业数据的使用与维护;商业数据的传输与披露。世界各国对商业数据保护主要采用两种模式,一是法律规制模式,二是行业自律模式。美国"安全港提议"是实现商业数据法律规制与行业自律相结合的创新。法律规制模式又包括一般立法模式和特别立法模式。一般立法模式是指制定关于信息资料保护一般性的规范文件,以欧盟、澳大利亚等国为典型,通过建立一个公共的机构来强制实施综合的网络隐私保护。该模式是绝大多数采用法律保护网络隐私的国家所偏好的模式,该模式也是欧盟在评价别国的资料隐私保护水平是否充分时优先认同的模式。不过,对于该机构的权限,各国的规定差异较大,而且很多缺乏强制执行的机制,是目前网络隐私保护各模式共有的缺陷。

在商业数据保护的行业自律方面,国外以美国发展最为健全,其在线隐私联盟的指引(online privacy alliances,OPA)及网络隐私认证计划(online privacy seal program,OPSP)方面影响重大。在我国,主要以行业协会规范的模式予以实现,目前主要包括中国互联网协会和电子商务协会的相关自律规范。行业自律有其自身缺陷,法律规制与行业自律任何一方都不得偏废,美国"安全港提议"是实现商业数据法律规制与行业自律相结合的创新,对我国有较强的借鉴意义。无论是法律规制还是行业自律,在商业数据保护方面确立的基本要求是:互联网络服务提供者应注重信息的安全,确保商业数据的有效存储;对信息资料的收集应符合法定的使用目的,告知信息收集的目的、信息收集的内容、信息保护措施,提供限制使用和再利用个人信息的有效手段,查询及改正资料的程序,设立投诉及纠正机制,对敏感信息的收集应采取加密措施;对信息的使用应尊重当事人权益,遵循诚实信用原则,对商业数据的使用不得超过最初收集时的目的,赋予商业数据的所有者调取被收集的与其相关的信息的请求权;数据的传输应保障其安全性,未经商业数据所有者的许可不得向第三方披露其所收集的商业数据。

我国重视互联网商业数据的保护,我国法律对网络信息安全及合法性做出了规定,并赋予互联网服务提供者对信息的监管义务,在具体的商业数据相关主体权益方面,《民法通则》及最高法院的相关司法解释等对保护公民隐私权做出了规定,《合同法》、《反不正当竞争法》法律规范对企业的商业秘密保护做出了规定。随着我国电子商务的发展,国家及地方制定了一系列有关电子商务商业数据保护的政策法律规定:电子商务经营者须对数据进行存储和备份,以备国家相关机关的查询,北京等地方法律还规定了最低保存期限,要求经营者对商业数据的收集、使用应符合法律规范,不得侵犯消费者的隐私权,不得用于扩大的目的,非经权利人许可不得向第三方披露该信息,并不得侵犯他人的商业秘密。

(三)面向数据应用的数据管理

数据管理是利用计算机硬件和软件技术对数据进行有效的收集、存储、处理和应用的过程,其目的在于充分有效地发挥数据的作用。随着信息技术的进步,管理信息系统将面向大规模的组织提供业务支持,不仅要覆盖整个组织的各类业务,而且要覆盖整个组织(全球或者全国)。为此,作为管理信息系统的核心功能,数据管理将要进入一个新的阶段,即面向数据应用的数据管理。

1. 面向数据应用的数据管理概念　实现数据有效管理的关键是数据组织。随着计算机技术的发展,数据管理经历了人工管理、文件系统、数据库系统三个发展阶段。在数据库系统中所建立的数据结构,更充分地描述了数据间的内在联系,便于数据修改、更新与扩充,同时保证了数据的独立性、可靠性、安全性与完整性,减少了数据冗余,提高了数据共享程度及数据管理效率。传统的数据管理针对的是数据应用过程中数据的管理,而我们在这里的定义则针对的是机构数据全生命周期所涉及应用过程数据的管理,即对数据变化的管理,或者说是针对描述数据的数据(元数据)的管理,在此我们称之为面向应用的数据管理。

根据管理学理论,几个人的团队可以靠自觉、自律,几十个人就要有人管理,几百个人就要有一个团队管理,几千或几万人就必须要依靠计算机辅助团队管理。通常覆盖全国的组织机构,其整个组织的管理分为总部机构、省级机构、市级机构以及基层机构等等各层级机构;在每个层级机构中还设置了直接从事相应业务的管理和职能部门和非直接从事业务的管理和职能部门(如人事、办公、后勤、审计等);每个部门又是由若干员工为管理对象构成的。同时,还制定了一系列的制度去规范和约束机构、部门、人员等管理对象的活动、行为等。

同样,数据管理随着管理对象——数据的增加,管理的方式(阶段)也会随之提升。通常的大型管理信息系统,其整个项目分为总集成、分项目、子项目、每个子项目又有若干内部项目组等等管理层级;在每个管理层级中都涉及直接服务于业务的业务功能(如业务交易、账务处理、行政管理、结果展现等等)和非直接服务于业务的非业务功能(如定义、配置、监控、分析、记录、调度等等);每个业务和非业务性质的功能又分别由若干数据集合为对象(如流程、表单、数据项、算法、元数据、日志等等)所构成的。同时,也需要制定一系列制度、规则和标准去约束项目、功能、数据等管理对象的活动和变化。

由此可见,传统的数据管理侧重的数据对象是流程、表单、数据项、算法等直接面向具体业务需求的数据;面向应用的数据管理所涉及的数据对象,还增加了通过标准化的手段,描述流程、表单、数据项、算法等应用对象的数据(即它们对应的元数据),以及记录各类数据变化结果的档案、记录运行状态的日志等等非直接面向业务的数据,以实现对各类应用业务需求的加载、变化、记录、复用等过程的管理。见图2-1

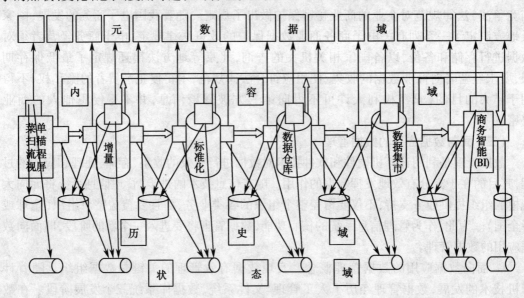

图2-1 数据空间示意图

2. 面向数据应用的数据管理对象 面向数据应用的数据管理所管理的数据对象,主要是那些描述构成应用系统构件属性的元数据,这些应用系统构件包括流程、文件、档案、数据元(项)、代码、算法(规则、脚本)、模型、指标、物理表、ETL过程、运行状态记录等等。

通常意义的元数据(metadata),是描述数据的数据,主要是描述数据属性(property)的信息。这些信息包括数据的标识类属性,如命名、标识符、同义名、语境等等;技术类属性,如数据类型、数据格式、阈值、计量单位等等;管理类属性,如版本、注册机构、提交机构、状态等等;关系类属性,如分类、关系、约束、规则、标准、规范、流程等等。而面向数据应用的数据管理所涉及的元数据,主要是描述那些应用系统构件属性的信息。除了传统元数据属性以外,每个不同的构件还有其特有的属性,比如流程要有参与者和环节的属性、物理表要有部署的属性、指标要有算法和因子的属性等等。

每一个构件必然对应一个或多个(一个构件的不同分类)元模型,元模型是元数据的标准,每一个元数据都应该遵循其对应元模型的定义。比如每个数据项(元)都有自己的名字、标识符、数据类型、数据格式、发布状态、注册机构等等属性,这些属性的集合就是这个数据项的元数据。而每个数据项的元数据都是由哪些属性描述、每个属性应该如何描述以及描述的规则等等约束称之为元模型。

传统的元数据管理通常均在相关业务实现后,通过专门元数据管理系统的抽取功能加载元数据,这种方式由于需要在事后人工地启动加载或维护(事后补录业务属性)元数据的过程,往往很难及时获取元数据的变化,确保元数据与实际情况的一致性。在实现面向应用的数据管理时,应该采用主动的元数据管理模式,即遵循元模型的标准,通过人机交互过程加载元数据(本地元数据),在可能的情况下同时产生数据对象(应用系统构件)的配置或可执行脚本(如果条件不具备,也要利用人机交互所产生的元数据,作为其他相关工具产生可执行脚本的依据）。每当需要变更配置或修改脚本时,也是通过人机交互过程实现,同步产生新的元数据,保证了元数据与实际的一致性。见图2-2

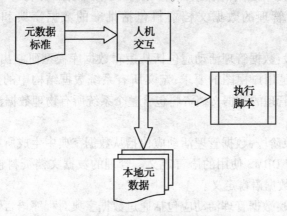

图2-2　主动的元数据管理模式

3. 面向数据开发方法与数据管理　数据管理工作开展起来的机构会对传统的过程驱动(process-driven)的系统生命周期方法有很大的冲击。数据管理标准、策略和规程的实施,既可能改变传统的系统开发阶段的划分,也可能改变有关活动的顺序,这种变化的扩大,取决于机构内制定的数据管理标准的多少和种类。

这里我们不是介绍实现数据驱动(data-driven)的设计方法的具体步骤,而是数据管理与系统生命周期方法的结合问题。数据管理部门应该尽量减少数据标准的执行对完成开发项目进度的影响。我们的目标是改进系统中所使用的数据的设计,但不影响系统开发本身的进度。重要的是,尽早地发现违反标准的问题,使必须更正违反标准的重新设计工作减至最少。要做到这一点,我们就必须在数据处理系统开发过程中设置一些数据管理检查点。若数据管理标准是有效的,标准的执行或违反情况都应得到检查,一旦出现违反情况,必须能尽快地发现。如果在违反数据管理标准的情况出现后还不能尽快地发现并加以纠正,那么这些标准的实施将是十分困难或是不可能的。违反标准的情况发现得愈早,对项目完成进度的影响就愈小;对系统交付日期的影响愈小,更正违反标准的管理工作所获得的支持就愈大。

数据管理员编制系统开发期间的数据管理文档资料是非常重要的,开发人员必须知道他们的要求是什么,何时应得到这些文档资料。一个完整的项目开发生命周期包括以下几个阶段:可行性研究、初步设计、初步设计结束、详细设计、详细设计结束、程序设计等。每一阶段需要从事的数据管理活动及需要管理的文档资料应该遵循如下建议:

（1）可行性研究阶段:数据管理活动应包括定义包括在本项目范围内实体类,识别由这些实体类组成的主题数据库,画出这些主题数据库与其他子系统的数据结构之间的联系图,定义本项目内外的数据流、数据存储和新系统的数据边界;数据文档资料管理包括:列出并描述实体类和主题数据库,画出本项目的整个数据体系结构图。

（2）初步设计阶段:数据管理活动应包括定义所有有关的用户视图,在数据字典中定义包含在这些用户视图里的所有非冗余的数据元素。管理的数据文档资料包括所有数据元素名称、属性、规则和意义说明的数据字典。

（3）初步设计结束阶段：数据管理活动应包括定义所有预计的用户视图，识别每一用户视图内的所有数据元素之间的联系，规范化每一用户视图，并将每一用户视图集成到逻辑数据库设计之中。管理的数据文档资料包括批准的数据字典和批准的逻辑数据库设计。

（4）详细设计阶段：数据管理活动应包括从逻辑数据库模型研制出物理数据库，核实物理数据库设计是否满足用户视图的要求，定义所有系统数据结构中的所有数据元素组（片断、记录、文件、表）。管理的数据文档资料包含整个系统所有物理数据流和数据存储的数据字典。

（5）详细设计结束阶段：数据管理活动应包括从数据字典中生成所有用于程序设计阶段的数据定义，生成所有 DBMS 使用的语言定义。管理的数据文档资料包括数据字典生成的程序语言数据定义和数据语言定义。

（6）程序设计阶段：数据管理活动应包括通过数据字典对程序语言数据定义做必要的调整。通读程序以确保：①所有的程序数据定义都来自数据字典；②程序员所使用的数据是有效的和一致的；③数据操作和变换符合数据管理标准和程序设计标准。管理的数据文档资料包括定稿的程序语言数据定义部分以及程序通过的批准文档。

准确地查明数据管理标准对传统的系统开发方法会有什么影响是很困难的，这要取决于机构数据管理部门的工作深度和广度，已开发系统的性质，数据处理部门与最终用户之间的关系，以及具体的数据管理标准和机构所采用的系统生命周期方法论。但是，作为一般规则，在数据管理标准研制活动中，来自最终用户和数据处理人员的参加者越多，这些标准就越会有效。

三、信息资源管理理论

（一）信息资源管理的起源

信息资源管理是 20 世纪 70 年代末、80 年代初在国外兴起的一个新的领域，发源于管理信息系统（management information system, MIS）、图书情报管理、政府部门（文书管理）、知识和信息管理等四个领域，最初是在美国政府部门出现，随后迅速扩展到工商企业、科研机构和高等学校等部门。十几年来，信息资源管理已形成一种特定的、专指的新概念，构成一个专门的发展领域，同人力资源管理（HRM）一起，成为国际上竞争和发展的新的目标，它的出现标志着信息管理进入了一个新的时期。

1. 管理信息系统 是 20 世纪 60 年代从事务处理系统（transaction processing systems, TPS）发展而来的。管理信息系统是以计算机为基础，运用系统思想建立的计算机管理信息的系统。它不仅为组织机构的战略目标决策或经营管理提供信息服务，而且也开展信息的收集、存储、处理、传播和提供利用等日常管理工作，但是它的立足点还是为管理层提供信息服务。

纵观 MIS 的发展趋势，它经历了一个由技术管理到资源管理的过程。在 MIS 的早期建设中，人们比较重视现代信息技术的应用，强调如何应用现代信息技术满足用户不断增长和变化的信息需求。这种 MIS 只能在给定的组织结构与管理模式下提高组织的管理水平，如果组织结构和管理模式不合理，MIS 就无法实现其作用。而随着社会经济形态的转变，以及信息资源开发利用对国民经济的主导作用，必然引起机构的组织结构与管理模式的变革。

因此,MIS不再只是信息技术的应用,而是合理配置、有效利用信息资源,以求得组织目标的实现。

2. 图书情报管理 传统的图书情报管理的对象多为纸载信息,管理手段主要是手工管理,管理内容是对纸质文献信息的生产、存储、检索、流通等环节进行组织和管理。应该说,传统图书馆对纸载信息的管理是比较系统、规范的。然而,现代信息技术的迅速发展,改变着传统图书情报管理的内容。现代图书情报管理除了纸质文献信息之外,各类动态的、多媒体的信息也成为重要的管理对象,图书情报正朝着数字化、集成化、网络化方向迅速发展,并且在信息资源共享、信息标准化、信息安全管理等方面取得了进展。可以说,图书情报管理领域已经成为信息资源管理领域的重要组成部分。手工管理,管理内容是对纸质文献信息的生产、存储、检索、流通等环节进行组织和管理。应该说,传统图书馆对纸载信息的管理是比较系统、规范的。然而,现代信息技术的迅速发展,改变着传统图书情报管理的内容。现代图书情报管理除了纸质文献信息之外,各类动态的、多媒体的信息也成为重要的管理对象,图书情报正朝着数字化、集成化、网络化方向迅速发展,并且在信息资源共享、信息标准化、信息安全管理等方面取得了进展。可以说,图书情报管理领域已经成为信息资源管理领域的重要组成部分。

3. 政府部门文书管理 政府部门的文书管理是信息资源管理的发源领域。在文书管理日常工作中,为了解决日益膨胀的记录信息,政府有关部门开始考虑以政策为手段,控制文书信息量,实现文书信息资源共享。

政府部门在信息资源的开发、利用和管理中起着重要的作用。一是政府部门是整个社会资源配置的宏观调控者,可以通过制定产业政策来促进信息产业的发展;二是可通过政府投资或政府采购来支持信息产业发展中比较薄弱而又急需发展的行业或部门;三是政府可以通过加强或新建各种信息管理机构,制定和颁布各类信息资源管理法案,从宏观上和政策上来加强信息资源管理。

4. 知识和信息管理 知识和信息管理,就是在组织中构建一个量化与质化的知识系统,让组织中的信息与知识,通过获得、创造、分享、整合、记录、存取、更新、创新等过程,不断回馈到知识系统内,形成永不间断的累积个人与组织的知识成为组织智慧的循环,在机构组织中成为管理与应用的智慧资本,有助于机构做出正确的决策,以适应市场的变迁。知识可以是显性的,也可以是隐性的;可以是组织的,也可以是个人的。知识可包括事实知识、原理知识和人际知识。而知识管理就是对知识、知识创造过程和知识的应用进行规划和管理的活动。

知识和信息管理要遵循以下三条原则:一是积累原则。知识和信息的积累是实施知识和信息的管理基础。二是共享原则。知识和信息共享,是指一个组织内部的信息和知识要尽可能公开,使每一个人员都能接触和使用组织内的知识和信息。三是交流原则。知识和信息管理的核心就是要在组织内部建立一个有利于交流的组织结构和文化气氛,使组织内各成员之间的交流毫无障碍。

(二)信息资源管理的基本理论

1. 信息不对称理论 信息不对称理论研究的是在实际生活中所存在的各方面所掌握的信息的不对称问题,这对于信息资源管理来说有着很重要的影响。信息不对称理论的基本内容可以概括为两点,其一就是有关交易双方之间的分布是不对称的,即一方比另一方占有较多的相关信息;其二就是交易双方对于各自在信息占有方面的相对地位都是非常清楚的。如果就一个世纪的决策过程或者行为方式,用信息环境来衡量,所掌握的信息不完全、不充分、或者只占有部分信息,就形成了信息不对称环境。信息不对称,会使行为过程发生扭曲,产生很多缺陷障碍,影响正确执行速度,甚至降低机构的经济效益。对于决策者来讲,信息不对称对于机构的重要决策有着重要的影响。而信息资源规划本来就是辅助机构决策,尽可能的消除信息不对称的现象,因此研究信息不对称理论对于信息资源规划的工作有着重要的意义。

2. 层次理论 信息资源规划一般分为战略规划层、管理控制层、运行控制层和业务处理层四个层次。由于各层管理者职责不同,因而不同层次规划所需的信息在内容、来源、精度、时效性及使用频率上均有不同。一般而言,战略规划层所需信息内容全面、来源广泛,但要求少而精,多为经过复杂加工处理的综合信息。管理控制层和运行控制层处于中间层次,承担信息加工处理的绝大部分任务,起着承上启下的作用,因而要求信息流内容全面、精确而且及时,主要是大量来自机构内部及外部的原始信息。业务处理层是管理的最底层,主要职责是日常工作的事中(现场)协调控制,以确保工作的连续性和有效性,它所要求的信息必须详尽、及时、准确、连续,主要是来自战略计划层、管理控制层、运行控制层的各种指令性信息、指导性信息及本部门作业环节的原始记录信息。

信息资源规划层次理论认为,各类信息应按其不同作用和管理要求在不同管理层间合理分流,避免信息的无效传递。比如,具体的作业记录一般不应该提供给总经理,他所需要的应是经过统计分析形成的综合报表,而由作业记录产生综合报表的信息加工工作应由管理控制层和运行控制层完成。

3. 反馈控制理论 信息资源规划的反馈控制理论认为,规划过程就是从信息输入到输出,经过反馈和修正,形成新的信息输入的不断循环的过程,每次循环的延续时间就是管理周期;延续时间的长短则反映了管理工作效率的高低。因此,要缩短管理周期、提高管理效率,不仅要保证信息正向传递渠道的畅通,而且要确保信息反馈控制功能的实现。为此,在设置信息传输渠道时,要充分注意到信息的双向流的特性,确保信息反馈渠道的通畅,明确正向信息接收方的反馈职责,并加强信息传递与反馈职责的考核。

(三)信息资源管理的基本思想

美国信息资源管理学家霍顿(F. W. Horton)和马钱德(D. A. Marchand)等人是信息资源管理(IRM)理论奠基人,也是最有权威的研究者和实践者。他们关于信息资源管理的论著很多,其主要观点有:

1. 信息资源(information resources)与人力、物力、财力和自然资源一样,都是机构的重要资源,因此,应该像管理其他资源那样管理信息资源。IRM 是机构管理的必要环节,应该纳入机构管理的预算。

2. 信息资源管理包括数据资源管理和信息处理管理。前者强调对数据的控制,后者则关心机构管理人员在一定条件下如何获取和处理信息,且强调机构中信息资源的重要性。

3. 信息资源管理是机构管理的新职能,产生这种新职能的动因是信息与文件资料的激增、各级管理人员获取有序的信息和快速简便处理信息的迫切需要。

4. 信息资源管理的目标是通过增强机构处理动态和静态条件下内外信息需求的能力来提高管理的效益。信息资源管理追求"3E"——efficient、effective 和 economical,即高效、实效、经济;"3E"之间关系密切,相互制约。

　　5. 信息资源管理的发展具有阶段性　到 20 世纪 90 年代,信息资源管理的发展大约可分为物理控制、自动化技术管理、信息资源管理和知识管理四个阶段。每个阶段的发展情况,可用推动力量、战略目标、基本技术、管理方法、组织状态等因素进行比较。第一阶段是信息的物理控制阶段,其推动力量是商业与政府组织的增长和多样化远距离管理,战略目标是程序效率和物理控制,管理方法是通过纸张、打字机、电话、文件柜、制表机、缩微交卷等媒介进行管理,其组织状态处于监管和中低水平的管理分化、扩散的协作;第二阶段是自动化阶段,其推动力量是数据处理电子通信与办公自动化系统的聚合,战略目标是技术效率与控制,这一阶段管理方法的特征是出现了一些新的部门与角色,比如:集中的数据处理部门、电子通信协作者与管理者、文字处理中心与独立的工作中心、复制中心、复制中心与独立单元等,其组织状态的特征是处于中级水平管理水平,认为手工信息管理不同于自动化管理,信息技术用户与提供者之间存在分歧;第三阶段是信息资源管理阶段,该阶段的推动力量是数据处理电子通信与办公自动化系统的聚合,其战略目标是信息、技术的集成管理视信息为一种战略资源,管理方法上的特点集中体现在分布式数据处理,(语音/数据)集成通信网络多功能工作站(包括数据处理、文字处理、电子邮件、时间管理、个人计算机等),个人计算机等。该阶段的组织状态处于中高水平的管理;第四阶段是知识管理阶段,该阶段的推动力量是信息技术逐渐渗入公司每一层次的操作与管理决策制定过程中,其战略目标是信息资源的物质/技术管理与决策层管理层和操作层的信息管理的整合,其管理方法的特点是出现了一些专业的管理系统,如专家系统、决策支持系统、办公智能系统等,该阶段的组织状态一个明显特点是信息利用和价值与信息技术的集成,内部和外部信息处理的集成,信息规划和商业规划的紧密联系。

　　(四) 信息资源管理的基础标准

　　集成化、网络化的信息系统是开发利用卫生信息资源的有效手段,而卫生信息资源管理的基础标准,则是卫生信息资源开发利用、集成化网络化建设的关键技术基础。卫生信息资源管理的基础标准包括数据元素标准、信息分类编码标准、用户视图标准、概念数据库标准和逻辑数据库标准。

　　1. 数据元标准　数据元(data elements)是最小的不可再分的信息单位,是一类数据的总称,是数据对象的抽象。对它的准确识别、认识和定义是数据管理工作最基础的工作,是保证系统中数据一致性的前提,是建立稳定良好的数据结构的关键。数据元标准包括数据元定义标准、数据元命名标准和一致性标准。

　　数据元的定义:是指用一简明的短语来描述一个数据元的意义和用途,该短语的一般格式是"修饰词——基本词——类别词"。

　　类别词是数据元中定义的最重要的名词,用来识别和描述数据元素的一般用途。

　　基本词是一个组织的实体类或实体类的部分组,带有一定的行业特点。

　　在数据元定义中,类别词只有一个,修饰词可以有一个或多个,基本词可以作修饰词,类别词居后,基本词、修饰词居前。

　　数据元的名称即数据元的代码,是计算机和管理人员共同使用的标识。该标识用限制个数的大写字母字符串表达,可允许末位用数字字符,由数据元定义的英文缩写或按中文抽取首字母构成。

数据元一致性标准是指数据元名称和数据元定义在全系统中要保持一致,既不允许有同名异义的数据元,也不允许有同义异名的数据元。

机构/行业数据元标准的建立,开始于正规的总体数据规划。在其后的应用系统开发或现有应用的集成过程中,要贯彻执行已建立的数据元标准,同时对发现的问题或新增加的数据元,有组织地进行修订和管理,这样建立的数据元标准才可能实现系统内的共享和与系统外部的信息交换。

2. 信息分类编码标准　信息分类编码(information classifying and coding)是信息标准化工作的一项重要内容,具有分类编码意义的数据元素是最重要的一类数据元素,它们决定着信息的自动化处理、检索和传输的质量与效率。

信息分类是指根据信息内容的属性和特征,将信息对象按一定的原则和方法进行区分和归类,建立起一定的分类系统和排列顺序;而信息分类编码则是指对已分类的信息对象赋予易于计算机和人识别与处理的符号,以便管理和使用信息。应遵照《国家经济信息系统设计与应用标准化规范》和《标准化工作导则—信息分类编码规定》(国标 GB7026-86),按"国际/国家标准—行业标准—机构标准"序列,建立起全机构的分类编码标准。

在总体数据规划进程中,结合数据建模工作可以识别定义信息分类编码对象,汇总形成全组织的信息分类编码体系表,在其后的系统开发建设中要继续完成各项具体的信息分类编码工作。

建立全机构的信息分类编码标准包括三个方面的工作:首先要确定分类编码对象,它们是具有分类编码意义的数据元素的集合。跟一般的数据元素相比,它们是更为重要的一类数据元素,因为它们在基本表中通常都作为其主键或外键。随之要制定编码规则,即对每一编码对象要制定码长、分层和各码位的意义和取值规则。最后编制代码表,即对每一编码对象按既定的编码规则编制出该编码数据元素的所有可能的取值表。

在有上级标准(如国际、国家或行业标准)的情况下,代码表应与上级标准相一致,尽量采用已有的上级标准;当已有信息分类编码标准与上级标准不一致时,为方便系统内部信息处理与共享,并满足与系统外的信息交换,要制定与上级标准相应的换码表;在既没有上级标准又没有自己的标准的情况下,编码工作要坚持"不等不靠"的原则,自行组织力量,把急需用的编码对象规则和码表制定出来。

为方便信息分类编码的计算机化管理和支持数据处理与信息传输,将信息分类编码的对象划分为三类:

A 类编码对象:在应用系统中不单设码表文件,代码表寓于数据库基表中的编码对象。这类对象具有一定的分类方法和编码规则,其码表内容一般随信息的增加而逐步扩充,很难一次搞完,不需单独设立码表文件,但其码表文件可以从数据库的基表中抽取出来(是基表的一个投影),这类编码对象一般在具体的应用系统中使用较多。如职工编码、组织机构编码、计划编号等。

B 类编码对象:在应用系统中单独设立代码表的编码对象。这类对象除了要确定其编码规则外,由于码表内容具有相对的稳定性,应组织力量一次编制出来。这类编码表一般都较大,像一些数据库基表一样,在应用系统中往往是单独设立编码表。如国家行政区划代码(国家标准)、物资编码(行业标准)、设备技术参数编码(行业标准)等等。

C 类编码对象:在应用系统中有一些码表短小而使用频率很大的编码对象,如人的性别代码、文化程度代码和设备状况代码等。将这些编码对象的码表统一设立编码文件进行管理。

3. 用户视图标准　用户视图(user view)是一组数据元素的抽象,它反映了最终用户的信息需求和对数据实体的看法,主要包括单证、报表、账册、屏幕格式等。通过建立用户视图标准,可以把系统中所有用户的信息需求表述清楚。

规范并简化用户视图,是系统内外信息交换所必需的,这就需要规范用户视图的命名、分类编码和组成结构。用户视图名称是用一短语表达用户视图的意义和用途。用户视图分类编码是采用一定的符号来划分用户视图输入、存储、输出类别和单证、报表、账册,是它的标识和分析处理的根据。用户视图组成是指顺序描述其所含的数据元素,一般格式是:序号——数据元素名称——数据元素定义。在定义描述视图组成的过程中,更多的工作是属于对数据元素的定义和识别,对于规范化的存储类用户视图应该标出主关键字。对用户视图进行分析,是为了把握住系统的信息需求,为系统的数据结构设计打下坚实的基础。

4. 概念数据库标准　概念数据库(conceptual database)是最终用户对数据存储的看法,反映了用户的综合性信息需求。概念数据库一般用数据库名称及其内容(简单数据项或复合数据项)的列表来表达。

总体数据规划的重要成果是产生总体数据模型,这种模型首先要做到概念级,即概念数据库的列表,以便反映用户信息需求的总体观点。规范概念数据库,需要较广泛深入的业务知识和经验,因此需要业务行家参与,以便分析、识别、定义出各数据库的标识与名称以及主关键字数据内容。

5. 逻辑数据库标准　逻辑数据库(logical database)是系统分析设计人员的观点。在关系数据库模型中,逻辑数据库是一组规范化的基本表(base table)。

由概念数据库深化为逻辑数据库,是采用数据结构规范化原理与方法,将每个概念数据库分解成三范式的一组基本表,一个逻辑数据库就是这一组三范式基本表的统一体。逻辑数据库标准涉及各基本表的命名标识、主码和属性列表,以及基本表之间的结构关系。

第二节　信息资源战略规划理论与方法

信息资源战略规划就是在国家级、行业级总体规划指导下,对机构内部战略信息资源管理进行的规划,包括对战略信息资源的识别与管理。战略信息资源是与机构战略相关或机构战略管理过程中所需要及产生的信息资源的总和,它是决定机构命运的、机构决策所必需的、关系机构发展全局和长远规划的信息资源。目前,我国越来越多的机构都在进行着信息资源的规划,而机构的特点、类型多种多样,对规划的要求、过程和所解决的问题也各不相同。因此如何正确应用战略规划方法,针对机构的具体特点和规划需求来进行信息资源的战略规划,是我国信息资源规划中迫在眉睫的问题。

一、战略规划基本理论

(一) 战略规划的兴起与发展

战略规划意为对战争进行总体的谋划,其特点是长远性和整体性,以区别于针对具体的局部战斗的战术计划。Chester I. Barnard(1938)在《经理人员的职能》一书中对影响机构经营的各种因素进行分析,提出战略因素的构想,探讨组织如何与环境相适应,首开机构经营战略研究之先河。随着时代的发展,战略思维方式逐步扩展到社会生活的各个层面,从国家政治决策到社会经济发展等领域的战略规划开始出现。大量关于战略规划的研究论文和书籍纷纷涌现,战略管理中的规划学派(Ansoff,1991;Steiner,2001)、资源基础观点(Barney,1991;Powell,1992)和学习学派(Mintzberg,1990,1994)都对战略规划的理论发展作出了贡献。20世纪60年代,战略规划被用来以系统、综合和长远的眼光统筹机构的各项活动,1963年的一项研究发现,大部分大型的美国公司已经建立起规划部。公司和政府为更广泛地积极研究"科学"决策技术做出不断的努力,这些技术包括成本效益分析、贴金现金流评估、线性规划、计量经济学的预测方法和宏观经济学需求管理等。

公共部门历来就有借鉴私人部门管理经验和技术的传统。公共部门战略管理途径的兴起既受到私人部门战略管理的示范性影响,也是公共部门管理改革和环境变化的必然结果。在私人部门战略计划和战略管理模式的积极影响下,公共部门战略规划和战略管理也随后兴起。按照澳大利亚学者 Owen E. Hughes(1998年)在《公共管理导论》一书中的说法,战略计划在公共部门的运用,始于20世纪80年代,落后于私人部门十几年。兴起于企业界的战略管理技术在公共部门逐渐引起了研究热潮,从战略规划的制定发展到战略管理的实施,包括了从计划、决策到组织与领导的管理、评估等全过程。尽管20世纪80年代中后期以来,人们对于战略规划的作用产生了激烈争论,机构战略规划职能也经过了兴衰交替的摇摆式发展,但越来越多的学者注意到近年来战略规划的一个趋势就是从机构、私营部门向公共部门和非营利部门的发展和普及。规划研究专家认为:营利或非营利组织在规划的目标重点上当然有所区别,但是就规划的结构而言,没有很大差别,倒是组织的规模大小影响更大。进入新世纪以来,战略规划在国内外的高等教育、城市发展、信息系统管理等领域得到更为广泛的应用。

(二)战略规划的内涵和特点

所谓战略规划,就是制定组织的长期目标并将其付诸实施,它是一个正式的过程和仪式,一些大机构都有意识地对大约50年内的事情做出规划。制定战略规划分为三个阶段,第一个阶段就是确定目标,即机构在未来的发展过程中,要应对各种变化所要达到的目标。第二阶段就是要制定这个规划,当目标确定了以后,考虑使用什么手段、什么措施、什么方法来达到这个目标,这就是战略规划。最后,将战略规划形成文本,以备评估、审批,如果审批未能通过的话,那可能还需要多个迭代的过程,需要考虑怎么修正。

战略规划的有效性包括两个方面,一方面是战略正确与否,正确的战略应当做到组织资源和环境的良好匹配;另一方面是战略是否适合于该组织的管理过程,也就是和组织活动匹配与否,一个有效的战略一般有以下特点:

1. 目标明确　战略规划的目标应当是明确的,无歧义的。其内容应当使人得到振奋和鼓舞。目标要先进,但经过努力可以达到,其描述的语言应当是坚定和简练的。

2. 可执行性良好　好的战略的说明应当是通俗的、明确的和可执行的,它应当是各级领导的向导,使各级领导能确切地了解它、执行它,并使自己的战略和它保持一致。

3. 组织人事落实　制定战略的人往往也是执行战略的人,一个好的战略计划只有有了好的人员执行,它才能实现。因而,战略计划要求一级级落实,直到个人。高层领导制定的战略一般应以方向和约束的形式告诉下级,下级接受任务,并以同样的方式告诉再下级,这样一级级的细化,做到深入人心,人人皆知,战略计划也就个人化了。个人化的战略计划明确了每一个人的责任,可以充分调动每一个人的积极性。这样一方面激励了大家动脑筋想办法,另一方面增加了组织的生命力和创造性。在一个复杂的组织中,只靠高层领导一个人是难以识别所有机会的。

4. 灵活性好　一个组织的目标可能不随时间而变,但它的活动范围和组织计划的形式无时无刻不在改变。战略计划只是一个暂时的文件,应当进行周期性的校核和评审,灵活性强使之容易适应变革的需要。

(三) 战略规划的主要内容

战略规划的内容由三个要素组成:

1. 方向和目标　机构的决策者在设立方向和目标时有自己的价值观和自己的抱负,但是他不得不考虑到外部的环境和自己的长处,因而最后确定的目标总是这些东西的折中,这往往是主观的,一般来说最后确定的方向目标绝不是一个人的愿望。

2. 约束和政策　这就是要找到环境和机会与自己组织资源之间的平衡。要找到一些最好的活动集合,使它们能最好的发挥组织的长处,并最快地达到组织的目标。这些政策和约束所考虑的机会是现在还未出现的机会,所考虑的资源是正在寻找的资源。

3. 计划与指标　这是近期的任务,计划的责任在于进行机会和资源的匹配。但是这里考虑的是现在的情况,或者说是不久的将来的情况。由于是短期,有时可以做出最优的计划,以达到最好的指标。机构决策者以为他做到了最好的时间平衡,但这还是主观的,实际情况难以完全相符。

战略规划内容的制定处处体现了平衡折中,都要在平衡折中的基础上考虑回答以下四个问题:①我们要求做什么;②我们可以做什么;③我们能做什么;④我们应当做什么。这些问题的回答均是领导个人基于对机会的认识,基于对组织长处和短处的个人评价,以及基于自己的价值观和抱负而做出的回答。所有这些不仅限于现实,而且要考虑到未来。

战略规划是分层次的,正如以上所说战略规划不仅在最高层有,在中层和基层也应有。一个机构一般应有三层战略,即机构级、业务级和执行级。每一级均有三个要素:方向和目标、政策和约束以及计划和指标。这九个因素构成了战略规划矩阵,也就是战略规划的框架结构,见图2-3。

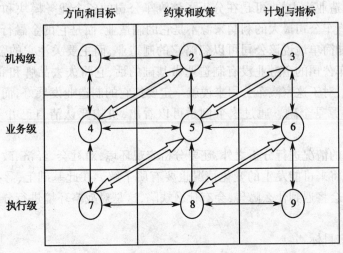

图 2-3　战略规划的框架结构

这个结构中唯一比较独立的元素是①,它的确定基本上不受图内其他元素的影响,但是它仍然受到图外环境的影响,而且和图中④也有些关系。因为当考虑总目标时不能不考虑各种业务目标完成的情况,例如在确定总的财务目标时不能不了解机构财务的现实状况。

其他的元素都是互相关联的,当业务经理确定自己的目标④的时候,他要考虑上级的目标①,也要考虑机构的约束和政策②。尤其当机构的活动的多样性增加的时候,机构总目标所覆盖的范围相对的降低,必然需要下级有自己的目标。一个运行得很好的机构应当要求自己的下属做到"上有政策,下有对策",而不应当满意那种"上有政策,下无对策"的下属。同样,这样的机构领导也应当善于合理地确定自己的目标,以及善于发布诱导性的政策和约束。执行人员的目标⑦不仅受到上级目标④的影响,而且要受到上级的约束和政策⑤的影响。

总的结构是:上下左右关联,而左下和右上相关,上下级之间是集成关系。这点在计划和指标列最为明显,这列是由最实在的东西组成,上级的计划实际上也是下级计划的汇总。左右之间是引导关系,约束和政策是由目标引出,计划和指标则是由约束和政策引出。

(四)战略规划的方式与步骤

1. 制定战略规划的方式 制定战略规划的方式有五种:第一种是领导层授意,自上而下逐级制定,这种方式在很多机构里都运用;第二种是自下而上,以事业单位为核心制定;第三种是领导层建立规划部门,由规划部门制定;第四种是委托负责、守信、权威的咨询机构制定,当然这里所说的负责、守信、权威是一些必要的条件,可能还会有更多的条件,如果咨询机构不具备这些必要的条件,那么对机构来说是非常危险的;第五种是机构与咨询机构合作制定。在实际制定规划的过程中,这五种方式往往是相互结合在一起来操作的。

2. 制定战略规划的步骤

第一步:战略环境的分析和预测

一般要分析一下机构的经营特征,简单来说就是要回答一个问题,即我们是谁。这个问题看似简单,其实不然。当一个人长期工作在一个环境里,对机构周围都习以为常的时候,他不一定能很准确地回答这个问题。比如说某汽车公司,圈外的人都可以看出这家公司的业务特征是以制造业为主的,可是在分析了该汽车公司的各个业务模块和它的各个事业单位以后,发现该汽车公司最大的利润来源不是它的制造业,而是它的金融行业。对于这样一个结果,我们不能简单地说该公司可以忽略它的制造业,而主要关注它的金融业的发展,因为,如果这家汽车公司的金融业没有制造业做基础的话,它将失去品牌和商誉,也将失去赢利的能力。故此,对于这家汽车公司来说就一定要把它的制造业发展好,而且它必须很明确它的主要利润来源是金融。通过这个例子可以看出,机构要认清自己并不是一件容易的事情。

除了对自身的情况进行分析之外,还要分析宏观环境,对社会、经济、政治、文化、技术等各个领域现在或将来可能发生的变化情况也要有所了解。在此基础上,寻找市场机会并识别出把握市场机会将遇到什么障碍,会有什么缺陷,这是对战略环境进行分析和预测的目的所在。

第二步:制定目标

这里所指的目标和我们前面提到的"确定战略目标"中的"目标"有所不同,那个"目标"

是要做变革,怎么样做变革,以及想达到什么样的结果,但是那些描述都是定性的,并不是一个量化的目标。这里所制定的战略规划,落脚点应该是可评估、可衡量、可操作的规划,量化的目标是做到这一点的基础。比如说,对于机构来讲,它的市场份额要达到多少,销售额要达到多少,利润又要达到多少,要达到这些目标的时间是怎么控制的,何时实现这些目标,这些都是对目标的量化。

第三步:确定战略执行过程中的重点

机构综合战略的重点是确定机构使命、划分事业单位、确定关键单位的目标。像前面提到的那家汽车公司,就要在机构综合战略中确定其制造业单位的目标和金融业单位的目标,这是最高层次的战略。对于事业战略,它的重点是如何贯彻机构使命、环境分析、二级单位的目标,以及实现目标需要的具体措施。次战略则更加详细,重点是如何贯彻目标并细化,对于目标的细化,包括发展目标、质量目标、技术进步目标、市场目标、职工素质目标、管理改进目标、效益目标等等,以及具体措施;最后是战术,它的重点是划分阶段并制订计划,对每个阶段可能遇到的风险进行分析,对每个阶段可能的变数进行分析,以及应对风险和变数的措施。

第四步:制订行动计划和划分阶段

确定完战略执行过程的重点之后,接下来的工作就是制订行动计划和划分阶段了。在制订计划过程中,需要和小组内的成员进行充分沟通,明确每一阶段的任务,并对阶段任务进行细化,必要时可以列出阶段的考核指标。

第五步:制订实施战略的措施

例如:要制订资金和其他资源的分配方案,规划制定后要在资金上有所侧重;要选择执行过程的衡量、审查及控制方法。最后一步就是把选中的方案形成文件提交给公司高层,进行审查和批准。

(五) 战略规划的执行

如何制定好一个战略规划,如何执行好战略规划,又是战略规划的主要内容,这些叫战略规划的操作化。战略规划的实现和操作存在着两个先天性的困难:一是这种规划一般均是一次性的决策过程,它是不能预先进行实验的。用一些管理科学理论所建立的模型与决策支持系统,往往得不到管理人员的承认,他们喜欢用自己的经验建立启发式模型,由于一次性的性质难以确定究竟哪种正确。二是参加规划的专家多为机构中人员,他们对以后实现规划负有责任。由于战略规划总是要考虑外部的变化,因而要求进行内部的变革以适应外部的变化,这种变革又往往是这些机构人员不欢迎的,这样他们就有可能在实行这种战略规划时持反对态度。

为了执行好战略规划,应当做到:

1. 做好思想动员,让各种人员了解战略规划的意义,使各层干部均能加入战略规划的实施。要让高层人员知道吸收外部人员参加规划的好处,要善于把制定规划的人的意图让执行计划的人了解,对于一些大机构战略计划的新思想往往应当和机构的文化的形式符合,或者说应当以旧的机构习惯的方式推行新的内容。只要规划一旦制定,就不要轻易改动。

2. 把规划活动当成一个连续的过程,在规划制定和实行的过程中要不断进行"评价与控制",也就是不断的综合集成各种规划和负责执行这种规划的管理,不断调整。一个好的战略管理应当包含以下几个内容:①建立运营原则;②确定机构地位;③设立战略目标;④进行评价与控制。这些内容在整个运营过程中是动态的和不断修改的。

3. 激励新战略思想战略规划的重要核心应当说是战略思想,往往由于平时的许多紧迫的工作疏忽了战略的重要性,这就是紧迫性与重要性的矛盾。激励新战略思想的产生是机构获得强大生命力的源泉。

二、经典的战略规划模式

从机构战略理论的演进过程来看,在机构战略的形成过程中一般有如下几种基本思维模式:

(一) 机构战略规划思维的"三匹配"模式

钱德勒(Chandler)在其名著《战略与结构》(1962)一书中分析了机构环境、机构战略与机构组织结构之间的相互关系。他认为,机构只能在一定的客观环境下方能持续发展,因此,机构的发展要适应环境的变化。机构首先要在对环境进行分析的基础上制定出相应的战略与目标,再依据战略与目标确定或调整其组织结构,以适应战略与环境的变化,这就是战略思维的"三匹配"模式(如图2-4所示)。

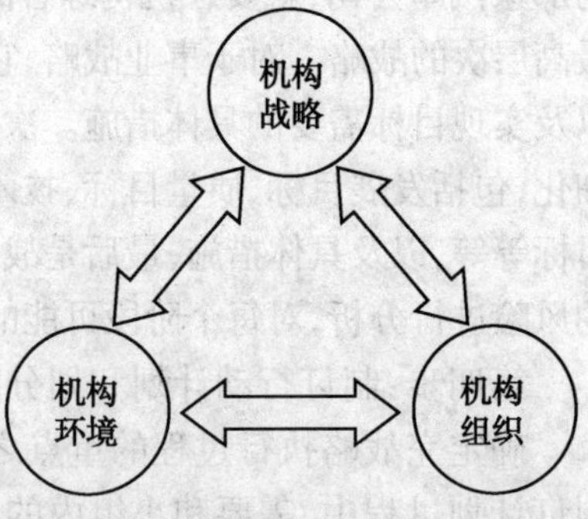

图 2-4 机构战略思维的"三匹配"模式

(二) 机构战略思维的"四要素"模式

安索夫(Ansoff)在其名著《企业战略》(1965)和《战略管理》(1979)中系统地提出了其战略管理思维模式。与钱德勒类似,安索夫也认为:企业战略过程实际上就是企业为适应环境及其变化而进行的内部调整,以达到内外匹配的过程。在这一过程中,企业应当考虑四个方面的基本因素:

企业的产品与市场范围:企业现有的产品结构及其在所处行业中的市场地位;

成长向量(发展方向):企业的经营方向与发展趋势(包括企业产品结构与业务结构的调整,以及相应的市场领域与市场地位的变化);

协同效应:企业内部各业务、组织各部门之间的协调效果;

竞争优势:企业及其产品与市场所具备的优于竞争对手的条件和位势。

显然这四大要素充分体现了内外兼顾的战略思维。其间的关系可如图2-5所示:

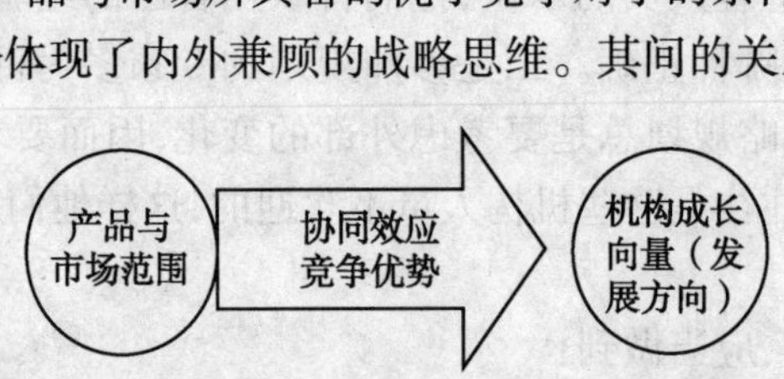

图 2-5 机构战略思维的"四要素"模式

(三) SWOT 模型:经典战略思维模式的一个总结性框架

在钱德勒等人研究的基础上,安德鲁斯(Andrews,1969)等人进一步指出,机构战略的形成过程实际上就是把机构内部的条件因素与外部环境因素进行匹配的过程,这种匹配能够使机构内部的强项和弱项(即优势和劣势)同机构外部的机会和威胁相协调。由此,他们建立了至今仍广泛使用的 SWOT 战略分析框架(如图2-6所示)。

SWOT 模型(也称 TOWS 分析法、道斯矩阵)即态势分析法,20 世纪 80 年代初由美国旧金

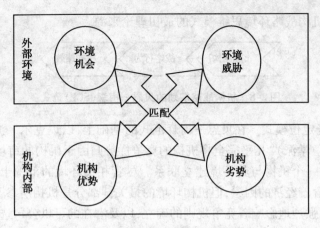

图 2-6 机构战略思维的 SWOT 模式

山大学的管理学教授韦里克提出,经常被用于机构战略制定、竞争对手分析等场合。在现在的战略规划报告里,SWOT 分析应该算是一个众所周知的工具(图 2-7),通常包括分析机构的优势(strengths)、劣势(weaknesses)、机会(opportunities)和威胁(threats)。因此,SWOT 分析实际上是将对机构内外部条件各方面内容进行综合和概括,进而分析组织的优劣势、面临的机会和威胁的一种方法。通过 SWOT 分析,可以帮助机构把资源和行动聚

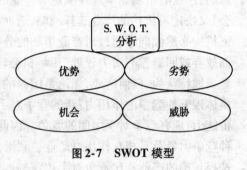

图 2-7 SWOT 模型

集在自己的强项和有最多机会的地方,并让机构的战略变得更加明朗。

三、演化的战略规划模式

机构战略思维随着机构战略理论的不断演化,在各种思维模式下出现了不同的机构战略规划模式,可以大致分成以下三种:

(一)以环境为基点的战略规划模式

机构战略的环境规划模式最初源自于贝恩(J. S. Bain,1956,1959)和梅森(E. S. Mason,1957)的市场结构市场行为以及市场绩效模型(structure-conduct-performance model,简称SCP 范式),形成和成熟于迈克尔·波特(M. Porter,1980,1985)的环境论(或称市场定位论)。该规划模式侧重于从机构外部环境出发来理解机构战略的实质和形成在 20 世纪整个80 年代居于主导地位。

1. 贝恩—梅森范式 众所周知,在新古典经济学中机构被视为一个"黑箱"。在完全竞争假设下,市场中的机构是完全同质的,无所谓竞争优势。美国哈佛大学的贝恩和梅森教授在重新界定市场结构的基础上通过对产业市场结构、竞争行为方式及其竞争结果之间的关系进行经验实证研究认为机构之间绩效的差异主要源自于不同的产业市场结构及相应的市场行为进而提出了产业组织理论的三个基本范畴:市场结构(structure)、市场行为(conduct)以及市场绩效(performance),即著名的贝恩—梅森(SCP)范式(如图 2-8 所示)。显然该范式的主要考察对象是产业市场,是从产业市场环境出发来理解和分析机构的战略行为与战

略绩效,从而构成机构战略环境思维模式的最初理论来源。

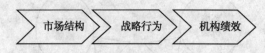

图2-8　机构战略规划的贝恩—梅森(SCP)范式

2. 波特的市场定位模式　在贝恩—梅森范式的基础上,以迈克尔·波特为代表的环境学派(或称市场定位学派)"几乎完全将机构的竞争优势归因于机构的市场力量",认为:"形成战略的实质是将一个机构与其环境建立联系。尽管相关环境的范围十分广阔,既包含着社会的因素,也包含着经济的因素,但机构环境的最关键部分是机构所参与竞争的一个或几个产业。产业结构强烈地影响着竞争规则的确立,以及潜在的可供公司选择的战略。"因为,"决定机构盈利能力首要的和根本的因素是产业的吸引力(即产业盈利潜力)"。按照这一思想,产业的市场竞争规律决定着产业的盈利潜力(市场机会),而产业的盈利潜力(市场机会)又决定着机构的产业选择战略,进而决定着机构竞争优势的建立。在这一战略思维模式下机构必然倾向于通过对产业市场的分析选择盈利潜力较高(市场机会较大)的产业领域,而放弃或回避盈利潜力较低(市场机会较小)的产业领域,以尽可能地获取市场机会。

波特认为,任何产业,无论是国内的或国际的,无论是生产产品或提供服务竞争规律都将体现五种竞争的作用力:新的竞争对手入侵;替代品的威胁;客户的砍价能力;供应商的砍价能力;现有竞争对手之间的竞争。因此,对产业市场竞争规律的分析主要就是分析上述五种竞争力量及其相互作用对产业盈利潜力的影响(如图2-9所示)。机构战略应主要着眼于选择正确的产业和比竞争对手更深刻地认识五种竞争力量。

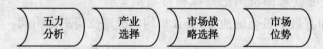

图2-9　机构战略规划的市场定位模式

同时,波特指出,在选定的产业市场中,为了现实地获取市场收益,机构还应针对所选产业市场的特点(即针对决定产业市场竞争规律的各种影响力)采取相关战略措施,以期建立较高的市场位势。一般而言,针对所选产业,机构通常选择三种基本战略来建立市场位势:

成本领先。使机构的总成本低于全行业的平均水平,从而获得低成本的竞争优势。

差异化。在顾客广泛重视的某些产品要素(如功能、质量、包装、花色品种、服务等)上力求做到在行业内独树一帜,把产品的独特性作为建立市场位势、赢得顾客忠诚的关键性因素。

目标集聚。着眼于在产业内一个或一组细分市场的狭小空间内谋求市场位势和竞争优势。

基于环境思维模式的战略规划是以环境为基点、以机会为中心的,其基本特点可如图2-10表示。

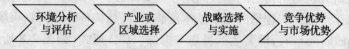

图2-10　以环境为基点的战略规划模式

以环境为基点的战略规划模式着眼于机构外部环境,并通过对外部目标环境(包括地域环境与产业环境)的分析评估环境所蕴含的机会,据此进行地域或产业选择,针对所选目标地域或产业的情况机构会进行一系列相关的战略选择,包括:

(1)战略转移决策:是否退出原有地域或产业。

(2)进入方式决策:以何种方式进入目标地域或产业(内部发展、合作、合资、兼并等)。

(3)市场竞争策略:总成本领先还是标新立异,全面攻占还是目标聚集。

机构通过上述一系列步骤旨在最终目标地域或产业市场中谋求竞争优势与市场位势,以获取目标地域或产业市场中的机会与收益。

不难发现,在以环境为基点的战略规划模式中,机构内部条件基本上被排除在战略过程之外。这极有可能引发机构的非理性扩张欲望与扩张行为,进而使机构跌入"扩张陷阱"。这在中外机构经营史中多有例鉴:国外如美国安然、韩国大宇、现代等;国内如巨人、三株、亚细亚、春都等。这些机构经营失误的一个共同原因就是,不顾自身资源及能力状况,一味以外部环境为导向、以机会为中心,过快、过度扩张(产业扩张或地域扩张),最终因资源散竭、机构臃肿、控制无力而或"落马"或"崩溃"。

(二)以资源能力为基点的战略规划模式

"资源能力"战略思维模式产生于 20 世纪 80、90 年代,资源基础学派的代表人物鲁梅尔特、沃勒菲尔特以及巴尼和企业能力学派的代表人物普拉哈拉德、哈默尔等人指出"环境"战略思维模式分析的是结构化的产业市场环境,同时避免机构盲目地进入利润率高,但是与自身竞争优势不相关的产业,进行无关联的多元化经营从而导致战略失误。在此基础上提出"应从机构内部寻求竞争优势"。"资源能力"战略思维模式认为应侧重于从机构内部的资源能力角度来考虑机构战略问题,机构的本质是资源和能力的集合体。一方面,机构应当从其内部资源与能力出发来寻求竞争优势,并通过资源和能力的持续积累提升其竞争优势;另一方面机构还应当从其内部资源与能力状况出发来选择其经营领域、业务范围及成长方向。

与环境思维模式不同,机构战略的资源能力思维模式侧重于从机构内部的资源能力角度来考虑机构战略问题。认为机构本质上是一组资源和能力的集合体。资源与能力既是机构及其战略分析的基本元素,也是机构竞争优势的根本来源。为此,一方面,机构应当从其内部资源与能力出发来寻求竞争优势,并通过资源(特别是关键资源)的持续积累以及能力(特别是核心能力)的持续发展而持续提升其竞争优势;另一方面机构还应当从其内部资源与能力状况出发来选择其经营领域、业务范围及成长方向。如图 2-11 所示。

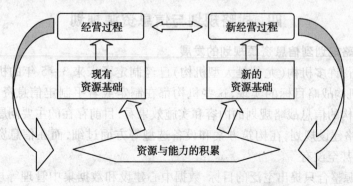

图 2-11　以资源能力为基点的战略规划模式

（三）整合的战略规划模式

整合的战略规划模式既不单纯基于外部环境因素,也不单纯基于机构内部因素,而是基于对机构内外因素的综合分析与评判,即机构经营地域与产业领域的选择、相关战略的制定与实施等,都是在对机构内外因素的综合分析与评判的基础上进行的(如图 2-12 所示)

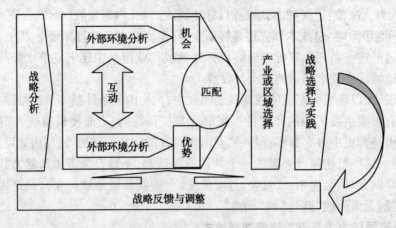

图 2-12　整合的战略规划模式

显然,整合的战略规划模式源于机构战略的经典思维模式,并直接基于经典思维模式中的 SWOT 分析框架。其基本过程环节是:

1. 分析外部环境(目标区域的宏观环境与产业环境等),评判环境中所蕴含的机会,并辨识潜在的威胁。

2. 分析内部因素(资源、能力、业务等),评价机构的优势(强项)与劣势(弱项)。

3. 匹配分析环境机会、威胁与机构优势(强项)、劣势(弱项),进行区域与产业选择,确定机构的经营领域或发展方向。

4. 依据所选定的经营领域或发展方向制定并实施相应的战略。

5. 评价战略绩效,并以此为基础进行战略反馈与调整。

"整合"战略规划模式考虑的是如何实现机构资源能力与环境的匹配,认为机构发展的基础是充分考虑机构现有资源能力的可作为性、战略实施的有效性,并由此来对机构进行规划。采用"集成"战略思维模式的战略规划制定方向是上下结合的,从现有实施效果和战略定位到战略选择、实施、反馈的过程,其主要评价指标是动态匹配性。

四、战略规划与信息资源规划

（一）从战略规划到信息资源规划的发展

从目前来看,许多机构(尤其是大型机构)已经制定了未来 3 ~ 5 年的机构发展战略规划。为了支持机构战略目标的实现,这些机构都在制定或着手制定信息资源的战略规划。然而,从一些机构的信息战略规划的内容和实施效果看,目前存在的主要问题是:

1. 侧重网络建设规划,在构筑方案和设备选型等方面过细,而在信息资源开发利用方面的规划过粗,甚至没有。

2. 信息资源整合只提出空泛的目标,数据中心建设和数据集中管理等规划缺乏可操作性,尤其是缺少数据标准化建设方面的规划。

3. 应用系统规划没有制定业务流程重组和总结提升先进管理模式的策略,缺少如何集成已有应用系统的办法,在新应用软件系统(主要是 ERP 软件)选型方面描述过细,甚至形成"企业信息化＝网络＋ERP"的错误模式。

实际上,这些机构信息化建设面临的瓶颈问题并不是网络搭建、设备和应用软件选型,而是如何将分散、孤立的各类信息变成网络化的有效信息资源来充分利用,将分散的信息系统进行整合,消除"信息孤岛",实现信息共享。来自国外的实践已经证明:解决这一瓶颈问题的关键,是搞好信息资源规划。

信息资源规划是机构发展战略规划的延伸,是机构信息化建设的基础工程,它侧重于机构信息资源整合与应用系统集成化开发的策略方法制定。概括说,信息资源规划的任务有三项:一是建立全机构信息系统的功能模型;二是建立全机构信息系统的数据模型;三是建立全机构信息资源管理的基础标准。其作用是帮助理清并规范表达用户需求,落实"应用主导"的原则;整合信息资源,消除"信息孤岛",实现已有应用系统的集成和集成化的系统开发;指导 SCM、ERP、CRM 等应用软件的选型并保证成功实施。

从机构的发展战略规划到机构的信息资源规划的发展历程可表示为图 2-13:

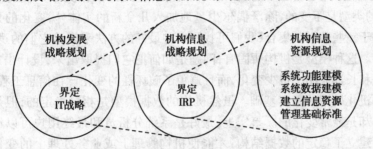

图 2-13 从战略规划到信息资源规划的发展

(二)战略规划与信息资源规划的关系

信息资源规划是机构发展战略规划的延伸,它既可以看成是企业发展战略规划的一个重要组成部分,也可以看成是企业战略规划下的一个专门性规划,它与人力资源战略规划、财务战略规划、生产战略规划、市场战略规划、研究与开发战略规划处于同等重要的地位。

信息资源规划是机构战略规划的基石,其质量的好坏直接影响着机构信息管理系统开发的成败。信息是机构的生命线,是流淌在机构中的血液,它支撑着机构的运作,维系着机构的命运,决定着机构的未来,因此信息资源规划的优劣将会影响着机构发展战略实施的效果。

由于信息资源规划是一项耗资巨大、技术复杂、实施周期长的系统工程,因而它需要机构高层的战略规划为导向,从战略层面把握信息资源规划的目标和功能框架。

第三节 信息资源规划方法学

一、信息工程方法

通过信息资源规划可以实现多个分散开发的应用系统之间的信息共享,解决系统之间的"信息孤岛"问题。信息资源规划技术与方法在解决"信息孤岛"问题方面专门的理论或方法包括："系统体系结构"（systems architecture）和"IT体系结构"（IT architecture）的概念，以及系统逻辑集成的方法等。这里重点介绍信息工程方法论（简称IEM）。

（一）信息工程的基本原理

"信息工程作为一个学科要比软件工程更为广泛，它包括了为建立基于当代数据库系统的计算机化企业所必需的所有相关的学科。"从这一定义中可以看出三个基本点：信息工程的基础是当代的数据库系统；信息工程的目标是建立计算机化的企业管理系统；信息工程的范围是广泛的，是多种技术、多种学科的综合。

信息工程的基本原理是：

1. 位于现代数据处理系统的中心 借助于各种数据系统软件，对数据进行采集建立和维护更新。使用这些数据生成日常事务单据，例如打印发票、收据、运单和工票等。上级部门或专业人员有时要进行信息查询，对这些数据进行汇总或分析，得出一些图表和报告。为帮助管理人员进行决策，要用这些数据来回"如果怎样，就会怎样"一类问题。审计员检查某些数据，以确信是否有问题。

2. 数据是稳定的，处理是多变的 一个机构所使用的数据类很少变化。稍具体一点说，数据实体的类型是不变的，除了偶尔少量地加入几个新的实体外，变化的只是这些实体的属性值。对于一些数据项集合，我们可找到一种最好的方法来表达它们的逻辑结构，即稳定的数据模型。这种模型是机构所固有，问题是如何把它们提取出来，设计出来。这些模型在其后的开发和长远应用中很少变化，而且避免了破坏性的变化。在信息工程中，这些模型成为建立计算机化处理的坚实基础。虽然机构的数据模型是相对稳定的，但是应用这些数据的处理过程却是经常变化的。事实上，最好是系统分析员和最终用户可以经常地改变处理过程。只有建立了稳定的数据结构，才能使机构管理上或业务处理上的变化能被计算机信息系统所适应，这正是面向数据的方法所具有的灵活性，而面向过程的方法往往不能适应管理上的变化需要。

3. 最终用户必须真正参加开发工作 机构的高层领导和各级管理人员都是计算机应用系统的用户，他们都在计算机终端上存取和利用系统的数据，是最终用户（end user）。正是他们最了解业务过程和管理上的信息需求，所以从规划到设计实施，在每一阶段上都应该有用户的参加。在总体规划阶段，有充分理由要求机构高层领导参加：首先，信息是医疗卫生机构的重要资源，对如何发挥信息资源作用的规划工作，高层领导当然要亲自掌握；其次，总体规划要涉及医疗卫生机构长远发展政策和目前的组织机构及管理过程的改革和重新调整，而只有高层领导才能决定这些重大事情。各管理层次上的业务人员对业务过程和信息需求最熟悉，单靠数据处理部门无法搞清用户的需求；要使频繁的业务变化在计算机信息处理上得到及时的反映，满足管理上的变化要求，同样是数据处理部门所不能完全胜任的。这样，用户和数据处理部门的关系应加以改变，用户要参与开发，由被动地使用系统变为积极地开发系统；数据处理部门由独立开发变为培训、组织、联合用户开发，这就是信息中心的重要职能。自然，用户参与开发工作，修改、维护应用系统，决不能像过去数据处理部门那样，使用一套老方法、老的程序设计语言（如COBOL），而是应用与用户充分友好的第四代语言和一系列开发工具，提高系统从设计实施到修改维护的自动化程度。

（二）方法论构成

1. 信息工程方法论 从上述的基本原理和前提出发，马丁阐述了一整套自顶向下规划

(top-down planning)和自底向上设计(bottom-up design)的方法论。他指出,建设计算机化的机构需要该组织的每一成员都为这一共同目标进行一致的努力,这就包括采用新方法论的总体策略,并要求每一成员对此应有清楚的理解。几经修改,他在《信息系统宣言》一书中提出了"信息工程"组成的13块构件,如图2-14所示。这13块构件是相互联系的,构成一个统一体——信息工程方法论的宏伟大厦。

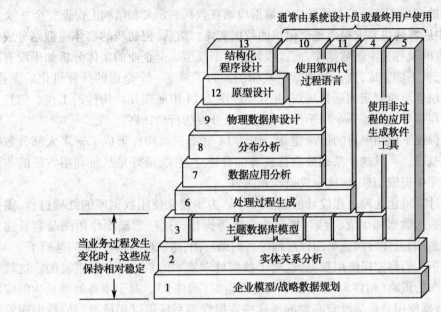

图 2-14　信息工程方法论的组成

信息工程为我们提供了一整套方法,如图2-14所示。在这张示意图中,每块构件都依赖于它下面的那一块,但是,这些构件可以有几种不同的组合方式。

下面,我们对这些构件作详略不等的介绍,从而对整个信息工程方法论有一个概括的完整的了解:

构件1是企业模型(enterprise or business model)的开发,这是其他所有构件都需要建筑于其上的基石。企业模型的开发在战略数据规划期间进行,力图确定企业的目标及为了达到这些目标所需要的信息。

构件2是借助实体关系分析(entity relationship analysis)建立信息资源规划。这是自顶向下的数据类型分析,这些数据是必须被保存起来的,还要分析它们之间是如何联系的。作实体关系分析,有时需要在整个机构范围内进行;有时只是针对某个部门、子公司、工厂,或者是企业的一部分。图2-14中如果没有底部的两块构件也可以建立起来,但是如果真的这样做,那就像在软土上建筑高楼大厦一样,没有坚固的基础。

构件3是数据模型的建立(data modeling)。实体分析全面地调查了整个组织所需要的数据的类型。这样建立起的实体模型,虽然面广,但是没有包含实现数据库所需要的全部细节。数据模型建立工作产生出详细的数据库逻辑设计,并且力图在其实现之前尽可能地使它稳定。构件3是构件2的扩展,是使构件2达到更详细的程度,并且保证其稳定性。构件3使用了各种各样的检查手段。导致信息工程产生的一个重要认识,是组织中所存在的数据可以描述成与这些数据如何使用无关的形式,而且数据需要建立起一定的结构。我们一定不能随意将一些数据项组成一个记录,这是因为数据具有一定的内在属性,根据它才能产生出稳定的数据结构。

通常数据模型的建立是在没有进行整个企业规划的情况下进行的。一些局部数据模型按特定的区域特定的应用项目建立,这些局部模型容易建立和使用,而且还避免了各个部门之间的争论。但是,信息工程的目标是在整个企业中使数据的定义和结构取得一致,至少是那些必须共享的或用于整个控制系统中的数据应该在数据的定义和结构上保证完全一致。

图 2-14 中底部两块要求提出整个组织的数据实体。然后,把初步的实体模型划分成一些大组,它们有时被称为主题数据库,而这些就是详细模型。全企业的实体分析如果没有高层领导的支持,就不能完成,这正是通常所缺少的。为了建立一个全面的计算机化的企业,有必要利用高层领导所制定的远景规划,并且实施图 2-14 中底部几块构件的工作。信息工程的方法为高层领导提供了一个用于指导信息资源开发的行动计划。

构件 4、5 保证了应用项目的迅速建立。图 2-14 底部三块构件形成了未来大部分数据处理所依赖的基础。一旦这个基础被全部或者部分建立起来,最好是尽量利用方便的非过程语言从数据库中提取信息,快速生成报告和图表。

构件 6 是计算机化处理过程设计的基本工作。为了建立使用数据库的处理过程,需要用图形方法来表达数据和生成、检索、更新或删除等操作。这些数据库作用图是容易建立的,但是还要把它们直接转换成第四代过程语言的编码图,这就成为构件 11 的基础了。

构件 7 分析人们将怎样使用数据,这对于数据处理繁忙的系统是非常重要的。这就要影响到数据分布的策略(构件 8)和数据库的物理组织(构件 9)。对于事务处理量少的应用系统,详细的数据使用分析是没有必要的。这些数据管理系统可以和最典型的数据库管理系统迥然不同。

构件 10 和 11 是第四代语言和程序生成软件,用它们来建立计算机处理过程要比使用像 COBOL 或者 PL/L 这样的第三代语言快得多。在数据处理中这是非常重要的改进,它使用户不用设计他们自己的数据结构。在许多情况下,用户都非常希望自己能从数据处理的程序设计中得到解放。在数据被共享而不是私有的场合下,第四代语言的使用应当与数据模型联系起来。

构件 12 表示在许多情况下,人们使用第四代语言来建立原型。这些原型可以在用户反复试用过程中,对它们进行多次的调整。构件 13 表示在某些情况下,一些由原型确定的处理过程可以使用第三代语言(通常是 COBOL)来重新编程,这样可以适应具体机器的性能。

图 2-14 所表明的新计算机运用环境,完全不同于旧的系统分析方法所适应的环境。这种环境用自动化方法实现时,就会极大地提高企业计算机应用开发的效率。它会使应用系统的建设跟上管理工作的迅速变化,能满足多种信息需求;它可以大大降低数据处理系统的维护费用,它代表了管理工作中数据处理技术的主要变化。

2. 能力成熟度模型

(1)模型概述

能力成熟度模型(capability maturity model,CMM)是卡内基-梅隆大学软件工程研究院(Software Engine Institute,SEI)为了满足美国联邦政府评估软件供应商能力的要求,于 1986 年开始研究的模型,并于 1991 年正式退出了 CMM1.0 版。CMM 自问世以来备受关注,在一些发达国家和地区得到广泛应用,成为衡量软件公司软件开发管理水平的重要参考因素和软件过程改进事实上的工业标准。SEI 不断地延展 CMM 意涵与适用性,如今的 CMMI 模式包含了系统工程(systems engineering,SE)、软件工程(software engineering,SW)、整合产品与流程发展(integrated production process development,IPPD),以及委外作业(supplier sourcing,SS)四个专业领域。

能力成熟度模型的基本思想是,因为问题是由我们管理软件过程的方法引起的,所以新软件技术的运用不会自动提高生产率和利润率。能力成熟度模型有助于组织建立一个有规律的、成熟的软件过程。改进的过程将会生产出质量更好的软件,使更多的软件项目免受时间和费用的超支之苦。

(2)能力成熟度模型结构

1)成熟度等级::能力成熟度模型明确地定义了 5 个不同的"成熟度"等级,一个组织可按一系列小的改良性步骤向更高的成熟度等级前进。

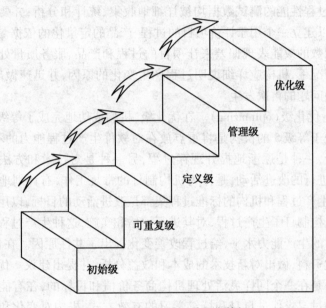

图 2-15 CMM 模型的 5 个等级

成熟度等级 1:初始级(initial)。处于这个最低级的组织,基本上没有健全的软件工程管理制度。每件事情都以特殊的方法来做。如果一个特定的工程碰巧由一个有能力的管理员和一个优秀的软件开发组来做,则这个工程可能是成功的。然而通常的情况是,由于缺乏健全的总体管理和详细计划,时间和费用经常超支。结果,大多数的行动只是应付危机,而非事先计划好的任务。处于成熟度等级 1 的组织,由于软件过程完全取决于当前的人员配备,所以具有不可预测性,人员变化了,过程也跟着变化。结果,要精确地预测产品的开发时间和费用之类重要的项目,是不可能的。

成熟度等级 2:可重复级(repeatable)。在这一级,有些基本的软件项目的管理行为、设计和管理技术是基于相似产品中的经验,故称为"可重复"。在这一级采取了一定措施,这些措施是实现一个完备过程所必不可缺少的第一步。典型的措施包括仔细地跟踪费用和进度。不像在第一级那样,在危机状态下方可行动,管理人员在问题出现时便可发现,并立即采取修正行动,以防它们变成危机。关键的一点是,如没有这些措施,要在问题变得无法收拾前发现它们是不可能的。在一个项目中采取的措施也可用来为未来的项目拟定实现的期限和费用计划。

成熟度等级3:已定义级(defined)。在第3级,已为软件生产的过程编制了完整的文档。软件过程的管理方面和技术方面都明确地做了定义,并按需要不断地改进过程,而且采用评审的办法来保证软件的质量。在这一级,可引用计算机辅助工程软件(computer aided software engineering,CASE)来进一步提高质量和产生率。而在第一级过程中,"高技术"只会使这一危机驱动的过程更混乱。

成熟度等级4:已管理级(managed)。一个处于第4级的机构已达到等级2、3和4过程域的所有要求。在这一级,机构对于产品、服务的质量和过程性能的说明、管理和控制,是采取在过程的生命周期里建立定量化的质量目标的方式。质量目标是建立在客户、最终用户、机构和过程实施者的需求上的,所以管理的过程是直接定量化的过程。来自各项目的产品质量、服务质量和过程性能的测试数据均被详细地收集、统计和分析,并要归纳在机构范围的测试数据库里,以建立一个用于评价项目的过程、产品的定量化的依据。项目开发小组可以通过缩短各项指数的效能表现偏差来让项目的过程和产品、服务质量处于可接受的定量界限之内。适当情况下,机构应详细说明过程产生变化的原因,并迅速做出反应,采取必要的纠正措施来杜绝问题的再次发生。

成熟度等级5:优化级(optimizing)。在优化级,机构成功地完成了等级2、3、4和5的所有过程域目标。处于等级5的机构是将重点放在对软件生产过程能力的不断优化和改进。并以两种形式进行,一种是逐渐地提升现存过程,另一种是对技术和方法的创新。在优化级,这两方面不断进行的改进活动,是作为机构制订的常规工作,有计划地在管理之下实施的,关于这方面的生产过程和机构的标准过程集都是改进活动的目标,以用来管理过程改进所遵循的准则。机构制订了生产过程,对其进行评估和实施,这种生产过程的定量化地改进就提高了机构原有的生产能力水平,给过程改善变化提出了共性原因。在优化过程中,要分析相关过程的有效资料,做出对新技术的成本和效益分析,并提出建议。优化过程是一种灵活的,创新的行为,是在一个同样灵活处理机构商务价值和目标的,在有能力的开发团体的参与下实施的。通过寻求促进自身和持续学习的有效方式,机构对变化和机会的快速反应得到加强。优化过程改进是由于内部每个人的作用都得到发挥,并导致持续改善的循环进行。对选择性的扩展、创新技术过程的改进是在机构内部系统展开的。从量化过程改进目标的角度看,开展机构过程改进的影响应该是可测定和可评估的。

在图2-15中可以看出,CMM为软件的过程能力提供了一个阶梯式的改进框架,它基于以往软件工程的经验教训,提供了一个基于过程改进的框架图,它指出一个软件组织在软件开发方面需要那些主要工作,这些工作之间的关系,以及开展工作的先后顺序,一步一步地做好这些工作而使软件组织走向成熟。CMM的思想来源于已有多年历史的项目管理和质量管理,自产生以来几经修订,成为软件业具有广泛影响的模型,并对以后项目管理成熟度模型的建立产生了重要的影响。尽管已有个人或团体提出了各种各样的成熟度模型,但还没有一个像CMM那样在业界确立了权威标准的地位。但美国项目管理协会(Project Management Institute,PMI)于2003年发布的OPM3以其立体的模型及涵盖范围的广泛有望成为项目管理界的标准。

2)内部结构:CMM的每个等级都被分解为3个层次加以定义。这3个层次是关键过程域、公共特性和关键实践。每个等级由几个关键过程域组成,这几个关键过程域共同形成一种软件过程能力。每个关键过程域按 4 个关键实践类加以组织;每个关键过程域都有一些特定的目标,通过相应的关键实践类来实现这些目标。CMM 由 5 各成熟度等级组成,每个成熟度等级有着各自的功能。除第 1 级外,CMM 的每一级是按完全相同的内部结构组成的,CMM 的内部结构图如图 2-16 所示。

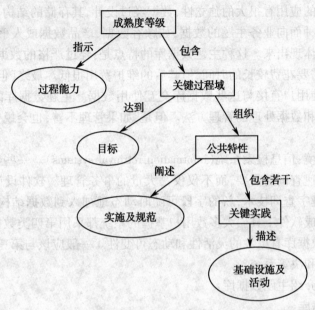

图 2-16　CMM 内部结构图

图 2-16 说明如下:成熟度等级为顶层,不同的成熟度等级反映了软件组织的软件过程能力和该组织可能实现预期结果和程度。在每个成熟度级别中,包含了实现这一级目标的若干关键过程域(key process area,KPA)。CMM 根据过程改进的规律,约定了公共特性和关键实践等内容。每一级的每个 KPA 进一步包含若干关键实践(key process,KP)。无论哪个 KPA,其实践都统一按五个公共特性进行组织,即每一个 KPA 都包含五类 KP。这样使整个软件过程改进工作自上而下形成了一种很有规律的步骤。

二、信息组织方法

(一) 四类数据环境

马丁在《信息工程》和《总体数据规划方法论》中将计算机的数据环境分为四种类型,并认为清楚地了解它们之间的区别是很重要的,因为它们对不同的管理层次,包括高层管理的作用是不同的。一个高效率的机构应该具有第三类和第四类的数据环境,以保证具有真正的数据基础。

第一类数据环境:数据文件(data files)。其特征是:没有使用数据库管理系统,根据大多数的应用需要,由系统分析师和程序员分散地设计各种数据文件。其特点是简单,相对容易实现。但随着应用程序增加,数据文件数目剧增,导致很高的维护费用;一小点应用上的变化都将引起连锁反应,使修改和维护工作既缓慢费用又高昂,并很难进行。

第二类数据环境:应用数据库(application databases)。这类信息系统,虽然使用了数据库管理系统,但没达到第三类数据环境那种共享程度。分散的数据库为分散的应用而设计,实现起来比第三类数据环境简单。像第一类数据环境一样,随着应用的扩充,应用数据库的个数,以及每个数据库中的数据量也在急剧增加,随之而导致维护费用大幅度增高,有时甚至高于第一类数据环境。该类数据环境还没有发挥使用数据库的主要优越性。

第三类数据环境:主题数据库(subject data bases)。主题数据库信息系统所建立的一些数据库与一些具体的应用有很大的独立性,数据经过设计,其存储的结构与使用它的处理过程都是独立的。各种面向业务主题的数据,如顾客数据、产品数据或人事数据,通过一些共享数据库被联系和体现出来。这种主题数据库的特点是:经过严格的数据分析,建立应用模型,虽然设计开发需要花费较长的时间,但其后的维护费用很低。最终(但不是立即)会使应用开发加快,并能使用户直接与这些数据库交互使用数据。主题数据库的开发需要改变传统的系统分析方法和数据处理的管理方法。但是,如果管理不善,也会蜕变成第二类或是第一类数据环境。

第四类数据环境:信息检索系统(information retrieval systems)。一些数据库被组织得能满足信息检索和快速查询的需要,而不仅仅是大量的事务管理。软件设计中要采用转换文件、倒排表或辅关键字查询技术,新的字段可随时动态地加入到数据结构中,有良好的最终用户查询和报告生成软件工具。大多数用户掌握的系统都采用第四类数据库。这种环境的特点是:比传统的数据库有更大的灵活性和动态可变性。一般应该与第三类数据环境共存,支持综合信息服务和决策系统。

下面我们重点介绍主题数据库。

(二)主题数据库

1. 主题数据库的概念　主题数据库是一个用以支持机构或组织的决策分析处理的、面向主题的、集成的数据集合。其中主题是一个抽象的概念,是在较高层次上将机构信息系统中的数据综合、归类并进行分析利用的抽象。在逻辑意义上,它是对应机构中某一宏观分析领域所涉及的分析对象。面向主题的数据组织方式,就是在较高层次上对分析对象数据的一个完整、一致的描述,能完整、统一地刻画各个分析对象所涉及机构的各项数据,以及数据之间的联系。所谓较高层次是相对面向应用的数据组织方式而言的,是指按照主题进行数据组织的方式具有更高的数据抽象级别。所以也可以说主题数据库是一个面向数据分析型处理的数据环境,它与面向过程的操作型数据库设计的不同,主要表现在以下几个方面:

(1)面向的处理类型不同:操作型数据库系统设计是建立一个操作型的数据环境,其设计方式是面向应用的,即一般是从某一具体应用出发来进行数据库设计,然后在数据库上建立起这些应用。主题数据库的系统设计则是面向分析的,它的开发往往是从最基本的主题开始,不断地发展新的主题,完善已有的主题,最终建立起一个面向主题的分析型数据环境。

(2)面向的需求不同:面向应用的数据库系统设计有一组较确定的应用需求,这是数据库系统设计和开发的出发点和基础。而在主题数据库环境下,并不存在操作型环境中固定的且较确切的物流、数据处理流和信息流,数据的分析处理需求更灵活,更没有固定模式,甚至用户自己也对所要进行的分析处理不完全清楚,因而在进行主题数据库设计时,很难获得对用户需求的确切了解。

(3)系统设计的目标不同:设计操作型数据库时,事务处理性能是系统设计的一个主要目标;而主题数据库系统设计时,更应该关心的是建立起一个全局一致的数据环境以作为机构决策支持系统的基础。因而主题数据库设计的一个主要目标是,保证数据是面向主题的、集成的、全局一致的和随时间不断变化的,以实现对机构数据的全局管理与控制。

（4）两者的数据来源或系统的输入不同:操作型环境的数据输入通常来自于组织外部,设计操作型数据库就是设计如何通过与外部交互得到数据,如何将获得的数据用适当的方式进行存储、如何对数据进行联机的查询更新等操作,以及如何保证数据的安全可靠与正确等等。而主题数据库的数据主要来自于业已存在的系统内部,设计主题数据库就是要设计如何从现存的数据源中得到完整一致的数据,如何将所得到的数据进行转换、重组、综合,如何有效地提高数据分析的效率与准确性等等。

（5）系统设计的方法和步骤不同:操作型环境中,业务过程和规则比较规范而固定。系统设计人员能够清楚地了解应用的需求和数据流程。系统设计一般采用生命周期法或原型法,系统设计过程中有独立的收集需求和分析需求的阶段。而主题数据库的设计过程则没有这样的独立阶段,而是将需求分析的过程贯穿在整个设计的过程中。同时设计人员面对的调查对象一般是机构的中上层管理人员,他们对决策分析的需求不能预先做出规范说明,只能给设计人员一个抽象的模糊的描述。这就要求设计人员在与用户不断的交流中,将系统需求逐步明确与完善。

总之,主题数据库的系统设计是一个动态反馈和循环的过程。一方面数据库的数据内容、结构、分割以及其他物理设计根据用户所返回的信息不断地调整和完善,以提高系统的效率与性能;另一方面,通过不断地理解用户（领导）的分析需求,向用户提供更准确、更有用的决策信息。

例如,某单位的工资系统是按工资单建数据库的,职工张华的工资单编号是0104。该单位人事系统是按职工档案建数据库的,张华在人事系统中的编号是1122。人事系统要获得张华的工资数据,需要做接口程序将1122转换成0104,才能正确地检索;反之,工资系统要获得人事系统的数据,需要做接口程序将0104转换成1122。这样,两个应用系统至少需要两个接口。如果再加上安监系统和社保系统,共4个应用系统要互相交流数据,就至少需要12个接口。而机构经营管理中如果有20个大大小小"孤岛式"的应用系统需要相互交流数据,就至少需要380个接口。这么多的接口无法做完,即使做完所有的接口,整个系统的运行也将是低效率和脆弱的。所以,企图通过做接口实现系统集成,从来就是可望而不可即的。

解决这类应用系统集成问题的正确方法是:不按照单证报表原样建立数据库,而是面向业务主题建立数据库,这就是主题数据库。上例中的员工信息是几个应用系统所共用的,应该对机构的所有员工统一编号,有关员工的信息统一组织存储,从而能保证信息共享——各应用程序都存取共享的"员工主题数据库",这就从根本上取消了不必要的接口。这就是说,通过建立主题数据库,简单、科学地实现了应用系统的集成。

发达国家在20世纪70年代中后期至80年代初的信息化初级阶段,遇到过包括"信息孤岛"问题在内的"数据处理危机"问题。詹姆斯·马丁（James Martin）提出的主题数据库概念和有关理论方法,为解决这些问题作出了重要的贡献,这对我们具有十分重要的借鉴意义。

2. 主题数据库的特征

（1）面向业务主题（不是面向单证报表）:主题数据库是面向业务主题的数据组织存储,

例如,机构中需要建立的典型的主题数据库有:产品、客户、零部件、供应商、订货、员工、文件资料、工程规范等。其中,产品、客户、零部件等数据库的结构,是对有关单证、报表的数据项进行分析整理而设计的,不是按单证、报表的原样建立的。这些主题数据库与机构管理中要解决的主要问题相关联,而不是与通常的计算机应用项目相关联。

(2)信息共享(不是信息私有或部门所有):主题数据库是对各个应用系统"自建自用"的数据库的彻底否定,强调建立各个应用系统"共建共用"的共享数据库。不同的应用系统的计算机程序调用这些主题数据库,例如,库存管理调用产品、零部件、订货数据库;采购调用零部件、供应商、工程规范数据库,等等。

(3)一次一处输入系统(不是多次多处输入系统):主题数据库要求调研分析机构各经营管理层次上的数据源,强调数据的就地采集,就地处理、使用和存储,以及必要的传输、汇总和集中存储。同一数据必须一次、一处进入系统,保证其准确性、及时性和完整性,经由网络-计算机-数据库系统,可以多次、多处使用。

(4)由基本表组成:一个主题数据库的科学的数据结构,是由多个达到"基本表"(base table)规范的数据实体构成的,这些基本表具有如下的特性:

原子性——基本表中的数据项是数据元素(即最小的、不能再分解的信息单元)。

演绎性——可由基本表中的数据生成全部输出数据(即这些基本表是精练的,经过计算处理可以产生全部机构管理所需要的数据)。

规范性——基本表中数据满足三范式(3-NF)要求,这是科学的、能满足演绎性要求、并能保证快捷存取的数据结构。

3. 主题数据库的优越性 使用主题数据库,将使机构管理信息系统中最终所建立的数据库的数目要少得多。机构可以有许许多多的应用项目,但是它不可能有相同数目的业务科类。如果为每一个具体的应用项目设计一系列数据库,那么数据库数量增加的速度将与应用项目数量增加的速度一样快,如图2-17所示。结果会产生大量的冗余数据。但是如果采用主题数据库,那么数据库的数量随应用项目的增加而增加的速度十分缓慢,当应用项目相当多时,其数量不再增加,如图2-18所示。

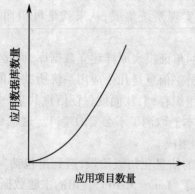

图2-17 应用数据库数量随着应用项目的增加而缓慢增加

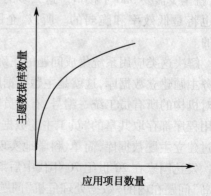

图2-18 主题数据库数量随着应用项目的增加而快速增加

使用主题数据库,将大大加快应用项目的开发速度。主题数据库与组织中的各类人、事、物相关,而不是与通常的计算机应用项目相关联。例如,我们应当建立产品数据库,而不是建立与产品有关的独立的库存数据库、订货单数据库和质量控制数据库,这样,许多应用项目就可以使用同一个数据库,而与那个数据库相关联的新应用项目的开发,也将变得十分容易。

主题数据库的建立需要进行全面的数据分析和总体数据规划工作,因而实施所需时间较长,但维护成本很低。而且随着时间的推移,当新的应用项目被提出时,数据已经存在的可能性越来越大。尽管有时可能需要增加某些属性,但借助于高级数据库语言、报表生成软件和应用生成软件,可使新的应用开发非常迅速地完成。

(三) 总体数据规划

要建造一所歌剧院大厅,如果不搞总体规划,那将是不可思议的。一旦做出了总体规划,一些设计小组就可以分别进行各个部分的设计了。一项完整的信息工程,其复杂性并不亚于歌剧院大厅的建造。但是,在大多数机构里,总是不经过充分详细地搞好总体规划,考虑好各部分如何协调工作,就着手进行信息系统的建设。不难想象,歌剧院大厅的总设计师不必专门地为各个部分,如舞台机构,音响设备或其他子系统进行详细设计,这些应该由不同的设计组去独立完成。但是,假如这些设计组都去尽其所能地设计它们的子系统,而没有任何来自最高层的组织协调,问题将会很麻烦。

在数据处理领域,那些总想单干的子系统设计者大有人在,其数目随着微型、小型计算机的推广使用和最终用户学会得到他们所需要的软件工具而迅速增加。在许多场合,他们干得很不错,但是他们所使用的数据严重重叠,而他们却常常认识不到。许多子系统需要互相连接才能共同进行工作,但是如果不经转换,通常是办不到的。当转换的需要变得十分明显时,转换工作的花费常常是十分昂贵的,以至于无法实现。这种不一致的系统存在,就使管理工作所需要的集成数据很难得到,甚至根本就无法得到。

良好的设计要避免过分的复杂性。完整的信息系统应该由一些分散的模块所组成,其中每一块都充分简单,便于高效率地进行设计,可以被设计组完全理解,维护费用低,并易于使用高效率的开发工具(如高级数据库语言的使用)。但是,这些模块必须能组织在一起,如果没有最高层的规划,不解决数据的一致性问题和建立稳定的数据结构,众多的模块只会加重复杂性。

1. 总体规划的时机选择　诺兰认为,任何机构由手工信息系统向以计算机为基础的信息系统发展时,都存在着一条客观的发展道路和规律。数据处理的发展涉及技术的进步、应用的拓展、计划和控制策略的变化以及用户的状况四个方面。1979 年,诺兰将计算机信息系统的发展道路划分为六个阶段。诺兰强调,任何机构在实现以计算机为基础的信息系统时都必须从一个阶段发展到下一个阶段,不能实现跳跃式发展。诺兰模型的六个阶段分别是:初始阶段、普及阶段、控制阶段、集成阶段、数据管理阶段和成熟阶段。

第一阶段:初始阶段。组织引入了像管理应收账款和工资这样的数据处理系统,各个职能部门(如财务)的专家致力于发展他们自己的系统。人们对数据处理费用缺乏控制,信息系统的建立往往不讲究经济效益。用户对信息系统也是抱着避而远之的态度。

第二阶段:普及阶段。信息技术应用开始扩散,数据处理专家开始在组织内部鼓吹自动化的作用。这时,组织管理者开始关注信息系统方面投资的经济效益,但是实质的控制还不存在。

第三阶段:控制阶段。出于控制数据处理费用的需要,管理者开始召集来自不同部门的

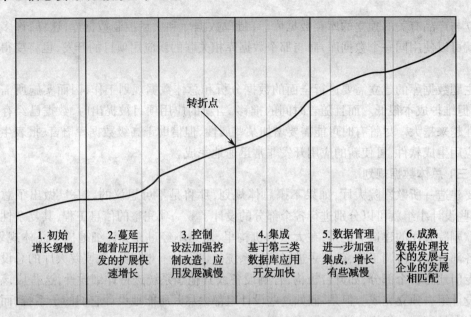

图 2-19 诺兰六阶段数据处理发展曲线

用户组成委员会,以共同规划信息系统的发展。管理信息系统成为一个正式部门,以控制其内部活动,启动了项目管理计划和系统发展方法。目前的应用开始走向正规,并为将来的信息系统发展打下基础。

第四阶段:集成阶段。这一阶段,组织从管理计算机转向管理信息资源,这是一个质的飞跃。从第一阶段到第三阶段,通常产生了很多独立的实体。在第四阶段,组织开始使用数据库和远程通信技术,努力整合现有的信息系统。

第五阶段:数据管理阶段。信息系统开始从支持单项应用发展到在逻辑数据库支持下的综合应用。组织开始全面考察和评估信息系统建设的各种成本和效益,全面分析和解决信息系统投资中各个领域的平衡与协调问题。

第六阶段:成熟阶段。中上层和高层管理者开始认识到,管理信息系统是组织不可缺少的基础,正式的信息资源计划和控制系统投入使用,以确保管理信息系统支持业务计划,信息资源管理的效用充分体现出来。

诺兰模型是对 10 至 20 年的计算机应用发展历程的总结,它总结了发达国家信息系统发展的经验和规律。如图 2-19 的曲线是一种波浪式的发展过程。六个阶段反映了一定的发展规律性,一般认为模型中的各阶段都是不能跳跃的。但是可以压缩某些阶段的时间,特别是蔓延阶段的时间是可以大大压缩的,这就要适时地进行总体规划,变分散开发为有计划有步骤地开发。因此,无论在确定开发管理信息系统的策略,或者在制定管理信息系统规划的时候,都应首先明确本单位当前于哪一生长阶段,进而根据该阶段特征来指导 MIS 建设。

2. 总体数据规划的组织

(1)自顶向下组织:为了进行数据规划工作,需要成立一个责权明确的工作班子。这个班子在机构最高层管理者的直接领导之下,由一名负责全面规划工作的信息资源规划者和一个核心小组所组成,并通过一批用户分析员和广大的最终用户相联系。这种组织机构及工作方式如图 2-20 所示。

54

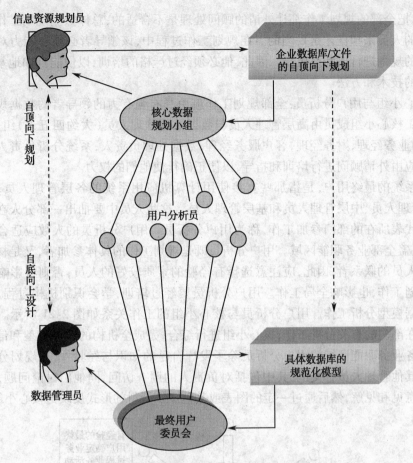

图 2-20　总体数据规划的人员和工作关系

由于总体数据规划的目的是建立全机构范围的稳定的数据模型,并在此基础上做出长远的管理信息系统建设的规划,工作量多,难度大,没有健全的组织机构,只委托给某些业务人员去作,是根本完不成任务的。经常性(脱产的)工作班子是一个核心小组和一批用户分析员,其他参与工作的人员是临时性或短期的。

1)信息资源规划员与顾问:总体数据规划工作班子中,首先必须有一名掌握规划技术并具有丰富的实际工作经验的人负责全面领导与组织工作,这就是信息资源规划员。如果规划领导者没有一套成熟的科学方法,而仅仅是边干边摸索,这不但浪费很多时间,还会产生很差的后果,甚至使规划工作流产。这样的负责人最好是出自最高层管理人员,也可以是受机构最高层领导委任的高级管理人员。通常情况下,机构里挑选不出既具有规划方法论知识又具有丰富的规划经验的人员,但总可选出管理经验丰富、有科学的头脑、有很强的组织能力又有责任心的管理干部,通过必要的培训学习并在外请顾问的帮助下来担此重任。外请的顾问应该是信息系统方面的专家,他必须能提供一套成熟的、得到验证的科学方法,并都能较好地用计算机来辅助实施。关于外请顾问的必要性,如某公司秘书所说;"我认为聘请一个外来顾问是非常必要的,因为本系统的人员常常太多地受到过去的工作方式和当前正在采用的工作方式所影响,而不能主动考虑将来的工作方式应该是怎样的。外请的顾问不会受本公司过去历史的限制和影响,将能很好地解决这类问题。"

55

当然,把全部的规划工作都让外请的顾问处理是不合适的,总体数据规划工作的领导者由本公司的人员来担任才是妥当的。在规划工作过程中,该领导者必须有能力对初步建立和验收过的规划进行不断地更新。因此,他必须经过严格的培训,以便能自如地掌握规划工作所采用的技术和方法。

2) 核心小组与用户分析员:全部规划工作应由具有强有力的领导者的数据规划核心小组来完成。核心小组成员由高层管理人员与数据处理管理人员(大约四五人)组成,具体包括:机构的业务经理,财务经理,客户服务经理,数据处理负责人,系统分析负责人等。核心小组成员应由外请顾问进行培训和指导,以便正确行使他们的权力。

信息系统的最终用户,是指那些直接使用计算机应用系统的各层管理人员,包括最高层、高层管理人员、中层管理人员和基层管理人员。这些人员中要抽出一部分人在总体数据规划期间代表所在的部门参加工作,称为用户分析员。用户分析员的人数应适合机构的规模,并能覆盖全部业务职能区域。用户分析员既是规划工作的具体参加者,又是核心小组与广大管理人员的联系者,因此,应注意选择有经验的素质较好的人员,否则将影响所在部门的分析规划工作,也影响全局工作。用户分析员要经过培训,学会识别机构过程、分析业务活动和数据模型分析工作。用户分析员与核心小组的工作关系如图 2-21 所示。用户分析员完成所在部门的有关分析工作,核心小组进行综合,完成全机构的业务模型和信息结构规划。代表各业务职能区域的用户分析员除了发挥自己的知识与经验外,在规划分析过程中要经常与其他管理人员打交道,其中包括对负责人的调查访问,同他们讨论问题,整理并反映他们的意见和见解,然后通过一定的图表或其他文档资料的形式反映给核心小组。

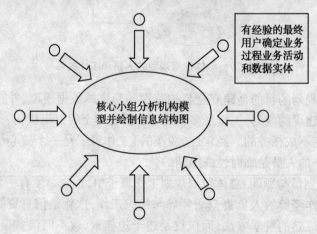

有经验的最终用户确定业务过程业务活动和数据实体

核心小组分析机构模型并绘制信息结构图

图 2-21　用户分析员与核心小组

值得注意的是,不论核心小组,还是用户分析员,都必须保证在为期半年内能持续参加实际工作,绝不要任何只挂名而不实干的人员。如果没有决心组建这样的工作班子,就说明暂时不具备进行总体数据规划的条件,就不要开始这项工作。总体数据规划成功与否关键在于机构最高层领导的全力支持和高层管理干部的亲自参加。如果领导班子意见尚不一致,又没有高层管理人员参加实际工作,只交给一些中低层管理人员或请外单位来搞总体规划,是注定要失败的。任何一位打算用计算机为企业带来效益的企业家,都应该对总体数据规划有战略的眼光、有决心、有魄力抓好这项对企业计算机化有深远影响的大事。

(2) 自顶向下规划与自底向上设计:自顶向下的全局规划需要一个人来全面掌握,在某些情况下,该负责人只管数据资源的规划工作,在另外情况下,他较全面负责整个信息系统的规划工作。信息资源规划员必须听取高层管理者的意见,而高层管理者必须签字批准信息规划员所做的规划,若不做到这两点,所做出的规划经常会出现争论不休,使规划不能付诸实践。

图 2-20 说明了信息资源规划者进行自顶向下规划和数据管理员进行自底向上详细设计工作之间的相互关系。自顶向下的规划人员应着眼于全公司,来决定该公司需要什么样的数据库或者其他数据资源。数据管理员则对收集的数据进行分析,并综合成所要建立的每个数据库。信息资源规划员与数据管理员都需要最终用户的帮助,但他们所需帮助的内容不同。信息资源规划员需要各个职能部门用户的帮助,但所需信息不必太详细;数据管理员则需要和许多最终用户一起在一段时间内对一些主题数据库进行详细的、精确的审查,力图使这些主题数据库做到尽可能稳定。

上述两方面工作都需要计算机化的工具,许多手工完成的数据库规划和设计工作都没有能够真正反映出用户的需求。例如,设计者由于没有计算机化的辅助工具,为了寻找捷径,在设计时就避开了处理费时的一些细节,使规划工作很粗糙。另外,由于手工绘图花费了设计者的大量精力和时间,因而他们往往拒绝对已完成的信息结构图做一些必要的修改。计算机化的自顶向下规划工具需要与自底向上的设计工具相一致,这些工具可以相互支持,可用于对彼此的设计工作进行交叉检查,必要时两种设计都必须是可修改的。

1)人员培训:一个机构准备进行总体数据规划,意味着要采用一套科学的方法进行信息工程的基础建设。这套方法对参加者的大多数来说是新颖的,必须通过适当的培训使他们掌握这套方法。可以说,能否使参加规划的人员掌握科学的方法,是总体数据规划工作能否成功的另一个关键因素。

首先是对机构最高层管理人员的培训。通过放映有关任务的录像,参加培训班或业余讨论班,或阅读本书等形式,使机构最高层管理人员(特别是一二把手)了解计算机化机构的概念和总体数据规划的意义,从而有利于本机构信息工程建设的正确决策,组织好工作班子,检查、验收各阶段的工作成果。在规划工作中,机构最高层、高层管理人员将以不同的方式参与,有的是用户分析员,有的是核心小组成员,有的要接待调查者的访问,就机构目标、业务模型、信息需求等问题作出回答。这些不经培训和学习,就达不到良好的效果。不少单位的最高层管理人员与数据处理部门缺乏必要的交流和联系,存在一些隔阂,培训中应注意少用技术行话,多结合业务实际。这种高层管理人员的培训,一般由外请顾问承担,总的目的是使他们认识到,在不远的将来,最高层管理者必须建立一个高度计算机化的机构,实现这一目标的基础是全机构范围的数据分析规划。

用户分析员与核心小组的培训,前面已提到一些;数据处理人员习惯的方法有些已经过时,需要学习新的东西。至于广大最终用户,也应有一些相应的培训,以保证机构模型和数据分析工作的顺利进行。

2)时间规定:自顶向下规划工作应该在六个月完成。根据一些机构实际规划情况考察,只要有明确的方向并采取切实可行的规划方法,大多数总体数据规划工作都可以在六个月内完成。如果缺少切实可行的规划方法,规划过程不加严格管理,自顶向下的规划工作可能被拖得很长,以至于有时会丧失信誉或被迫放弃。由于开发实际应用项目的压力不断增加,自顶向下的规划工作要迅速果断地解决。通常,在六个月内90%的规划工作可以完成,剩下的10%一般包括一些细微的枝节问题和一些不好马上解决的不确定问题。最重要的是,即使剩下一些细节问题未被解决,六个月后所得出的结果也是很有用的。

如果详细的数据库模型建立和处理过程的设计工作一直延迟到自顶向下的规划全部完成后才去作,而且数据模型建立工作本身也要花费很长的时间,那么总的延迟时间将会变得更长,致使迅速进行应用开发的目标落空。

(3)总体数据规划的内容和步骤:总体数据规划的内容应当在如下三个层次上进行:

1)战略的业务规划:大多数机构都有战略的业务规划,而且所有机构都应有这些的规划。战略业务规划描述机构的基本目标、发展战略和机构的指标。现在的政策和技术发展能改变机构的各个方面,在某些情况下改变机构的业务类型,改变制造方法,改变服务,改变信息流和决策的制定,并由此影响管理结构,影响产品的竞争机会。

2)战略的信息技术规划:机构计算机应用的发展需要加以规划,这样才能使数据库和办公自动化得到健康的发展。如果没有规划,系统的不一致性问题就会越来越多,就像杂草长满花园一样,与杂草不同的是,这些不一致性要想在系统中根除是极为困难的。

3)战略的数据规划:一个机构中有许多数据实体和它们的属性,可以与应用项目和系统相互独立地加以定义。管理、知识、技术的变化常常超出我们的认识,但是数据模型如果经过严格的分析和管理,可以保持稳定。通过总体数据规划所得到的数据模型将是富有生命力的,在长达数年之内,它们可以仅有微小的调整和增加,就可适用于多种类型的系统和数据库。

总体数据规划的步骤大致可用图2-22来表达:

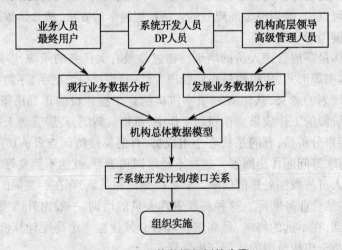

图2-22 总体数据规划的步骤

第一步,进行业务分析,建立机构模型。主要依靠机构高层领导和各级业务人员,来分析机构的现行业务和长远的发展目标,按照机构内部各种业务的逻辑关系,将它们划分为若干职能域,然后,弄清楚各职能域中所包含的全部业务过程,再将各业务过程细分为一些活动。需要注意的是,逻辑地划分出职能域、业务过程和活动,不完全与现行职能部门(处、室、班组等)的工作过程与工作方式相一致。从这个意义上讲,进行业务分析建立机构模型,是对现行业务系统的再认识。所谓机构模型,就是采用"职能域—业务过程—业务活动"的层次结构关系描述机构的本质。

58

第二步,进行实体分析建立主题数据库模型。在上述业务分析过程中,可清查所有业务活动所涉及的数据实体(entity)及其属性(attribute),做好标准化的定义与说明,取得诸方面一致的理解。然后重点分析这些实体之间的联系,按照业务人员的管理经验和一些形式化的方法,对实体进行聚集分析,将联系密切的实体划分在一起,形成一些实体大组(super group)。这些实体大组内部的实体之间联系密切而与外部实体联系很少,作为划分主题数据的根据,从而建立起主题数据库模型——机构中针对不同的职能区域和业务过程,提供必要的数据共享的总体数据模型。

第三步,进行数据的分布分析。结合数据存储地点,进一步调整、确定主题数据库的内容和结构,制定数据库开发策略。分布分析要充分考虑业务数据的发生和处理地点,权衡集中式数据存储和分布式数据存储的利弊;还要考虑数据的安全性、保密性、系统的运行效率和用户的特殊要求等等。根据这些调整实体大组的结构,制定主题数据库与应用项目的开发顺序。

三、信息资源规划的主要步骤

信息资源规划是一项系统工程,是机构战略规划的重要组成部分,必须以信息系统工程方法论为指导,采用工程化方法遵循一定的标准规范来进行,其过程应包括需求分析、系统建模、支持工具等内容。进行信息资源规划的设计开发过程就是梳理业务流程,搞清信息需求,建立信息标准和信息系统模型;用这些标准和模型来衡量现有的信息系统及各种应用,符合的就继承并加以整合提升,不符合的就进行改造优化、选购或重新开发。

高复先教授指出:信息资源规划的过程就是"两种模型和一套标准"建立的过程。"两种模型"是信息系统的功能模型和数据模型,"一套标准"是信息资源规划基础标准。具体来讲,信息资源规划的过程,就是按照一定的方法步骤、遵循一定的标准规范、利用有效的软件支持工具进行各职能域的信息需求和数据流分析,制定信息资源规划基础标准,建立全域和各职能域的信息系统框架——功能模型、数据模型和系统体系结构模型。

信息需求分析和数据流分析是按职能域进行的最基础的工作,包括信息资源整理、定义网上交流数据的格式和标准,对内及对外、上下数据流进行量化分析。信息资源规划的基础标准是指开发利用信息资源所必须遵循的最基本的标准,包括数据元标准、信息分类编码标准、用户视图标准等。这些标准的建立,将贯穿信息需求分析、数据建模和后续应用开发的全过程。信息资源规划基础标准的建立,是从源头上做好数据环境工作基础,因为从信息模型到物理数据库建设,都要贯穿和体现这些基础标准的应用。

建立全域和各职能域的信息系统框架是在大量的分析综合工作的基础上完成的,是按系统工程的思想方法,由部门领导、管理人员和系统分析人员共同从整体上构思和把握的信息网络/信息系统框架。其中功能模型是系统的功能结构框架,数据模型是系统的数据结构框架,系统体系结构模型是系统的功能和数据关联结构框架。

上面是信息资源规划的一般流程,具体步骤如下:

(一) 需求分析

需求分析是信息资源规划的第一阶段,包括对功能的需求分析和对数据的需求分析。通过需求分析,定义机构内部的业务过程。首先,根据机构信息化建设基本目标,确定信息系统边界,即定义机构内部的职能域和外单位,分析各职能域的一、二级数据流图,搞清各职能域之间、职能域与外单位、职能域内部的信息流,从而搞清楚职能域的业务过程组成以及业务过程的业务活动组成;其次,对用户视图(单证、报表、屏幕表单等)进行分类、分析和规范化,定义与业务过程相关的数据类;最后,根据数据流和用户视图,计算各职能域的数据流量,为后期的系统开发计划进行必要准备。

通过以上工作建立机构业务模型,确定机构的业务元素及各项业务活动及其关系。

(二)制定信息资源规划基础标准

所谓信息资源规划基础标准,是指那些决定信息系统质量的,因而也是进行信息资源开发利用的最基本的标准。这些基础标准有以下五类:

1. **数据元素标准** 数据元素是最小的不可再分的信息单位,是一类数据的总称。设置"核心"数据元素,可大幅度减少数据处理系统中使用的数据元素的总数,大大简化其结构。数据元素的质量是建立坚实的数据结构基础的关键。在数据元素的创建和命名上必须整体考虑,犹如化学元素,就可以把握机构中有限数目的"核心"数据元素,这就需要建立数据元素标准:数据元素命名标准、标识标准和一致性标准。

2. **信息分类编码标准** 信息分类和编码是提高劳动生产率和科学管理水平的重要方法。信息分类就是根据信息内容的属性或特性,将信息按一定的原则和方法进行区分和归类,并建立起一定的分类系统和排列顺序,以便管理和使用信息,信息编码是在信息分类的基础上,将信息对象(编码对象)赋予有一定规律性的、易于计算机和人识别与处理的符号应遵照国际标准、国家标准、行业标准、机构标准的序列,建立全卫生信息系统所使用的信息分类编码标准。

3. **用户视图标准** 用户视图是一些数据元素的集合,是数据在系统外部(而不是系统内部)的式样,是系统的输入或输出的媒介或手段,反映最终用户对数据实体的看法。应该大量减少纸面用户视图单证、报表等,以电子用户视图(屏幕格式、表单)取代。故应建立用户视图标准,确定需要哪些用户视图,及其标识、命名规则和组成结构。

4. **概念数据库标准** 概念数据库是主题数据库的概要信息,是对用户信息需求的综合概括,反映最终用户对数据存储的看法,再根据机构性质和规模,列出全机构所有主题数据库的概要信息。一般列出30～50个左右的主题数据库概要信息作为机构概念数据库标准。

5. **逻辑数据库标准** 主要工作是采用数据结构规范化原理与方法,将概念数据库演化为逻辑数据库,将每个概念数据库分解成三范式的一组基本表。建立逻辑数据模型是系统分析设计人员对概念数据库的进一步分解和细化;一个逻辑主题数据库由一组规范化的基本表构成。基本表上已按规范化的理论与方法建立起来的数据结构,一般要达到三范式。机构的逻辑数据库标准应以基本表为基本单元,列出机构的全部逻辑数据库。

(三)系统建模

系统建模是用户需求的定型和规范化表达,是信息资源的总体概括和描述,是要解决"系统要干什么"的问题,系统建模包括系统功能建模和系统数据建模两部分内容。

1. **功能建模** 系统功能建模是对系统功能结构的概括性表示,一般采用"子系统——功能模块——程序模块"的层次结构来描述。定义系统的功能模型是对规划小组,尤其是对规划分析人员的水平和经验的考验。功能模型拟定的子系统是面向规划的逻辑系统,是对机构信息系统功能宏观上的把握,对机构组织机构的变化应有一定的适应性。在应用开发中再按照面向对象技术的开发方法,以存取主题数据库为基本机制,加强可重用模块的开发和类库建设,按用户需求来组装具体的物理系统。

卫生信息资源规划工作包括了大量复杂的调查资料的分析整理,尤其是在众多人员分小组进行过程中,必须保持相关专业性定义与理解的一致性;资料的存储、修改和对后续信息化建设工作的支持更需要规划信息、知识记存与使用的连续性。为此,必须要求信息资源规划有一定的工具和协同办公的环境,并将成果电子化,形成信息资源元库(information resource repository),记录各级领导、业务人员和规划分析人员关于信息资源开发利用的意见、经验和知识,在卫生信息化建设的全过程中发挥指导、控制和协调的作用。由于卫生信息资源众多,各种信息来源各不相同,发生的时间、地点均不同,因此主要通过建模,来对复杂的系统进行梳理,模型是现实世界中的某些事物的一种抽象表示。模型的表示形式可以是数学公式、图表文字说明,也可以是专用的形式化语言。

建立卫生信息资源规划的功能模型阶段,主要通过信息资源规划需求分析法、文献检索法、比较分析法、现场调研法等方法利用工具软件优化拟合完成。经过建立卫生信息资源服务的功能大类、子类——业务建模——定义职能域——定义业务活动过程——业务活动分析等五个步骤完成。卫生信息资源规划的功能模型建立一般有两种思路:一是演绎法,自顶向下、逐步求精;二是归纳法,自底向上、综合集成。本书采用的是两种方法相结合的思路。首先,采取自顶向下的办法,从理论上对现有卫生业务进行整合重组,传统的以机构业务为主线的职能域划分,信息重叠多,不利于信息资源的整合与利用。如医学检验这一干预措施,在社区卫生服务站、医院、卫生监督、血站都会开展,其核心业务流程基本也是相同的。因此在建立顶层概念模型时,应从实现信息资源最大化共享及干预措施最小化的原则出发,打破原有机构的界线,按照以人为本的管理思想,以人的健康信息管理为主线,合理划分人的生命周期,把不同生命周期有关的健康特征、健康问题和干预措施所产生的信息进行了有机的组织,并贯穿于相关的卫生业务活动中,形成基本的业务模型框架。

2. 数据建模 系统数据建模是整个信息资源规划过程中难度最大、最重要的工作,数据模型就是将功能模型所需要的数据按照其内在的联系组织起来,也就是从系统的角度、过程的角度,将所有输入/输出的数据按逻辑关联性归纳成一个个的数据类,然后借助于分析人员的经验,辅以一些分析方法,将这些数据类归并为主题数据库。系统数据模型由各子系统数据模型和全域数据模型组成,数据模型的实体是"基本表(base table)",这是由数据元素组成的达到"第三范式(3-NF)"的数据结构,一般采用简化的实体联系图(E/R)来完成。卫生信息资源规划的数据的建立,主要在国家卫生信息化框架的宏观指导下,参考国家卫生数据集建立本地化的数据集,通过原始数据项用户视图——原始数据项归类——数据元抽取——数据元归类——数据元标准化等步骤完成标准化数据模型的建立。

(四)建立信息系统体系结构模型

将系统功能模型与数据模型结合起来,就是系统的体系结构模型。系统体系结构模型主要通过C-U矩阵进行描述,C-U矩阵将机构业务过程和数据类作为定义业务信息系统总体结构的基础,通过构造C-U矩阵,来明确整个系统及其各个子系统之间的关系,并明确划分出各子系统的边界。系统体系结构模型对控制模块开发顺序和解决共享数据库的共建问题有重要作用。

(五)组织实施

经过以上步骤的工作,在确定了系统的应用范围和建设范围之后,即可进入系统的组织实施阶段。这个阶段的主要任务包括确定系统的建设目标,建立机构的业务信息系统框架,确立系统实施的组织机构,制订阶段性的进度计划和培训计划,预计每个阶段要交付的成果,每个阶段的交付成果都要有相应的文档加以整理和记录。其目的就是使机构领导、系统分析员和信息系统开发人员在信息化建设的总体方面达成共识,从而制定发展目标和实施策略,全面推进机构信息化建设。

另外,随着我国政府管理从粗放型向精细化和科学化要求的发展,政府职能从管理型向服务型转变,部门之间横向业务迅速增多,部门内部信息资源交换与共享的需求也迅速提升。进行信息资源规划,实现信息资源共享的要求已经成为当前信息化建设工作的一项重要内容。尽管规划的业务内容和信息范围各自不同,但在实施思路和技术路线上仍有很多共性特点和可借鉴的经验。

1. 借鉴卫生系统信息资源规划试点经验 在卫生系统内部,随着居民健康档案和电子病历应用的发展,卫生行政部门可获取和利用的信息资源迅速积累。为了加强信息资源开发和利用工作,河北省卫生厅、广东省江门市、佛山市卫生局先后开展了信息资源规划试点工作。第一,通过梳理卫生管理业务流程,搞清楚数据从哪里来,如何加工处理,并提供给谁使用的问题。第二,通过对数据资源和业务流程的分析整理,进行功能建模和数据建模,从全局角度提出信息系统整体业务需求。第三,进一步提出对卫生管理信息采集、处理、传输和应用的整体规划设计。

2. 借鉴政府信息资源目录建设工作经验 为了落实国务院《关于加强信息资源开发利用指导意见》要求,一些政府部门开展了政府信息资源目录体系与交换体系的设计与建设工作。信息资源目录建设工作是借鉴图书目录管理的概念,从信息资源内容、载体形态、管理与服务机制等方面对信息资源特征和属性进行标识,运用 XML 语言并通过元数据与分类表、主题词表相结合,使信息资源按方便应用的要求进行组织,实现对数字资源的导航、检索、定位和交换服务。

上述相关信息化实践都为卫生信息资源规划积累了经验,在实际工作中,可在总结分析上述工作经验基础上,提出本地化解决方案。

(孟群 胡建平 屈晓晖)

■■■ 思 考 题 ■■■

1. 试述信息资源管理的基本理论。
2. 简述战略规划与信息资源规划的关系。
3. 试述信息资源规划的主要步骤。

■■■ 参考文献 ■■■

1. 胡昌平.信息资源管理原理[M].武汉:武汉大学出版社,2008.
2. 高复先.信息资源规划—信息化建设基础工程[M].北京:清华大学出版社,2002.

3. 杨刚,李光金.企业战略思维新探:内涵、过程及要素[J],华东经济管理,2011,25(2):75-78.

4. 周三多,邹统钎.战略管理思想史[M].上海:复旦大学出版社,2002:49-53.

5. 庞跃辉.论战略思维[J].黑龙江社会科学,2002,(5):5-19.

6. 陈坤.企业战略思维和规划模式、方法的研究综述[J].预测,2012(2):75-80.

7. 田奋飞.不同战略思维模式下的企业战略规划模式探析[J].企业研究,2008(5):36-38.

第三章

卫生信息资源规划的工程学方法

　　美国信息资源管理学家 F. W. 霍顿(F. W. Horton)和马钱德(D. A. Marchand)等人在20世纪80年代初就指出,信息资源与人力、物力、财力和自然资源一样,都是机构的重要资源,因此,应该像管理其他资源那样管理信息资源。在卫生领域的活动中,无时无刻不充满着信息的产生、流动和使用。要使每个部门内部、部门之间,部门与外部单位的频繁、复杂的信息流畅通,充分发挥信息资源的作用,必须用科学方法进行统一的、全面的规划。

第一节　信息资源规划需求分析

一、需求分析在信息资源规划中的地位

　　信息资源规划的第一阶段是进行需求分析,包括对功能的需求分析和对数据的需求分析。数据需求分析是信息资源规划中最重要、工作量最大且较为复杂的分析工作,它要求对卫生机构管理所需要的信息进行深入的调查研究。信息工程的数据需求分析与软件工程的数据需求分析的区别在于:信息工程的数据需求分析强调对全机构或机构的大部分或机构的主要部分进行分析,就像业务分析一样,要求全局的观点,要建立全局的数据标准,进行数据集成的奠基工作;而软件工程的数据需求分析并不这样要求,它是根据具体的应用开发项目的范围进行调查,即使范围较大(涉及多个职能域)也是分散地进行旨在满足编程需要的数据调查。因此,它无须建立全局的数据标准,不必去抓数据集成的基础工作。

　　信息工程的数据需求分析体现了面向数据的思想方法,从用户视图的调查研究入手,要求两类人员密切合作,认真分析机构各管理层次业务工作的信息需求,同时进行正规的信息资源管理工作,建立起各种基础标准,为机构信息化建设打下坚实的基础。它与"软件工程"需求分析中的区别见下表:

表 3-1　信息资源规划需求分析与软件工程需求分析的区别

	分析的业务范围	分析人员组成	对数据标准化的要求
IRP 的需求分析	全局性	要求业务人员参加,特别强调高层管理人员的重视和亲自参与工作,业务人员起主导作用;	建立全局数据标准

续表

	分析的业务范围	分析人员组成	对数据标准化的要求
软件工程需求分析	局部性,只针对某个项目	由系统分析员完成,只向业务人员做一些调查。	可以因人而异

需求分析在信息资源规划中的地位如图3-1所示。信息资源规划第一阶段的需求分析工作非常重要,要组织好两类人员相结合的工作组,通过技术培训掌握信息工程的基本原理、需求分析的方法与标准规范;强调两类人员密切合作,认真调查研究机构各管理层次的业务流程和信息需求,一步步完成规范化的需求分析技术文档。

信息资源规划的需求分析是按职能域(function area)进行的,所谓职能域是对管理工作的主要业务活动领域的抽象,而不是对现有机构部门的照搬。职能域的划分是通过对数据流的量化分析,提出数据流分析报告来定义职能域的。职能域的划分和定义具有稳定性,不同业务、不同规模的机构虽有不同的职能域,但只要其管理活动领域不变,职能域也相应不变。它包括:

1. 业务流程分析 业务流程分析是为了系统、概括地把握一个职能域的业务功能结构,也就是人们常说的"业务梳理"。梳理的结果用简明的"职能域—业务过程—业务活动"三个层次来表达完整的业务功能结构,即为业务模型(business model)。其中,业务过程或业务流程(business process)是职能域中一组联系紧密的活动,业务活动(business activity)是不可再分解的最小功能单元。

2. 数据流分析 数据流分析首先需要绘制各职能域的一级数据流程图(1-DFD)和二级数据流程图(2-DFD)。1-DFD解决职能域之间、职能域与外部的数据流问题,2-DFD解决职能域内部的业务过程和数据存储、使用之间的关系,即职能域内部的数据流问题,然后完成数据流程图中所标注的用户视图登记和规范化。将上述两项工作结合起来,进行数据流的量化分析,也就是分析各职能域之间、各职能域与外部单位之间的各种数据流的流量统计,把按日、月、年提取的输入、存储和输出的数据做成数据流分析报告。这对于其后的数据建模、数据环境的改造提升和网络系统建设都具有重要的意义。

3. 建立全机构信息资源管理基础标准 包括数据元素标准、信息分类编码标准、用户视图标准、概念数据库标准和逻辑数据库标推。

二、业务分析和业务建模的基本方法

业务分析是为了按信息工程的思想方法来重新认识组织,以便能系统地、本质地、概括地把握卫生领域业务的功能结构,主要包括卫生机构职能域的划分、业务过程的描述和业务活动定义等。

建立正确的业务模型是一项复杂而细致的认识活动,主要依靠机构或组织高层领导和各级管理人员来分析机构或组织的现行业务和长远目标,按照机构或组织内部各种业务的逻辑关系,将它们划分为若干职能区域,弄清楚各职能区域中所包含的全部业务过程,再将各个业务过程细分为一些业务活动。建立业务模型的过程是对现行业务系统再认识的过程。进行业务分析主要是为了在以后把某些业务活动由人工完成转变为计算机完成做准备。

65

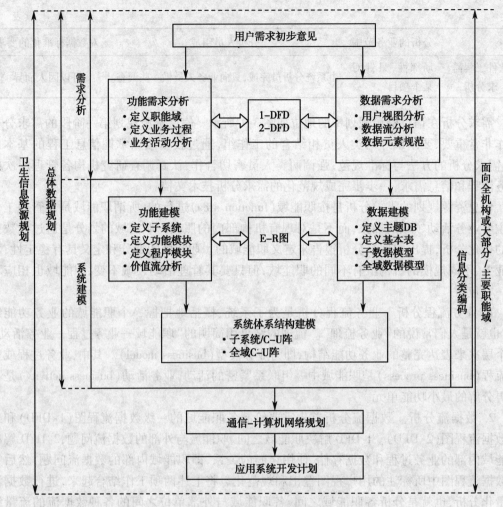

图 3-1　信息资源规划流程图

　　职能域反映的是一个机构中的一些主要业务活动领域,如市场、生产、科研、销售等,比如一个中型生产性组织的职能域可分为:经营计划、财务、产品计划、材料、生产计划、生产、销售、配送、会计和人事等。职能域的划分是规划第一阶段的重要工作,职能域应保持相对的稳定性,划分职能域时需要考虑几个问题:一是机构的长期目标是什么;二是预计会发生或很可能发生什么样的变化;三是所定义的职能域是否包括了这些目标和将来的变化;四是应控制机构职能域划分的个数。

　　业务过程是由一个或多个相连的程序或活动组成的系列,在具有明确的角色功能和相互关系的组织结构内,它们共同实现一个业务目标或政策目标。每个职能域都包括一定数目的业务过程,业务过程的命名应符合它们所起的作用,并可用简单的短语加以定义。业务过程定义用来描述活动及这些活动之间的关系,过程的开始条件和终止条件,以及各活动的信息,如参与者、相关数据和 IT 应用等。识别业务过程一般缺乏较好的形式化方法,主要靠有经验的业务人员和分析人员进行反复提炼,但有一个参考模式对业务过程的提取会有帮助,这种模式是"产品、服务和资源等各型机构的四阶段生命周期"模式,任何一个机构都可以归入产品型、服务型或资源型。模式如图 3-2 所示:

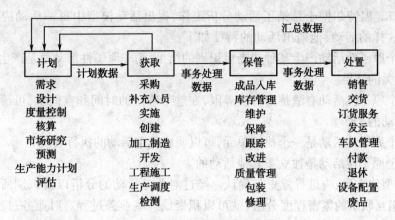

图 3-2 业务过程划分参考模式

业务过程定义可分为两个阶段,可用图 3-3 表示:

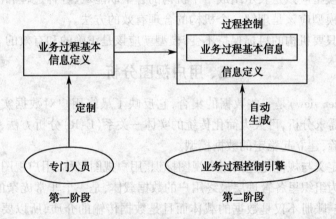

图 3-3 业务过程定义图

业务过程定义、管理和实施的原理图如图 3-4 所示:

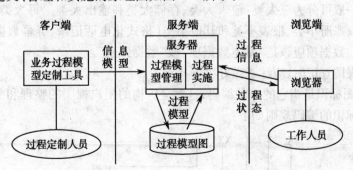

图 3-4 业务过程定义、管理和实现原理图

业务活动:每个业务过程中都包含一定数目的业务活动,业务活动是机构功能分解后最基本的、不可再分解的最小功能单元。业务活动可用一个动词来命名,如上面的"采购"业务过程可分为以下业务活动:提出采购申请单、选择供应商、编制采购订单、根据订单监督各项交货、处理异常情况、记录供应商执行合同情况和分析供应商执行合同情况等业务活动。K. 温特尔博士总结了活动分析工作,提出活动模型中每一活动应是原子性活动,为寻找这样的活动,他列出活动的特征如下:

(1)一个原子性活动产生某种清晰可识别的结果,而非原子性活动总是产生不确定的结果或几个无关的结果。

(2)一个原子性活动有清楚的时空界限,在这个确定的时间和空间里,可清楚地指出谁负责这个活动的工作。

(3)一个原子性活动是一个执行单元,可以明确确定活动的执行者。

(4)一个原子性活动是独立于其他活动的。

业务模型建立后,应进行复查与确认。经过对业务活动的分析以及识别所有的原子性活动,再按相互联系的紧密程度分组,就可以积聚成一些业务过程。对业务过程再组合,就可以形成若干个逻辑职能域,作为共享数据库的信息系统基础。

业务模型应具有以下几个特点:

(1)完整性:模型应该是表示组成一个机构的各个职能域、各种过程和活动的完整图表。

(2)适用性:模型应该是理解一个机构的合理有效的方法。

(3)永久性:只要机构的目标保持不变,模型就应该是正确的和有效的。

三、用户视图分析

用户视图(user view)是一些数据的集合,它反映了最终用户对数据实体的看法。基于用户视图的信息需求分析,可大大简化传统的实体—关系(E-R)分析方法,有利于发挥业务分析员的知识经验,建立起稳定的数据模型。

用户视图的定义与规范化包括用户视图标识、用户视图名称、用户视图组成和主码。

用户视图作为组织里各管理层最终用户的数据载体,是一个非常庞杂的对象集合,各种各样的单证、报表、账册不仅是数据的载体而且是数据传输的介质,所以要加强对这些表格的简化和规范工作,为此,要对一个组织的用户视图进行调查、分类登记。

(一)用户视图分类与登记

用户视图一般可分为三大类:输入大类、存储大类和输出大类。每大类可分为四小类:单证/卡片小类、账册小类、报表小类和其他小类(格式化电话记录、屏幕数据显示格式等)。每一用户视图的数据项应该是"基本数据项"或"数据元素"。

进行用户视图登记时,应注意做好以下几点:

1. 用户视图标识是指它的一种编码,这对全机构的用户视图的整理和分析是非常必要的。用户视图标识的编码规则如下:

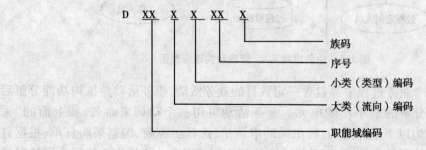

D XX X X XX X

族码
序号
小类(类型)编码
大类(流向)编码
职能域编码

其中：

大类（流向）编码取值：1＝输入，2＝存储，3＝输出

小类（类型）编码取值：1＝单证，2＝账册，3＝报表，4＝其他

序号：01-99

族码取值：空，A-Z

2. 用户视图名称是指用一短语表示用户视图的意义和用途

例如：

用户视图标识：D041309

用户视图名称：材料申报单

这里用户视图标识编码的具体意义是："04"代表第四职能域"物资"，"1"表示"输入"，"3"表示"报表"（这种"申报单"实际是下级单位送上来的报表），"09"表示在同一大类同一小类中的第九个。应该注意，用户视图的命名是说明其"意义和用途"的短语，这是一种抽象，因此有可能与原来的表名不完全一样。

例如，这里的"材料申报单"是原先的名称，在作整理登记时可改为"材料申报表"。用户视图登记除了标示和名称外，还要包括生存期和记录数两项内容。

3. 用户视图生存期是指用户视图在管理工作中从形成到失去作用的时间周期。我们同样采取编码方式进行分类：

1＝动态，2＝日，3＝周，4＝旬

5＝月，6＝季，7＝年，8＝永久

例如，上例的用户视图生存期是"月"，编码是"5"。如果该申报表要保留一年，那么生存期就要改为"年"，编码是"7"。

4. 用户视图记录数是指把它看成一张表时的行数　在填写这一数据时，必须注意到品名、规格、型号、有20行，那么，该视图的记录数应该是：

$$7 * 20 = 140$$

为使信息量的估计有把握一些，可以取一上限（150）。

（二）用户视图的组成

对每一用户视图的数据项逐一进行登记，就得到用户视图的组成。这是一种比较复杂的分析、综合和抽象的过程，要得出一个用户视图的数据结构并进行登记。例如，"材料申报表"的组成是：

序号	数据项/元素名称	数据项/元素定义
01	NY	年月
02	DWBM	单位编码
03	CLBM	材料编码
04	SL	数量
05	YTDM	用途代码

需要注意的是，用户视图组成的数据项应该是"基本数据项"或"数据元素"，而不应该是符合数据项。数据元素是最小的不可再分的信息单元。例如，管理工作的某报表中的"实验起止时间"是一种符合数据项，应分成两个基本数据项："实验开始时间"和"实验结束时间"。

（三）用户视图的收集、分析与整理

用户视图的收集、分析与整理，是保证信息需求分析和其后系统建模的基础，业务分析员和系统分析员在工作中还应注意如下事项：

1. 凡可作"输入"或"存储"大类的，以及可作"输出"或"存储"大类的，一律归为"存储"大类。

2. "存储"大类的用户视图应规范化到三范式。

3. "存储"大类的用户视图经规范化，原先一个用户视图可化为几个规范化的用户视图。

4. 加强各职能域用户视图的交叉复查，等价用户视图只需登记一次。

用户视图分析主要包括两方面工作：用户视图的规范表达和数据结构规范化。适当规范化的用户视图不仅适合计算机处理，有利于数据库的设计，而且更适合业务人员使用。

四、数据流分析

威廉·德雷尔认为，所谓数据流就是用户视图的流动，这不仅道破了数据流的实质，而且使数据流的分析工作更容易操作。

分析数据流的步骤是：

1. 绘制各职能域的一级数据流程图和二级数据流程图。

2. 完成数据流程图中所标注的用户视图的组成登记。

3. 将上述两项工作结合起来，进行数据流的量化分析。

数据流程图（data flow diagram, DFD）是结构化分析的重要方法，我们在信息工程中应用的 DFD 经过了一段的简化，即一种标准化的一级流程图（1-DFD）和二级流程图（2-DFD）。其主要作用一是便于用户表达功能需求和数据需求及其联系；二是便于两类人员共同理解现行系统和规划系统的框架；三是清晰表达数据流的情况；四是有利于系统建模。

（一）一级数据流程图

一级数据流程图是建立业务模型、调查记录某一职能域的内外信息流情况的手段。结合用户视图的定义，复查一级数据流程图，记录每个职能域的输出、存储和输入数据流，保证全机构的数据流的一致性，是重要的数据分析工作。

一级数据流程图的基本符号有：

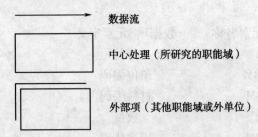

数据流

中心处理（所研究的职能域）

外部项（其他职能域或外单位）

在需求分析开始阶段，一旦定义了职能域，就要开始一级数据流程图的绘制工作：每个职能域绘制一张一级数据流程图，该职能域即为中心处理框，居中；左（上）方为数据的输入来源单位，右（下）方为数据的输出去向单位；在进出数据流的箭杆上（下）标出有关的用户视图标示或名称。可以在调研中边研讨边绘制一级数据流程图的草图。

一级数据流程图是从全机构的高度,综合、整体地观察每一个职能域,通过数据流将一些职能域联合起来,使分析人员形成对全机构的整体认识。

一级数据流程图的示例见图3-5:

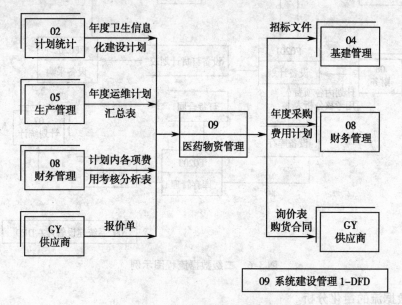

图3-5 一级数据流程图示例

(二) 二级数据流程图

二级数据流程图的基本符号有:

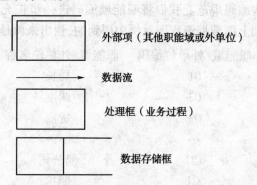

外部项(其他职能域或外单位)

数据流

处理框(业务过程)

数据存储框

二级数据流程图中的处理框代表业务过程,存储代表存储类用户视图。二级数据流程图示例见图3-6示。

二级数据流程图是某一职能域中业务过程和数据需求的进一步调查的记录,关键是业务过程的识别与定义,以及存储类用户视图的定义与规范化。类似地,它是业务模型调研和用户视图调研的"草图",不必在布图和线条的规整上多下工夫。但是,我们对二级流程图进行了一定的简化和规范化,主要包括两点:一是任何两个处理框的连接必须经过存储框;二是任何两个存储框的连接必须经过外框。

一二级数据流程图可以分别画几张(如果一张图布置不下的话),其逻辑关联起来还是一个整体。

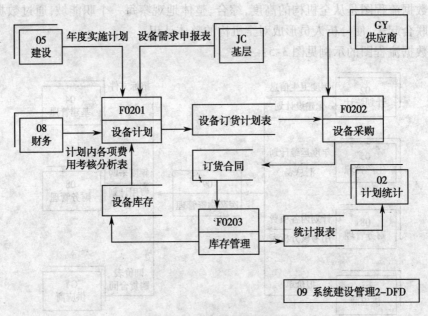

图 3-6　二级数据流程图示例

(三) 数据流的量化分析

从用户视图的调研到数据流程图的绘制,都是在做数据流的分析,但是还没有进行量化的分析。只有进行了数据流的量化分析,才能制定出科学的数据分布规则,进而提出数据存储设备和网络通信方案所需要的数据流数据。

为此,首先要有一些编码规范。我们将职能域编码进一步扩充,补上外单位的编码,采用两位大写英文字母,如上面数据流程图示例中用到的,列出来就是:

职能域/外单位编码	职能域/外单位名称
01	局长
02	调度
03	货商
…	……
CG	船公司
CJ	船检
WD	外代

1. 输入、输出数据流　输入、输出数据流是指职能域内外的数据流,一般有两种情况:一是职能域与职能域之间的数据流;二是职能域与外单位之间的数据流。例如,职能域"02调度"的输入数据流,一部分来自"01 局长"、"03 货商"等职能域;另一部分来自"CG 船公司"、"WD 外代"等外单位。记录数据流的一般格式是:

来源代码—去向代码—用户视图代码

规划组分别简单地将各职能域的输入、输出数据流录入 IRP2000 系统,就等于将一级数据流程图转化为等价的规划元库内的一个表,系统据此进行自动化处理,完成数据流的量化分析

工作。系统对数据流的估算是按以下公式进行的:

> 每一数据流标准统计期的数据流量 =
> 生存期换算系统 * 记录数 * 数据元素数 * 10 * 统计参数
> 按一职能域的一个流向小计求和
> 按一职能域的所有流向总计求和

可见,用户视图登记时,准确的用户视图生存期和记录数是很重要的。

数据流量统计参数的默认值是 1,根据视图中文本字段的多少,有无图像、语音数据等因素,参数值可取 2~10。

2. 数据存储分析　数据存储分析是对职能域内需要存储的数据量进行分析,即二级数据流程图中的存储框。数据量的统计可以使用工具软件自动得出,例如,在 IRP2000 系统中,一个职能域的数据存储量的统计是根据用户视图标示中大类码值为 2 自动识别进行的,存储数据量的估算方法与输入、输出数据流是一样的。

3. 数据流录入的简化　由于输入和输出的相对性,即一个职能域的输出是另一个职能域的输入,在录入数据流时遵循下述要领,不仅会减少工作量(接近一半的录入量),而且还会保证整个机构数据流分析的准确性:一是各职能域录入各自的全部输出数据流;二是各职能域的输入数据流中仅录入来自外单位的输入数据流。

第二节　信息资源规划系统建模

卫生信息资源规划的主要成果就是建立起全卫生行业集成化的信息模型—功能模型、数据模型和系统体系结构模型。需求分析是系统建模的准备,系统建模是需求分析的继续和"定型"。只有建立起全卫生行业集成化的信息系统模型,在这种总体模型的指导、控制和协调下,才能实现卫生信息化的总体目标。

一、系统建模在信息资源规划中的地位

采用信息工程方法论进行卫生信息资源规划,在规范化需求分析的基础上进行系统模型的建立(简称"建模"),这是信息资源规划的核心和关键性工作。系统建模在卫生信息资源规划中的重要地位如图 3-1 所示。

在经过了需求调研之后,摆在规划小组面前需要讨论清楚并取得共识的关键性问题有:

1. 什么是信息工程方法论所讲的信息资源规划中的系统建模? 建模的成果是什么样子? 怎样做出来?

2. 这种建模与一般的系统研究中的建模,以及与一般的信息系统开发方法中的总体设计有什么区别和联系?

3. 机构应该如何结合管理工作和信息化建设的实际,综合运用有关系统建模的理论方法与实践经验,确定建模的思路、规范和工具?

下面将对上述问题作出具体回答。我们首先对集成化信息系统的目标、系统建模的目的作一概述,提出建模工作内容和组织方法;然后详细介绍系统的功能建模、数据建模的成果规范、技术方法和保证建模正确性的一些应该注意的事项。

二、系统建模的目的和主要工作

（一）系统建模的目的

系统建模的目的,就是使机构领导、管理人员和信息技术人员对所规划的信息系统有统一的、概括的、完整的认识,从而能科学地制定总体方案——通信网络方案、计算机体系结构方案、应用系统开发方案、信息管理制度与人员机构建设方案等,保证成功地进行集成化的机构信息化建设。

系统建模是需求分析的综合与定型。通过对计划新建和改建的几个信息系统所涉及职能域的业务流和数据流的分析,规划组经过综合就可以进一步明确要开发的应用系统(新建和改建)的目标,随之进行各应用系统的具体建模工作。

在规范化需求分析的基础上进行系统模型的建立,是信息资源规划的核心和关键性工作。

（二）系统建模的主要工作

系统建模工作首先要确定信息系统的目标,认真研究、准确定义信息系统的目标,通常需要考虑以下几个主要方面的因素:一是管理目标;二是信息系统如何支持管理目标;三是信息系统的用户类型划分及如何为它们服务;四是信息系统的特征。系统建模工作主要包括三种模型的建立,即建立信息系统功能模型;建立信息系统数据模型;建立信息系统体系结构模型。

1. 系统功能建模　系统功能建模就是要解决"系统做什么"的问题,是系统功能结构的抽象。经过功能需求分析所得出的业务模型,在很大程度上是当前业务流程的反应,由业务模型过渡到功能模型的主要分析工作是对业务过程和业务活动作计算机化的可行性分析。在业务模型的基础上,对业务活动进行计算机化可行性分析,将能由计算机自动进行处理和人机交互进行的活动挑选出来,并综合现有应用系统程序模块,按照"子系统—功能模块—程序模块"组织、建立机构系统功能模型。一般来说,业务模型与功能模型有如下的对应关系:

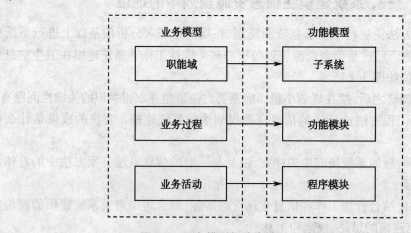

图 3-7　业务模型与功能模型之间的对应关系

功能建模的主要工作包括:

（1）了解机构领导关于管理体制和管理机制方面的意见,掌握已有的有关管理模式的研究成果。

（2）在业务领导参与复查职能域和业务过程定义、与规划分析人员取得共识所形成的规范化功能需求文档的基础上，有规划分析人员进行计算机处理的可行性研究，提出可自动化处理与人机交互完成的模块。

（3）选取已经开发和使用的应用系统中的有用程序模块。

（4）如有可能，借鉴同类系统的有关模块。

2. 系统数据建模　系统数据建模就是要解决系统"信息组织"的问题，是系统信息结构的抽象，是信息资源规划的核心问题。数据库设计是为了获得支持高效率存取的数据结构，在信息资源规划第二阶段展开数据建模工作，就是数据库设计最重要的前导性工作。

数据模型分为概念数据模型和逻辑数据模型。概念数据模型是由一系列概念数据库构成的。概念数据库（conceptual database）是最终用户对数据存储的看法，反映了用户的综合信息需求。逻辑数据库（logical database）是系统分析设计人员的观点，是对概念数据库的进一步分解和细化，一个逻辑数据库是由一组规范化的基本表（base table）组成的。由概念数据库演化为逻辑数据库，主要工作是采用数据结构的规范化原理与方法，将每个概念数据库分解、规范化成三范式（3—NF）的一组基本表，一个逻辑数据库就是这一组三范式基本表的综合。

经过用户视图规范化和数据流的分析，就可以对各职能域的信息需求加以综合，这就是建立全域（本次信息资源规划范围内）的概念数据模型。具体做法是：根据管理知识、经验和数据流分析结果，识别出所有的业务主题，其定义作为数据库的名称，再对每一主题的内容加以描述或列出所含的属性。

系统数据建模的主要工作是：

（1）在业务领导参与复查用户视图和数据流分析资料、与规划分析人员取得共识的基础上，业务领导根据管理经验，规划分析人员根据用户视图分组，提出概念的主题数据库（数据库名称及内容列表），经过讨论和全局协调，再由规划分析人员将每一概念数据库规范化到3-NF 的一组基本表。

（2）在全域数据实体对象的识别和分类的基础上，进行 E-R 分析。

（3）选取已经开发和使用的应用系统中有用的基本表结构。

（4）如有可能，借鉴同类系统的有关基本表结构。

将这几方面工作综合起来，以主题数据库和其基本表的识别、定义为主要工作，提出规划系统的数据模型初稿，即系统有哪些主题数据库、每个主题数据库有哪些基本表，以及它们之间的联系。

3. 系统体系结构建模　在信息工程方法论中，信息系统体系结构（information system architecture）是指系统数据模型和功能模型的关联结构，采用 c-u 矩阵来表示。它对控制模块开发顺序和解决共享数据库的"共建问题"均有重要的作用。系统体系结构模型的建立，是决定共享数据库的创建与使用责任、进行数据分布分析和制定系统开发计划的科学依据。系统体系结构建模工作应在对机构的业务模型进行深入分析的基础上，准确界定应用系统模块功能范围、管理层次和信息加工深度，分清不同管理层次上模块控制和处理功能。根据系统功能模型中程序模块的分类，重点识别可重用的程序模块，建立通用类库，进一步形成

75

构件对象模型。

系统建模是由各职能域规划小组和核心小组联合进行的深入分析研究工作过程,需要有统一的、科学的方法和规范,还要注意加强指导、控制与协调。规划核心小组要充分发挥作用,注意做好以下经过实践证明是十分有效的"三控制"和"三协调"工作。

"三控制"包括:

(1)控制规模:系统的目标和边界应该是有限的,界定后不要在建模过程中不适当地膨胀。

(2)控制细化程度:不论功能模型还是数据模型要做到概念层和部分逻辑层,分解与细化要适当,不能与系统的逻辑设计相混淆,处理好分解与集结、粗与细的关系。

(3)控制一致性:认真执行统一的规范和标准,凡不符合规范和标准的要及时纠正,规范和标准有问题要认真研究、统一解决。

"三协调"包括:

(1)协调部门与整体的信息利益,克服信息私有和自采自用的倾向,追求信息共享和全局信息资源优化管理。

(2)协调业务管理人员与信息技术人员的关系,注意调动和保护两类人员的积极性,引导和鼓励相互学习、相互尊重、加强讨论、扬长避短。

(3)协调个人与集体、小组与大组之间的关系,既要提出发挥每个规划分析人员、每个小组的知识经验和创造精神,又要强调群体意识和发挥集体智慧,把建模过程作为共同学习和提高的过程。

三、功 能 建 模

系统功能建模就是要解决"系统做什么"的问题。经过功能需求分析所得出的业务模型,在很大程度上是当前业务流程的反映。要想得到在现代信息技术支持下的新的业务流程,还需要做进一步的分析工作。

(一)功能建模的概念和表示法

系统的功能建模是对规划系统功能结构的概括性表示,采用"子系统-功能模块-程序模块"的层次结构来描述。经过功能需求分析,在业务模型的基础上建立功能模型,实际上就是用两类人员都能理解的表述方式,对要开发的信息系统的功能结构做出简明准确的定义。

为科学表达系统功能模型的层次结构,以便于建立计算机化的文档,需要对功能建模进行编码,其编码规则是:

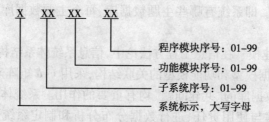

末四位空格为子系统标示,末2位空格为功能模块标示,完整7位为程序模块标示。

功能建模的主要工作有:

1. 了解机构领导关于管理体制和管理机制方面的意见,掌握已有的有关管理模式的研究成果。

2. 在规范化功能需求文档的基础上,由规划分析人员进行计算机处理的可行性研究,提出可自动化处理与人机交互完成的模块。

3. 选取已开发和使用的系统中有用的模块。

4. 借鉴同类系统的有关模块。

(二)系统功能建模的过程

系统功能建模的开始阶段,强调各规划小组继承职能域功能分析的成果——业务模型,进行计算机化的可行性分析。当有了功能模型初稿之后,一方面要组织有关业务负责人做好复查工作;另一方面核心小组要做好综合协调工作,从各子系统的定义到功能模块的定义,力求准确完整,各功能模块的程序模块分解也要求比较恰当。

1. 定义子系统　定义子系统是建立功能模型的首要工作,就像建立业务模型首先要研究职能域的定义一样。

首先,规划核心小组要通过讨论提出子系统的划分;然后适当调整规划小组,按子系统分工研究提出子系统的初步定义。在研究提出子系统定义的过程中,要注意研究和回答几个问题:一是子系统的目标是什么,即需要对系统总体目标进行分解,作更具体的界定;二是说明子系统的边界,即覆盖哪个职能域或跨职能域,为哪个管理层或跨管理层服务;三是确定信息加工处理深度或信息系统类型——事务处理系统(transaction processing system,TPS)、管理信息系统、联机实时处理分析(OLTP/OLAP),决策支持系统(decision support system,DSS)、主管信息系统(EIS)、战略信息系统(strategic information system,SIS)等;四是列出子系统的主要功能,主要运用"关键成功因素"和"价值流"分析思想,在业务过程计算机化可行性分析的基础上加以识别。综合以上几方面内容,用一短文准确概括描述,即为子系统的定义。

2. 定义功能模块和程序模块　在子系统划分定义工作完成后,就要对每一子系统定义其功能模块和程序模块,这时要注意研究和回答几个问题,一是怎样由功能模块体现子系统的目标? 即对子系统的目标进行分解,落实到具体的功能模块上;二是说明功能模块的边界,即它属于哪个职能域或跨职能域,为哪个管理层次或跨管理层服务;三是信息加工处理深度或模块类型——属于事务处理、信息形成模块,还是属于实时处理分析(OLTP/OLAP)或更为高层的(DSS/EIS/SIS)模块;四是突出关键性功能模块(或反映主业的功能模块),这要借助"关键成功因素"和"价值流"分析来识别;五是通过分解与集结的权衡,确定功能模块-程序模块的层次关系,分解要注意控制细化程度,集结要注意控制综合程度;六是分析选取已经开发和使用的有用模块,如果可能,分析选取类似系统的有用模块;七是每一功能模块需要用短文加以描述,而程序模块则不必描述。

现以某药厂的物资管理为例,说明由业务模型到功能模型规划工作中程序模块的定义工作。经过业务域分析,得出业务模型如下:

业务过程	业务活动
F0401 材料计划管理	
	F040101 编审材料需求计划
	F040102 编审采购计划表
	F040103 编审采购资金计划

F0402 材料计划管理

　　　　　　　F040201 供应商信息
　　　　　　　F040202 发订货通知单
　　　　　　　F040203 确定采购限价
　　　　　　　F040204 确定自购比率
　　　　　　　……

　　对这些业务活动作计算机化可行性分析,会发现:"编审材料需求计划"业务活动对于原先的人工处理来说,是任务明确的、可行的,但对计算机信息系统来说,则是任务不明确、不可行的。因为,编排材料需求计划和审查材料需求计划是两种信息处理过程,其中,编排材料需求计划首先需要采集各基层单位的材料需求信息,然后再进行汇总,并对照当前库存信息;而审查材料需求计划首先要审查各基层单位的材料需求是否合理,一般来说,这是非结构化或半结构化的处理,不易实现自动化处理。"编审采购计划表"和"编审采购资金计划"等业务活动也要类似情况。

　　一般来说,对业务活动作计算机化可行性分析,一方面应该根据机构管理的实际情况和业务领导借助信息技术建立新的管理机制的决心;另一方面要考虑信息技术的运用,这既有当前信息技术能达到什么程度,也有采用某种信息技术的开发费用和投资问题。因此,在对业务活动做计算机化可行性分析的工作中,要发挥信息技术人员的作用。在本例中,经过分析,两类人员达成共识:对基层单位材料需求的审查,继续沿用人工审查方法;系统设有"汇总基层材料需求"程序模块,自动分类汇总计算各计划期的材料总需求,作为编制采购计划的初稿;系统设有人-机交互的程序模块——"编辑采购计划"等等。总之,经过这些具体分析和规划,得出的功能模型如下:

功能模块	程序模块
P0401 材料计划	
	P040101 录入基层材料需求计划
	P040102 汇总基层材料需求
	P040103 编辑采购计划
P0402 材料采购	
	P040201 录入供应商信息
	P040202 录入采购信息
	P040203 打印订货通知单
	……

　　其中,对"材料计划"功能模块的描述是"按计划期审查并录入基层单位材料需求数据,自动分类汇总计算材料总需求作为编制采购计划的初稿,人-机交互编辑采购计划"。

　　定义功能模块和程序模块要考虑以下问题:

　　(1)怎样由功能模块体现子系统的目标,即把子系统的目标落实到具体的功能模块上。

　　(2)说明功能模块的边界,即它属于哪个职能域或跨职能域,为哪个管理层次或跨管理层服务。

　　(3)信息加工处理深度或模块类型——属于事务处理、信息形成模块,还是属于实时处理分析(OLTP/OLAP)或更高层的(DSS/EIS/SIS)模块。

　　(4)突出关键性功能模块(或反映主业的功能模块),要借助"关键成功因素"和"价值流"分析来识别。

（5）通过分解与集结的权衡，确定功能模块——程序模块的层次关系，分解要注意控制细化程度，集结要注意控制综合程度。

（6）分析选取已经开发和使用的有用模块，如果可能，分析选取类似系统的有用模块。

（7）对功能模块进行描述。

3. 说明子系统的边界，即覆盖哪个职能域或跨职能域，为哪个管理层次或跨管理层次服务。

4. 确定信息加工处理深度或信息系统类型——事务处理系统（TPS）、管理信息系统（MIS）、联机实时处理分析（OLTP/OLAP）、决策支持系统（DSS）、主管信息系统（EIS）、战略信息系统（SIS）等。

5. 列出子系统的主要功能，注意运用"关键成功因素"和"价值流"分析思想，在业务过程计算机化可行性分析的基础上加以识别。

四、数　据　建　模

系统数据建模就是要解决系统的"信息组织"问题，确定所规划的系统应该有哪些主题数据库，即系统的数据环境——基本表的组织结构。它是信息资源规划的核心部分，是数据环境重建的根本保障。

（一）数据建模的基本知识

1. 实体与关系　在数据组织的各种模式中，"关系模式"有它特有的优越性，特别适合机构管理数据环境的建设。按照关系模式的观点，现实世界中有联系的一些数据对象就构成一个"数据实体"或简称为"实体"（entity）。例如，"设备"这个实体，是设备编码、设备名称、设备生产厂家、出厂日期、设备原值等等数据对象的抽象，这些数据对象称为实体的"属性"（attribute）。

实体与实体之间存在着关系或联系（relationship）。有三种基本的关系：一对一、一对多和多对多。例如，"供应商"与"设备"之间具有一对多的关系，即"一个供应商出售多种设备"。可以用图 3-8 表示这两个实体及其关系。

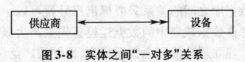

图 3-8　实体之间"一对多"关系

而采购商与供应商的关系则是"多对多"的关系，即"一个采购商可以选择多个供应商，一个供应商也可以选择多个采购商。"可以用图 3-9 表示这两个实体及其关系。

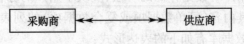

图 3-9　实体之间"多对多"关系

2. 表及其属性　表（table）是数据分析工作中常用到的概念，它是一组有联系的数据抽象。数据分析工作经常需要列出一个表所含的数据元素或数据项，而不具体考察每一行的数据项的值。

数据库逻辑设计的主要工作是仔细分析哪些是基础数据，哪些是非基础数据，怎样将基础数据组织成"基本表",如何根据基本表来设计非基本表(如各种归档表、中间表、临时表、虚表等)。

3. 基本表 基本表(base table)是由机构管理工作所需要的基础数据所组成的表,而其他数据则是在这些数据的基础之上衍生出来的,它们组成的表是非基本表。基本表可以代表一个实体,也可以代表一个关系,基本表中的数据项就是实体或关系的属性。基本表应该具有一些基本特性:

(1)原子性,即表中的数据项是数据元素。

(2)演绎性,即可由表中的数据生成系统全部的输出数据。

(3)稳定性,即表的结构不变,表中的数据一处一次输入,多处多次使用,长期保存。

(4)规范性,即表中的数据关系满足三范式(3-NF)。

(5)客观性,即表中的数据是客观存在的数据,是管理工作需要的数据,不是主观臆造的数据。

4. E-R图:"E-R图"即实体-关系图,它是反映实体及其关系的图。如上图描述"供应商"与"设备"、"采购商"与"供应商"之间关系的"E-R图"。

5. 数据模型的概念和表示法

(1)数据模型:数据模型(data model)是对用户信息需求的科学反映,是规划系统的信息组织框架结构。

数据模型分为两种,一种是全域数据模型——整个集成系统的所有主题数据库及其基本表;另外一种是子系统数据模型——某个子系统所涉及的主题数据库及其基本表。全域数据模型与子系统数据模型的关系是:全域数据模型的所有主题和基本表都分解到各子系统的数据模型中;全域数据模型的某一主题或基本表可以存在于几个子系统数据模型中,它们之间完全保持一致;全域数据模型是对各子系统数据模型的统揽,每一基本表的创建和维护必须由具体的子系统负责。

(2)概念数据模型:全域或某一职能域的概念数据模型是指全域或某一职能域的全部概念数据库的列表。概念数据模型采用"实体框表达法"比较合适:方框里面注明主题数据库的名称,后面的列表是数据库的信息内容。

概念数据模型中各数据库之间的关系只要标出序号就可以了。显然,这种模型对于用户来说是容易理解的。总体数据规划中的数据建模首先是产生概念数据模型,以便反映用户信息需求的总体观点。建立规范的概念数据模型,需要较广泛深入的业务领域知识和经验,因此需要业务行家参与,以便分析、识别、定义出各个数据库名称和数据内容,并形成统一的模型。

概念数据库是最终用户对数据存储的看法,反映了用户的综合性信息需求。概念数据库一般用数据库名称及其内容(简单数据项或复合数据项)的列表来表达。采用"离散集表达法",每个概念的主题数据库有如下的表达形式:

数据库名称(数据库内容列表……)

概念数据库是最终用户对数据存储的看法,反映用户的综合信息需求;逻辑数据库是系统分析和设计人员的看法,是对概念数据库的进一步分解和细化,由一组规范化的基本表组成。

(3)逻辑数据模型:逻辑数据模型是系统分析设计人员的观点,是对概念数据库的进一步分解和细化。在数据组织的关系模式中,逻辑数据库是一组规范化的基本表。由概念数据库演化为逻辑数据库,主要工作是采用数据结构的规范化原理与方法,将每个概念数据库分解、规范化成三范式的一组基本表,一个逻辑数据库就是这一组三范式基本表的综合。逻辑数据库的表述,包括各基本表的标示、名称、主码和属性列表和一级基本表之间的关系。全域或某一职能域的"逻辑数据模型"是指全域或某一职能域的全部基本表及其关系的表述。逻辑数据模型能更科学准确地反映用户的信息需求。

（二）数据建模方法

人们长期以来一直在追求数据建模和数据库设计的自动化方法,但总也没有突破性的进展,其根本原因是数据建模和数据库设计的有效方法,归根到底是以业务知识和管理经验为基础的;采用某些软件辅助工具,只是为了加强规范化,省去分析处理和人工绘制图表等繁琐工作,没有能自动产生正确的数据模型的工具。

在我们研究清楚上述预备知识和基本概念之后,可以说数据建模过程是从用户视图到主题数据库,从数据流程图到 E-R 图,从数据实体到基本表的研究开发过程。

1. 数据建模的基础资料　　我们是在规范化需求分析的基础上进行数据建模的,这时我们已有的调研包括:各个职能域的用户制图及其组成;各个职能域的数据流程图(1-DFD、2-DFD);各个职能域的输入数据流、输出数据流和数据存储分析报告;全域的数据元素集;全域的数据元素-用户视图分布分析报告等。

2. 数据建模的基本工作和步骤　　数据建模的基本工作包括:

(1)识别定义业务主题,按主题将用户视图分组定义为实体大组,提出概念数据模型。

(2)按业务需要进一步分析实体的属性,规范化数据结构产生基本表,提出逻辑数据模型。

(3)数据元素规范化,进一步审核基本表的组成。

数据建模工作由三步组成:

第一步,进行实体关系分析——可以从业务主题出发确定实体大组,识别各个实体;也可以从数据流程图出发,确定各个实体及关系,绘制 E-R 图,建立概念数据模型。

第二步,进行数据结构化分析——利用数据结构规范化的理论和方法,将每一实体规范化到三范式,形成基本表,并确定基本表之间的关系,得到逻辑数据模型。

第三步,进行数据元素规范化分析——利用数据元素规范化的理论和方法,建立较完整的类别词表和基本词表,以便控制数据元素的一致性,使基本表进一步规范化。

3. 基本表与数据元素规范化　　数据建模的第三步——数据元素规范化分析,是在需求分析(用户视图组成)过程中对数据元素做初步规范化工作的继续深入。前面已经讲过基本表与数据元素的概念和关系,在每一个主题数据库都分解为一组基本表之后,就要认真研究每个基本表的组成,其单元应该是在信息系统中具有"原子意义"的数据元素,而不是还可以分解的复合数据项。同时,还要注意解决由于众多基本表的组成而积累起来的"数据元素集"中的一致性问题,即通过分析,发现并处理"同名异义"和"同义异名"的数据元素。为此,要用好"基本词表"和"类别词表"。当然,这种分析处理工作是需要软件工具来支持的,靠人工很难完成。

4. 一级表和二级表的划分　　每一主题数据库只划分出两级基本表:一个一级表和若干二级表。一级表与二级表的关系通常是一对多的关系。基本表之间通过外键关联,例如,一般机构的管理信息系统中所必需的"组织机构"和"员工"两个主题数据库模型如图3-10示：

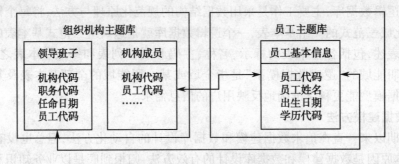

图 3-10　基本表之间的外键关联

其中，基本表"领导班子"中某位干部的姓名、出生日期等信息，不是在这个表中存储的，而是通过该干部的"员工代码"值，存储在"员工基本信息"表中。同样，基本表"机构成员"存储着每一机构部门中所有员工，但每个员工的基本信息（如出生日期、学历等）也是通过该员工的"员工代码"值，存储在"员工基本信息"表中。这样，基本表"领导班子"和基本表"机构成员"中的"员工代码"，起到向外的连接作用，称为外键或外码（foreign key，FK）。一般来说，一个基本表的外键是另一基本表的主键。

5. 全域数据模型与子系统数据模型的关系　总的说来，全域数据模型与子系统数据模型的关系是：

（1）全域数据模型的所有主题和基本表都分解到各子系统的数据模型中去，各子系统数据模型的主题与基本表都合成到全域数据模型之中。

（2）全域数据模型的某一主题或基本表可以存在几个子系统数据模型之中，它们之间完全保持一致性（标识、名称和组成结构相同）。

（3）全域数据模型是对各子系统数据模型的统揽，每一基本表的创建和维护必须由具体的子系统负责（一般来说，一个子系统负责创建维护，多个子系统使用读取）。

（三）数据建模实例

数据建模的目的是为了全面考虑数据库设计实施问题，如果能把数据建模与数据库的设计实施联系起来（而不是割裂开来），就会更好地做好数据建模工作。这里，我们举出具体的数据建模与数据库设计实现相结合的例子，既有助于加深理解上述方法，又可为后续的数据库建设和应用开发工作打下良好的基础。

1. 定义主题数据库　例如，工程项目管理包括两部分主要的信息：一部分是对每一工程项目都要统一编码，记录项目名称、合同工程量、计划开工日期、计划完工日期等概要信息；另一部分是记录工程进度的详细信息，如计划分解、计划完成量、实际完成量等等。所谓"定义主题数据库"，在这里就是确定"工程项目"这个主题。其概念主题数据库可以这样来表达：

工程项目（工程编号，工程名称，合同工程量，计划开工日期，计划完工日期，……，计划分解，计划完成量，实际完成量，……）

请注意，这里有两个删节号，头一个删节号是要继续与业务代表/业务领导调研、商讨其他的有关工程概要信息是什么；后一个删节号是要解决记录工程项目计划分解后的计划与实际信息有无遗漏的问题。当经过一些反复修订，括号内的"信息内容"得以确定（删节号不见了,换以具体的数据项),就认为概念主题数据库定义完成。

2. 将概念主题数据库分解为一组基本表 上面主题数据库的名称是"工程项目",其内容是括号中的一系列数据项。显然,凡是懂得数据结构分析的人都不会建一个库表把这一系列数据项都装进去,按规范化的理论和方法,应该将括号中的信息内容分成两部分,建立两个基本表:

工程项目概要(工程编号,工程,合同工程量,计划开工日期,计划完工日期,……)

工程项目计划与进度(工程编号,年月,计划完成量,实际完成量,……)

第一个基本表的主键是"工程编号",用来唯一识别每一工程的概要信息;第二个基本表的主键是"工程编号 + 年月",因为管理上按月度来分解工程计划,数据库中需要按年月来存储计划与实际信息。

上述关于工程项目主体的两个基本表(实体),如有图 3-11 的对应关系,我们称为"工程项目的数据模型"。图中的"一对多"关系表明一个工程项目将按月度分解为多期任务。

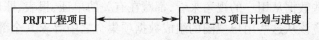

图 3-11　工程项目的数据模型

3. 确定基本表的组成 将上述带有删节号的、内容尚未完全确定的两个基本表的具体组成规划出来,是总体数据规划的向前延伸,但要控制在适当的程度——暂不涉及每一数据元素的类型、长度等物理属性。此时完成基本表的组成,一是要注意反映信息内容的完整性和准确性——数据项有无遗漏、各个数据项的称谓是否准确,还要经过认真讨论、复查、确认;二是要注意基本表的数据项是否达到数据元素的要求,其标示(名称)和意义(定义)要保持一致。经过这些考虑和工作,两个基本表的组成如下:

PRJT　　工程项目

序号	元素标识	元素名称
01	PRJT_NO	工程项目编号
02	UNIT	计量单位
03	CNTT_QNT	合同工程量
04	CNTT_ST_DT	合同规定开工日期
05	CNTT_EN_DT	合同规定完工日期
06	PLN_INV	计划投资额

主键:PLN_NO

PRJT_PS　项目计划与进度

序号	元素标识	元素名称
01	PRJT_NO	工程项目编号
02	YYYY_MM	年月
03	PLN_QTY	计划工程量
04	CPT_QTY	完成工程量
05	PRJT_IMG	工程形象
06	FILL_DT	填报日期
07	DEPT_CD	部门编码
08	FILLER	填报人

主键:PRJT_NO + YYYY_MM

在这里我们引进了数据库/基本表的标识规范：一级表的标识为 4 位大写字母字符串；二级表的标识为不超过 8 位大写字母字符串：为保持"同族"意义，前四位字符与一级表的标识相同。一般来说，一个主题数据库的一级表记录该主题的"基本信息"，这种信息具有主体性、静态性和单值性，对于动态信息则是当前动态，即强调当前性：一个主题数据库的二级表记录该主题的"派生信息"或"关联信息"，这种信息可能是多值记录、变动记录。

4. 用户视图分组　上述两个基本表的内容是怎样确定的？按前面讲的"定义主题数据库"的方法，首先列出"工程项目"这个主题的全部信息内容，如工程编号，工程名称，合同工程量，计划开工日期，计划完工日期，……，项目计划分解，计划完成量等等；再按规范化的理论和方法，将这些信息内容分作两部分，建立两个基本表。

问题是，所列出的信息内容是否完整？这就要用到已完成的信息需求分析的资料了。从数据库规划设计的思路来看，之所以要进行用户视图分析，就是针对某一业务主题找出所需要的数据，而这些数据从用户的视角来看，都藏在有关的单证、报表、账册之中。主题数据库的规划设计，就应该从这些用户视图的组成数据项集合之中寻求其全部的信息内容，这样构成的库表结构才能支持信息的输出使用。

从用户视图分组到系统信息输出的过程是这样的：

（1）从用户视图集合到所含的数据元素集合。

（2）从数据元素集合到数据模型（各基本表的组成）。

（3）从数据模型到系统的信息输出（略去了数据库的物理设计实现与应用程序的设计实现）；前两个过程是"数据建模过程"，后一个是"信息使用过程"。

在总体数据规划的数据建模阶段，为了完整地搜集各主题数据库的信息内容，较好而又简单可行的办法是规划好用户视图分组，划分出的一个一个的用户视图组，就是 James Martin 所说的"实体大组"。当然能否恰当地划分找出某一主题数据库（一级表和二级表）相关的用户视图组，需要一定的业务管理知识，因此，要求经过培训的用户代表参与，系统分析员要熟悉相关业务。

五、体系结构建模

（一）体系结构建模的概念和方法

在信息工程方法论中，信息系统体系结构（information system architecture），是指系统数据模型和功能模型的管理结构，采用 C-U 矩阵来表示。系统体系结构模型的建立，是决定共享数据库的创建与使用责任、进行数据分布分析和制定系统开发计划的科学依据。

系统体系结构模型分为全域系统体系结构模型和子系统体系结构模型。

（1）全域系统体系结构模型：即全域 C-U 阵，它表示整个规划范围所有子系统与主题数据库的关联情况。

（2）子系统体系结构模型：即子系统 C-U 阵，它表示一个子系统的所有功能模块与基本表的关联情况。

全域系统体系结构模型如图 3-12，其中，行代表各子系统，列代表各主题数据库，行列交叉处的"C"代表所在行的子系统生成所在列的主题数据库，即负责该主题数据库的创建和维护；"U"代表所在行的子系统使用所在列的主题数据库，即读取该主题数据库的信息；

"A"表示既生成又使用所在列的数据库。

	主题数据库1	主题数据库2	主题数据库3	
子系统 1	C	A	U	……
子系统 2	U	C	A	……
子系统 3		U	C	
……				

图 3-12　全域系统体系结构模型的一般模式

　　子系统体系结构模型如图 3-13 所示,每一个子系统做一个 C-U 矩阵,其中各列代表基本表(分别属于某主题数据库),各行代表各子系统的功能模块或程序模块,行列交叉处的"C"代表所在行的模块生成所在列的基本表,即负责该基本表的创建和维护;"U"代表所在行的模块使用所在列的基本表,即读取该基本表的信息;"A"表示既生成又使用所在列的基本表。

	检修周期表	缺陷记录	检修计划—实绩	
设备检修周期表维护	C			
设备缺陷报告		C		
制定检修计划	U	U	C	
检修监控			A	……
检修备件管理			A U	
设备检修查询			U	
……				

图 3-13　子系统体系结构模型示例

　　上例中所表达的系统功能/程序模块与基本表之间的存取关系,完全等价于下图所示的逻辑关系。其实图 3-14 也是一种数据流程图,只不过相对于需求分析阶段的数据流程图可以称为系统建模阶段的数据流程图;前者侧重反映当前管理系统,后者侧重反映所规划的新系统。我们比较图 3-12 和图 3-13 会发现,用 C-U 矩阵来表达系统的体系结构比用数据流程图更科学、更简明、更实用。

(二) C-U 矩阵的建立方法

　　从子系统 C-U 矩阵的构成内容可以看出,识别基本表与功能/程序模块之间的关系,可以从两个方向进行:逐一地考察一个子系统的每个功能/程序模块。基于"以数据为中心"的思路,我们按照图 3-15 的模式来寻找功能/程序模块。

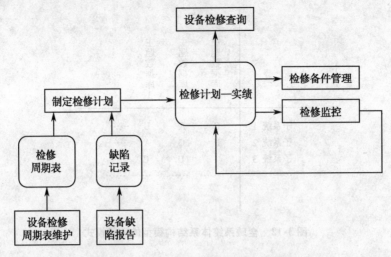

图 3-14 系统建模阶段的数据流程图示例

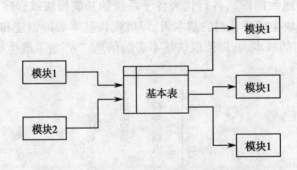

图 3-15 基本表与功能/程序模块关联模式

逐一识别、定义和记录各基本表与功能/程序模块的关系是十分繁琐的,我们有支持软件工具来做这项工作,就比较简单了。根据记录下来的一个子系统所有的基本表与功能/程序模块的关系,软件工具就能自动计算生成这个子系统的 C-U 矩阵;有了各子系统的 C-U 矩阵,软件工具就能自动计算生成全域的 C-U 矩阵。

采用两级 C-U 矩阵来分别表达全域系统体系结构和子系统体系结构,其科学、简明与实用性在于:

(1)传统的 C-U 矩阵将机构的全部过程和实体放在一张表中。由于实际情况并不像举例那样简单,全部子系统内的关联都堆在一起,矩阵表会很大,不论人工处理还是计算机处理都很困难。而我们分成两级矩阵,每个子系统一个矩阵,全域矩阵以子系统为行、主题数据库为列,矩阵表相对变小了,容易处理。

(2)传统 C-U 矩阵的行表示业务过程,它们还没有经过计算机可行性分析,有许多并不能作为功能模块或程序模块来使用;传统 C-U 矩阵的列表示的是一些实体或实体大组(实体类),有的相当于我们所说的"概念主题数据库",有的相当于我们所说的"基本表",规模不等,参差不齐,这种 C-U 矩阵对信息系统的体系结构描述是相当粗糙的,对后续的应用开发没有多少指导意义。而我们的子系统 C-U 矩阵,列代表基本表,行代表功能模块或程序模块,经过"C"对角占优算法形成了模块-基本表开发的优先顺序控制机制,如上图中,要开发模块2,必须先开发模块1,因为基本表1是由模块1创建的,如此等等,将对子系统的开发起重要的指导作用。

(3)通过以上问题分析,可以看出传统C-U矩阵并不能有效地表达系统的体系结构,而两级C-U矩阵能很好地表达系统的体系结构。从子系统C-U矩阵可以看出一个子系统有哪些主题(从标识为4位字符的一级表看出),有哪些其他的基本表(从标识多于4位字符二级表看出),有哪些功能模块、程序模块,以及功能/程序模块存取库表的关系;同时,还可以看出如刚刚讲过的模块开发的优先顺序。从全域C-U矩阵可以看出全系统有哪些主题数据库(标识全为4位字符),有哪些子系统,以及各子系统对各主题数据库的存取关系(即负责创建或使用的责任分工)。

(4)两级C-U矩阵,是在运行支持软件工具,人-机交互定义基本表与模块关系的基础上自动生成的。其存储作为电子化的规划元库(PR)的重要组成部分,可由机构首席信息官(chief information officer,CIO)和系统设计开发人员随时查看系统的体系结构,掌握机构信息化的进度,指导数据库建设和应用开发。特别是在有了信息资源总体规划之后,对于引进、定制应用软件系统或改造现有的应用系统,两级C-U矩阵都可以提供一目了然的参照指导作用。

第三节　信息资源规划的其他方法

一、Zachman 框架

Zachman框架,全称为企业架构和企业信息系统架构(zachman framework for enterprise architecture and information systems architecture)。

(一) Zachman 框架的形成

早在1987年,John Zachman就提出:"为了避免企业分崩离析,信息系统架构已经不再是一个可有可无的选择,而是企业的必需"。此后,Zachman的企业架构理论得到不断发展,成为很多组织理解、表述企业信息基础设施的一个直观模型,并为组织当前的以及未来的信息基础设施建设,提供了可供参考的蓝图和架构思路。

Zachman的架构规划框架模型是目前国际上最为权威的企业IT架构规划模型,美国国防部、财政部等政府部门于20世纪90年代率先基于这个框架进行了IT架构的规划工作,并细化制定了相应的IT标准,使政府部门在规范的框架指导下进行工作。在此基础上,美国的国标局制定了美国政府部门的IT架构规划的方法论体系。20世纪90年代中后期,美国的大部分企业都把IT架构规划作为IT部门的核心工作来做,并且为了评估企业的IT架构规划能力,制定了分级别的IT架构能力的评估模型。近年来,国内企业也逐渐认识到了IT架构规划才是企业信息化工作围绕的核心,部分企业已引入Zachman的架构规划框架模型,并结合企业信息化的实际情况,制定了相应的IT架构规划的方法论,并着手进行IT架构规划工作,取得了很大的成绩。

(二) Zachman 框架的组织原则和思想

Zachman认为信息系统的设计和开发就如同建设一个复杂的建筑或建造一架飞机一

样,都包含复杂的建设过程,建设过程中涉及到各种人员。在建设过程中,各种人员必须详细设计框架模型。他们根据自己的需要和所承担的工作和职责,对同一个系统进行不同的描述。由于没有哪一个描述能够清楚说明系统的所有内容,所以,必须由不同的人员以不同的目的以不同的标准来描述系统。尽管这些描述是以不同的目的、从不同的角度来描述系统的,但它们是针对同一系统进行的描述,因而彼此是相关的。Zachman 框架就是根据上述思想建立的。

(三) Zachman 框架及其规划体系构成

Zachman 框架是一种逻辑结构,目的是为 IT 企业提供一种可以理解的信息表述,它对企业信息按照特定的要求进行分类,从不同角度进行描述。

根据抽象规则,它定义机构信息的一个方面,一个框架采用了一种六行,每行中包含 36 个子单元的格式,这六行包括了范围模式、机构模式、系统模式、技术模式、详细模式和功能模式,相对应的六列分别为人(who)、数据(what)、时间(when)、位置(where)、动机(why)和行为(how)。

Zachman 框架被用来归纳和组织机构中的观点,这些观点的重要性同机构发展信息系统同样重要,在 Zachman 框架中使用了二维矩阵来表示这些观点,矩阵使用了项目的涉众种类和架构的不同方面作为度量轴,矩阵中的每一行代表系统内不同涉众的观点或者说不同视角对系统的观点,而每一列代表系统中不同方面。不同人员的观点也称为视点,分别是:

(1)范围(规划者视图):定义机构方向和业务宗旨。包括对系统开发边界的定义,是建立任何系统开发环境所必需的。

(2)机构模型(机构所有者视图):用机构术语定义机构的本质,包括其结构、处理、组织等。

(3)基本概念模型(体系架构师视图):Zachman 把这一行称为"信息系统设计师视图"。此视图用更严格的术语定义第二行所描述的机构,描述每个业务处理所要完成的功能。

(4)技术模型(设计师视图):描述如何采用某种技术解决上面各行确定的信息处理需要。

(5)详细表述(构建者视图):是关于特定语言、数据库存储表述及网络状况等具体细节。

(6)运行系统:以新系统的形式向用户展示一个新的视图。

矩阵的列表示每个视点不同的兴趣领域:

(1)数据:对应列的每一行都是对用户有重要意义的事务的理解和处理。

(2)行为(Zachman 在其最初的框架中称之为"功能"):是机构为维系生存而采取的行为。

(3)位置(Zachman 在其最初的框架中称之为"网络"):描述各种活动的地理分布。

(4)人员和组织:描述在业务及新技术引进所涉及的人员或组织。

(5)时间:描述时间因素对机构的影响。

(6)动机:是机构目标和战略到具体部门和手段的转换,包括机构运营的一整套行业规则约束。

Zachman 框架见表 3-2 所示。

表3-2　Zachman 框架

	数据(What)	行为(How)	位置(Where)	人(Who)	时间(When)	动机(Why)
目标/范围规划者试图	机构重要事项	机构所做处理	机构位置	组织方法	商业控制时间表	商业设想及任务
机构模型机构所有者视图	语言、分支数据模型	处理模型	物流网络	组织结构图	状态/转换图	战略、战术政策及规划
基本概念模型构架师视图	实体/关系收敛模型	实质数据流图	角色位置图	用例、可行系统	实体生命历史	商业规则模型
技术模型设计师视图	数据库设计	系统设计、程序结构	软硬件分布	用户接口、安全设计	控制结构	规则设计
详细表述构建者视图	物理储存设计	程序详细设计	网络架构、协议	显示界面、安全编码	时间规定	规则表述、程序逻辑
运行系统	工作系统					
	转换后的数据	可执行程序	通信机制	培训后的职员	商业事件	强制规则

　　从表3-2中可以看到,在一个 Zachman 表格中,有36个方格,每个方格就是一个角色(例如商业拥有者)和每个描述焦点(如数据)的交汇。当我们在表格中水平移动(例如从左到右)时,我们会从同一个角色的角度,看到系统的不同描述。当在表格中垂直移动(例如从上到下)时,我们会看到从不同角色的角度,观察同一个焦点。

　　由此可见,在 Zachman 框架中定义了两种表示方法:一是不同人的视点,描述信息系统开发中相关人员的不同视图;二是区分系统的不同焦点,这些焦点用来划分机构相关特征和强调系统不同的方面。这些焦点称为视角,其定义是描述一个机构信息系统的某一特定方面,提供以产品为中心的系统属性模型。视角的作用是识别相关特征和剔除无关特征,虽然这些不同视角都与同一个系统有关,但他们相互保持独立。Zachman 框架定义一个体系结构集合,管理机构内各种变化和支持机构内的系统集成,是一个机构描述表示(如模型)的分类和组织的逻辑结构,它对机构系统的管理和开发至关重要。

（四）Zachman 框架的实施步骤

　　采用 Zachman 框架进行 IT 规划的一般步骤如下:

　　1. 确定组织的愿景和原则　确定 IT 架构业务、组织与 IT 系统范围,识别业务驱动力;确定 IT 架构愿景和目标;制定 IT 架构定义的原则;识别 IT 架构相关需求;以及 IT 架构的最佳实践研究。

　　2. 现状描述分析　搜集现有 IT 系统现状资料;业务现状分析;识别现有 IT 系统对业务支撑上存在的问题。

　　3. 目标架构定义　引入最佳实践,并结合机构实际,定义目标 IT 架构,包括:数据、应用和基础设施架构。

　　4. 差距与改进点分析　目标架构与现状的差距与改进点分析;把具体 IT 需求纳入目标架构框架。

　　5. 改进点优先级排序　对 IT 架构的改进点以及具体需求进行优先级排序。

6. 制订 IT 架构的实施计划 确定向目标 IT 架构迁移的具体实施计划;确定目标 IT 架构实施的推行组织。

7. 持续改进优化 IT 架构规划过程中,各个环节不断优化;制定目标 IT 架构的持续改进计划;制定 IT 架构的管理维护机制。

二、企业架构方法及相关工具模型

(一) 企业架构的概念及内涵

企业架构(enterprise architecture,EA)是从企业全局的角度审视与信息化相关的业务、信息、技术和应用间的相互作用关系以及这种关系对企业业务流程和功能的影响。

1. 企业架构是建设企业信息化的蓝图 企业信息化是一个系统工程,与建筑或制造工程不同的是,企业信息化的对象是"企业",而不是一个建筑物或是一个产品。在建筑工程或是制造工程中,我们都会有一张建筑物或产品的设计图纸,它是搭起高楼大厦或是生产出形形色色的产品的基础。同样,在企业信息化这样的大工程中,也需要一张描绘企业在"信息化时代"运行的设计图纸,这就是企业架构。企业架构能为企业各级领导和员工描绘出一个未来企业信息化中业务、信息、应用和技术互动的蓝图。

2. 企业架构是沟通业务与信息技术间的桥梁 在企业信息化建设中,业务部门与信息服务部门之间、业务主管与信息主管之间、业务与信息技术之间的鸿沟是实现信息化目标的最大障碍之一。彼此的信息不对称是形成这种差距的主要原因,一方面,信息技术人员可能无法了解业务的真实意图,另一方面,业务人员也体会不到信息技术的真正作用。企业架构能够搭起业务与信息技术沟通的桥梁,它在同一个平台上,用双方都能够理解的语言,描述出业务与信息技术的间的关联。

3. 企业架构是适应企业业务变革的方向盘 企业信息化是一个渐进的过程,在信息化的过程中也伴随着企业战略、管理和业务变革的过程。当前企业信息系统如何适应企业的变革成为企业 CIO 们思索的一个突出问题。以不变应万变是适应变化的一个基本战略,企业架构所描绘出的蓝图容纳了各种业务与技术标准,它是企业 CIO 们掌握信息化的方向、适应业务战略变革的方向盘,它也能从根本上解决企业信息化中遇到的信息孤岛、集成和互操作等问题。

(二) 企业架构的理论渊源

企业架构的建立遵循科学的方法论:横向,从企业业务战略导入,实现企业业务架构、信息架构、应用架构和技术架构的渐进演化;纵向,每个架构的建立,按照"计划—评价—执行"的循环方法,逐步完善。这一过程对专业性的要求很高,需要有企业业务、管理、信息、技术等方面经验的专门人才的参与,目前 IT 管理咨询公司所提供的 IT 战略咨询或 IT 规划咨询服务对建立企业架构具有重要作用。企业架构的运转也需要一定的机制来保证,基本思想是按照"运行—监督—反馈"的过程,建立配套的组织、资源、方法和工具来保证企业架构的运转。评价企业架构方法论的基本准则是:建立起的企业架构在运行中是否能够真正满足企业业务战略发展的需要。

企业架构的最佳实践就是实施成功的企业信息化,表现在以下几个方面:

1. 成功实施企业架构的最佳投资准备 价值和风险的平衡。成功实施企业架构需要准确评估企业 IT 投资的价值和风险,在价值与风险间找到平衡点。经验证明企业信息化投资的基本准则是:企业架构的投资应当占整个企业信息化投资的20%,而且把它当作一个长期战略性投资来考虑。因为,事实证明20%的投资已经决定了机构信息化建设80%的价值,机构信息化的风险也因此而降低。

2. 成功实施企业架构的最佳组织准备 业务和IT的互动。成功实施企业架构需要业务部门和IT部门重新审视自己的组织定位,真正提升IT组织在企业中的重要性,使IT组织成为企业业务战略制定、业务运作模式规划的主动参与者。

3. 成功实施企业架构的最佳资源准备 机会和能力的匹配。成功实施企业架构必须从战略的角度对企业进行SWOT分析,考虑企业在环境中的机会和威胁,考虑企业的特点和能力与其机会的匹配程度,从而正确评价在现有资源状况下企业架构建立的广度和深度,保证企业信息化目标的实现。

第四节 信息资源规划主要工具介绍

一、IRP2000 介绍

(一) 概述

信息资源规划工具 IRP2000 是国内开发研制的全面支持企业信息资源规划的需求分析与系统建模两个阶段工作的软件工具,其推广应用已被国家科技部批准为"国家级火炬计划项目"。利用该软件,可以进行:

1. 业务梳理 支持业务模型的建立,用"职能域—业务过程—业务活动"三层列表描述业务功能结构。

2. 数据分析 支持用户视图分析(包括登记及组成)、数据项/元素的聚类分析和各职能域输入/出数据流的量化分析。

3. 系统功能建模 支持功能模型的建立,用"子系统—功能模块—程序模块"的三层结构来表示系统的逻辑功能模型。

4. 系统数据建模 从概念主题数据库的定义开始,支持用户视图分组与基本表定义,落实逻辑主题数据库的所有基本表结构,建立全域和各子系统数据模型。

5. 系统体系结构建模 识别定义子系统数据模型和功能模型的关联结构,自动生成子系统和全域 C-U 矩阵。

IRP2000 将信息资源规划的有关标准规范和方法步骤,都编写到软件工具中,使用可视化、易操作的程序,引导规划人员执行标准规范,使信息资源规划工作的资料录入、人机交互和自动化处理的工作量比例为1:2:7,因而能高质量、高效率地支持信息资源规划工作。推广应用实践表明,该工具会帮助企业继承已有的程序和数据资源,诊断原有数据环境存在的问题,建立统一的信息资源管理基础标准和集成化信息系统总体模型,在此基础上可以优化提升已有的应用系统,引进、定制或开发新应用系统,高起点、高效率地建立新一代的信息网络。

(二) 适用范围

信息资源规划工具 IRP2000 可适用于三种水平的机构信息化情况:

1. 计算机应用覆盖面较大,但数据环境质量较差,信息孤岛较多,需要建立共享的数据环境,整合提升已有的应用系统。

2. 计算机应用覆盖面中等,数据环境质量中等或较差,既需要开发一些新的应用系统,又需要改善数据环境,使已有的应用系统与新开发的应用系统能实现信息共享。

3. 计算机应用覆盖与数据环境建设都远未形成一定规模,或者是新组建的机构,需要集成化地开发新一代的信息系统。

不同的机构可根据自己的特点,从实际出发,相对灵活地选择不同的数据集成策略——分段式集成策略、集中式集成策略或再造工程策略,进行集成化信息系统建设。然而,本工具系统对各类情况都是适用的,这是因为:一方面,本工具系统体现了信息资源规划的统一的方法论,有关方法步骤、标准规范已经编写到本软件工具之中,使用本工具就会引导执行有关标准规范;另一方面,无论机构开发哪一类信息系统(SCM、ERP、CRM 等等),也不论应用系统项目的实施采取哪种方式(改造、定制、购入、自行开发等等),都可以在本工具的支持下搞好全机构的信息资源规划,使机构拥有自己的标准规范和系统模型,用来控制、指导和协调信息系统集成,从而发挥机构在信息化建设中的主导作用。

对于大型集团企业或行业信息化建设来说,各企业间交流经验,借鉴、继承已有的元库信息与知识,对加速推进全集团或全行业信息化进程都有重要意义。比如在我们进行 A 机构、B 机构和 C 机构等单位的需求分析和系统建模时,首先是总结继承各单位的信息资源开发经验、成果和新的需求及其模型;借助 IRP2000 工具经过分析,我们就得到了这些单位共性的资料——统一的数据标准和参照模型。D 机构要开发新一代的集成化 MIS,如果采用 IRP2000 借鉴这种统一的标准和参照模型(存储在初始元库中),那么它的信息资源规划只是在已有知识库的基础上进行必要的调整、修正和补充,或者说是对初始元库的优化,在共性的参照模型中加上个性的东西即可。显然,这种规划所需的时间会大大减少,而规划成果的实用性却大大增加,会高效率、高质量地指导其信息化建设工作。

(三) 基本功能

IRP2000 软件工具将信息资源规划工作的有关标准规范和方法步骤固化到了软件中,共包含七大功能模块。

1. 企业规划模块 用于支持"高层构思"的工作。

2. 业务功能分析模块 支持业务模型的建立,是指用"职能域—业务过程—业务活动"三层列表描述的业务功能结构。

3. 业务数据分析模块 包括用户视图及组成的登记、输入/出数据流分析等功能。

4. 系统功能建模模块 支持功能模型的建立,采用"子系统—功能模块—程序模块"的三层结构来表述。

5. 系统数据建模模块 它是信息资源规划的核心内容,首先从概念主题数据库的定义开始,然后将其细化建立逻辑主题数据库,继而建立全域和子系统数据模型。

6. 系统体系结构建模模块 识别子系统数据模型和功能模型的关联结构,自动生成子系统和全域 C-U 矩阵。

7. 系统元库管理模块 包括系统初始化、升级管理、备份与恢复、合成与分解、清除冗余数据元素/数据项、同义或近义数据项整理等功能。

前六大功能模块从上到下的排列恰恰体现了信息资源规划首先进行需求分析(包括企业规划、业务功能分析和业务数据分析模块),然后进行系统建模(包括系统功能建模、系统数据建模、系统体系结构建模)的工作顺序。通过对 IRP2000 软件工具各功能模块的使用,就会引导规划人员执行标准规范,形成以信息资源元库(information resource repository,IRR)为核心的计算机化文档。

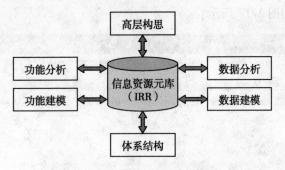

图 3-16　IRP2000 主要功能模块与 IRR

图 3-16 中提到的信息资源元库决不是一般的"电子化文档"(文本或超文本文件),而是经过科学设计的、具有稳定性数据模型的"信息资源规划信息与知识"数据库,是电子化和自动化的信息资源规划文档。有了元库就基本不需要纸面文档,因为利用联机检索,多个开发组使用更为方便、直观,但打印输出有时也是必要的,例如供复查、讨论等。

IRR 是一种"活化的机内文档",以它为中心的可视化、易操作程序将信息资源规划工作的人工录入、人机交互、自动化处理的工作量比例变为 1:2:7,因而能高质量、高效率地支持政务信息化、机构信息化的信息资源规划工作。

建立机构的 IRR 需要一个积累发展过程,首次规划资料的计算机化记存,有利于后续开发工作的进行;修订数据元素和信息分类编码标准,优化系统的功能模型和数据模型,都建立在原有 IRR 的基础上。更为重要是,通过元库的积累能有效地推进机构和行业信息化建设的进程。比如在我们进行 A 机构、B 机构和 C 机构等单位的需求分析和系统建模时,首先是总结继承各单位的信息资源开发经验、成果和新的需求及其模型;借助 IRP2000 工具分析,我们就得到了这些单位共性的资料—统一的数据标准和参照模型。D 机构要开发新一代的集成化 MIS,如果采用 IRP2000 借鉴这种统一的标准和参照模型(存储在初始元库中),那么它的信息资源规划只是在已有知识库的基础上进行必要的调整、修正和补充,或者说是对初始元库的优化,在共性的参照模型中加上个性的东西即可。显然,这种规划所需的时间会大大减少,而规划成果的实用性却大大增加,会高效率、高质量地指导其信息化建设工作。

二、EA 工具介绍

(一) 概述

EA(enterprise architect)是一套 UML 开发工具,对于 EA 而言,每个 UML 的项目,EA 都会使用一个项目文件来保存,其文件扩展名为"EAP"。EA 的项目文件是一个 Access 数据文件,在这个项目文件中,除了保存了所有的 UML 图形外,另外也保存了所有的 UML 元素,一级权限控制所需要的用户相关信息。

EA 为用户提供一个高性能、直观的工作界面,结合 UML 2.0 最新规范,为桌面电脑工作人员、开发和应用团队打造先进的软件建模方案。该产品不仅特性丰富,而且性价比极高,可以用来配备整个工作团队,包括分析人员、测试人员、项目经理、品质控制和部署人员等。

（二）基本功能

EA 的开发环境如图 3-17 所示:

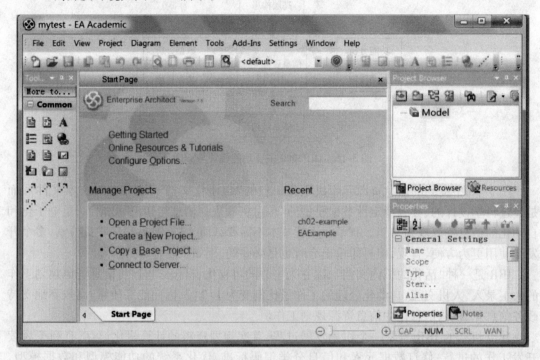

图 3-17　EA 的开发环境

在上图的开发环境中,EA 可以分为四大区块:

1. 功能菜单区　所有 EA 的功能都可以通过功能菜单区中所列出来的功能菜单来完成。

2. 工具区　在 EA 的工具区中提供了所有 UML2.0 的所有 UML 元素。工具区与你所增的 UML 图形是息息相关的。举例来说,当新增加了一张 UML 的类图后,工具区将会出现在类图的工具列上,让你可以轻易地使用类图中能使用的所有 UML 元素。

3. 工作区　工作区是绘制 UML 图形的主要区域,在 EA 中并不限制同一个工作区可以放置多少 UML 图形。可以看到在工作区最下方有一个个的标签(tab),因此,可以在同一个工作区内放置多个 UML 图形,每个图形会有一个标签。然而,在处理时,一次只能够处理一个标签。

4. 项目属性区　在 EA 右方的区块中,是属于项目中各个 UML 元素属性的区域。通常,在这个区域中会有 7 个不通的窗口。第一个窗口为“项目浏览窗口”(project browser)。在这个窗口中,主要是呈现所打开的这个 EA 项目中,所有 UML 元素的摆放位置。第二个窗口为“资源视图”(resource view)。在这个窗口中,主要是呈现可以使用的 EA 资源。第三个窗口是备注(notes),这个备注窗口中记录了所有 UML 元素中的备注记录。第四个窗口是“属性”(properties)窗口,这个窗口也是针对单一 UML 元素的属性设置的窗口。第五个窗口是“模型视图”窗口,在这个窗口中,可以自行定义自己的模型视图。第六个窗口是针对于突出那个缩放的"移动及缩放"(pan & zoom),窗口这个窗口可以让操作人员快速地操作图形。第七个窗口是一个"在线求助"(on-line help)的窗口,通过这个窗口可以快速找到所需要的任何 EA 的在线说明文件。

（三）主要特点

总而言之,EA 工具有如下几个特点:

1. 丰富系统设计　EA 是一个完全的 UML 分析和设计工具,它能完成从需求收集经步骤分析、模型设计到测试和维护的整个软件开发过程。它基于多用户 Windows 平台的图形工具可以帮助您设计健全可维护的软件。除此,它还包含特性灵活的高品质文档输出,以及用户指南可以在线获取等。

2. 快速、稳定、高性能　统一建模语言能够以一致方式构建强健和可跟踪的软件系统模型,而 EA 为该构建过程提供了一个易于使用和快速灵活的工作环境。

3. 端到端跟踪　EA 提供了从需求分析、软件设计一直到执行和部署整个过程的全面可跟踪性。结合内置的任务和资源分配,项目管理人员和 QA 团队能够及时获取他们需要的信息,以便使项目按计划进行。

4. 在 UML 2.0 上构建　通过统一建模语言(unified modeling language,UML),可以构建严格的可追踪的软件系统模型。EA 为 UML 构建软件模型提供了一个快速便捷的应用环境,它支持 OMG 定义的新 UML2.0 标准。enterprise architect 的基础构建于 UML 2.0 规范之上,不仅如此,使用 UML Profile 还可以扩展建模范围,与此同时,模型验证将确保其完整性。产品含有免费的 extensions for BPMN 和 Eriksson-Penker profile,能够将业务程序、信息和工作流程联合到一个模型内。利用 EA,设计人员可以充分利用 UML 2.0 图表的功能——EA 支持全部 13 种 UML 2.0 图表和相关的图表元素,包括:结构图表(类、对象、合成元素、包、组件、布局)、行为图表(使用案例、通信、序列、交互概述、行为、状态、时序)以及扩展工作:分析(简单行为)、定制(需求、变动和 UI 设计)。EA 提供使用工具,能够跟踪依赖关系,支持大型模型,帮助您管理大型复杂的工程;含有 CVS 或 SCC 提供工具,以时间快照为基线,通过比较来跟踪模型变动,从而实现版本控制;含有类似 explorer 的项目视窗,为您提供直观高性能的工作界面。EA 还含有一个所见即所得形式的模板编辑器,提供强大的文档生成和报告工具,能够生成复杂详细的报告,报告可以按照公司或客户要求的格式提供所需信息。

5. 源代码的前向和反向工程能力　EA 具备源代码的前向和反向工程能力,支持多种通用语言,包括 C++,C#,Java,Delphi,VB. Net,Visual Basic 和 PHP,除此,还可以获取免费的 CORBA 和 Python 附加组件。EA 提供一个内置的源代码编辑器,含语法突出功能,确保能够在一致的工作环境中快速导航和查找您的模型源代码。对于 Eclipse 或 Visual Studio. Net 工作人员,Sparx Systems 还提供到这些 IDE 的轻量链接工具,您可以在 EA 中进行建模,而后直接跳转到自己偏爱的编辑器中进行源代码的进一步开发。代码生成模板还允许您对生成的源代码进行定制,使之同公司规范相符。

6. 变换模板功能　EA 还提供变换模板,编辑和开发均非常简单,支持先进的模型驱动结构体系(MDA)。通过内置的 DDL,C#,Java,EJB 和 XSD 变换,您可以从简单的"平台独立模型"(PIM)开始来构建复杂的解决方案,并定位于"平台专门模型"(PSM)。一个 PIM 可以用来生成并同步多个 PSM,使工作效率得到显著提高。

三、Rational Rose 介绍

（一）概述

Rational Rose 是一种基于 UML 的建模工具，在面向对象应用程序开发领域，Rational Rose 是影响其发展的一个重要因素。Rational Rose 自推出以来就受到了业界的瞩目，并一直引领着可视化建模工具的发展。

从使用的角度分析，Rational Rose 易于使用，支持使用多种构件和多种语言的复杂系统建模；利用双向工程技术可以实现迭代式开发；团队管理特性支持大型、复杂的项目和大型而且通常队员分散在各个不同地方的开发团队。同时，Rational Rose 与微软 Visual Studio 系列工具中图形用户界面（GUI）的完美结合所带来的方便性，使得它成为绝大多数建模人员首选建模工具；Rational Rose 还是市场上第一个提供对基于 UML 的数据建模和 Web 建模支持的工具。此外，Rational Rose 还为其他一些领域提供支持，如用户定制和产品性能改进。

Rational Rose 现在已经退出市场，不过仍有一些公司在使用。IBM 推出了 Rational Software Architect 来替代 Rational Rose。

（二）主要特征

Rational Rose 的两个受欢迎的特征是它的提供反复式发展和来回旅程工程的能力。Rational Rose 允许设计师利用反复发展（有时也叫进化式发展），因为在各个进程中新的应用能够被创建，通过把一个反复的输出变成下一个反复的输入。然后，当规划人员开始理解组件之间是如何相互作用和在设计中进行调整时，Rational Rose 能够通过回溯和更新模型的其余部分来保证代码的一致性，从而展现出被称为"来回旅程工程"的能力，Rational Rose 是可扩展的，可以使用可下载附加项和第三方应用软件，它支持 COM/DCOM（ActiveX），JavaBeans 和 Corba 组件标准。

Rational Rose 包括了统一建模语言（UML），OOSE，以及 OMT。其中统一建模语言由 Rational 公司三位世界级面向对象技术专家 Grady Booch、Ivar Jacobson、和 Jim Rumbaugh 通过对早期面向对象研究和设计方法的进一步扩展而得来的，它为可视化建模软件奠定了坚实的理论基础。同时这样的渊源也使 Rational Rose 力挫当前市场上很多基于 UML 可视化建模的工具，例如 Microsoft 的 Visio、Oracle 的 Designer、还有 PlayCase、CA BPWin、CA ERWin、Sybase PowerDesigner 等等。

Rational Rose 是一个完全的、具有能满足所有建模环境（Web 开发，数据建模，Visual Studio 和 C++）灵活性需求的一套解决方案。Rose 允许开发人员、项目经理、系统工程师和分析人员在软件开发周期内在将需求和系统的体系架构转换成代码，消除浪费的消耗，对需求和系统的体系架构进行可视化、理解和精练。通过在系统开发周期内使用同一种建模工具可以确保更快更好地创建满足客户需求的可扩展的、灵活的并且可靠的应用系统。

（三）主要用途

Rational Rose 是基于 UML 的可视化建模工具。UML 全称叫 Unified Modeling Language，顾名思义，UML 是一种语言，一种表示法，一种交流沟通的工具，特别适用于软件密集型系统的表示。UML 的统一性（unified）表现为以下几点：

1. UML 是人类思想和计算机代码的一个连接桥梁　我们知道,计算机能直接识别的语言就是二进制的 CPU 指令,早期工程师们都是直接输入这些指令让计算机直接执行的,效率不高;后来就出现了更好理解的汇编语言,之后就出现了各种各样更加容易理解和编写,更加接近人类语言的计算机高级语言(VB、DELPHI、JAVA)等。

2. UML 所定义的概念和符号可用于软件开发的分析、设计和实现的全过程,系统规划人员不必在规划过程的不同阶段进行概念和符号的转换。

3. UML 所用的语言元素基本都是图形化的,便于理解和沟通,不但系统开发人员之间可以用来交流,客户和开发人员之间也可以用它作为交流的工具。

目前版本的 Rational Rose 可以用来做以下一些工作:

1. 对业务进行建模(工作流)。

2. 建立对象模型(表达信息系统内有哪些对象,它们之间是如何协作完成系统功能的)。

3. 对数据库进行建模,并可以在对象模型和数据模型之间进行正、逆向工程,相互同步。

4. 建立构件模型(表达信息系统的物理组成,如有什么文件、进程、线程、分布如何等等)。

5. 生成目标语言的框架代码,如 VB、JAVA、DELPHI 等。

四、Power Designer 介绍

(一) 概述

Power Designer 是 Sybase 公司的 CASE 工具集,可以方便地对管理信息系统进行分析设计,它几乎包括了数据库模型设计的全过程。利用 Power Designer 可以制作数据流程图、概念数据模型、物理数据模型,还可以为数据仓库制作结构模型,也能对团队设计模型进行控制。它可以与许多流行的软件开发工具,例如 PowerBuilder、Delphi、VB 等相配合使缩短系统开发时间和使系统设计更优化。

Power Designer 是能进行数据库设计的强大的软件,是一款开发人员常用的数据库建模工具。使用它可以分别从概念数据模型(conceptual data model,CDM)和物理数据模型(physical data model,PDM)两个层次对数据库进行设计。在这里,概念数据模型描述的是独立于数据库管理系统(DBMS)的实体定义和实体关系定义;物理数据模型是在概念数据模型的基础上针对目标数据库管理系统的具体化。

(二) 主要特点

Power Designer 提供了以下四种模型的建模工具:

1. 概念数据模型　概念数据模型(CDM)表现数据库的全部逻辑结构,与任何的软件或数据存储结构无关。一个概念模型经常包括在物理数据库中仍然不实现的数据对象,它为运行计划或业务活动的数据提供了一个正式表现方式。概念数据模型是最终用户对数据存储的看法,反映了用户的综合性信息需求,不考虑物理实现细节,只考虑实体之间的关系。概念数据模型建模工具适合于系统分析阶段。

2. 物理数据模型　物理数据模型(PDM)描述数据库的物理实现。利用该模块,可以考虑真实的物理实现的细节,它能修正物理数据模型以适合你的表现或物理约束,主要目的是把物理数据模型中建立的现实世界模型生成特定的 DBMS 脚本,产生数据库中保存

信息的存储结构,保证数据在数据库中的完整性和一致性。PDM 是适合于系统设计阶段的工具。

3. 面向对象模型　面向对象模型(object oriented model,OOM)建模模块包含一系列包、类、接口和它们的关系,这些对象一起形成一个软件系统的逻辑设计视图的类结构。一个面向对象模型本质上是软件系统的一个静态的概念模型,使用面向对象模型构建工具能为模型的输出产生一个 Java 文件或者 PowerBuilder 文件,并能使用一个来自 OOM 的物理数据模型(PDM)对象表示成关系数据库模型。

4. 业务处理模型　业务处理模型(business process model,BPM)描述业务的各种不同内在任务和内在流程,以及客户如何利用这些任务和流程进行互相影响。业务处理模型是从业务合伙人的观点来看业务逻辑和规则的概念模型,它使用一个图表描述程序、流程、信息和合作协议之间的交互作用。

(三) 基本功能

Power Designer 工具具有以下几个基本功能:

1. 数据构建功能　Power Designer 软件中的 Data Architect 工具是个强大的数据库设计工具,它可利用实体-关系(E-R)图为一个信息系统创建"概念数据模型"(CDM),并且可根据概念数据模型产生基于某一特定数据库管理系统的"物理数据模型"(PDM),还可优化物理数据模型,产生为特定数据库管理系统创建数据库的 SQL 语句,并可以文件形式存储,以便在其他时刻运行这些 SQL 语句创建数据库。另外,Data Architect 模块还可根据已存在的数据库反向生成物理数据模型、概念数据模型及创建数据库的 SQL 脚本。

2. 流程分析功能　Power Designer 软件中的流程分析(process analyst)模块可以创建功能模型和数据流图,创建"处理层次关系"。

3. 应用建模功能　Power Designer 软件中的应用建模(app modeler)模块可以为客户/服务器应用程序创建应用模型。

4. 数据源管理功能　Power Designer 软件中的数据源管理(ODBC Administrator)模块可以用来管理系统的各种数据源。

(胡建平　屈晓晖)

■■■ **思　考　题** ■■■

1. 简述需求分析在信息资源规划中的地位。
2. 试述信息资源规划系统建模的方法与步骤。
3. 试述信息资源规划的主要工具有哪些?

■■■ **参 考 文 献** ■■■

1. 马费成,李纲,查先进.信息资源管理[M].武汉:武汉大学出版社,2001.
2. 王世辉,张卫陆.信息资源规划[J].青岛远洋船员学院学报,2003,3(24):53-59.

3. 秦艳娇.信息资源规划与企业信息化[J].现代情报,2006,7(7):179-181.

4. 刘明,高明印.企业信息资源规划研究[J].价值工程,2004,(5):55-57.

5. 毋建宏.企业信息化过程中的信息资源规划[J].西安邮电学院学报,2004.4(2):14-17.

3. 李勇勤，高永. 美国医疗卫生机构IT普及状况. 2005. CIN Vol.18.
4. 华俊龙. 电子病历在我国医院应用, 信息化建设, 2004, (5): 55-57.

第四章

卫生信息资源规划需求分析与建模

本章按照信息资源规划的内涵、方法，从研究分析医疗卫生服务的业务需求出发，归纳汇总医疗卫生的主要信息资源，整理分析医疗卫生服务的主要信息流程，从而完成医疗卫生信息系统的功能及数据建模，是卫生信息资源规划的主要内容。

第一节 概 述

卫生信息资源规划的作用是帮助理清并规范表达卫生行业用户需求，落实应用主导的信息系统开发原则；通过信息资源规划使卫生信息系统建设得以整合信息资源，建立数据标准，消除信息孤岛，实现应用系统集成；指导医院信息系统、社区卫生信息系统、公共卫生信息系统、区域卫生信息平台及应用系统等卫生行业应用软件的选型并成功实施。医疗卫生机构通过信息资源规划建立业务信息模型和信息标准，就有了应用软件选型与实施的主动权，避免盲目建设、孤立建设、重复建设。

信息资源规划的基本方法是采用组织架构分析、职能域分析、业务流程分析等工具梳理业务活动和过程，采用数据流程和数据字典分析数据需求，采用功能建模、数据建模、系统建模工具建立卫生行业信息模型，采用信息工程方法建立信息系统建设规划模型，从而完成信息资源规划的业务架构规划、数据架构规划、应用架构规划、技术架构规划、管理实施规划。

按照信息资源规划的方法，卫生信息资源规划的主要内容应该按照卫生信息资源总体规划以及公共卫生信息系统、医疗服务信息系统、区域卫生信息平台的划分，自上而下地规划医疗卫生信息系统的业务需求，建立卫生信息资源规划模型。从行业整体出发，逐步细化到各个领域，有利于信息整合，建立信息标准，从而避免出现信息孤岛。

一、主 要 过 程

按照卫生信息资源规划的基本过程，采用信息工程方法，明确卫生信息资源规划主要过程及各个阶段的工作方案。

（一）准备阶段

1. 确定工作目标 按照卫生信息资源规划的目标及范围，遵循卫生信息资源规划的基本过程,制定规划的目标及工作方案。

2. 建立组织架构 建立卫生信息资源规划项目的团队和组织架构,确定角色分工和岗位职责,落实团队人员。卫生信息资源规划项目团队角色应该包括项目经理、首席规划师、行业咨询顾问、信息技术顾问、需求调研工程师、规划设计工程师和规划资料和文档管理员等。根据规划项目的规模,确定团队人员数量。

3. 明确工作方法 明确卫生信息资源规划工作方法。主要包括调研目标系统的业务、信息化现状及需求的方法,根据需求调研进行业务需求分析和业务建模的方法、需求确认及规划方案评审。现状及需求调研可通过发放调研表格,对规划范围内单位数量较少的项目,采用普查方法;对规划范围内单位数量较多的项目,采用 Delphi 方法确定需求的优先级,通过统计分析方法汇总。调研方法可采用规划人员现场调研、培训被调研单位自行填报等方法。信息资源规划主要过程如图 4-1 所示:

4. 制定调查表格 卫生信息资源规划调研表格的内容主要包括规划对象机构的基本信息;业务发展现状(业务量、收入、业务范围、医疗设备、人力、服务、管理等硬件软件医疗资源等);信息化现状(网络、硬件、应用系统及应用现状,信息标准应用现状,信息化组织、人员、管理、制度、资金投入等信息化保障体系现状);组织结构、机构职能、部门职能、主要业务过程及活动、业务及管理流程、数据流程、业务数据表单、数据利用需求、对信息系统的功能需求、性能需求等信息化需求。

需要对被调研对象培训调研表格的填报要求。

该阶段的成果是规划项目计划书、调查表格。

(二)现状及需求调研阶段

1. 业务现状及发展调研 主要调研规划对象机构的基本信息;业务发展现状(业务量、收入、业务范围、医疗设备、人力、服务、管理等硬件软件医疗资源等)。

2. 业务及管理需求调研 主要调研规划对象机构的组织结构、机构职能、部门职能、主要业务过程及活动、业务及管理流程、数据流程、业务数据表单、数据利用需求、对信息系统的功能需求等信息化需求。

3. 信息化现状分析 主要调研规划对象机构的信息化现状(网络、硬件、应用系统及应用现状,信息标准应用,信息化组织、人员、管理、制度、资金投入等信息化保障体系现状),并分析信息化存在的问题。

4. 信息化需求分析 主要调研规划对象机构的信息化建设应用需求、基础设置需求、性能需求、安全需求、运维需求等。

该阶段的成果是现状及需求调研报告。

现状及需求调研报告需要目标对象的评估确认。

(三)架构分析阶段

根据业务现状及发展调研、业务及管理需求调研、信息化现状调研及分析,采用卫生信息资源规划方法,分析并建立规划目标机构的业务架构、数据架构、应用架构、技术架构。

1. 业务架构分析 包括组织架构分析、职能域分析、业务活动和过程描述、业务流程分析、业务流程中存在的问题分析及流程再造。

2. 数据架构分析 包括数据流程分析、数据实体分析、实体关系分析、数据字典分析。

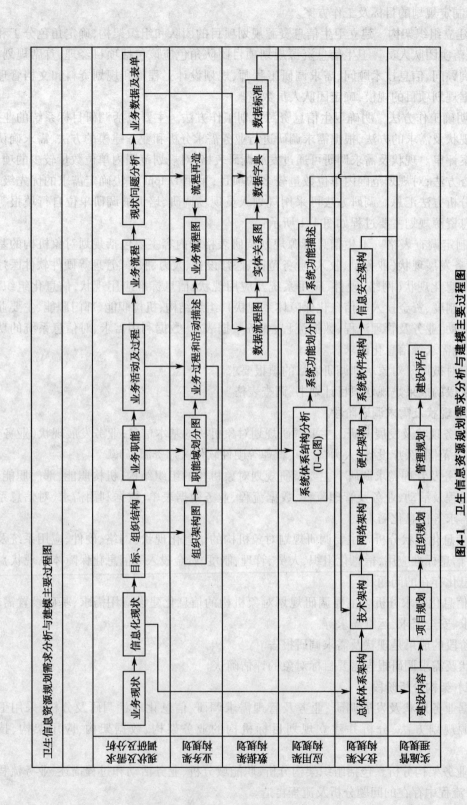

图4-1 卫生信息资源规划需求分析与建模主要过程图

3. 应用架构分析　包括系统体系结构分析、功能建模,以及应用功能的具体描述。

4. 技术架构分析　包括卫生信息系统总体体系架构规划、技术架构规划、网络架构规划、主机及数据存储等硬件及系统软件环境规划。

该阶段的成果是卫生信息资源规划说明书。

完成信息资源规划后,需要对照现状及需求分析验证信息资源规划模型的正确性。

（四）实施规划阶段

1. 任务内容　实施规划阶段的任务是规划卫生信息化建设的保障体系(组织架构、人力资源、投资)、卫生信息化建设的内容、计划项目与建设时间、需求管理、项目管理、运维管理、信息安全管理、管理制度以及信息化建设评估等。

2. 计划进度　根据对目标对象的信息资源规划、信息化建设工作规划及阶段目标任务,制订信息化建设的进度计划。

3. 质量控制　在卫生信息资源规划的设计、实施、应用、运维的整个生命周期,按照信息工程方法,控制信息系统建设的软件质量、系统集成质量。

4. 评估验收　按照信息工程方法,定量或定性评估信息系统建设实施对信息资源规划的满足度,并对系统进行验收。

卫生信息资源规划流程见图 4-2。

二、卫生服务体系职能域分析

我国医疗卫生服务体系建立在适合中国国情的医药卫生体制之上,为保障全体国民人人享有卫生保健,提高全民族健康素质,满足全国人民的医疗及公共卫生服务需求而建立的公益性医疗卫生服务系统。为完整分析、总体规划医疗卫生服务业务系统需求,按照信息资源规划的基本原理和方法,应首先解析医疗卫生服务领域的各个职能域,从总体上明确医疗卫生服务体系的基本职能划分,从而为各个医疗卫生服务职能域提供进一步需求细化、为医疗卫生信息系统的建立提供顶层设计的依据。

（一）卫生组织架构

1. 我国卫生服务体系　按照我国医疗卫生服务体系现行架构,为了有助于做好卫生信息资源规划,我们将医疗卫生服务体系分解为医疗与社区卫生服务、公共卫生服务、药品供应、医疗保障、卫生管理五大部分,并与卫生服务关联的区域公共服务一起构成医疗卫生服务体系的总体架构。

为了更好地理解和具体应用卫生信息资源规划,尽管社区卫生服务中也包含医疗服务、公共卫生服务的职能,我们仍将医疗服务、公共卫生服务与社区卫生服务分成不同体系,主要是为了突出社区卫生服务在面向居民、面向家庭提供以健康管理为核心的基本卫生服务,承担居民健康"守门人"的职责,突出健康档案管理在区域卫生信息资源规划中的作用,因为健康档案产生、管理、应用的主体在社区卫生服务机构。

2. 组织架构　我国医疗卫生服务体系由各级医疗机构(按照医院评审级别划分有一、二、三级甲乙等医院),按照行政管理隶属关系划分有国家级、省市级、地市级、县级医院,提供医疗服务;社区卫生服务机构(基层医疗卫生机构)提供基本医疗和基本公共卫生服务;公共卫生机构(国家、省市、地市、区县级)提供公共卫生管理及服务;卫生行业行政管理部门(国家、省市、地市、县级卫生和计划生育委员会)负责卫生全行业

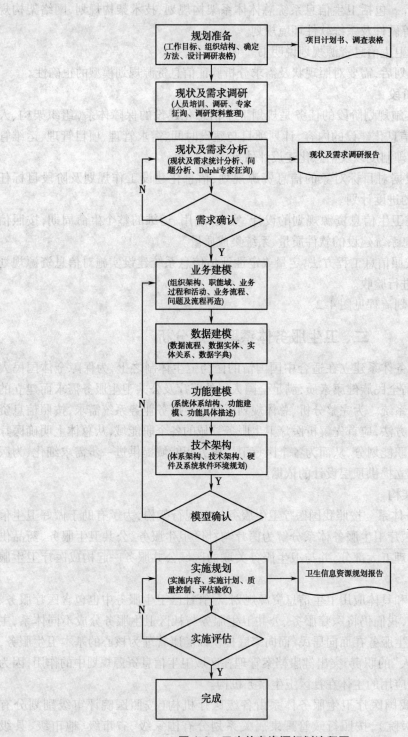

图 4-2　卫生信息资源规划流程图

管理。

与卫生部门具有业务上关联关系的其他部门包括医疗保障部门、药品及医疗器械制造及供应行业以及其他公共服务部门。图 4-3 是我国医疗卫生服务体系的总体架构图。

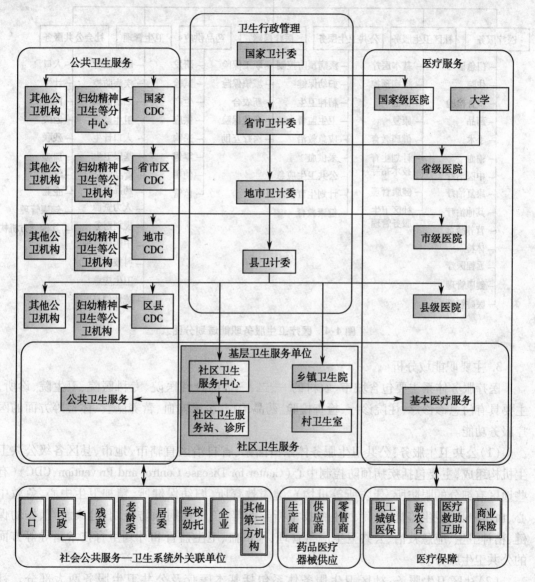

图 4-3 医疗卫生服务体系的总体架构图

（二）卫生业务职能域分析

1. 主要职能 卫生业务的主要职能包括为全社会提供医疗服务、公共卫生服务、社区卫生服务、药品及医疗器械供应服务、医疗保障（医疗保险及新农合）服务,各级卫生行政管理部门负责行业的政策法规制定、行业规划、制度政策与规划的执行和落实、行业监管工作。

2. 职能域划分 按照卫生业务职能,卫生职能域划分可用图 4-4 表示。

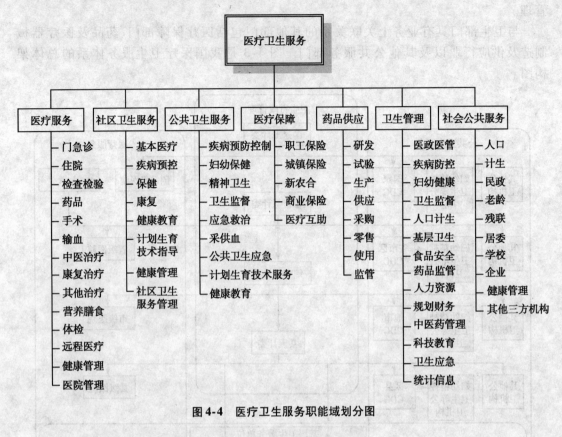

图 4-4　医疗卫生服务职能域划分图

3. 主要职能域分析

医疗服务体系主要包含城市、农村的一、二、三级综合性医院、专科医院、卫生院、诊所，主要具有门急诊诊疗、住院诊疗、检查检验、药品治疗、手术输血、营养膳食、体检等方面的医疗服务功能。

（1）公共卫生服务：公共卫生服务体系由国家、省自治区直辖市、地市、县区各级公共卫生机构组成，主要包括疾病预防控制中心（Center for Disease Control and Prevention，CDC）（有些地区有细分的眼防所、牙防所等机构）、健康教育所、妇幼保健所、精神卫生中心、急救中心、血液中心、卫生监督所、计划生育技术指导所等，负责疾病预防控制、健康教育、妇幼保健、精神卫生、应急救治、公共卫生应急管理、采供血、卫生监督和计划生育技术指导等方面的公共卫生服务。

（2）社区卫生服务：社区卫生服务体系包括基本医疗及公共卫生服务两大部分。社区卫生服务的主体是社区卫生服务中心（乡村卫生院），社区卫生服务中心是以居民个人健康为中心、以家庭为服务单位、以社区［按街道（镇）行政区划分的居民生活区域］为服务范围，提供预防、保健、基本医疗、康复、计划生育、健康教育六位一体服务的基层医疗卫生服务机构。

社区卫生服务中心在行政上接受所在地区卫生局领导与监管，是一级医疗服务机构，与二、三级医疗机构一起构成医疗服务体系。社区卫生服务中心在公共卫生业务上接受所在地区公共卫生机构的管理、技术指导，与上级公共卫生机构构成全区域公共卫生体系，公共卫生服务的各个业务条线在社区实现条与块的紧密结合,由社区卫生服务中心整合公共卫生服务各个业务条线的具体工作,实现社区综合防治。

社区卫生服务是服务居民的工作,离不开与社保、社区管理、居民管理的其他政府服务机构在人口信息、公共卫生服务方面的信息关联与业务协作,这些机构包括医保局、新农合管理中心、计生委、派出所、民政局、老干局、老龄委、残联、居委会(村委会)、学校及幼托机构、企业等。

社区卫生服务中心的定位是为社区居民提供以常见病、多发病为主的基本医疗与公共卫生服务,包含业务科室(提供中心的基本医疗与公共卫生服务)、医技辅助科室(提供检查检验、药品、治疗等医技辅助服务)、行政管理科室(负责人力资源管理、财务资产管理、基本医疗与公共卫生服务质量控制管理以及信息统计)。社区卫生服务中心下设社区卫生服务站,由社区卫生服务中心派出的全科服务团队在责任区提供六位一体的综合卫生服务,社区卫生服务中心及其下设的社区卫生服务站共同构成社区卫生服务平台。

公共卫生条线管理由市级公共卫生机构(疾病预防控制中心、卫生监督所、精神卫生中心、眼病防治所、牙病防治所、妇女保健所、儿童保健所、计划生育技术指导所、健康教育所)、区县级公共卫生机构通过社区卫生服务中心公共卫生质量控制与管理部门、条线负责人实现对社区卫生服务中心、服务站(团队)各公共卫生条线的质量控制与管理。

(3)医疗保障:医疗保障服务由城镇职工基本医疗保险、城镇居民基本医疗保险、新型农村合作医疗和城乡医疗救助、工会等社会团体开展多种形式的医疗互助、商业健康保险共同组成,负责城镇职工基本医疗保险、城镇居民基本医疗保险的机构有劳动及社会保障局或医保局等部门,医保局数据中心负责医保的基金账户、交易数据管理,城乡医疗救助、互助由相应社会团体负责。

(4)药品供应:药品供应服务由药品生产商、供应商、零售商等企业,以及医疗卫生药品使用部门构成,药品生产商、供应商为医疗卫生机构、药品最终使用者提供药品的研发、试验、生产、供应、销售服务,医疗机构提供药品临床试验的场所和条件并采购、使用药品。卫生行政部门负责药品研发、生产、供应、采购、使用的监管。

(5)卫生管理:卫生行政管理包括国家、省、自治区、直辖市、地市、县区各级卫生行政管理部门,负责医疗卫生的行业管理,各级医疗卫生机构监管政策法规、卫生规划制定,实施落实。卫生管理主要业务职能域包括医政医管、疾病防控、妇幼健康、卫生监督、基层卫生、卫生应急、药品监管、人口计生、食品安全、人力资源、规划财务、中医药管理、科技教育、统计信息等。

(6)社会公共服务:社会公共服务包括与居民信息、医疗卫生服务信息相关的公安局、民政局、老干局、老龄委、残联、居委会(村委会)、学校及幼托机构、企业等机构部门。

三、卫生业务流程分析

(一)业务模型

卫生业务模型可用业务流程描述。卫生业务是由居民或者患者对医疗及公共卫生服务的需求所引起的;卫生业务的过程是由居民或者患者接受医疗及公共卫生服务的一系列业务活动串联而形成;医疗机构提供医疗服务,社区卫生服务机构提供基本医疗和基本公共卫生服务,药品生产和供应部门为医疗和社区卫生服务机构提供药品服务,在服务过程中获得医疗保障经费支持,同时医疗卫生机构与人口、计生、民政、社区、学校等社会公共服务之间交换共享信息,在整个卫生业务过程中,政府卫生行政管理部门依照国家、行业相关法律法规,对医疗卫生行业实施监管。卫生业务总体业务流程见图 4-5。

我国的医疗卫生行政管理体系按照行政级别划分为国家、省市、地市、区县四级,卫生业务流程按照四级自上而下实现政策法规、卫生规划流转,自下而上实现医疗卫生业务及监管信息的流转。在区县、地市、省市级别上,各级卫生行政部门对本级医疗卫生机构实施管理。四级卫生行政管理的卫生业务流程如图 4-6 所示。

(二)传统业务模式所造成的局限

1. **信息系统建设各自为政** 在卫生业务中,医疗、公共卫生、医保、医药等各个业务条线均由条线的业务管理部门管理,如医政管理医疗业务、疾病预防控制中心管理疾病预防控制的公共卫生业务、妇幼保健所管理妇幼保健业务、精神卫生中心管理精神卫生业务、卫生监督所管理卫生监督业务等。虽然各条线间在实际业务中存在诸多信息的交换及业务协作的需求,但各条线管理的业务模式,限制通过信息共享的方式实现各条线间的信息交换和业务协作,各业务部门为了本条线的管理需要独立从基层医疗卫生机构采集信息,使得基层医疗卫生单位为了满足多个条线业务要求,需重复录入数据,既增加数据不一致性,又造成人力资源浪费。

2. **信息化发展缺乏整体规划** 传统的卫生信息化建设是由各个业务管理条线的局部业务需求驱动的,在建设中未考虑与其他业务条线的结合、区域卫生信息化建设的统一规划、顶层设计,往往各业务条线管理部门各自建设、独立运行。这种建设模式带来的结果就是区域卫生信息资源缺乏整合、业务条线之间缺乏协作,信息难以实现共享,信息孤岛现象严重,信息利用效果不好。

3. **多个业务核心造成信息资源浪费** 传统的医疗卫生业务流程是根据不同条线的业务需求设计的,因此具有多个业务核心;多个业务核心既不利于业务流程的统一规划、信息资源整合,也使得医疗卫生信息化建设为了满足不同部门的需求而建立不同的数据中心,容易形成信息孤岛。

4. **传统业务流程造成健康档案应用推进困难** 健康档案是卫生信息的核心,但传统卫生业务流程上的问题影响了健康档案的信息采集、共享、利用。

(1)信息采集难:传统的业务流程决定了健康档案信息采集的难度,主要表现:上门直接采集健康档案信息不符合人性化需求,获得数据的可能性、真实性差;很多业务数据是在事后录入增加工作量,影响时效性、准确性;社区卫生服务条线间无法自动采集共享信息。

(2)信息共享难:现有的条块分割业务流程决定了健康档案信息难以共享,主要表现:业务与健康档案的数据隔离;业务条线间的数据隔离;各医疗机构间的数据隔离;社区与防治机构间的数据隔离;社区与区域内其他系统间的数据隔离;业务条线管理与团队工作任务间的脱节。由于无法实现相互间的信息交换与共享,造成社区卫生服务工作的效率不高。

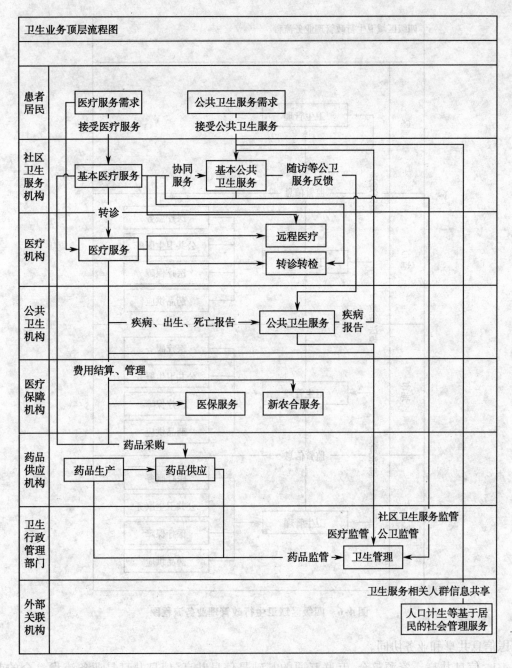

图 4-5　卫生业务顶层流程图

（3）信息利用差：由于健康档案采集难、更新难，与其他业务系统整合难，使得健康档案信息利用差，主要表现：健康档案信息未能被业务系统有效利用，未能能被社区诊断分析利用，不能为绩效考核利用。

（三）流程再造

开展卫生信息资源规划，就是为了从医疗卫生行业用户的角度分析应用需求，梳理业务流程，为设计卫生信息系统建设的总体框架和合理应用提供科学依据，流程再造重点就需要

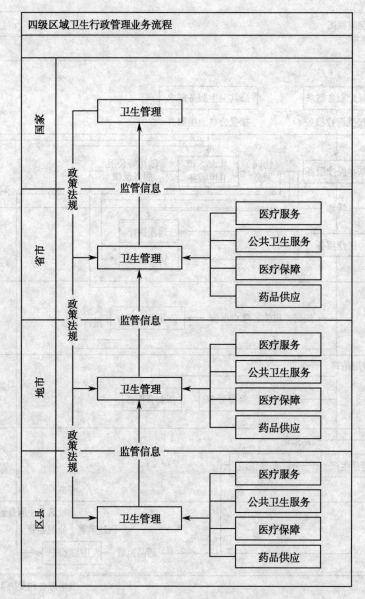

图 4-6　四级区域卫生行政管理业务流程图

考虑信息共享和业务协同。

1. 信息共享　资源整合、互联互通的基础是信息共享,信息共享是业务流程整合的前提条件。信息共享流程整合的具体做法就是:

(1)提高对信息共享的认识,在管理体制、业务运行模式上充分体现信息共享意识。

(2)建立具有信息共享特点的应用系统,如医疗机构之间的双向转诊系统,需要共享诊疗信息、检查检验结果、居民健康档案,信息一次采集,多次应用。

(3)建立区域性的信息共享公共服务平台,通过这个平台实现信息整合。

2. 业务协同　业务协同是在信息共享的基础上,为实现不同医疗卫生机构之间为了一个共同的服务事件或服务对象而建立的连续性业务流程,保证信息流与业务流同步而提出

信息整合需求,是比信息共享应用更加复杂、应用效果更好的更高一级的信息整合过程。如:

(1)区域医疗业务协同:医院之间的双向转诊不是简单的诊疗信息共享,为了实现双向转诊的目标,方便病人,必须建立医疗机构之间规范的双向转诊流程,如社区卫生服务中心转诊到上级医院流程、上级医院接受转诊流程、上级医院转回社区卫生服务中心流程等,双向转诊的过程包括转诊申请、挂号预约、转诊审核、接受转诊病人、接受转诊审核等。

(2)公共卫生业务协同:孕产妇保健的社区建档、初检、医疗复检、入院分娩、出院回社区随访的流程;传染病管理在医疗机构、公共卫生机构、社区卫生服务机构、卫生行政管理部门之间的疾病报告、个案调查核实、流行病学调查、疫点消毒、患者隔离及密切接触者医学观察、应急接种、卫生宣教等流程;均体现出因公共卫生业务协同,从而提高了公共卫生业务管理的规范性、及时性,提高了医疗机构、社区卫生服务机构公共卫生服务的效率。

3. 流程再造后的电子健康档案应用实例　以健康档案为核心整合各类业务信息就是以各级各类医疗卫生机构的医疗卫生服务业务信息为基础,通过健康档案整合医疗服务、公共卫生服务信息及业务流程,实现医疗、康复、疾病预防控制、妇幼保健、特殊人群服务、健康教育、卫生管理等业务的资源整合、信息共享、业务协同。

以健康档案为核心的流程整合具体做法就是,通过信息平台互联互通,对各业务条线的业务流程与信息流程统一规划、高度整合,实现健康档案系统的统一高效。以健康档案为核心的流程整合过程框架示意见图4-7。

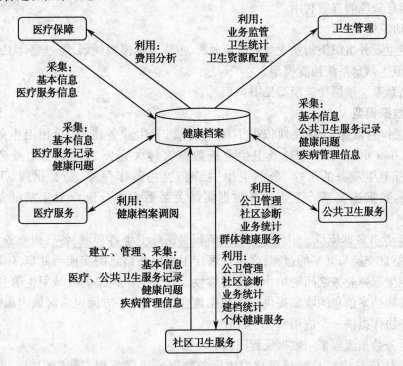

图4-7　以健康档案为核心的流程整合过程框架示意图

通过这一案例可以看到,区域卫生业务流程的优化为健康档案信息采集、交互、共享、利用提供方便,能实现:

(1)在业务过程中便捷地从信息源头采集信息。在业务服务过程中采集数据,数据一点采集、多点应用,条线间实现信息共享与数据交换,从而提高数据采集效率,提高各业务系统的协同工作能力。

(2)在业务流程中共享、交换及动态更新健康档案信息。加强了业务与健康档案的数据整合,条线间的数据与业务整合,各医疗机构间的数据与业务整合,社区与防治机构间的数据与业务整合,社区与区域内其他系统间的数据整合,业务条线管理与团队工作任务间的业务整合,实现及时、动态更新居民健康档案,以方便对居民提供更人性化服务。

(3)在卫生业务、管理中加强信息的多种应用。标准化健康档案(基本信息、健康摘要、疾病目录、服务记录)信息的展现与应用;健康档案信息为业务条线有效利用,并以此为基础提供全程的、连续的健康保健服务;利用健康档案信息实现社区诊断;条线业务信息自动生成管理报表,为社区卫生服务工作的绩效考核提供全面的客观数据;从而提高社区卫生服务中心卫生业务水平和科学管理水平。

四、卫生信息系统顶层规划设计

在建立顶层概念模型时,应从实现信息资源共享最大化及干预措施最小化的原则出发,打破原有机构的界线,按照以人为本的管理思想,以人的健康信息管理为主线,合理规划,把不同机构、不同领域的相关业务有机整合,并贯穿于业务活动中,形成基本的业务模型框架,实现卫生信息资源的有效利用。

(一)功能模型

按照卫生业务组织架构及业务职能域分析、卫生业务模型规划,通过整合卫生信息系统功能,规划卫生信息系统功能模型。

卫生信息系统顶层功能模型见图4-8。

(二)数据模型

卫生业务的数据模型规划依据卫生职能域、卫生业务流程,采用卫生业务数据流程图(data flow diagram,DFD)及卫生业务数据实体关系图表述。卫生业务数据流程图主要分析卫生业务的医疗、公共卫生、社区卫生、医疗保障、药品供应、卫生管理六大职能域的数据流关系。卫生业务数据实体关系图主要分医疗卫生基础及公共域数据模型。

1. 卫生业务数据流程　卫生业务数据流程是医疗卫生各领域、各机构业务及管理协同过程,也是信息交换与共享的过程;区域性医疗卫生服务信息的交换与共享,体现了区域内各种医疗卫生服务业务之间的协作性与连续性。基于健康档案的区域卫生信息系统建设,一方面为健康档案信息的收集提供一个数据整合平台,另一方面也为区域内医疗卫生机构之间的业务协作提供一个应用整合平台。

卫生业务数据流程采用数据流程图(DFD)描述。

卫生总体信息流程是区域医疗卫生服务数据的顶层流程,描述区域医疗服务、公共卫生服务、社区卫生服务、医疗保障、药品供应、卫生综合管理等区域卫生服务过程及

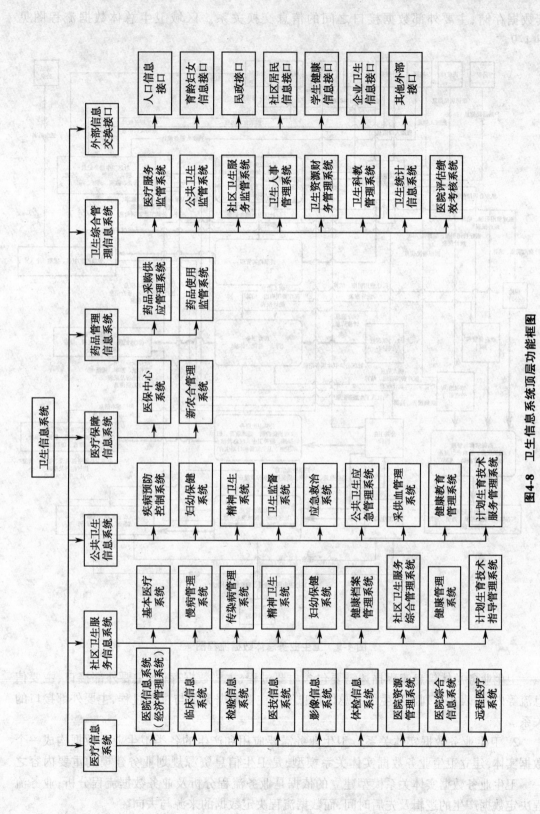

图4-8 卫生信息系统顶层功能框图

其数据存储、主要外部数据接口之间的信息交换关系。区域卫生总体数据流程图见图 4-9。

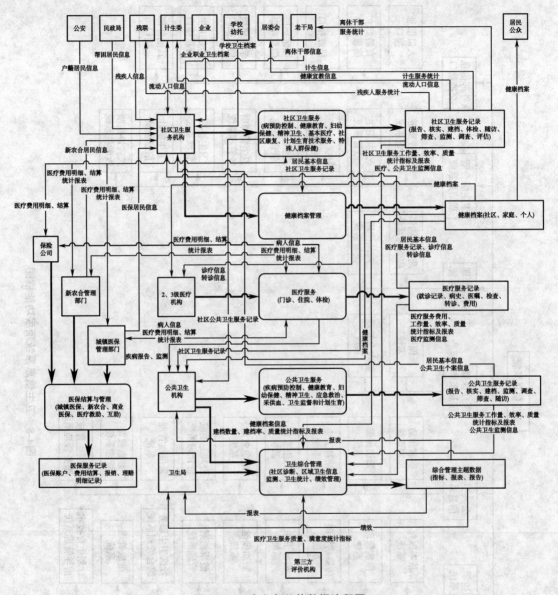

图4-9 卫生业务总体数据流程图

卫生业务总体信息流程描述需要包含主要过程、主要数据存储、主要外部接口、主要信息流等内容,表4-1列出卫生服务总体信息流的主要数据流及与主要过程、主要外部接口的关系。

2. 卫生业务数据实体关系 卫生业务需要应用和产生的各类卫生业务数据构成一个数据实体,建立卫生业务数据实体关系模型,是卫生信息资源规划业务建模的重要内容之一。卫生业务数据实体关系模型建立的依据是业务流程分析及业务数据流程分析;业务流程决定数据产生的逻辑及先后时间,而数据流程决定数据的来源与去向。

表 4-1　卫生服务总体信息流列表

主要信息流			
序号	信息流	来源	去向
1	居民信息 系统内:就诊病人、医保新农合病人、社区卫生服务居民、公共卫生报告调查监测的个案居民 系统外:户籍居民、帮困居民、残疾人、流动人口	系统内:医疗机构、社区卫生服务机构、公共卫生机构、医保及新农合部门 系统外:公安、民政、残联、计生、居委会(村委会)	社区卫生服务机构、健康档案
2	医保、新农合病人基本信息	医保及新农合部门	医疗机构
3	健康档案信息	健康档案	2、3 级医疗机构 公共卫生机构 卫生综合管理 居民公众
4	医疗服务记录、诊疗信息、转诊信息	医疗服务记录	社区卫生服务机构
5	诊疗信息、转诊信息	社区卫生服务记录	医疗机构
6	社区卫生服务记录	社区卫生服务记录	公共卫生机构
7	疾病报告与监测	医疗服务	公共卫生机构
8	公共卫生服务个案信息	公共卫生服务记录	社区卫生服务机构
9	医疗、公共卫生监测信息	医疗服务记录 社区卫生服务记录 公共卫生服务记录	卫生综合管理
10	医疗费用明细、结算及医保统计报表	医疗服务 社区卫生服务	城镇医保管理部门、新农合管理部门、保险公司
11	医疗、社区卫生服务、公共卫生费用、工作量、效率、质量信息,建档数量、建档率、质量统计指标及报表	医疗服务记录社区卫生服务记录公共卫生服务记录	卫生综合管理
12	建档数量、建档率、质量统计指标及报表	健康档案	卫生综合管理
13	医疗卫生服务质量、满意度统计指标	第三方评价机构	卫生综合管理
14	卫生统计指标及报表	卫生综合管理	卫生局
15	医疗卫生服务机构绩效	卫生综合管理	卫生局
16	计生服务统计	社区卫生服务记录	计生
17	残疾人服务统计	社区卫生服务记录	残联
18	离休干部服务统计	社区卫生服务记录	老干局
19	计生信息及健康宣教信息	社区卫生服务记录	街道

续表

序号	产生数据	产生数据过程	数据存储
		主要数据存储	
20	社区卫生服务记录	社区卫生服务	社区卫生服务记录（报告、核实、建档、体检、随访、筛查、监测、调查、评估）
21	健康档案	健康档案管理	健康档案（社区、家庭、个人）
22	医疗服务记录	医疗服务	医疗服务记录（就诊记录、病史、医嘱、检查、转诊、费用）
23	公共卫生服务记录	公共卫生服务	公共卫生服务记录（报告、核实、建档、监测、调查、筛查、随访）
24	综合管理主题数据	综合管理	综合管理主题数据（指标、报表、报告）
25	医保服务记录	医保结算与管理（城镇医保、新农合、商业医保、医疗救助、互助）	医保服务记录（医保账户、费用结算、报销、理赔明细记录）

卫生业务数据实体关系模型主要描述如下业务数据实体及其关联关系：

（1）卫生活动参与者：卫生活动参与者主要包括服务人员及服务对象，服务人员隶属于服务机构，机构又隶属于地区，服务人员具有一定的角色属性，例如医生、护士、家庭医生，角色又具有参与业务活动的权限属性，如医生具有医嘱和病史书写权限。

（2）卫生活动记录：卫生活动记录包括卫生服务业务记录，如诊疗记录、随访记录，而服务记录可能产生进一步的详细服务记录，如病史记录、服务费用记录等，而健康档案是针对服务对象个体而建立的所有卫生服务记录的档案记录。

药品采购、卫生管理主题数据是卫生管理类活动，是在卫生服务及卫生资源管理过程中产生的，卫生管理数据或者来源于卫生服务活动，或者服务于卫生服务活动。

（3）卫生资源：卫生活动中会使用到相关医疗资源，如药品、设备等，与卫生活动记录是被利用关系。

（4）属性代码：卫生业务活动的各类数据实体具有不同的属性，通常用属性实体（代码）表示，如地区、医保属性、服务项目、医学术语及编码、供应商、卫生管理主题、角色的权限等。

卫生业务数据实体关系模型见图4-10。

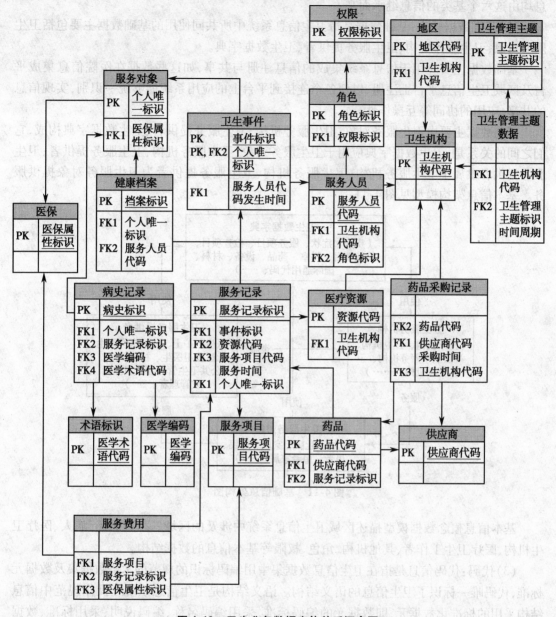

图 4-10　卫生业务数据实体关系概念图

3. 卫生信息数据标准

（1）卫生信息的构成：卫生信息是卫生领域经过卫生行业业务加工处理后有价值的数据。卫生信息产生于一定的卫生信息源系统，在经过卫生信息系统的采集、处理、通信、存储，形成卫生领域的知识或消息，应用于卫生领域的各类决策。为了在卫生领域各系统间实现信息的共享、交换，在各个卫生信息系统采集、处理、存储的数据，必须有一个统一的标准，以便让各个信息系统能够在语法、语义层次上互相识别，数据标准就是卫生信息实现共享交换的标准。

卫生信息分为活动、实体、角色、参与、活动关联、角色关系六个大类，卫生领域的所有信息均由这六个基类的信息继承而来。

（2）基础数据标准：基础数据是指卫生信息系统中所共同使用的基础数据主要包括卫生服务对象、卫生服务机构、卫生服务提供者、卫生数据字典。

基础数据主要应用于信息系统集成的信息注册与共享，如这些数据在医院信息集成平台及区域卫生信息平台上注册，以便各个连接到平台上的应用系统能够统一识别，实现信息的共享，应用的协同等互操作性。

基础数据主要由卫生服务对象、卫生服务机构、卫生服务提供者、卫生数据字典构成，它们之间的关系是：卫生数据字典应用于卫生服务对象、卫生服务机构、卫生服务提供者；卫生服务提供者隶属于卫生服务机构；卫生服务机构、卫生服务提供者为卫生服务对象提供服务。基本信息架构模型见图4-11：

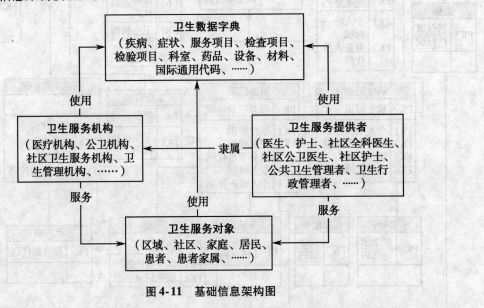

图 4-11　基础信息架构图

基本信息概念数据模型描述区域卫生信息系统中涉及的区域、家庭、居民、病人、医疗卫生机构、医疗卫生工作者、其他机构、角色、权限等基本信息的数据结构。

（3）代码：代码信息是指在卫生信息数据集中用编码标识的规范的术语数据集及数据元标准，代码唯一标识了卫生信息的语义结构。语义结构是卫生信息系统互操作规范中信息结构采用的标准化数据元，即数据元的编码标准，采用编码名称、编码说明、采用标准、数据格式、值域描述。

代码信息用于规范标准化卫生信息数据元的数据格式及取值范围，便于卫生信息的统计分析，保障卫生信息系统间共享数据的规范释义及系统间的互操作性。常见医疗卫生代码有人员属性、机构属性、疾病症状诊断、医疗服务、检验检查、药品、费用、公共卫生服务等类代码。

（4）健康档案数据模型：居民健康档案是社区卫生服务与居民健康管理过程中服务事件和干预活动的客观记录，它是以居民健康为目标，以信息技术为手段，有序整合、动态记录、客观反映个人、家庭、社区健康问题、健康事件和卫生服务的科学、规范的数字化资料。

电子健康档案是社区卫生服务机构对辖区内所有服务对象、服务人群实现健康管理的有效手段,从不同角度反映个人、家庭、社区个性和共性的健康信息,是以居民健康为中心、家庭为单位、社区为范围、需求为导向,以儿童、妇女、老年人、残疾人、慢性病人等特殊人群为重点的居民健康信息应用平台。

健康档案数据标准是记录社区、家庭、居民基本信息、主要健康问题、疾病管理、主要服务目录的数据元及数据集标准。

居民健康档案的基本框架由个人健康档案、家庭健康档案、社区健康档案共同组成。

个人健康档案分为核心档案与扩展档案两部分。核心档案主要记录个人基本信息、主要健康问题摘要、疾病管理和主要健康服务记录目录;扩展档案主要记录社区卫生各业务条线个人详细服务记录。个人健康档案是关键,是主要内容。

家庭健康档案主要记录家庭基本信息、家庭成员、家系图、家族病史、家庭健康危险因素。

社区健康档案分为核心档案与扩展档案两部分。核心档案主要记录社区基本信息、社区人口学信息、社区主要健康问题、社区健康危险因素及环境信息、社区医疗卫生资源信息;扩展档案主要记录与社区相关的健康服务、干预活动详细记录,在实际应用中以社区卫生各业务条线社区相关的详细服务记录的形式体现。

居民健康档案的总体架构如图 4-12 所示。

(5)电子病历数据模型:电子病历是医疗机构对门急诊、住院、健康体检患者(或保健对象)临床诊疗和指导干预的、数字化的医疗服务工作记录;是居民个人在医疗机构历次就诊过程中产生和被记录的完整、详细的临床信息资源;电子病历是指医务人员在医疗活动过程中,使用医疗机构信息系统生成的文字、符号、图表、图形、数据、影像等数字化信息,并能实现存储、管理、传输和重现的医疗记录,是病历的一种记录形式。

使用文字处理软件编辑、打印的病历文档,不属于本文所称的电子病历。电子病历数据标准是记录电子病历的数据元及数据集标准;电子病历数据标准用于统一规范医疗机构诊疗信息的采集及电子病历数据库的建立,也用于统一规范基于电子病历的医院信息平台及区域卫生信息平台诊疗数据的采集接口标准、电子病历共享数据库建立。

电子病历数据记录由病历概要、病历记录、转诊记录、医学证明及报告,以及建立这些数据记录的医疗机构信息等数据实体集构成,电子病历的数据实体及相互的隶属关系构成电子病历的基本架构,如图 4-13 所示。

(6)公共卫生数据模型:公共卫生业务包括城乡居民健康档案管理、健康教育、预防接种、儿童保健管理、孕产妇保健管理、老年人健康管理、高血压患者管理、糖尿病患者管理、重性精神疾病患者管理、传染病及突发公共卫生应急处理以及卫生监督等服务规范。在各项服务规范中,分别对国家基本公共卫生服务项目的服务对象、内容、流程、要求、考核指标及服务记录表等作出了规定。为疾病控制、卫生监督、妇幼保健和其他健康相关的业务活动提供了数据需求。如图 4-14 所示。

(7)卫生资源数据模型:卫生资源是指提供各种卫生服务所使用的投入要素的总和,包括人力资源、物资资源和经济资源。

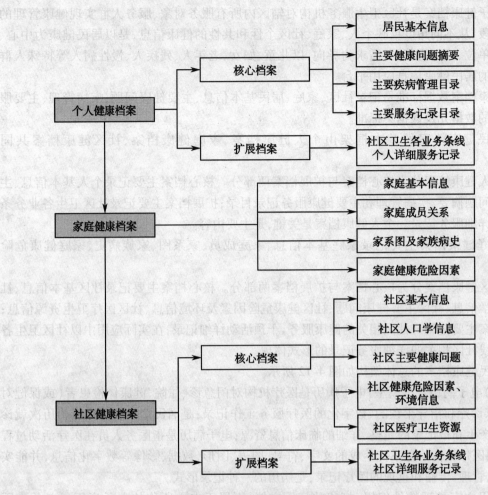

图 4-12　居民健康档案数据架构图

1）人力资源：医生、护士、医疗卫生技术人员的注册、职称、执业等、培训教育等信息资源、每千人的医生护士数量等信息。

2）物资资源：卫生机构的资产情况、医用设备的物资情况以及药品情况等。

3）经济资源：卫生经费投入、支出情况等。

从地域的角度，卫生资源又分为区域性卫生资源和医疗机构内部的卫生资源。

卫生资源数据标准如图 4-15 所示：

（三）系统模型

卫生应用信息系统建模依据卫生业务规划、数据规划的业务模型、功能模型、数据模型。功能模型确定了卫生应用信息系统的系统和子系统功能划分，数据模型确定了卫生应用信息系统的数据存储架构。

1. 区域卫生应用信息系统　我国医疗卫生行政管理体系按照行政级别划分为国家、省市、地市、区县四级，每一级都应该建有自己完整的卫生信息应用系统，这就构成区域卫生信息系统。

区域卫生信息系统主要由医疗信息系统、社区卫生服务信息系统、公共卫生信息系

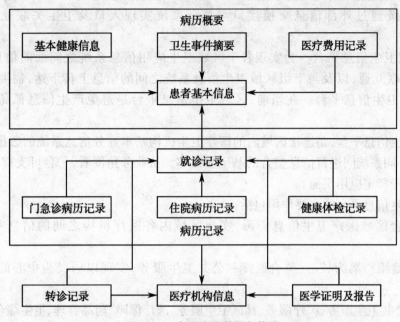

图 4-13 电子病历数据架构图

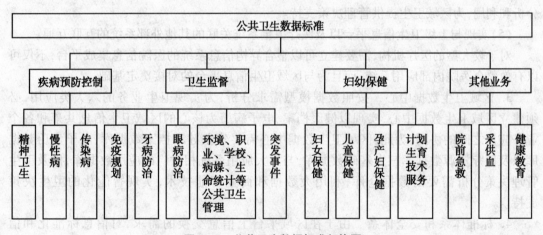

图 4-14 公共卫生数据标准架构图

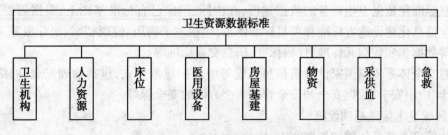

图 4-15 卫生资源数据标准架构图

统、医疗保障信息系统、药品管理信息系统、卫生综合管理信息系统六大系统组成,区域卫生信息系统通过外部信息交换接口与外部系统实现人口及卫生关联业务的信息流转。

2. 区域卫生信息平台　为实现各个区域卫生应用信息系统之间面向信息共享、业务协同的互联互通,以及与上级区域卫生信息系统之间的信息上传下达,需要在区域层面搭建区域卫生信息平台。在当前,区域卫生信息平台是避免产生信息孤岛的有效解决方案。

区域卫生信息平台,是连接区域内的医疗卫生机构基本业务信息系统的数据交换和共享平台,是不同系统间进行信息整合的基础和载体。从业务角度看,平台可支撑多种业务,而非仅服务于特定应用层面。

区域卫生信息平台的主要作用包括:

(1)整合区域医疗卫生信息资源,实现区域内各医疗机构之间的信息共享、互联互通。

(2)以健康档案为核心,整合医疗和公共卫生服务,实现以居民为中心的健康管理服务。

(3)为公共卫生服务、医疗服务、社区卫生服务、医疗保障、药品管理、卫生综合管理六大应用系统提供基础平台支撑。

(4)建立以健康档案、电子病历为核心的区域卫生数据中心,实现卫生信息的数据挖掘、分析和利用,为区域卫生提供管理决策支持。

(5)实现与上级卫生信息平台以及医疗卫生系统关联的其他外部系统的互联互通。

对于较大型的医疗机构,需要建立可以整合异构信息系统的医院信息集成平台,不仅可以有效整合医院内部应用系统,而且为与区域卫生信息平台的对接奠定基础。

3. 区域卫生数据中心　按照数据模型需求分析,为实现卫生业务的六大类应用,必须建立区域卫生数据中心,实现以健康档案、电子病历为核心的区域卫生信息共享和各个业务应用之间的协同,为此,区域卫生数据中心需要建立健康档案数据库、电子病历数据库以及医疗资源数据库三大基础数据库,与六大应用系统相对应的应用数据库,以及卫生管理决策分析需要的数据仓库,利用大数据和商业智能技术,实现智能化的卫生决策支持。

4. 标准体系和安全体系　由于在区域平台上信息交换的需求,对信息标准化和信息安全提出的很高的要求,标准体系和安全体系是区域卫生信息平台必不可少的技术支撑。

信息标准化依据卫生业务的数据建模,在国际、国家已有标准基础上,根据需要可补充制定卫生信息化建设地方标准和项目标准体系,包括电子病历、健康档案、医疗服务、公共卫生服务等数据集和数据元标准、代码标准,信息交换标准等。

信息安全体系依据国家计算机信息系统等级保护规范建立,包括物理安全、网络安全、系统安全、应用安全、数据安全和安全管理六个方面的安全保障。

5. 区域卫生信息基础设施

卫生信息系统总体架构如图4-16所示。

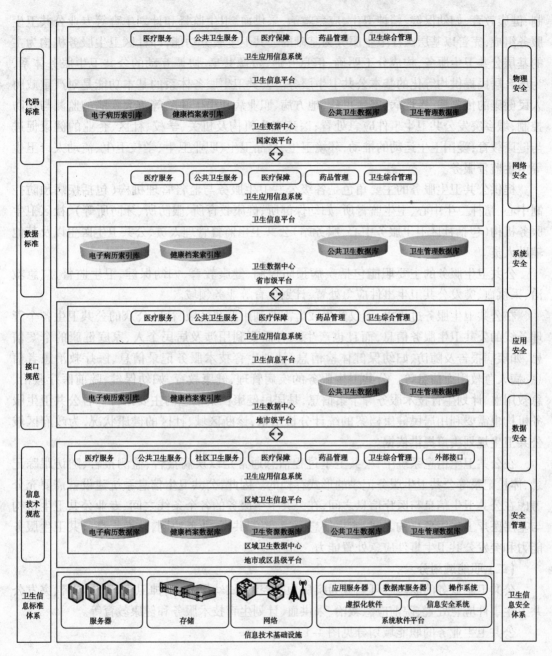

图 4-16 卫生信息系统总体架构图

第二节 公共卫生信息资源需求分析与建模

一、职能域分析

(一) 主要职能

公共卫生服务是由国家、省市、地市各级公共卫生服务与监督管理机构的疾病预防控制、健康教育、妇幼保健、精神卫生、应急救治、采供血、卫生监督和计划生育等专业公共卫生服务组成,完善以基层医疗卫生服务为基础的公共卫生服务功能,即社区卫生服务机构为主的基层公共卫生服务,构成分工明确、信息互通、资源共享、协调互动的公共卫生服务体系,为城乡居民提供均等化的基本公共卫生服务。公共卫生服务体系的基本功能是对严重威胁人民健康的传染病、慢性病、寄生虫病、地方病、职业病和出生缺陷等重大疾病的监测与预防控制;城乡突发公共卫生事件应急处置;医疗卫生机构及机关、学校、社区、企业的健康促进与健康教育;爱国卫生运动的推动;环境卫生、食品卫生、职业卫生、学校卫生、流动人口卫生等卫生监督服务。

提供公共卫生服务的主要角色是各级公共卫生服务与监督管理机构(包括疾病预防控制中心、精神卫生中心、卫生监督所、妇幼保健所、健康教育所、眼防所、牙防所等)、社区卫生服务机构(包括社区卫生服务中心、服务站)公共卫生监督管理人员、公共卫生医生以及其他辅助人员。

公共卫生服务的主要职能包括疾病预防控制、健康教育、妇幼保健、卫生监督、应急救治、采供血、突发公共卫生事件应急处置、计划生育等业务领域。

在公共卫生服务过程中,不仅产生或者需要利用涉及区域、社区公众的公共卫生各个管理条线的公共卫生服务信息,而且也产生或者需要利用涉及居民个人、家庭健康的个案信息,如疾病报告及随访、妇幼保健体检信息、计划生育技术服务记录信息、医疗救治患者信息、病人急救用血信息等。公共卫生服务的疾病管理、健康教育、妇幼保健、院前医疗救治、急救用血、计划生育技术服务等个案信息,是居民健康档案信息的主要来源。各公共卫生服务机构也需要利用居民健康档案的统计分析结果,诊断区域、社区的健康状况,为政府区域公共卫生规划决策提供依据。

在公共卫生信息系统中,公共卫生过程信息通常是以疾病报告、监测报告、随访跟踪记录、体检记录等公共卫生服务记录的形式存档的。因此,公共卫生信息系统建设就需要充分考虑在公共卫生信息与医疗信息之间、在公共卫生服务的各个条线之间、专业公共卫生机构与基层医疗卫生服务机构之间,实现信息互通、资源共享、业务协同,从而提高公共卫生服务能力和突发公共卫生事件应急处置能力。

(二)职能域划分

公共卫生业务的职能域可划分为疾病预防控制、妇幼保健、精神卫生、卫生监督、突发公共卫生事件应急处置、院前应急救治、采供血、计划生育技术服务和健康教育等。

公共卫生业务的职能域划分见图4-17。

二、业务流程分析

(一)业务流程

1. 公共卫生服务业务流程　公共卫生服务业务流程按照公共卫生职能域进一步分析。本教材重点分析疾病预防控制和卫生监督业务流程。

(1)疾病预防控制:疾病预防控制业务主要包括各类疾病报告(疾病疑似报告和确诊报告)、监测、对医疗机构的漏报检查、报告质控、现场核实、病案管理、患者随访、疾病的控制和干预管理等业务过程,按照疾病报告和管理的法律法规和业务规范完成疾病预防控制的业务活动。

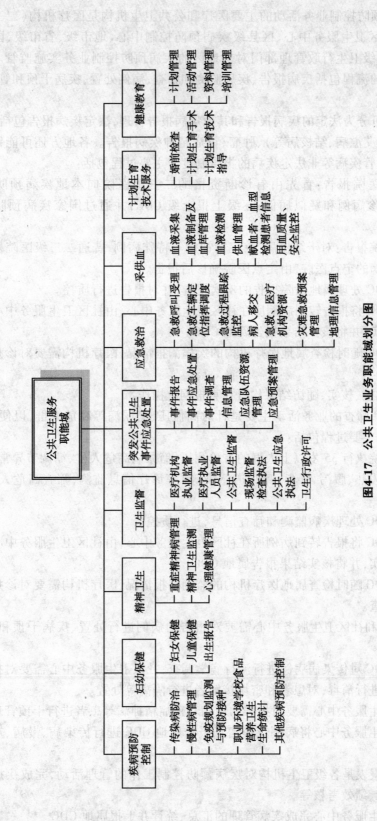

图4-17 公共卫生业务职能域划分图

参与疾病预防控制业务活动的主要医疗和公共卫生机构是医疗机构(二三级医院和定点医院)、社区卫生服务中心、区县级疾病预防控制中心、地市级、省市级、国家疾病预防控制中心,各级卫生行政管理部门对本地区的疾病预防控制业务实施监管。疾病预防控制业务活动的流程包括疾病报告、疾病监测和筛查、病例处置、疾病干预和管理、业务统计报表等。

疾病报告可分为法定的疾病报告和其他疾病报告管理,法定疾病报告包括传染病(急性传染病、性病艾滋病、结核病等)、肿瘤、重症精神疾病报告。各地方还可能针对本地情况,实施心脑血管疾病等非法定疾病的报告制度。主要过程包括:

1)非定点医院报告:首先由有诊断资格的二三级医院向本地疾病预防控制中心(CDC)报告确诊病例和疑似病例,逐级上报上级 CDC,并通过国家疾病预防控制网络直报。

2)定点医院报告:对于结核病、重症精神病等特殊病例,普通二三级医院发现后需要转诊到相关疾病的定点医院,由定点医院确诊后报告。

3)本地 CDC 处理属地医院报告的疾病报告,并对报告进行质控。

4)属地 CDC 将报告转到病例所在社区卫生服务中心,由社区卫生服务中心负责对报告病例进行核实,并将核实结果报告属地 CDC。

5)本地 CDC 随时检查属地医疗机构的疾病漏报情况,医疗机构需要对诊疗记录进行漏报的自查。

6)报告、质控、核实、随访结果均可在直报网上操作。

疾病监测和筛查的业务活动主要是针对高血压、糖尿病等高危人群,以便早发现、早诊断、早治疗。主要过程包括:

1)各级医院执行 35 岁以上人群的首诊测压、糖尿病高危人群、糖调节异常、糖尿病患者、症状监测(发热、腹泻、肝炎、呼吸道感染等)等诊疗信息监测,筛查高危人群,上传本地 CDC。

2)本地 CDC 处理疾病监测和筛查信息,进行质控。

3)属地 CDC 将报告转到病例所在社区卫生服务中心,由社区卫生服务中心负责对监测信息进行核实,并将核实结果报告属地 CDC。

4)本地 CDC 随时检查属地医疗机构的监测漏报情况,医疗机构需要对诊疗记录进行监测漏报的自查。

属地 CDC 和社区卫生服务中心需要对报告的病例进行处置、疾病干预和管理,主要过程包括:

1)属地 CDC 对传染病病例进行流行病学调查,社区卫生服务中心需要对报告的传染病病例居住地进行消毒,对患者和密切接触者进行隔离等处置。

2)社区卫生服务中心需要对报告的慢病和重症精神病等患者进行干预管理。

3)社区卫生服务中心将病例管理信息报告属地 CDC 进行传染病、慢病、重症精神病等病例的管理。

业务统计报表是各级卫生机构对疾病预防控制工作的管理活动,完成疾病预防控制业务统计、监管、绩效考核等。

1)社区卫生服务中心完成疾病管理的汇总、统计并上报属地 CDC。

2)属地 CDC 对本地的传染病、慢病、重症精神病管理结果汇总、统计并上报上级 CDC,报表逐级统计上报。

(2)卫生监督:卫生监督的主要业务活动包括:卫生监督对象一户一档管理、卫生行政许可审批管理、卫生监督检查管理、卫生检测与评价、卫生行政处罚管理、投诉举报调查处理、突发事件卫生监督应急处置、重大活动卫生监督保障管理。

卫生行政许可程序分为:一般卫生行政许可、当场办结程序、告知承诺程序、网上审批和并联审批。卫生监督检查工作程序一般包括准备、检查和处理三个阶段。

1)准备阶段:卫生监督员在进行监督检查前,熟悉被检查对象的有关情况和监督检查的有关内容,备好监督检查所需的监测、采样及取证的工具和设备,备好监督检查所需的文书,根据监督检查内容,合理安排卫生监督员,拟定监督检查计划。

2)检查阶段:卫生监督员进行监督检查时根据被检查对象的具体情况分别行使监督检查职权,听取被检查对象根据监督检查内容所作的介绍,查阅被检查对象的相关证照、主体资格、身份证明、制度、记录、技术资料、产品配方和必需的财务账目及其他书面文件,运用卫生专业技术手段进行实地检查、勘验、测试和采样,根据需要对有关人员进行询问,确定事实证据。

卫生监督员根据检查情况当场制作现场检查笔录,并交被检查对象的在场负责人或其他有关人员核对;对有关人员进行查询时,当场制作询问笔录并交被询问人核对后由被询问人签名确认;进行现场勘验、测试或采样的,当场制作勘验记录、测试报告和采样记录;在监督检查中发现被检查人存在的违反有关卫生法律、法规、规章的事实,开展书证、物证、影像资料等其他相关证据的收集工作;发现证据有可能毁损、灭失或以后难以取得的情况时,应当及时调取或采取证据先行登记保存、封存、留样及摄影摄像等证据保全措施。

3)处理阶段:卫生监督员对监督检查中发现的被检查对象的违法事实,情节显著轻微的,可以发出责令改正通知书,要求被检查对象予以纠正;违法事实清楚并有法定依据,依照《中华人民共和国行政处罚法》和有关卫生法律、法规和规章,可以适用简易程序当场作出行政处罚的,应该当场作出行政处罚;违法事实需作进一步调查取证予以核实的,应依照《中华人民共和国行政处罚法》和行政处罚程序中的一般程序的有关规定,予以立案并作进一步处理;违法事实不属于本卫生行政部门管辖的,应及时移送有关部门进一步处理。如有必要,监督和抽检结果可通过有关媒体予以公示或曝光,同时可向社会发布消费警示等。

2. 业务流程图

(1)疾病预防控制:在医疗机构(二三级医院和定点医院)、社区卫生服务中心、区县级疾病预防控制中心、地市级、省市级、国家疾病预防控制中心之间,按照疾病报告和管理的法律法规和业务规范,执行传染病、慢性非传染性疾病、职业病、精神疾病等疾病预防控制的疾病监测、疾病疑似和确诊报告、漏报检查、报告质控、现场核实、随访、疾病控制、干预、管理等业务过程。疾病预防控制业务流程见图4-18。

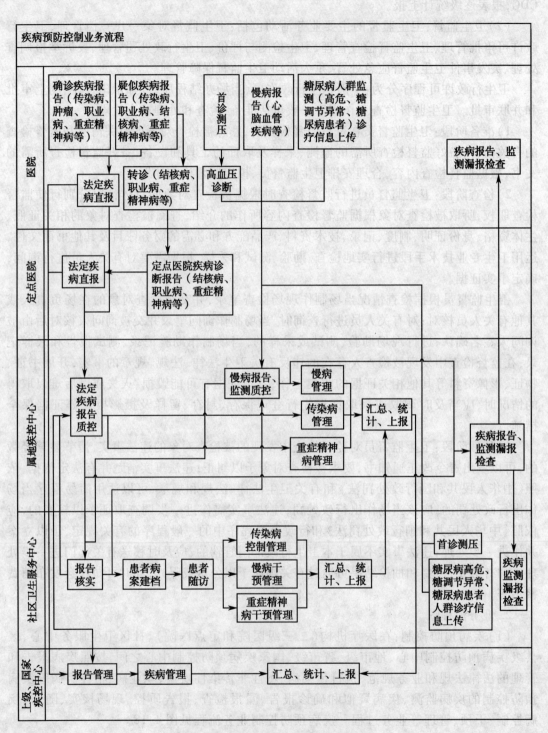

图 4-18 疾病预防控制业务流程图

（2）卫生监督

1）卫生行政许可（图4-19）

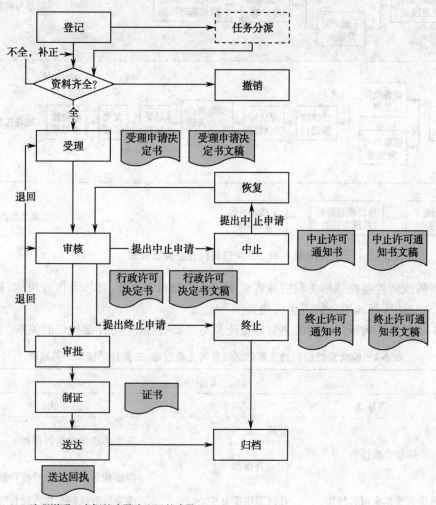

流程说明：虚框的步骤为配置的步骤。

图4-19 卫生行政许可业务流程图

2）卫生监督检查（图4-20）

（二）数据流程

1. 公共卫生服务数据流程 公共卫生服务数据流程按照公共卫生职能域进一步分析，本教材重点分析疾病预防控制和卫生监督数据流程。

（1）疾病预防控制：疾病预防控制的数据流程是按照上述疾病预防控制的业务活动过程中，收集、处理、产生、利用相关的信息记录，并与区域内其他相关卫生机构发生数据交换的过程。

疾病预防控制的相关信息主要存储于各类报告和记录之中，如有传染病确诊和疑似病例报告、向定点医院转诊记录、疾病随访记录、流行病学调查记录、疫区消毒处置记录等；有预防接种管理中的预防接种档案、接种计划、接种记录、预防接种不良事件登记、禁忌证记录、传染病史记录、制品库存记录、冷链记录等；

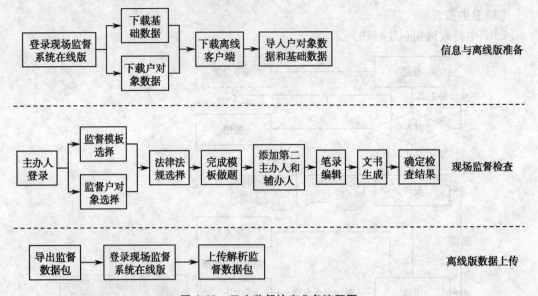

图 4-20　卫生监督检查业务流程图

与疾病预防控制业务相关联的除各级疾病预防控制中心外,还涉及医疗机构、社区卫生服务中心、妇幼所等其他公共卫生机构。

表 4-2 列出疾病预防控制的主要数据流及与主要过程、主要外部接口的关系。

表 4-2　疾病预防控制的主要数据流及与主要过程、主要外部接口的关系表

	输入信息		
序号	信息流	来源	去向
1		医院	传染病等疾病报告管理
2	传染病等疾病报告		
3		国家直报网	传染病等疾病报告质控管理
4	传染病等疾病报告核实	社区卫生服务中心	传染病等疾病报告质控管理
5	病史	医院	传染病等疾病漏报检查管理
6	传染病等疾病流行病学调查		传染病等疾病流行病学调查管理
7	传染病等疾病高危人群监测记录		传染病等疾病高危人群监测管理
8	传染病等疾病随访干预记录、业务统计报表	社区卫生服务中心	传染病等疾病管理
9	健康档案		健康档案查询与利用
10	肿瘤疾病报告	医院	肿瘤疾病报告管理
11	肿瘤疾病报告随访核实记录、高危人群监测记录、业务统计报表	社区卫生服务中心	肿瘤疾病干预管理
12	心脑血管疾病等慢性病报告	医院	心脑血管疾病等慢性病报告管理

续表

	输入信息		
序号	信息流	来源	去向
13	慢性病建档记录、随访记录、高危人群监测记录、业务统计报表	社区卫生服务中心	高血压、糖尿病等慢性病管理

	产生信息		
序号	产生数据	产生数据过程	数据存储
14	急性传染病、性病艾滋病、结核病、职业病、寄生虫病、地方病等疾病报告	传染病等疾病报告管理 传染病等疾病报告质控管理	急性传染病、性病艾滋病、结核病、职业病、寄生虫病、地方病等疾病报告
15	传染病等流行病学调查	传染病等流行病学调查管理	传染病等流行病学调查
16	传染病等疾病漏报检查记录	传染病等疾病漏报检查管理	传染病等疾病漏报检查记录
17	传染病等疾病高危人群干预记录	传染病等疾病高危人群干预管理	管理
18	肿瘤疾病报告	肿瘤疾病报告管理	肿瘤疾病报告
19	肿瘤疾病管理记录	肿瘤疾病干预管理	肿瘤疾病管理记录
20	心脑血管疾病等慢性病报告	心脑血管疾病等慢性病报告	心脑血管疾病等慢性病报告
21	高血压、糖尿病等管理记录	高血压、糖尿病等慢性病管理	高血压、糖尿病等管理记录

	输出信息		
序号	信息流	来源	去向
22	传染病等疾病报告质控	传染病等疾病报告质控管理	国家直报网
23	传染病等疾病报告	急性传染病、性病艾滋病、结核病、职业病、寄生虫病、地方病等疾病报告	
24	肿瘤疾病报告	肿瘤疾病报告	社区卫生服务中心
25	心脑血管疾病等慢性病报告	心脑血管疾病等慢性病报告	

（2）卫生监督：卫生监督的数据流程是按照上述卫生监督的业务活动过程中，收集、处理、产生、利用相关的信息记录，并与区域内其他相关卫生机构发生数据交换的过程。

卫生监督的相关信息主要存储于卫生监督对象档案、申请登记记录、受理申请决定书、行政许可决定书、监督检查记录、处理记录、卫生检测与评价、监督抽检记录、检验结果告知书等。

与卫生监督业务相关联的医疗卫生机构有卫生局，上级卫生监督所、疾病预防控制中心等其他公共卫生机构。

表4-3列出卫生监督的主要数据流及与主要过程、主要外部接口的关系。

131

表 4-3　卫生监督的主要数据流及与主要过程、主要外部接口的关系表

	产生信息	
序号	产生数据	产生数据过程	数据存储

序号	产生数据	产生数据过程	数据存储
1	卫生监督对象档案	卫生监督对象一户一档管理	卫生监督对象档案
2	申请登记记录	卫生行政许可审批管理	申请登记记录
3	受理申请决定书	卫生行政许可审批管理	受理申请决定书
4	行政许可决定书	卫生行政许可审批管理	行政许可决定书
5	终止许可通知书	卫生行政许可审批管理	终止许可通知书
6	送达回执记录	卫生行政许可审批管理	送达回执记录
7	监督检查记录	卫生监督检查管理	监督检查记录
8	处理记录	卫生监督检查管理	处理记录
9	卫生检测与评价	卫生监督检查管理	卫生检测与评价
10	监督抽检记录	卫生监督检查管理	监督抽检记录
11	检验结果告知书	卫生监督检查管理	检验结果告知书
12	案件受理记录	卫生行政处罚管理	案件受理记录
13	立案报告	卫生行政处罚管理	立案报告
14	陈述和申辩笔录	卫生行政处罚管理	陈述和申辩笔录
15	处罚文书	卫生行政处罚管理	处罚文书
16	听证笔录	卫生行政处罚管理	听证笔录
17	听证意见书	卫生行政处罚管理	听证意见书
18	当场行政处罚决定书	卫生行政处罚管理	当场行政处罚决定书
19	结案报告	卫生行政处罚管理	结案报告
20	投诉举报受理单	投诉举报调查处理	投诉举报受理单
21	审核意见	投诉举报调查处理	审核意见
22	立案记录	投诉举报调查处理	立案记录
23	调查记录	投诉举报调查处理	调查记录
24	听证告知书	投诉举报调查处理	听证告知书
25	听证意见书	投诉举报调查处理	听证意见书
26	处罚决定书	投诉举报调查处理	处罚决定书
27	应急预案	突发事件卫生监督应急处置	应急预案
28	事件报告	突发事件卫生监督应急处置	事件报告
29	事件处置记录	突发事件卫生监督应急处置	事件处置记录
30	总结评估	突发事件卫生监督应急处置	总结评估
31	重大活动基本情况记录	重大活动卫生监督保障管理	重大活动基本情况记录
32	保障准备方案计划	重大活动卫生监督保障管理	保障准备方案计划

	产生信息		
序号	产生数据	产生数据过程	数据存储
33	现场检查记录及问题报告	重大活动卫生监督保障管理	现场检查记录及问题报告
34	总结评估	重大活动卫生监督保障管理	总结评估

2. 数据流程图

(1)疾病预防控制

疾病预防控制业务数据流程见图4-21、图4-22。

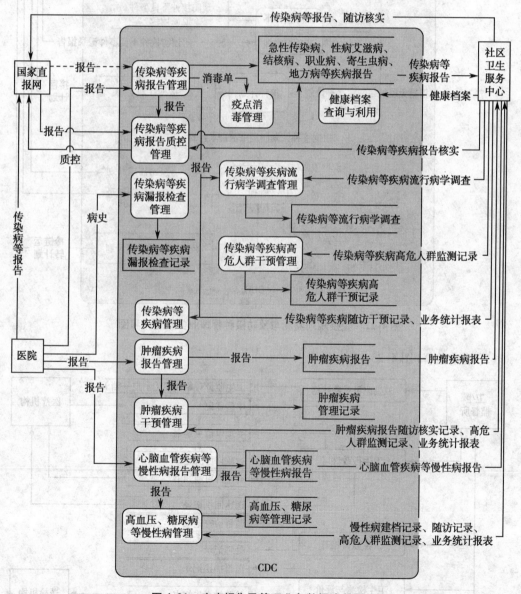

图 4-21　疾病报告及管理业务数据流程图

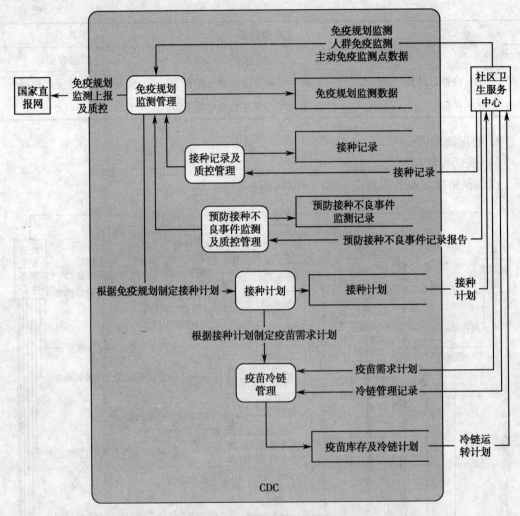

图 4-22 免疫规划监测与预防接种管理业务数据流程图

（2）卫生监督（图 4-23）

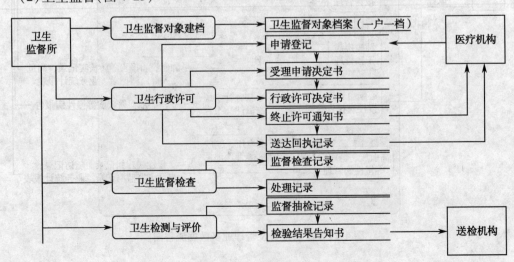

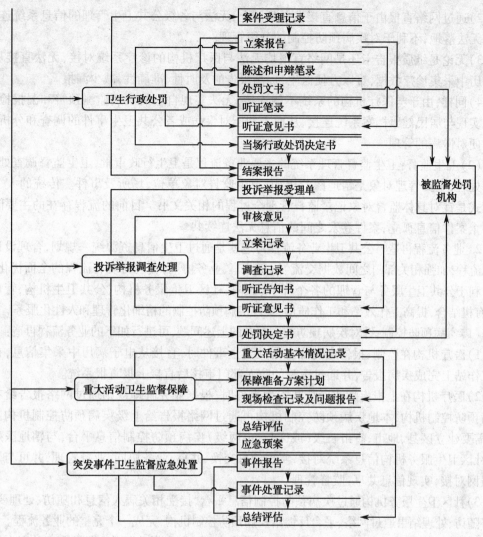

图 4-23　卫生监督业务数据流程图

（三）业务流程中存在的问题及流程再造

通过卫生信息资源规划分析，可发现传统公共卫生服务业务流程中存在的问题及进行流程
再造的可行性。本教材重点分析疾病预防控制和卫生监督业务流程中存在的问题及流程再造。

1. 传统业务流程中存在的问题

（1）疾病预防控制：疾病预防控制的主要业务流程是疾病和公共卫生事件的监测、报告、
核实、随访、干预、管理的全过程。传统人工操作的方式是需要通过纸质的报告卡自下而上
地传送疾病监测、报告、核实、随访、干预、管理的结果，自上而下地执行质控和监管；在建立
疾病预防控制信息系统后，疾病和公共卫生事件的监测和报告虽然通过网络上报，但各级各
类医疗卫生机构与该信息系统没有有机整合，不可能通过这个系统按照各自职责完成所有
相关的业务工作。目前的流程存在如下问题：

1）纸质报告卡由于填报、邮递等原因，造成报告卡存在质量问题、报告传送的速度问题，
影响疾病或者公共卫生事件处理的准确性、及时性。

135

2)通过网络直报由于信息直接发送到网上,无法与各级公共卫生管理的信息系统连接,数据无法落地,不利于对疾病预防控制的分级管理。

3)无论是纸质报告卡还是网络直报均无法与医疗机构的诊疗系统对接,无法直接从电子病历中采集诊疗数据,难以方便医生,提高报告的及时性、准确性,减少漏报。

4)同样,由于与医疗机构的系统不能连接,无法实现自动的疾病监测预警和漏报检查;无法实现与居民健康档案系统连接,从而不利于对疾病或者公共卫生事件的调查和分析,也不方便对慢病的管理。

(2)卫生监督:卫生监督管理系统的主要业务流程是卫生行政审批、卫生监督调查处罚、事件处理,主要管理对象是辖地医疗机构、卫生监督对象单位、场所及事件。传统的人工处理模式是针对具体监督对象记录监督管理全过程的相关文书。目前的流程存在的主要问题是各个案件信息孤立,案件卷宗之间的信息无法连续共享。

2. 业务流程再造　公共卫生业务流程再造就是通过卫生信息资源统一规划,合理设计信息化流程,加强相关部门之间数据交流、信息共享、业务协同,实现对现有流程的全面优化,从而有利于公共卫生服务与管理的各个环节(医院、社区卫生服务机构、公共卫生机构、管理部门)有机结合,提高工作效率和工作质量,实现疾病预防控制的精细化管理和人性化服务。

(1)疾病预防控制:针对疾病预防控制存在的上述问题,可进行如下的业务流程再造:

1)医疗机构在监测、报告疾病或者公共卫生事件时,直接从电子病历中采集信息,在医生工作站上完成疾病报告,并通过医院的防保部门审核后直接上报直报系统。

2)医疗机构在上报疾病或者公共卫生事件时,根据业务管理规则通过网络报告给本地疾病预防控制机构,本地疾病预防控制机构再通过网络报告给上级疾病预防控制机构。因此,需要建立区县、地市、省市三级(或区县、市两级)疾病预防控制信息平台,与辖地医疗机构、社区卫生服务机构信息系统对接,实现信息交换、共享、业务协同、业务管理,并可与国家直报网对接,实现信息共享,监督管理。

3)社区卫生服务机构通过疾病预防控制信息平台,接受相关病人信息和随访、处理要求,并将随访、处理结果通过网络、平台反馈给疾病预防控制机构,完成一个完整的业务流程。

4)医疗机构、社区卫生服务机构也可通过疾病预防控制信息平台,实现慢病的双向协同全程管理。即医疗机构确诊的慢性病人出院后可回社区进行管理,而社区发现需要诊疗的慢性病人时可转诊到医疗机构接受诊治。

(2)卫生监督:针对卫生监督管理存在的上述问题,可进行如下的业务流程再造:

1)建立卫生监督对象的一户一档管理,从而建立连续的监督管理对象档案。

2)卫生行政许可审批管理、卫生监督检查管理、卫生检测与评价、卫生行政处罚管理、投诉举报调查处理等卫生监督业务均通过监督对象的一户一档进行连续化的、可追溯的管理,从而利于各个业务间的信息共享,避免重复录入,并可通过数据分析,对监督对象进行可持续的监管。

三、信息资源分析

(一) 公共卫生信息资源的归类

公共卫生服务具有业务条线相对独立的特点,业务条线间关联的信息不多。因此,公共卫生信息资源的分类按照公共卫生业务职能域划分比较合适。

图4-24是公共卫生信息资源分类图。

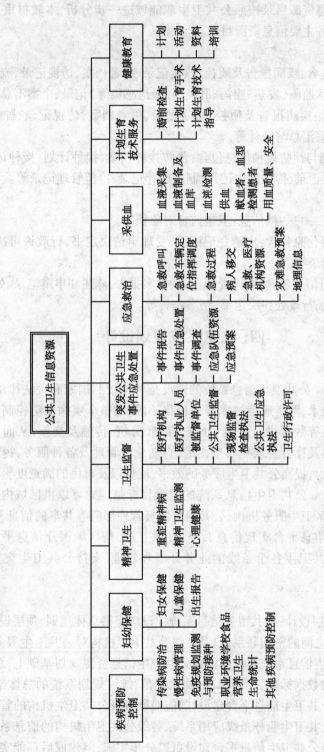

图 4-24 公共卫生信息资源分类图

（二）主要信息资源目录

公共卫生主要信息资源目录按照公共卫生职能域进一步分析,本教材重点罗列疾病预防控制和卫生监督业务主要信息资源目录。

1. 疾病预防控制

（1）传染病信息包含:疾病报告及质控、核实记录、患者档案、访视记录、流行病学调查记录、漏报检查记录、症状监测(发热、腹泻、肝炎、呼吸道感染等)记录、个案汇总与统计等。

（2）肿瘤信息包含:疾病报告及质控、核实记录、患者档案、访视记录、肿瘤高危监测记录、漏报检查记录、个案汇总与统计等。

（3）免疫规划监测与预防接种信息包含:预防接种档案、接种计划、接种记录、预防接种不良事件登记、禁忌证记录、传染病史记录、制品库存记录、冷链管理记录等。

2. 卫生监督

（1）卫生监督对象一户一档信息:卫生监督对象档案。

（2）卫生行政许可信息包含:申请登记记录、受理申请决定书、行政许可决定书、终止许可通知书、送达回执记录等。

（3）卫生行政处罚信息包含:案件受理记录、立案报告、陈述和申辩笔录、处罚文书、听证笔录、听证意见书、当场行政处罚决定书、结案报告等。

四、信息系统规划设计

（一）总体规划

1. 系统建设目的　公共卫生信息系统的建设是为了按照国家有关法律法规和政策、标准的要求,以计算机技术、网络通信技术等现代化手段,对整个疾病预防控制体系各主要阶段所产生的业务、管理等数据进行采集、处理、存储、分析、传输及交换,从而为卫生行政部门、疾病预防控制机构及社会公众提供全面的、自动化的管理及各种服务,提高公共卫生预测预警和分析报告能力,提高公共卫生服务的效率、质量以及市民的满意度。

2. 系统建设目标　公共卫生信息系统的建设目标是建立可以供区域内的公共卫生服务机构、医疗机构、社区卫生服务机构、公共卫生监督管理部门等共享的信息平台,并与上级公共卫生管理机构的信息平台实现信息共享、互联互通,与区域医疗信息平台实现信息共享、互联互通,支持公共卫生各个条线的业务开展和管理,支持公共卫生突发事件的应急处置。

3. 系统建设原则

（1）总体规划、顶层设计:公共卫生信息系统建设应坚持总体规划、顶层设计的原则。考虑到公共卫生与医疗之间的密切联系,以及各级公共卫生机构对公共卫生服务的管理需求,国家及各地方公共卫生信息系统建设应该在公共卫生信息资源规划基础上,总体规划,做好顶层设计,制定相关的数据标准、代码标准、功能规范,统一规划系统的总体架构,采用分级平台架构,统筹各级公共卫生信息平台建设,既能兼顾各级公共卫生机构的管理职能和应用需求,又能保证各个公共卫生业务条线应用系统、各级公共卫生机构的信息系统之间的信息共享、互联互通。各级公共卫生信息平台建设可以分步实施,但建成后都能实现与已有公共卫生信息平台的连接,并通过同地区的区域卫生信息平台的连接,实现公共卫生与其他卫生信息系统的连接。

138

（2）需求驱动,应用主导:公共卫生信息系统建设应坚持需求驱动,应用主导的原则。应用系统建设首先要满足各个卫生机构当前急迫的业务需求和管理需求;需求首先应该由业务部门提出,并且要有明确的业务管理规范依据;应用系统建成后,要做好系统的应用推进工作,保证应用系统涉及的各个医疗卫生机构、管理部门均能够应用信息系统,疏通业务流程,实现业务流与信息流的同步,从而确保信息系统能够真正发挥其提高效率、控制质量的作用。

（3）条块结合、以块为主:公共卫生信息系统建设应坚持条块结合、以块为主的原则。公共卫生服务有众多的业务条线构成,从基层卫生服务机构到本区县、地市、省市、国家各级公共卫生管理机构,采用条线的管理模式,公共卫生应用系统可以建成条线应用系统,但在各个管理层面上(基层卫生服务机构、区县、地市、省市、国家)又存在着信息共享、业务协同需求和统一管理需求,因此,在条线公共卫生信息系统建设时,必须兼顾条块的整合,确保系统的互联互通,尤其是在基础公共卫生建设时,要以居民健康档案为核心,整合医疗与公共卫生信息。

4. 系统建设内容

（1）公共卫生条线业务管理应用系统:按照公共卫生业务职能域分析,公共卫生条线业务管理应用系统可以划分如下:疾病预防控制、妇幼保健、精神卫生、120 院前急救、采供血管理、卫生监督、计划生育技术服务、健康教育管理等信息系统。

（2）多级公共卫生信息平台:按照我国的公共卫生管理体系,应建立如下的公共卫生信息平台:国家、省市、地市、区县公共卫生信息平台。

（3）公共卫生应急指挥系统:公共卫生应急指挥系统是建立在公共卫生信息平台上,整合各个条线公共卫生信息系统信息,实现公共卫生监测预警、报告、资源调配、数据分析、应急处置、信息发布等平台结合的公共卫生应急管理。

（4）公共卫生决策支持系统:公共卫生决策支持系统是建立在公共卫生信息平台上,挖掘利用公共卫生数据中心的数据仓库,为疫情分析、公共卫生事件分析、资源分析、社区诊断、公共卫生服务监管、质量监管、绩效等提供智能分析,为公共卫生应急和管理提供决策支持。

（5）公共卫生数据中心:公共卫生数据中心是各级公共卫生业务、管理和资源信息的数据库以及公共卫生决策支持数据仓库的数据存储服务及利用服务中心,按照公共卫生信息平台分级部署,并与区域卫生信息中心实现基础信息的整合和共享信息的交换。

（6）公共卫生网络:公共卫生信息网络是连接各级公共卫生平台、各级公共卫生机构及公共卫生服务相关卫生机构的区域计算机网络,与卫生信息网整合或者一体化。

（二）功能模型

1. 公共卫生信息系统总体功能设计　按照公共卫生业务职能域分析,公共卫生信息系统由条线业务管理应用系统、公共卫生信息平台、公共卫生应急指挥系统、公共卫生决策支持系统构成,系统的功能模型见图4-25:

本教材重点分析疾病预防控制和卫生监督子系统的功能模型。

2. 疾病预防控制　疾病预防控制信息系统的功能设计要点如下:

（1）根据疾病预防控制业务功能域及流程分析,设计疾病预防控制信息系统功能模型。

（2）疾病预防控制信息系统的用户为疾病预防控制中心、精神卫生中心等公共卫生机构

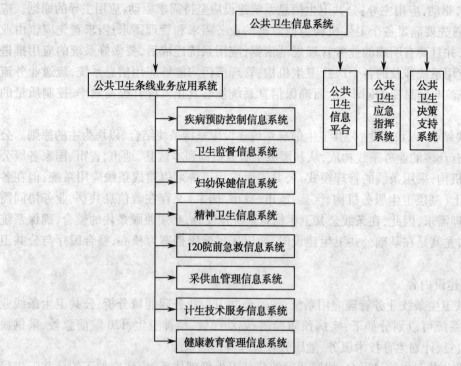

图 4-25　公共卫生信息系统功能模型图

的业务及管理人员,并通过公共卫生信息平台提供医疗及社区卫生服务人员、卫生行政管理人员的应用门户。

(3)由于结核病管理在传染病管理中具有功能的特殊性,宜单独设计一个结核病管理信息系统。

(4)症状监测(发热、腹泻、肝炎、呼吸道感染等)作为传染病等疾病监测预警管理的一个功能,由于其与医院信息系统有密切的联系,应用场景具有特殊性,宜单独设计一个症状监测管理信息系统。

(5)精神卫生管理作为一个特殊的疾病预防控制业务条线,可作为一个子系统纳入疾病预防控制信息系统。

(6)职业、环境、食品、营养、学校五大卫生监督管理功能属性具有统一性,设计为公共卫生监督管理子系统。

(7)公共卫生突发事件应急指挥业务整合各个条线公共卫生信息,设计独立的信息子系统,建立在公共卫生信息平台上。

疾病预防控制信息系统功能模型如图 4-26:

3. 卫生监督　卫生监督信息系统的功能设计要点如下:

(1)根据卫生监督业务功能域及流程分析,设计卫生监督信息系统功能模型。

(2)卫生监督信息系统的用户为卫生监督所的业务及管理人员,并通过公共卫生信息平台提供卫生监督服务人员、行政管理人员的应用门户。

(3)由于一户一档管理对所有涉及监督对象的卫生监督业务具有功能的通用性,单独设计一个一户一档管理信息系统。

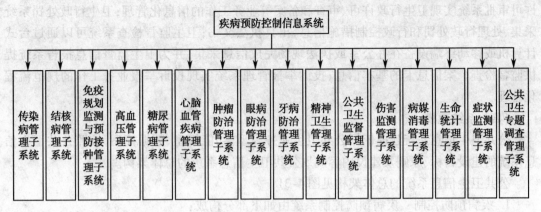

图 4-26 疾病预防控制信息系统功能模型图

（4）其他业务系统按照卫生监督的各个业务过程设计，见图 4-27。

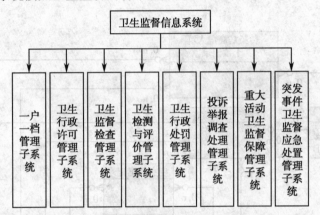

图 4-27 卫生监督信息系统功能模型图

（三）数据模型

公共卫生业务需要应用和产生的各类卫生业务数据构成一个数据实体，建立公共卫生业务数据实体关系模型，是公共卫生信息资源规划信息系统规划设计的重要内容之一。公共卫生业务数据实体关系模型建立的依据是公共卫生业务流程分析及公共卫生业务数据流程分析，业务流程决定数据产生的逻辑及先后时间，而数据流程决定数据的来源与去向。

本教材重点分析疾病预防控制和卫生监督子系统的数据模型。

公共卫生业务数据实体关系模型主要描述如下业务数据实体及其关联：

1. 疾病预防控制

疾病预防控制数据模型如图 4-28 所示。

2. 卫生监督

卫生监督数据模型如图 4-29、图 4-30 所示。

卫生监督一户一档管理系统是核心，是卫生监督信息报告、数据库建设和数据共享的关键，是全面掌握卫生监督信息资源的重要手段。一户一档管理系统为各系统提供用户对象信息，实现各系统结果信息的查询和综合汇总；卫生监督信息报告系统建立与国家卫生监督机构的信息传递渠道，信息的采集通过手工录入和各业务系统自动导入两种方式；卫生行政许可审批系统实现卫生行政许可、审查和备案等业务工作的信息化管理;卫生行政处罚系统采集、处理行政处罚和行政控制措施信息,出具执法文书;卫生监督检查系统可以通过台式计算机或移动终端设备在办公室或执法现场完成信息采集,并为卫生监督信息报告系统提供监督检查个案信息卡的基本信息;投诉举报管理系统实现投诉举报业务工作的规范流程化管理。

(四)系统建模

公共卫生信息系统建模依据公共卫生业务模型、功能模型、数据模型,按照公共卫生信息系统的建设目标、原则及建设内容规划公共卫生信息系统的总体架构。

公共卫生信息系统的总体架构见图4-31:

1. 疾病预防控制　疾病预防控制系统由如下部分构成:

(1)公共卫生信息平台,用于整合上下级的公共卫生应用系统。

(2)疾病预防控制业务数据库,存储慢病、传染病、精神卫生、出生死亡等相关专业业务应用数据。

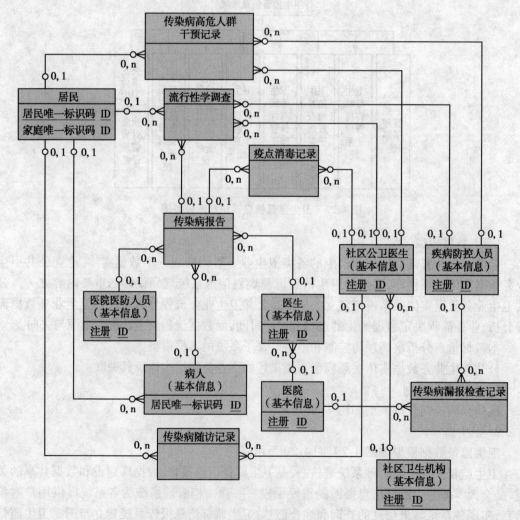

(a)传染病等疾病报告及管理

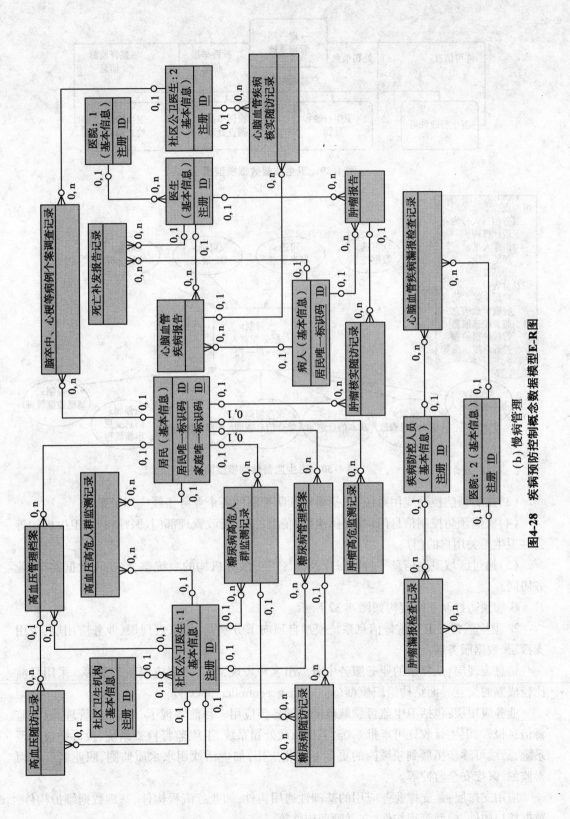

（b）慢病管理

图4-28 疾病预防控制概念数据模型E-R图

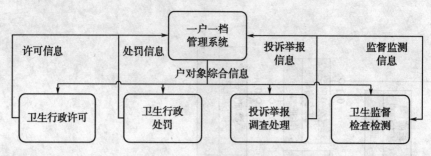

图 4-29　卫生监督数据模型图

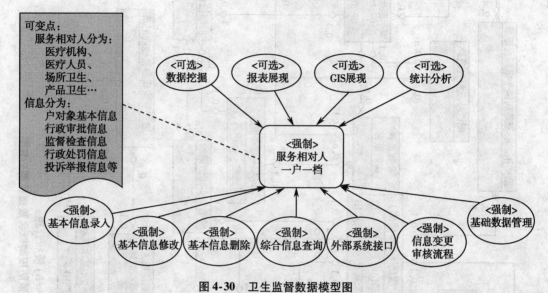

图 4-30　卫生监督数据模型图

（3）疾病预防控制应用系统，包括疾病预防控制的各个业务条线应用子系统。

（4）疾病预防控制信息门户，提供疾控、精卫、卫生行政管理部门、医疗、社区卫生机构等公共卫生相关用户的门户。

（5）通过区域卫生信息平台与医疗及社区卫生服务机构的系统整合，实现数据共享、业务协同。

疾病预防控制系统架构如图 4-32 所示。

2. 卫生监督　卫生监督信息系统模型自顶向下分别是：信息表现层、业务应用层、应用支撑层、数据服务层。

信息表现层：从复杂的业务服务中分离出客户表现，与客户端应用联系紧密。采用目前比较成熟的交互界面结构组织模型（model view controller，MVC）。

业务应用层：包括卫生监督领域范围内的各类应用。目前实现了一户一档管理、卫生监督信息报告、卫生行政许可审批系统、卫生行政处罚系统、卫生监督检查系统、投诉举报管理系统，后续可逐步拓展到领域内的更多专业化应用，如生活饮用水水质监测、职业病危害因素监测、医疗安全监控等。

应用支撑层：是支撑业务应用的基础性通用构件，如业务流程构件、基础数据维护构件、数据接口构件、模型管理构件、文书管理构件等。

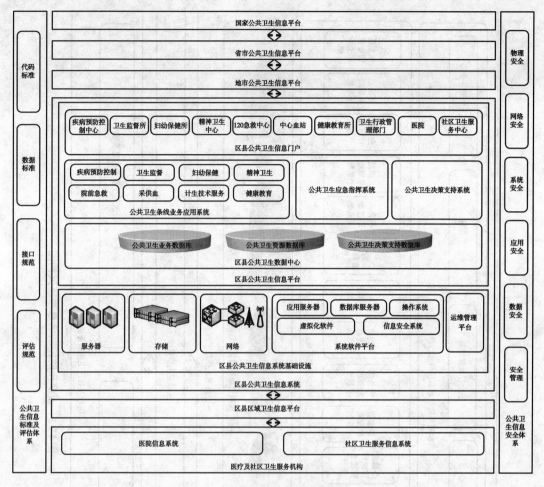

图 4-31 公共卫生信息系统总体架构图

数据服务层:为上层的通用构件提供一致的数据访问方法,屏蔽构件与基础平台之间及构件之间的一些交互技术细节,为基于中间件的构件提供某种透明的互操作机制。

卫生监督信息系统架构如图 4-33 所示。

五、公共卫生信息资源规划小结

通过公共卫生信息资源需求分析,得知该业务领域具有应用条块结合、业务协同整合的需求与特点,因此在信息化建设与应用时,可考虑如下建议:

(一)在医疗及社区卫生服务机构信息化基础上实施公共卫生信息系统建设

由于大多数公共卫生业务的产生来源于医疗机构的疾病监测信息,扎实的基层医疗卫生机构信息化基础,有利于公共卫生信息的源头采集、自动生成、客观真实、及时响应。

(二)应用系统独立建设与区域卫生信息化整体规划相结合

疾控、卫监、妇幼、精卫等不同公共卫生条线具有不同的职能范围,应用系统可以独立建设,但在信息共享方面要考虑区域卫生信息化整体规划的需要。

(三)通过信息平台技术整合

信息平台可以整合公共卫生机构及医疗机构的业务系统及数据,同时可以实现上下级

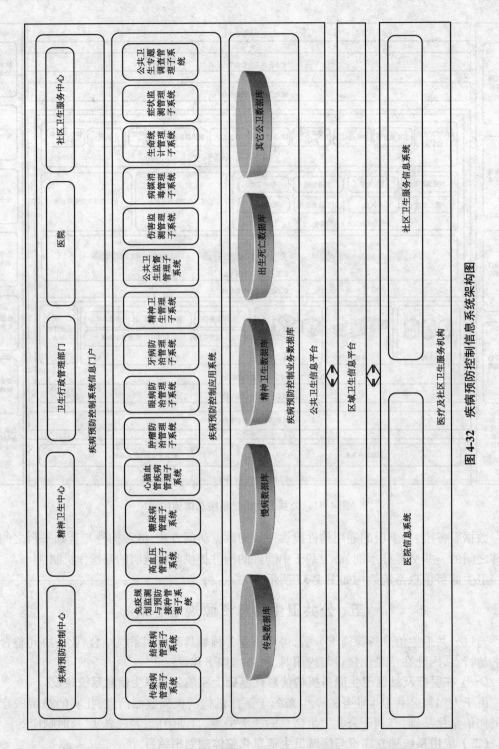

图 4-32　疾病预防控制信息系统架构图

公共卫生机构的数据交换。在区域卫生信息平台已先期建设的地区,公共卫生信息系统基础设施建设应充分利用区域卫生信息平台的基础设施。

（四）建立分级公共卫生数据中心

为实现公共卫生数据在各不同区域的落地,满足各地区公共卫生机构的分析利用需求,

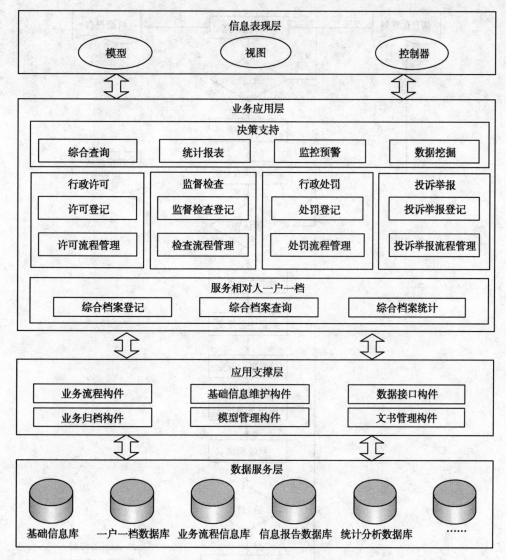

图 4-33　卫生监督信息系统架构图

可以建立分级的公共卫生数据中心。

（五）系统部署可因地制宜

公共卫生应用系统在不同区域的分级部署有利于各个区域根据本地区信息化基础合理设计系统功能，满足特色应用需求，但分级部署必须符合某些业务条线（如传染病控制）响应及时的业务规范要求；公共卫生应用系统在一个区域内采用分布式或集中式部署，主要取决于网络条件、管理力度等因素，有条件尽量考虑集中部署。

（六）建立信息安全系统

应为公共卫生系统建立符合卫生部门要求等级的信息安全保护系统，包括物理、网络、数据、系统、应用安全以及安全管理制度，保障公共卫生信息平台、数据中心、应用系统安全。

公共卫生信息系统开发建设实施步骤，可参考图 4-34。

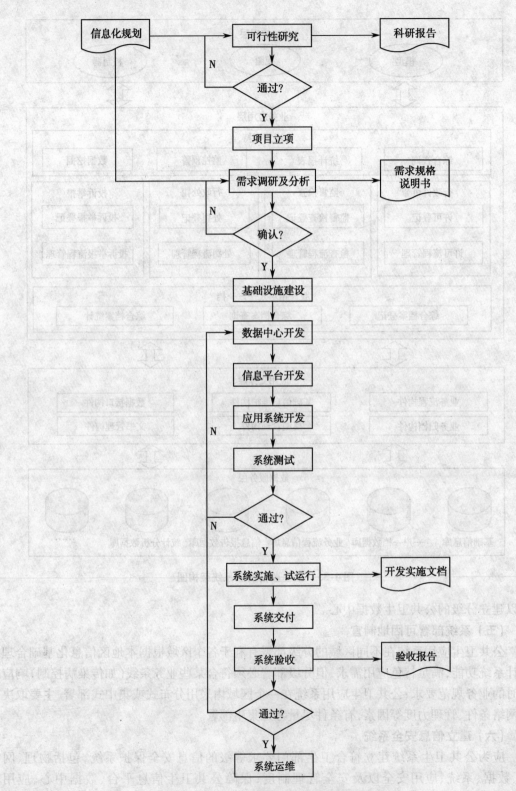

图 4-34　公共卫生信息系统实施流程图

第三节 医疗服务信息资源需求分析与建模

一、职能域分析

（一）主要职能

　　医疗服务是由各级各类医院为去医院就诊的病人提供的门急诊诊疗、住院治疗以及健康体检等各种形式的服务。提供医疗服务的主要角色是医院的医生、护士、医技人员、药剂师以及其他辅助人员。医疗服务过程包括门急诊的挂号、收费、住院的入出院、诊疗、药品服务、各类检查检验服务、会诊、转诊，以及抢救、手术、输血、输液等各类治疗服务。

　　医疗服务过程产生病人的入出转信息、费用信息、病史记录信息、医嘱信息、用药信息、检查检验结果信息、会诊信息、转诊信息、护理记录信息以及其他各类治疗记录信息等信息资源，是历史健康信息利用及新的健康信息采集的过程，是居民健康档案信息的主要来源。在医疗服务业务中，医疗服务过程信息是以病历为核心的各类诊疗记录。

　　通过区域卫生信息平台，合理整合调配区域卫生资源，加强医疗卫生信息共享与利用，这是减少医疗费用、提高医疗质量的有效举措。医生需要既往的、连续的病人健康档案信息，以便辅助临床诊疗决策，通过共享病史信息、检查检验结果信息，可以避免重复检查、重复用药；医院的诊疗信息也可以动态更新病人在社区的健康档案，社区卫生服务人员可以利用病人在医院的诊疗信息和治疗方案，评估病人健康状况，制订病人康复计划，为社区病人提供随访服务、康复服务及连续化的健康管理服务。

（二）职能域划分

　　医疗服务业务职能域可划分为门急诊诊疗、住院治疗、检验检查、手术治疗、健康体检、远程医疗等。医疗服务业务的职能域划分见图4-35。

二、业务流程分析

（一）业务流程

　　1. 医疗服务业务流程　　医疗服务业务流程主要包括了门急诊、住院、体检、远程医疗、康复等临床医疗、临床护理、检查检验医技、手术、输血、营养等诊疗服务过程，医技挂号、收费、出入院收费、医保结算等经济管理过程，这是医疗服务的前台管理过程；医疗服务机构的管理流程主要包括了医务、护理、病案、供应、药品、人事、财务、设备、物资、科教、图书档案、行政办公、信息管理、统计决策等医院管理过程，这是医疗服务的后台管理过程。下面主要通过门急诊、住院两个业务流程的描述，说明医疗服务业务流程。

　　（1）门急诊：门急诊业务流程以费用结算为核心的医疗服务经费管理流程和以临床诊疗信息为核心的医疗业务处理流程为两条主线，实现门急诊医疗服务的经济和临床诊疗过程。

　　门急诊业务由门急诊的预约服务部门、门急诊服务台、挂号收费窗口、诊间、门诊药房、输液配置中心、检查检验科室、门诊护士、输液中心等服务角色完成，在病人与这些服务角色的交互之间实现以门急诊费用管理流程及临床业务流程两个信息流同步的过程。门急诊业务流程的要点是：

　　1）病人通过预约、挂号进入门诊诊疗过程。

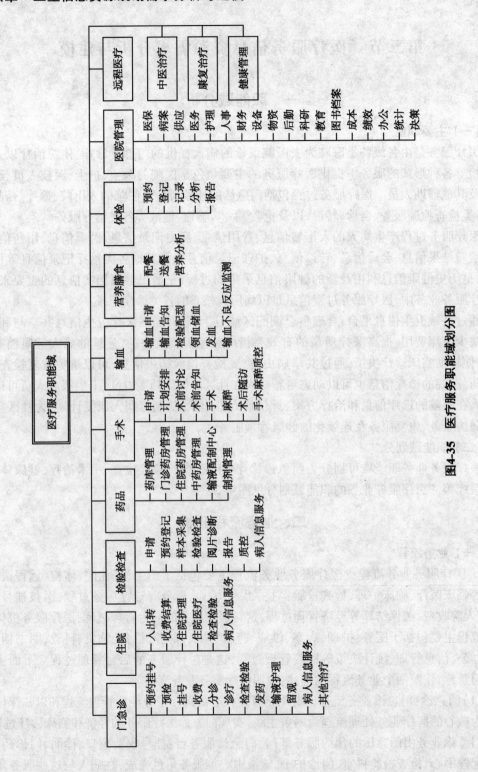

图4-35　医疗服务职能域划分图

2）各项医疗服务由诊间门诊医生下达的医嘱激发，门诊医嘱包括处方及各种检查、治疗申请单。

3）病人接受服务前预先缴费。

150

4)病人接受服务前须预约、登记、等候。

5)门急诊病史由诊间接诊医生书写,包括主诉、既往史、现病史、体检结果、检查检验结果、处方及治疗处置方案以及健康处方等;按照医政及公共卫生机构要求还需要记录疾病报告、知情告知书、医学证明等医疗文书。

6)检查科室根据医嘱对病人进行相应检验检查,并提供检验检查结果。

7)医生在下达医嘱后,医嘱执行的结果均反馈到医生,医生根据体检、检查检验结果做出诊断及处置。

8)门急诊诊疗业务过程围绕医生进行,病人可能需多次往返医生诊室,但一般从挂号开始,到病人接受医生最后一次处置为止,形成一次完整的门急诊业务过程。

(2)住院:住院业务流程时以临床诊疗为主线的处理过程,以费用为核心的业务在后台进行。

住院业务由住院的出入院窗口、住院护士、住院医生、住院药房、输液配置中心、检查检验科室、手术室、麻醉科、血库等服务角色完成,在住院病人与这些服务角色的交互之间实现以住院费用业务流程及临床业务流程两个信息流同步的过程。住院业务流程的要点是:

1)病人通过办理预约、入院登记等手续后开始进入住院诊疗过程,入院后即建立住院病案首页。

2)病人住院实行预缴金管理,出院后结账。

3)病人通过住院登记后进入病区由护士安排病床,床位护士和医生负责病人入院的生活指导、身体检查和病情评估。

4)各项住院医疗服务由住院医生下达的医嘱激发,医生开具住院医嘱单,住院医嘱由住院护士核实、形成医嘱执行单确认并提交相关病区护士、医技科室、住院药房、手术以及其他治疗科室执行,住院医嘱包括药物治疗医嘱、各种检查、治疗申请单。

5)医技科室完成检查检验后,如出现诊疗规范规定的检查检验结果危急值后,医技科室应及时报告住院护士、医生,住院医生及时下达相关医嘱并及时处理。

6)住院医嘱需经过床位医生、主治医生、主任医生审核签字或逐级审核签字方有效。

7)住院医嘱分长期医嘱及临时医嘱,长期医嘱由护士根据医嘱频次确定每次执行时间,临时医嘱一次执行。

8)住院护士执行不同护理等级的定期护理、发药、输液、采血、输血等治疗、护理医嘱,并有可能补充费用记账。

9)住院期间分别由医生、护士负责查房、巡视,护士需按照医嘱要求执行病人生命体检检测以及其他健康状况监测,并将相关信息记入住院病史。

10)住院医生需根据病情和治疗进展书写病史,住院病史包括病案首页、入院记录、住院病史、病程记录、病情讨论、术前讨论、会诊结果、检验检查结果、手术麻醉记录、术后随访记录等,按照医政及公共卫生机构要求还需要记录疾病报告、知情告知书、医学证明等医疗文书。

11)护士须书写住院护理病史,护理病史包括护理记录、评估、输液单、发药单、体温单等。

12)住院病史需经过床位医生、主治医生、主任医生逐级审核签字。

13)病人接受检查检验等服务由护士负责处理并告知病人,接受检查时有护士负责引导。

14)在确认病人接受每一项医疗服务后即时确认记账。

15)病人出院由医生开具出院单,出院前医生需书写出院小结,并由护士执行。

16)出院时病人需在住院药房取出院带药,在出入院处完成住院费用结算并登记出院。

17）对特定出院病人，医院要定期随访。

18）出院后，在规定时间内住院病史提交病案室存档。

2. 业务流程图

（1）门急诊

门急诊业务流程描述见图4-36。

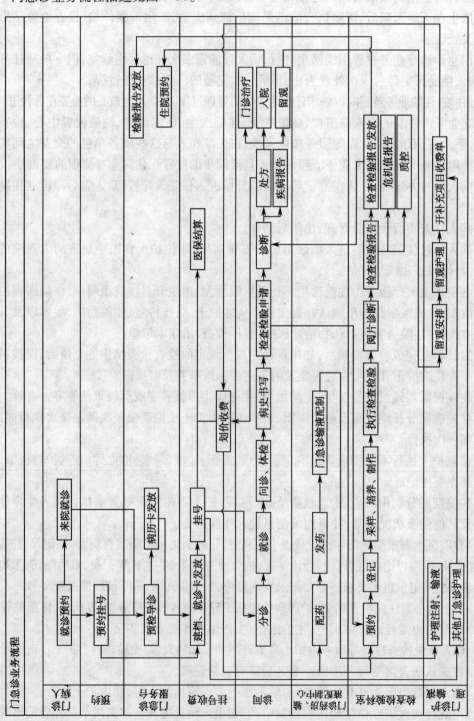

图4-36 门急诊业务流程图

（2）住院

住院业务流程描述见图 4-37。

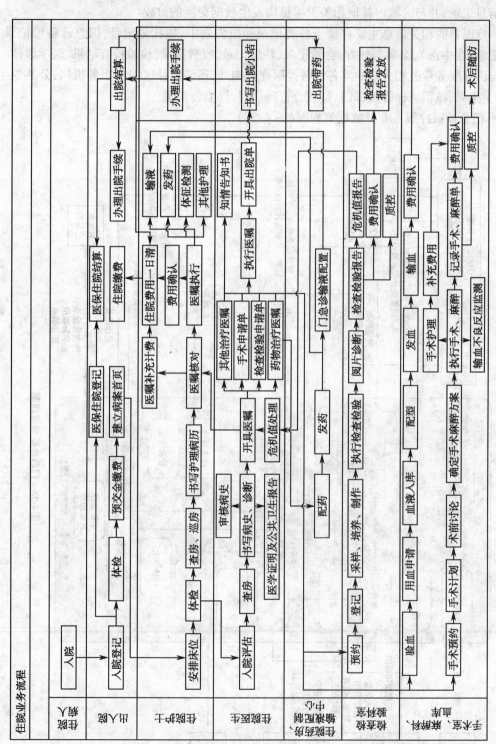

图4-37　住院业务流程图

（二）数据流程

医疗服务的数据流程是按照上述医疗服务的业务活动过程中,收集、处理、产生、利用相关的信息记录,并与区域内其他相关卫生机构发生数据交换的过程。

医疗服务的相关信息主要存储于各类记录和报告之中,如挂号记录,门急诊就诊记录、病史记录(含中医)、医嘱与处方、会诊记录、转诊记录,收费记录,检验检查结果、医学影像。

与医疗服务业务相关联的除各级各类医疗机构外,还涉及社区卫生服务机构、公共卫生机构、卫生局、城镇医保管理部门、新农合管理部门、保险公司等。

1. 门急诊医疗服务业务数据流程图(图4-38)

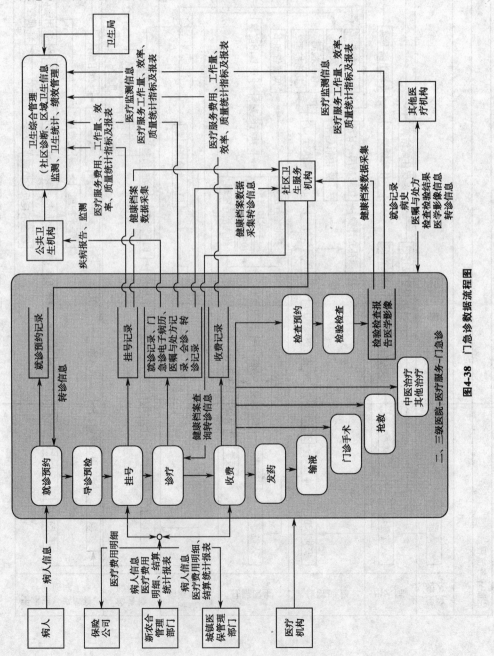

图4-38　门急诊数据流程图

表4-4列出门急诊医疗服务信息流的主要数据流及与主要过程、主要外部接口的关系。

表 4-4　门急诊数据流列表

	输入信息		
序号	信息流	来源	去向
1	病人信息	病人、医保、新农合部门	预约、挂号
2	医保费用结算结果	医保、新农合部门	挂号、收费
3	健康档案	社区卫生服务机构	门急诊诊疗
4	转诊信息	社区卫生服务机构	门急诊诊疗、就诊预约
5	就诊记录、病史、医嘱与处方、检查检验结果、医学影像信息	其他医疗机构	门急诊诊疗

	产生信息		
序号	产生数据	产生数据过程	数据存储
6	就诊预约记录	就诊预约	就诊预约记录
7	挂号记录	挂号	挂号记录
8	就诊记录、门急诊电子病历、医嘱与处方记录、会诊、转诊记录，诊疗	诊疗	就诊记录、门急诊电子病历、医嘱与处方记录、会诊、转诊记录
9	收费记录	收费	收费记录
10	检验检查报告、医学影像	检验检查	检验检查报告、医学影像

	输出信息		
序号	信息流	来源	去向
11	健康档案数据采集转诊信息	就诊记录、门急诊电子病历、医嘱与处方记录、会诊、转诊记录	社区卫生服务机构
12	健康档案数据采集	挂号记录	社区卫生服务机构
13	健康档案数据采集	检验检查报告 医学影像	社区卫生服务机构
14	疾病报告、监测	就诊记录、门急诊电子病历、医嘱与处方记录、会诊、转诊记录 挂号记录 收费记录	公共卫生机构
15	医疗监测信息 医疗服务费用、工作量、效率、质量统计指标及报表	就诊记录、门急诊电子病历、医嘱与处方记录、会诊、转诊记录 检验检查报告 医学影像	卫生综合管理
16	就诊记录、病史、医嘱与处方、检查检验结果、医学影像信息	就诊记录、门急诊电子病历、医嘱与处方记录、会诊、转诊记录 检验检查报告 医学影像	其他医疗机构
17	医保费用明细、医保报表	挂号、收费	医保、新农合部门

2. 住院医疗服务业务数据流程图(图4-39)

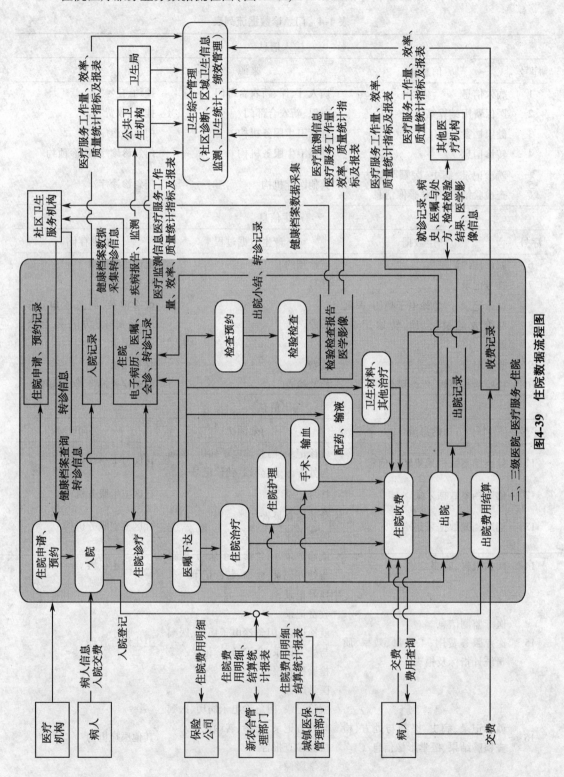

图4-39　住院数据流程图

表4-5列出住院医疗服务信息流的主要数据流及与主要过程、主要外部接口的关系。

表4-5　住院数据流列表

输入信息			
序号	信息流	来源	去向
1	病人信息	病人	入院
2	医保费用结算结果	医保、新农合部门	住院收费、出院费用结算
3	健康档案	社区卫生服务机构	住院诊疗
4	转诊信息	社区卫生服务机构	住院诊疗、住院预约
5	就诊记录、病史、医嘱与处方、检查检验结果、医学影像信息	其他医疗机构	住院诊疗

产生信息			
序号	产生数据	产生数据过程	数据存储
6	住院申请、预约记录	住院申请、预约	住院申请、预约记录
7	入院记录	入院	入院记录
8	住院电子病历、医嘱、会诊、转诊记录	住院诊疗	住院电子病历、医嘱、会诊、转诊记录
9	收费记录	住院收费、出院费用结算	收费记录
10	检验检查报告、医学影像	检验检查	检验检查报告、医学影像

输出信息			
序号	信息流	来源	去向
11	健康档案数据采集转诊信息	住院电子病历、医嘱、会诊、转诊记录	社区卫生服务机构
12	健康档案数据采集	检验检查报告医学影像	社区卫生服务机构
13	疾病报告、监测	住院电子病历、医嘱、会诊、转诊记录	公共卫生机构
14	医疗监测信息医疗服务工作量、效率、质量统计指标及报表	入院记录出院记录住院收费记录住院电子病历、医嘱、会诊、转诊记录检验检查报告、医学影像	卫生综合管理
15	就诊记录、病史、医嘱与处方、检查检验结果、医学影像信息	住院电子病历、医嘱、会诊、转诊记录检验检查报告、医学影像	其他医疗机构
16	医保费用明细、医保报表	入院、出院费用结算	医保、新农合部门
17	费用查询	住院收费	病人

3. 医院管理数据流程图　医院除了医疗业务流程外,还应考虑医院管理数据流程,如收入/费用指标、资产利润指标、医保指标、药品指标、成本指标、业务量指标、服务效率、质量指标、医疗质量指标、资源指标等采集流程。图4-40就以医疗质量指标采集流程举例:

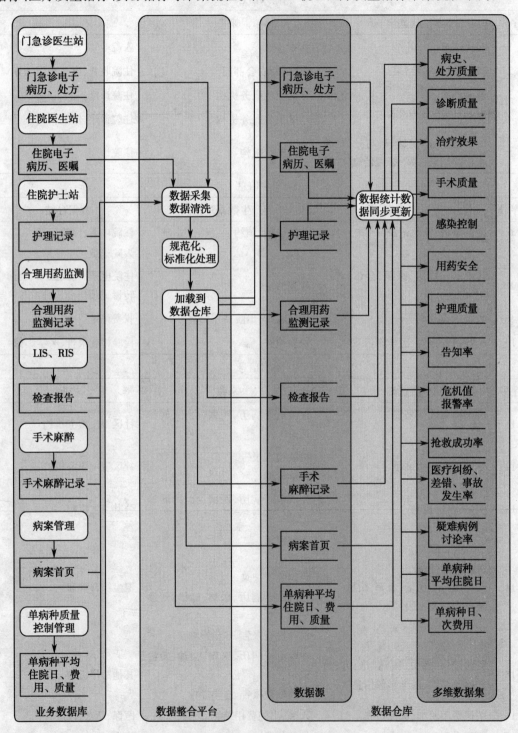

图4-40　医疗质量指标采集流程图

（三）业务流程中存在的问题及流程再造

1. **业务流程中存在的问题**　在传统的医疗服务模式中,医疗业务过程各个环节的业务活动之间通过纸质的申请单、收费凭证等衔接流转,业务过程不流畅,服务流程不优化,最突出问题是挂号收费、候诊、取药排队长,诊疗时间短的"三长一短"现象,给患者带来很多不便,影响医疗服务效率和质量。主要存在如下方面的问题:

（1）由于医疗服务资源相对不足、预约挂号途径不多,会使患者感觉就诊不便,看病难。

（2）每接受一次医疗服务,需要一次计费过程,让患者多次往返诊室,会使患者感觉过程繁杂,看病烦。

（3）医院医疗服务和管理的环节多,过程多,并由于原有信息系统建设缺乏顶层设计,信息系统之间难以互联互通,很多信息需重复录入,给人感觉信息不通,共享难。

（4）原有系统建设仅考虑局部业务需求,没有考虑医院管理要求,难以辅助医院管理人员实现过程化、精细化、闭环的医疗质量控制和管理,给人感觉过程不善,管理差。

（5）业务流程再造

2. **业务流程再造**　针对上述问题,医院信息系统设计应在分析原有业务流程基础上,充分发挥信息技术的优势,优化业务流程,用技术提升业务。根据我国医院目前的管理体制和规范,可在如下方面实现业务流程再造。

（1）采用多种信息技术手段,实现便利的预约挂号,改善看病难现状:通过互联网、移动终端、热线电话等多种信息技术手段,实现医院预约挂号,分时就诊;可以在一个地区建设一个统一的预约挂号平台,让病人可以自助选择所需要的医疗机构;医院预约挂号平台应提供导诊服务,让病人可以根据自己的症状和病情,互动式地、智能地选择所需医院及科室、医生;医院预约挂号平台还可以采用电子商务的模式,实现挂号的网络电子支付和候诊信息查询,让病人无需集中在医院候诊。

（2）通过提供病人自助服务、先诊疗后付费等服务方式,改善看病烦现状:在医院门诊部,安装自助的一站式挂号收费终端,减少医院挂号收费排队时间,减轻门诊服务人员的工作量,提高服务效率。

（3）通过电子显示排队叫号系统实现有序的诊间候诊、候检、取药服务,改善就医体验:在门诊的诊间、检查检验科室、药房等窗口,安装电子显示排队叫号系统,让病人在舒适的环境中候诊、候检、取药。

（4）对医院信息系统进行顶层设计,完成全流程的信息化,实现无纸化、无胶片化的数字化医院,提高医疗服务效率:设计医院整体、全程的信息流程,各个业务服务环节之间通过电子化信息流转,采用一卡通、条形码等技术,实现医疗服务过程的电子化、无纸化、无胶片化,通过电子化的信息流转,提高就诊服务流程的效率,让信息走在病人前面。

（5）规范医院信息系统的功能需求和数据标准,满足医院的医疗服务业务需求和医院管理需求:从医院的医疗服务和医院管理两个角度,设计业务功能完整、管理过程精细的信息系统,不仅满足医疗服务业务需求,而且满足医院管理需求,实现医疗质量、服务规范、医疗费用、医疗成本、工作数量、服务效率的过程化监控,完成从终末管理向过程管理的转变。

医院信息系统,尤其是临床信息系统(clinical information system,CIS),应采用诊疗知识库、决策支持等技术,为医务人员提供诊疗过程的智能提醒等,在合理用药、诊疗规范、处方规范、病史规范、危机处置等方面为医务人员提供临床决策支持,实现医疗质量、医疗安全、医疗行为的过程控制。

（6）适应医护人员的工作特点,支持医护人员在服务过程中信息采集:采用无线通信和手持智能终端技术,为医护人员提供随时随地的医疗记录、信息采集支持,不仅可以提高医护人员的工作效率,而且能够提高数据采集的及时性、准确性,有效提高医疗效率和质量。

（7）整合医院信息资源,实现平台化、智能化的信息共享、系统互通、数据利用:以医院战略管理、目标管理为指导,在顶层设计基础上,落实医疗信息标准的执行,采用医院信息平台技术,实现数据采集、系统互操作的平台化,整合医院数据资源,建立医院数据中心,利用智能化的数据分析技术,实现信息在临床决策、医院管理决策两方面的有效利用。

（8）通过多种信息技术手段,为病人提供诊疗信息服务:通过互联网、移动终端等技术,为病人提供诊疗信息调阅服务,病人可在就诊后自助查询病史、检查结果等诊疗信息和健康档案,满足病人的知情权,为病人提供全程的健康管理支持。

（9）采用物联网技术,实现对重要病人、药品、设备物资、医疗废弃物的动态监护,提高医疗安全、资源安全。

三、信息资源分析

（一）医疗信息资源的归类

医疗信息资源根据业务职能主要可分为基础类信息、业务类信息、管理类信息。在分析、建立基础类信息时,需要注意尽可能执行国际、国家及上级部门标准,在医院内统一建立、统一管理基础信息;对业务类、管理类信息,要求全面、可行、实用,与上级业务规范和管理要求接轨。

（二）主要信息资源目录

1. 基础类信息　机构信息、科室信息、人员信息、用户角色权限信息、标准代码信息等。

2. 业务类信息　如门急诊信息,包含有预约记录、挂号记录、收费记录、候诊排队信息、门急诊病史记录、医嘱与处方记录、检验检查申请单、输液记录、留观记录、其他治疗记录、医学证明、公共卫生报告(传染病、慢病、孕产妇、新生儿、死亡等)、会诊记录、转诊记录;住院信息,包含有各类医疗文书记录、医嘱与处方记录、检验检查申请单、病案首页、出院小结等;检验检查信息,包含有检验检查预约登记、候检排队、样本采集记录、检验检查执行确认记录、检验检查报告、图形影像文档、质控记录、病理标本档案记录等。

3. 管理类信息　个人档案、绩效考核、设备物资、能耗成本、财务预核算、固定资产、总务后勤、科研管理等信息。

四、信息系统规划设计

（一）总体规划

1. 系统建设目的　医疗服务信息系统的建设目的是通过信息化手段,全面支持并规范医疗服务活动及医院管理活动。通过医院信息化建设的过程,不断完善医院的管理体制、运营机制、业务流程和管理方法,提高医疗服务的效率和质量,降低医疗服务成本,提高临床诊疗水平、医疗服务水平、医院管理水平,提高病人的满意度,促进医院的经济效益和社会效益的全面提高。

医疗服务信息系统的建设应有利于医院提高管理水平、提高医疗服务水平、服务质量和医疗安全,有利于医务人员、管理人员提高工作效率,有利于提高病人对医院的满意度,有利于社会对医院的监督和评价,有利于政府卫生行政管理部门的监管和宏观调控。

2. 系统建设目标　医疗服务信息系统的建设目标是以我国医疗服务法律法规、方针政策为指导,以国家和人民群众对医疗服务的要求为前提,建立与医院的战略规划和管理目标相一致、与医疗服务资源相融合的医疗服务业务信息系统和管理信息系统,采用多种现代信息技术手段,实现业务和管理信息化、数据采集标准化、信息传输网络化、信息处理电子化、服务流程无纸化、业务和管理应用平台化、服务方式人性化、管理程序规范化、知识支持智能化、管理决策科学化的数字化医院。

3. 系统建设原则

(1)需求驱动:医疗服务信息系统建设应以医院医疗服务业务及管理的实际需求为依据,不能脱离医院的实际需求及具体情况盲目追求技术的应用;要以医疗服务的业务规范、管理规范为依据,设计医疗服务应用系统;需求驱动就是要以业务、管理需求决定医疗信息服务要求,以医疗信息服务要求决定信息技术的应用。

(2)总体规划:医疗服务信息系统建设应采用信息资源规划的方法论,完成总体规划、顶层设计。医疗服务信息系统总体规划要系统、全面、完整,涉及医疗业务管理、患者服务管理、临床信息管理、医院运营管理、信息基础设施、系统运维管理、信息安全体系、建设保障体系等各个方面,力求功能全面、系统整合、信息共享、数据利用、安全可靠、易于扩展、应用便捷、便于实施、方便运维,满足医院运行和长期发展的应用需求。

(3)分步实施:医疗服务信息系统需要开发建设的应用系统、硬件集成内容较多,需要相关的环境条件支撑,投资较大,是一项科学性很强的工作,不能一蹴而就;要深入调研、充分论证、科学设计、把握关键、量力而行,根据医院的需求紧迫程度及实际条件分步实施,避免出现重大失误;分步实施的过程要遵循基础系统先行、逐步扩大应用、追求应用效果,做到建设一个、应用一个、成熟一个。

(4)开放共享:医疗服务信息系统建设要遵循开放共享的原则,构建统一的、基于标准的,具有快速扩展能力和异构系统间互联互通能力的数据交换和共享平台,实现在医院内部系统之间、内部与外部之间互联互通、信息共享。

(5)灵活实用:医疗服务信息系统建设要以系统的可用性、易用性为原则,方便用户使用,方便应用推广。医疗服务信息系统建设是一个不断改进、不断完善和不断发展的过程,为适应应用的不断拓展,系统应该具有灵活配置的、可扩展的体系架构,以适应医疗业务流程、业务模式的变化,满足医护人员、管理人员不同用户、不同阶段、不同程度的需求。

(6)安全可靠:医疗服务信息系统建设遵循安全可靠的原则。系统在物理安全、网络安全、数据安全、系统安全、应用安全等方面遵循国家计算机信息系统安全等级规范;在性能方面要以满足实际业务的需求为前提,适当留有发展余地;电子病历的存储备份系统应满足病历存档期限、数据可靠性要求;电子病历信息应具有真实性、完整性、机密性、不可抵赖性,为电子病历取证提供法律保障。

4. 系统建设内容　医疗服务信息系统建设主要包括如下的建设内容:

(1)信息系统基础设施建设:主要包括网络、机房、主机、存储及交互终端硬件、医疗设备接口等。

（2）平台及数据中心建设：主要包括操作系统软件、数据库软件、应用服务器、信息平台、数据库、数据仓库、虚拟化等。

（3）应用系统建设：主要包括医院经济管理信息系统、临床信息系统、医技信息系统、医院资源管理信息系统、医院综合管理信息系统、体检信息系统、远程医疗信息系统、病人信息服务系统等。

（4）信息标准体系建设：主要包括数据集标准、代码标准、应用系统功能规范、互操作接口技术规范、信息基础设置技术规范、软件技术规范、信息安全规范、评估规范等。

（5）安全及运维体系建设：主要包括信息安全基础设施、信息安全应用系统、信息安全管理规范制度、运维管理平台、运维管理制度等。

（6）管理体系建设：主要包括组织体系建设、人才保障体系建设、管理制度建设等。

（二）功能模型

根据医疗服务业务建模（职能域分析、业务流程分析、数据流程分析、流程再造），采用描述业务职能域（业务应用功能）与用户信息视图（业务数据）之间的生成/使用（C-U 图）关系的系统体系架构分析方法，以基本遵从业务职能划分为基础、同类应用与数据整合为原则，通过分析设计获得如下的系统功能模型。

1. 医疗服务信息系统总体功能设计　医疗服务信息系统总体功能架构见图 4-41。

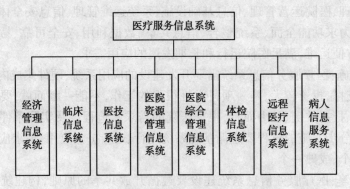

图 4-41　医疗服务信息系统总体功能架构图

2. 医院经济管理信息系统　医院经济管理信息系统功能架构见图 4-42。

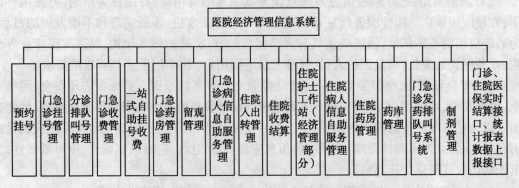

图 4-42　医院经济管理信息系统功能架构图

162

3. 临床信息系统 医院临床信息系统功能架构见图4-43。

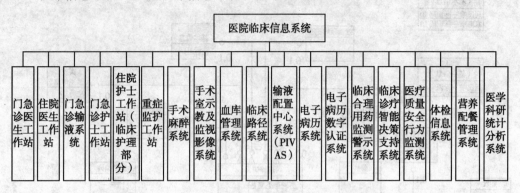

图 4-43 医院临床信息系统功能架构图

4. 医院综合管理信息系统 医院综合管理信息系统功能架构见图4-44。

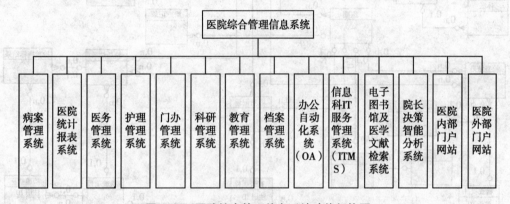

图 4-44 医院综合管理信息系统功能架构图

5. 病人信息服务系统 病人信息服务系统功能架构见图4-45。

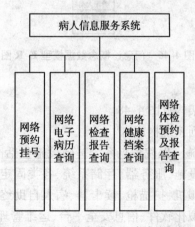

图 4-45 病人信息服务系统功能架构图

(三) 数据模型

医疗服务信息系统顶层数据模型设计(仅以门急诊和住院为例)图4-46,图4-47。

163

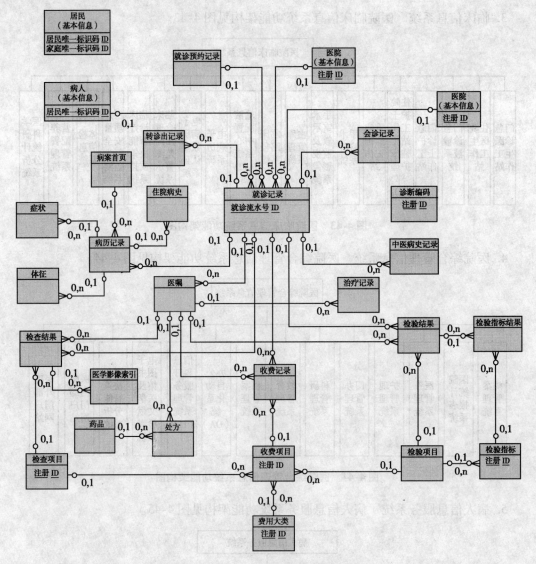

图 4-46 门急诊概念数据模型 E-R 图

（四）系统模型

医疗服务信息系统总体架构见图 4-48。

医疗服务信息系统由下列系统构成：

1. 医院信息系统基础设施 医院信息系统基础设施包括医院内部有线和无线网络、外部网络接口、数据中心、机房设施、服务器、存储系统、各类固定及移动交互终端、医学终端、显示系统、语音叫号系统、打印机、扫描枪、读卡器、病人自助终端等硬件，以及操作系统、数据库服务器、应用服务器、虚拟化软件、信息安全平台、运维管理平台等系统软件平台。

2. 医院应用信息系统 医院应用信息系统建立在医院信息系统基础设施的软硬件运行环境基础上，通过医院数据中心存储数据，通过医院信息平台实现医院内部各个应用系统之间的数据交换以及业务流程整合，以及与医院外部系统的数据交换以及业务协同。

各个信息系统的主要功能模块见医院信息系统功能模型。

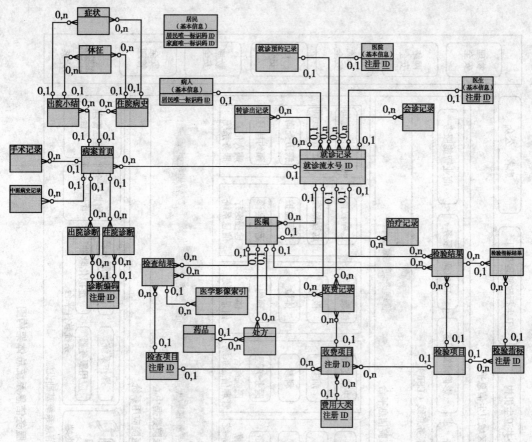

图 4-47　住院概念数据模型 E-R 图

3. **医院数据中心**　医院数据中心由医疗服务数据库、电子病历数据库、医学影像数据库、医院资源数据库、医院管理数据库等及临床数据仓库、管理数据仓库等组成,不仅提供医院业务应用系统的联机事务处理数据库管理,而且提供医院管理的联机分析处理数据仓库管理,是全院业务系统、医院信息平台的数据中心,提供业务应用及数据利用的数据服务。

4. **医院信息平台**　医院信息平台采用面向服务的体系架构(service-oriented architecture,SOA)的企业服务总线(enterprise service bus,ESB),提供医院不同应用系统之间的数据共享与交换服务,平台主要包括基础信息服务、数据集成服务、业务协同服务、影像调阅服务、电子病历(electronic medical record,EMR)调阅服务、商业智能(BI)服务等服务组件。并通过医院信息平台与区域卫生信息平台对接,实现与其他医疗机构、社区卫生机构、公共卫生机构、卫生行政管理部门的应用系统,以及面向患者、公众的服务系统的互联互通。

5. **医院信息标准体系**　医院信息标准体系是医院信息系统建设的依据,为医院信息化建设提供标准化的体系保障,主要包括代码标准、数据集标准、互操作接口规范、IT 技术规范、评估规范等。

6. **医院信息安全体系**　医院信息安全是医院信息化的基础设施建设内容之一,医院信息安全体系是建立医院信息安全系统的依据。医院信息安全体系主要包括物理安全、网络安全、系统安全、应用安全、数据安全以及安全管理和应急预案。医院信息安全要求遵循国家计算机信息系统安全等级保护相关标准,按照国家卫生计生委要求,我国的三级甲等医院核心系统的

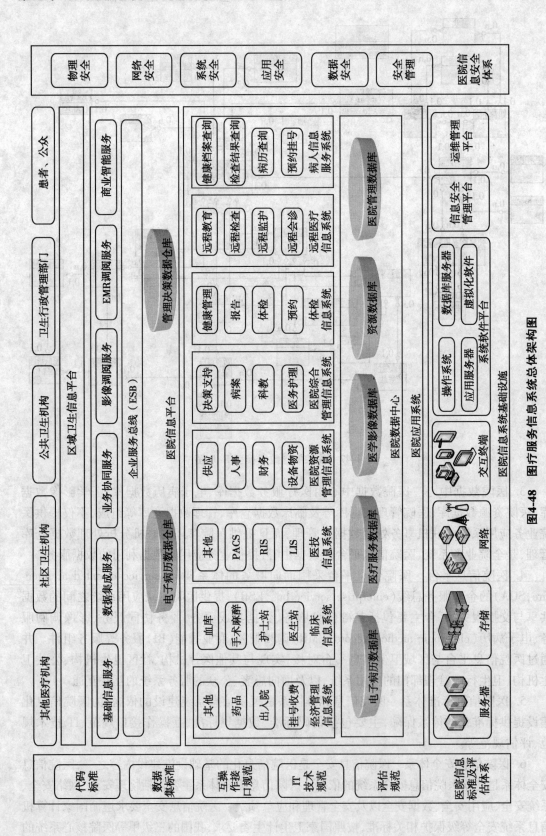

图4-48 医疗服务信息系统总体架构图

信息安全应达到三级等级保护以上标准,其他医院要求达到二级等级保护以上标准。

五、医疗服务信息资源规划小结

通过医疗服务信息资源需求分析,得知该业务领域具有业务实时性强、信息共享要求高、应用模式多的需求与特点,因此在信息化建设与应用时,可考虑如下建议:

(一)整体规划,但分阶段推进医疗服务信息系统建设

医院信息化发展是随着需求的扩展而不断深入。一般来说,医院信息系统可分为以费用为核心的经济管理系统、以病人为核心的临床管理系统、以信息整合、利用为核心的医院综合管理和区域医疗系统三类。这三类系统不仅在应用层级上存在差异,而且在技术水平上也存在差异,信息系统的应用条件、应用环境、应用模式都不同,所以有必要做好整体规划。但医院信息化建设不能一蹴而就、一步到位,否则,无论在资金投入、人员培训、管理模式等方面医院均难以适应,影响项目成功。因此,医院信息化建设要在医院信息资源整体规划基础上,分阶段推进医疗服务信息系统建设。

(二)采用 C/S(client/server)架构建立适应医疗服务业务的联机事务处理应用系统

对于二、三级以上的大型医院的挂号、收费、出入院、药品管理、临床管理等信息信息系统建设,由于终端较多、服务响应要求较高,宜采用两层或者多层的 C/S 技术架构,以保证系统的响应能力和并发能力。对于社区卫生服务机构、卫生所、门诊室等小型医疗机构,可以采用 B/S 架构的集中式系统,但要考虑当地医保部门联网结算的技术及安全要求。

(三)采用 B/S(browser/server)架构建立适应面向医院内外部应用的门户系统

采用 B/S 架构建立适应面向医院内部各个业务职能部门的管理系统应用门户,不仅可以满足各个职能部门的应用需求,而且有利于医院内部的协同办公、协同管理,如医院资源管理信息系统、医院综合管理信息系统。而远程医疗系统、体检系统、病人信息服务系统建设采用 B/S 架构建立医院外部门户,可以满足区域医疗、患者、公众的应用需求。

(四)采用无线移动、物联网、云计算等适用技术

可将无线移动技术应用于临床医疗与护理系统中,实现无处不在、触手可及的信息采集、信息查询、业务协同,适应医生、护士移动临床服务的特点。在重点看护病人跟踪、重要设备物品跟踪、医疗废弃物跟踪等方面应用物联网技术,有利于提高医疗安全、设备安全。对于应用系统多、服务器存储等设备多的医院内部应用云计算技术,有利于提高设备的利用率,降低运维成本。

(五)注重医院信息集成平台建设

信息集成平台可以整合医院各个业务应用系统及数据,同时可以实现与区域卫生信息平台的信息共享、互联互通。医院信息集成平台建设一定要考虑医疗服务信息系统的复杂性、多样性、异构性,考虑使用的便捷性和实用性。

(六)建立医院数据中心

医院数据中心的建设,不仅是医院信息平台建设的需要,而且也是整合并集中管理医院信息资源,实现医院信息利用最大化的需要。

第四节 区域卫生信息平台需求分析与建模

区域卫生信息平台是连接区域内的各医疗卫生机构基本业务信息系统的数据交换和信

息共享平台,是不同系统间进行信息整合的基础和载体。区域卫生信息化平台以个人健康档案为核心,生命周期为主线,通过多渠道采集、集中存储居民健康相关信息,形成一个完整的动态的个人终生健康档案;另一方面,区域平台通过对个人健康信息的统一管理、全面共享、数据挖掘,向个人、医疗机构、政府机构等不同服务对象提供各类信息服务。同时,区域卫生信息化以居民健康档案为核心和纽带,搭建区域卫生信息平台,并在此基础上整合现有系统,构建新的卫生信息系统,实现卫生信息共享、业务协同,使之与医疗保障、药品监管、计划生育、公安和民政等相关部门实现信息互联互通、业务智能联动。

通过卫生信息共享来提高医疗服务效率、服务质量、服务可及性、降低医疗成本、医疗风险的作用已经得到充分验证,并被公认是未来卫生信息化建设的发展方向。目前,越来越多的国家已经认识到开展国家级及地方级的区域卫生信息共享的核心内容是城乡居民电子健康档案的建立和应用。

一、角 色 分 析

医疗卫生相关业务机构的组织框架如图 4-49 所示,区域卫生信息平台连接区域内各医疗卫生机构,实现互联互通,从而支撑区域卫生业务活动。

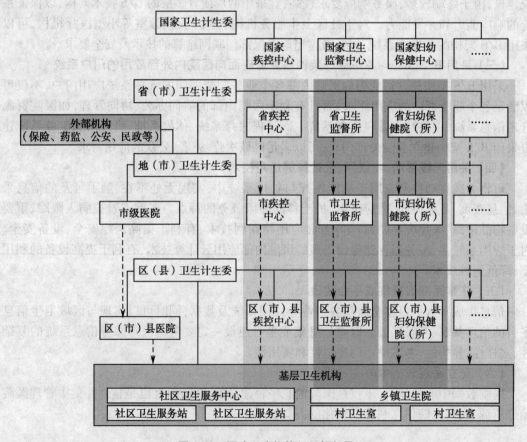

图 4-49 医疗卫生机构组织框架图

(一) 居民

居民是医疗卫生服务的对象,是医疗卫生服务的受益者,获取方便、廉价、个性化的医疗服务以及公共卫生服务是居民的根本需求。

1. 医疗服务需求　通过区域医疗资源的合理整合、有效利用,居民能够获得可及、优质的医疗服务。实现小病在社区、大病进医院、康复在社区,有效解决社区与二、三级大医院、预防保健机构间的合理分工、资源分配,提高医疗服务效率,减少居民看病等待时间,缓解看病难、看病贵问题。

2. 公共卫生服务需求　通过居民电子健康档案的应用,居民在获得均等化的基本公共卫生服务的同时,可随时掌握自己的个人连续健康记录,促进卫生机构和居民的互动,提高居民健康管理意识,促进"以病人为中心"疾病治疗服务模式向"以居民为中心"疾病预防服务模式的转变,从而实现对居民的连续健康管理。

(二) 基层卫生机构

基层卫生服务机构的职能是为居民提供基本医疗及公共卫生服务,主要开展预防、保健、医疗、康复、健康教育、计划生育六位一体的业务活动。基层卫生服务机构对区域卫生信息平台的需求主要体现在:

1. 医疗、公共卫生服务的分工协作　通过医疗及公共卫生的业务协同,建立基层卫生服务机构与上级医疗机构、公共卫生机构的分工协作机制,实现与上级医疗机构之间的转诊、转检;实现公共卫生各业务条线(疾病控制、卫生监督、妇幼保健、精神卫生等)数据上传下达,避免数据重复录入。

2. 获得上级医疗机构及专家的技术支持　通过远程医疗咨询、区域影像诊断、远程会诊、区域集中检验等远程医疗服务,获取上级医疗机构及专家的技术支持。

3. 共享区域医疗卫生信息　社区全科医生在进行社区卫生服务时可以共享辖区居民的所有诊疗信息及健康档案信息。

(三) 医疗卫生服务机构

医疗服务机构的职能是为就诊病人提供门急诊诊疗、住院治疗以及健康体检等各种形式的医疗服务,通过区域卫生信息平台的诊疗信息共享,辅助诊疗决策,提高诊疗水平、医疗质量,是医疗服务机构对区域卫生信息化的主要需求。

1. 辅助诊疗决策　通过区域卫生信息平台的诊疗信息共享,医疗机构可以全面了解病人的健康状况,从而确定更合适的治疗方案,提供诊疗服务。

2. 提高医疗质量和安全　医生在为患者诊治时可以获得治疗安全警示、药物过敏警示、重复检验/检查提示,有效减少医疗事故发生,减少重复检查。

(四) 公共卫生专业机构

公共卫生服务机构是实施公共卫生服务职能的专业机构。主要包括疾病预防控制机构、卫生监督机构、妇幼保健机构、急救中心、血站、健康教育机构等。

1. 疾病控制中心

(1)与医疗卫生服务机构业务协作,完善区域化疾病管理模式:基于区域卫生信息平台,从各医院、社区卫生服务中心(站)及时获取疾病监测信息,实现重点疾病(慢性病、传染病等疾病)的区域化监测管理,监测信息也作为居民健康档案的重要组成部分。与医疗机构联网完善传染病、慢性病等的上报流程和模式,提高上报效率和质量,实现传染病、慢病、精神病等疾病的实时监控和预警报告。

(2)疾病监测预警:通过系统获取居民在各医疗机构就诊的传染病、慢性病、精神病等各类信息,实现对各类疾病的实时监控。通过建立模型,智能分析群体疫情发生的几率,提醒相关人员的核实确认,防患于未然。

2. 卫生监督机构　通过区域卫生信息平台,实现对医疗机构业务运营状况、医务人员执业状况的有效监督,建立完整的医疗机构卫生监督档案。

3. 妇幼保健院　妇幼保健的各业务数据分布在医院、社区、妇幼保健机构,通过区域卫生信息平台,可以整合妇幼保健管理数据,实现数据一处录入,多处利用,提供更优质、更全面的妇幼保健服务。

（五）卫生行政部门

卫生行政管理部门主要职责包括贯彻执行有关卫生工作的法律、法规、规章和政策。研究制订本区域卫生事业发展改革的有关方案、工作规划、政策和指导性意见并组织实施,重点任务包括涵盖卫生资源规划、卫生机构监管等多项管理工作,通过区域卫生信息平台,可以支持卫生行政管理职能的全面实施。

1. 辅助卫生政策制定　卫生行政管理部门基于完整、科学、合理的指标体系,对医疗服务、公共卫生服务等各类指标及指标结果信息进行挖掘分析,进而可为卫生行业管理的政策制定提供支撑。

2. 医疗卫生服务监管　卫生行政管理部门通过获取医疗及公共卫生服务过程中的相关信息,实现对医疗及公共卫生服务质量、费用、行为等监管,提高医疗卫生服务质量及满意度。

3. 卫生机构及人员绩效考核　基于对各类医疗卫生机构及人员、业务运营状况的分析,制定机构、岗位的绩效考核指标,通过区域卫生信息平台采集原始绩效数据,统一分析、评价、考核。

（六）其他卫生相关单位与部门

医保、药监、计生、公安、民政等相关部门希望各相关部门加强沟通,密切配合,提高业务能力,增强服务功能,实现卫生机构和相关机构信息互联互通。

二、平台业务分析

区域卫生信息平台是多元化子系统整合的一个综合业务平台,起到连接区域内各机构的基本业务信息系统进行数据交换和共享的作用,是不同系统间进行信息整合的基础和载体。从业务角度看,平台可支撑多种业务,满足区域内机构间数据交流和信息共享的需要,实现服务居民、业务监管和辅助决策的目标。

区域卫生信息平台建设,既解决了医疗卫生业务互联互通的需求,促进原有医疗卫生业务的模式或流程的优化和再造,同时也能够催生出新的医疗卫生业务服务模式。

（一）业务活动

根据国家相关政策文件,区域卫生信息平台支撑的业务可以分为医疗卫生类、公共卫生类、药品保障类、医疗保障类、综合卫生管理类,如图4-50。

这里的分类有别于前述的医疗、公共卫生业务的分类,这里更多关注的是基于平台所开展机构间、条线间的业务协同,并非仅服务于特定应用层面。

综合卫生管理是对上述业务活动的过程监管、业务统计、结果分析、绩效评估等。如对新农合,关注综合情况、参合情况、筹资情况、基金监督、使用情况、行为监测等;对基层卫生,

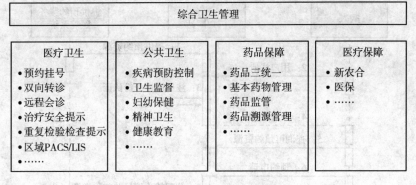

图 4-50　平台业务活动框架图

关注人口管理、重点人群健康管理、绩效考核、家庭医生制等。

（二）业务模式

区域卫生信息平台的业务模式可以概括为信息共享、业务协同、管理决策、公众服务四种。

1. 信息共享　通过共享相关信息,方便不同的医疗卫生机构和人员提高自己的工作效率和质量。

2. 业务协同　指多家/多种医疗卫生机构之间或多个/多种医疗卫生服务提供者之间,通过共同协作,充分发挥各自的优势,将各机构/服务提供者单独完成的业务服务连贯起来,使得业务服务更加顺畅、有效。

3. 管理决策　以日常业务系统的数据为基础,在得到真实、完整数据的基础之上,利用数学的或智能的方法,以图形报表等直观的方式对业务数据进行综合、分析,预测未来业务的变化趋势,便于从中发现业务规律,实现区域内的医疗卫生状况综合查询、统计与实时业务监管,为政府宏观卫生决策提供第一手数据资料。

4. 公众服务　结合社会公众关心的信息需求,通过卫生公众服务网站,实现与居民的健康互动。

（三）业务流程建模

通过以下具体案例分析,可以更好证明,区域卫生信息平台是区域内不同医疗卫生机构间进行信息共享和开展业务协同的基础和载体。

1. 预约业务流程:

病人进行就诊预约业务流程见图 4-51。

业务流程说明:

（1）医院将本院可预约资源提交给中心平台,包括可预约科室、时间、医生、可预约门诊量等。

（2）第一次网上预约的病人首先需要注册,填写真实个人信息。

（3）中心确认病人填写的注册信息。

（4）注册成功信息返回给病人(注册成功后,病人每次网上预约需先登录)。

（5）病人网上查询可预约资源,通过多条件组合查询。

（6）填写预约申请单,输入预约时间、科室、医生等信息。

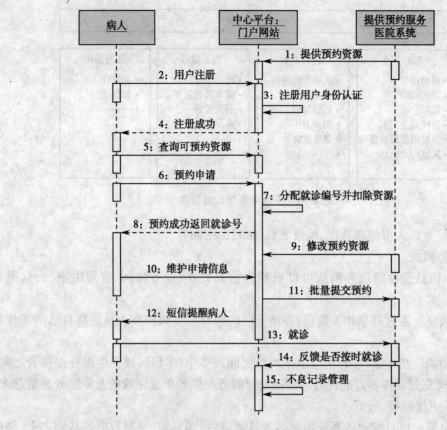

图 4-51　病人网上预约的业务流程图

（7）中心根据预约申请单，分配就诊编号，并扣除可预约资源。

（8）将预约成功消息（包括就诊编号）返回给病人。

（9）中心在批量提交预约申请之前，医院可根据自身情况修改预约资源。

（10）中心在批量提交预约申请之前，病人可变更预约申请单内容。

（11）中心平台将网上收集的病人预约信息提交给相应医院。

（12）根据预约时间，中心通过短信平台提醒病人按时就诊。

（13）患者根据预约时间按时就诊。

（14）医院将病人就诊结果（病人是否按预约就诊）返回给中心平台。

（15）中心平台对病人就诊信用进行管理，对于未按时就诊的病人给予相应处罚，如取消该病人网上预约资格。

2. 双向转诊业务流程见图 4-52：

（1）病人先到社区卫生服务中心进行治疗，符合转诊条件，则转出到二级医院进行治疗，社区医生可通过双向转诊单提出转诊请求。

（2）病人在二级医院进行治疗和住院后，转回社区医院进行康复性治疗，符合转回条件，则二级医院医生可通过双向转诊单提出转诊请求。

3. 区域影像诊断业务流程图 4-53。

（1）病人去社区卫生服务中心就诊时，医院医生为了病情需要要求病人做某种 X 线片

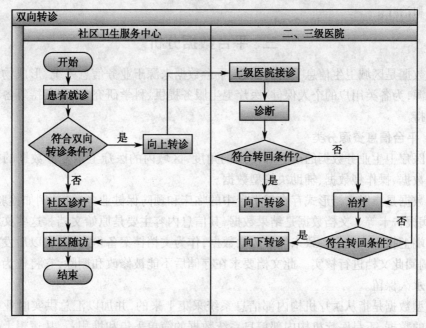

图 4-52　双向转诊业务流程图

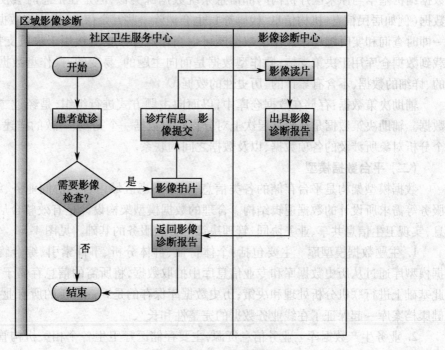

图 4-53　区域影像诊断业务流程图

检查。

（2）社区卫生服务中心拍 X 线片后，将患者的基本医疗信息情况以及影像资料发送到提交二三级医院的影像诊断中心，由诊断中心的专家出具影像诊断报告。

（3）影像诊断中心出具影像诊断报告返回给社区卫生服务中心，供社区卫生服务中心的医生诊断和治疗。

三、平台数据分析

平台数据是区域卫生信息平台的核心,平台数据来源于业务信息系统,形成物理或逻辑的信息资源,为各类用户的个人保健、医疗卫生服务提供、科学研究、决策支持等各种应用提供数据支持。

(一)平台信息资源分类

根据医疗卫生业务数据的产生和使用的角度,区域内的医疗卫生业务数据的类型可以分为文档数据、操作型数据、辅助决策型数据。

文档数据是指以文档形式存在于平台中的临床和预防保健业务数据,例如检验报告、处方,传染病报告卡等。文档数据是结果数据,其信息内容主要是原始文档。这些文档要求保留和客户端上报格式完全一致未经修改的数据,作为文档档案备份存储,在以后发生任何疑问时,可调阅此文档进行核实。此文档要求在存储后不能被修改和删除,它将作为系统的原始凭证被永久保留。

操作型数据是指从医疗机构内部信息系统采集上来的,并加以汇总供实时业务查询和统计使用的数据,不是医疗机构内部信息系统数据的简单采集和堆积; 从逻辑上操作型的数据结构基本与原来医疗机构内部信息系统数据源类似,但是在汇总时会使用统一的基础数据(例如居民信息、机构信息、代码等),也会消除一些冗余信息;操作型数据主要服务于统一即时查询和实时统计。操作型数据既可以当作业务数据直接用于决策支持,又可通过加载到数据仓库用于决策支持;操作型数据是面向主题的、易变的;操作型数据仅仅含有目前的、详细的数据,不含有累计的、历史性的数据。

辅助决策数据:存储在数据仓库中,以面向主题方式进行组织,是经过二次加工的历史数据。辅助决策数据是在较高层次上对分析对象数据一个完整、一致的描述,能统一刻划各个分析对象所涉及的各项数据,以及数据之间的联系。

(二)平台数据模型

数据模型架构是平台存储的各类信息,充分考虑区域内各类协同业务、综合管理、公众服务等需求所设计的数据逻辑结构。合理的数据模型架构设计是有效整合居民健康相关信息,实现卫生信息共享、业务协同、管理决策与公众服务的基础。见图4-54。

1. 主题数据模型库　主要包括:个体特征、群体分析、事件索引、综合管理等。主题数据模型库通过从历史数据库和专业信息库中抽取数据,将所需的信息存储于数据仓库中,在此基础上进行联机分析处理和决策;历史数据库保存的是6~10年的所有业务信息,与电子健康档案库一起保证了在线业务数据的完整性和长久性。

2. 业务生产数据库　业务信息资源,主要存储医疗卫生各个相关机构管理人员关注的医疗卫生业务的专业数据。医疗卫生业务数据涉及条线多,范围广,包括医疗服务、药品采购监管、公共卫生、新农合等医疗卫生业务信息数据,将来随着业务的发展可建立更多的医疗卫生业务信息数据。

3. 健康档案数据库　健康档案是居民健康管理(疾病防治、健康保护、健康促进等)过程的规范、科学记录,是以居民个人健康为核心、贯穿整个生命过程、涵盖各种健康相关因素、实现信息多渠道动态收集、满足居民自身需要和健康管理的信息资源(文件记录)。电子

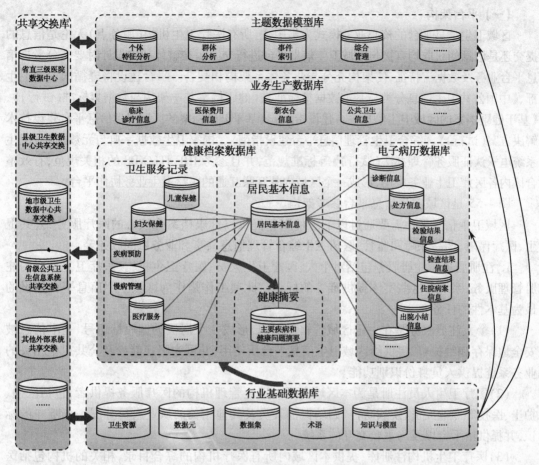

图 4-54 区域卫生信息平台数据模型图

健康档案是医疗保健对象健康状况的信息资源,该信息资源以计算机可处理的形式存在,并且能够安全的存储和传输,各级授权用户均可访问。

4. 电子病历数据库 电子病历主要存储患者进行医疗行为过程的数据,内容涵盖了医疗业务和临床信息的整合。电子病历数据库主要包括医疗服务信息系统中提供的诊疗信息,包括诊断、处方、检验结果、检查结果和住院病案、出院小结等内容,供用户参考。

5. 行业基础数据库 行业基础信息库是为各个系统提供基础信息服务的相关信息集合。行业基础信息库从总体上包括卫生数据元与代码标准、实有人口信息、基础地理与自然环境数据、知识与模型数据等。

6. 共享交换库 共享交换库是卫生数据中心完成对内、对外数据交换的数据存储区域。主要包括:与医院交换各类诊疗信息;与卫生数据中心交换居民健康相关各类信息;现有区域卫生信息系统以及其他系统的共享交换信息等。

四、平台技术分析

平台以区域内医疗卫生相关信息的采集、存储为基础,能够自动产生、分发、推送工作任务清单,为区域内各类卫生机构开展医疗卫生服务活动提供支撑。

(一) 平台架构

区域卫生信息平台的核心业务模式为集中式,所有医疗卫生机构(服务点)无论是信息的提交还是信息的获取均直接与区域卫生信息平台进行交互。在整体架构设计时要充分考虑信息平台业务及数据流特征,使架构充分与业务体系架构相契合。平台建设将遵循国家原卫生部、《中国公共卫生信息分类与基本数据集标准》、《健康档案基本架构与数据集标准(试行)》、《基于健康档案的区域卫生信息平台建设指南》、《基于健康档案的区域卫生信息平台建设技术解决方案(试行)》、《综合卫生管理信息平台建设指南》、《国家卫生数据字典与元数据》、《卫生系统电子认证服务管理办法(试行)》等标准规范,并且参考 IHE ITI/XDS 的相关规范,有效整合区内各医疗卫生业务应用,形成一个区域内外互联互通的医疗卫生业务协作平台。

图 4-55 是区域卫生信息平台参考架构。

区域卫生信息平台需要通过以下组件服务提供以健康档案为核心的医疗服务、公共卫生、医疗保障、药品保障和监管、医药卫生综合管理信息共享和业务协同服务等。

1. 注册服务 注册服务包括对个人、医疗卫生人员、医疗卫生机构、医疗卫生术语的注册管理服务,系统对这些实体提供唯一的标识。此项工作是作为区域卫生信息平台建设的最为基本性的任务。

(1)个人注册服务是在一定区域管辖范围内,形成一个居民的健康标识号、基本信息被安全地保存和维护着,提供给区域卫生信息平台所使用,并可为医疗就诊及公共卫生相关的业务系统提供人员身份识别功能。

(2)医疗卫生人员注册是为本区域内所有卫生管理机构的医疗服务提供者,包括医生、护士、医技等专业人员、疾病防控、妇幼保健人员及其他相关的从业人员分配一个唯一的标识,并提供给平台以及与平台交互的系统。

(3)医疗卫生机构注册库,提供本区域内所有医疗机构的综合目录,相关的机构包括医院、社区卫生服务中心、疾病预防控制中心、卫生监督所、妇幼保健所等。

(4)术语和字典注册库,用来规范医疗卫生事件中所产生的信息含义的一致性问题。

2. 平台数据存储服务

(1)平台数据存储以健康档案、电子病历信息为主,其存储服务就是一系列的存储库,存储健康档案相关的信息,包括个人基本信息、主要疾病和健康问题摘要、儿童保健、妇女保健、疾病管理等存储库以及医疗服务存储库。对业务应用和业务协同平台提供健康档案的访问服务,并承担把业务文档按照标准解析和封装为健康档案文档服务。

(2)区域卫生信息平台中存在三种类型的数据,文档数据、操作型数据、数据仓库数据,分别存在文档库、操作型数据库(ODS 库)和数据仓库中。

3. 医疗卫生信息共享和协同服务 基于健康档案存储服务提供医疗卫生机构之间的信息共享和业务协同服务。

4. 全程索引服务 通过全程健康档案服务提供的索引服务从基本业务系统查看某居民的健康事件信息,以及事件信息所涉及的文档目录及摘要信息。再结合健康档案数据存储服务可以实现文档信息的即时展示,更多的了解居民(患者)既往的健康情况,为本次医疗服务提供相应的辅助参考作用。

5. 健康档案调阅服务 健康档案调阅服务实现对平台整合后业务数据的调阅和访问,为终端用户提供访问健康档案的应用程序,授权的医疗卫生人员可以方便地访问区域卫生

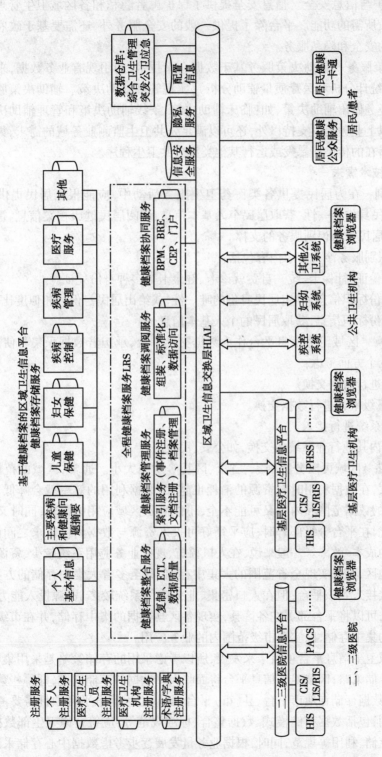

图4-55　区域卫生信息平台架构图

信息平台中保存的客户相关数据。

6. 隐私保护与信息安全 信息安全提供了保护患者隐私和各区域卫生管理机构实施隐私与安全政策所需的功能。平台除了提供一般的安全服务外,还需要基于政府配套法规提供更加复杂的安全和隐私服务。

7. 辅助决策服务 辅助决策服务基于数据仓库技术,利用现有业务数据,来实现综合统计分析(业务统计分析和医疗质量辅助分析),实现管理辅助决策。辅助决策服务可以为许多不同类型业务做出辅助决策,如:临床辅助决策、条线辅助决策和管理辅助决策等。辅助决策除了对以上业务提供支持以外,还可以满足公共卫生监测业务域的需求,如通过研究和分析来发现潜在的传染病暴发或运行其他类型公共卫生程序。

(二)关键技术需求

1. 身份识别 在为居民提供各类医药卫生服务活动中,应能根据居民提供的身份凭证,提供鉴定居民身份唯一性、获取居民个人基本信息、调阅居民健康档案信息、智能提示等功能,这均需要居民身份识别服务的支撑。

居民身份识别服务涉及需求内容包括:

(1)支持身份证、社保卡、统一自费就诊卡、健康卡等多种身份凭证。

(2)根据身份标识信息,确定居民身份的唯一性,或给出居民身份的相似度比较。

(3)根据身份标识信息,获取居民的个人基本信息。

2. 数据交换 区域卫生信息平台作为数据交换平台,承担着数据采集与使用,数据交换需要从以下几个方面考虑:

(1)与医院进行数据交换。

(2)与上、下级平台进行数据交换。

(3)与现有系统进行接入。

(4)与区域内其他行业系统的交换,如公安、民政等。

3. 数据存储 区域可以分为国家、省市、区县等不同大小。通常,区域的范围越大,存储的数据量越大,在数据利用时对资源的消耗也越大,数据利用的效率就会降低;而区域的范围越小,存储的数据范围和内容又可能不全,不能满足区域应用的需求,同时又可能造成资源浪费。因此,在平台分级部署时,应平衡好可投入资源与数据利用需求之间的关系,以提高部署实施的成本-效率。一般来说,在人口稀疏、现有业务应用系统较少、资源投入能力较弱的西北等地区,可以实现全省范围的大集中存储,甚至多省大集中存储的方案,使各业务应用系统直接接入到该平台;但在人口密集、业务应用系统较多、资源投入能力较强的上海、北京等地区,可以将平台部署在各区县,实现各区县数据的集中存储,并在市级建立各区县索引数据等的集中存储,以实现市级范围内的业务应用。

考虑到区域卫生信息平台项目未来发展,所以考虑采用的存储策略是采用集中为主、分布为辅的数据存储策略;区域卫生信息平台将面临大量数据的存储问题,即哪些数据存储在省级平台、哪些数据存储在地市平台、县(市)平台;区域卫生信息平台项目需要考虑大数据量的存储和利用,包括数据存储模式、数据整合、标准规范等,应符合原卫生部数据元、数据集、数据交换、存储、利用等规范;同时,根据业务量发展逐步考虑数据中心存储采用虚拟化、多级缓存、分布式计算等技术,提高调阅等数据利用服务的性能。

4. 数据服务 健康相关数据只有形成数据服务后,方可被各方利用。数据服务包含几个层次：

（1）单记录服务：重点是实现多索引下对健康相关数据的定位检索，用于实现健康信息共享调阅，如健康信息调阅服务，该服务可被医生工作站、综合监管平台、外网服务平台共同调阅使用。

（2）多记录服务：针对健康信息，建立基于记录某些关键属性的综合查询功能，提供给公共卫生、专业团体数据集合层的数据检索服务，并且结合安全和隐私保护体系，实现数据的综合利用服务，如肿瘤病人形成数据无个人隐私信息的数据集合，并动态提供有权限的机构使用。

（3）数据汇总分析服务：利用健康档案数据集市和数据仓库，形成健康档案统计类指标体系，并形成自动计算机制，提供给综合管理平台使用，用于决策参考和决策辅助。

（4）数据比对分析服务：按照医生使用的特点，形成各类临床支持类数据服务，如重复用药、重复检查、重复检验等计算引擎，此外，还包含对症状、疾病、健康状况等聚类分析，主成因分析，回归分析以及转化医学类服务，提高健康档案对医生决策的支持能力。

5. 数据质量 数据是所有上层应用的基础，数据质量的好坏将直接影响到应用的使用效果，因此是否可以成功的实现数据质量的控制，保证数据的质量是一个非常关键的研究内容。区域卫生信息平台上的数据来源于各个业务系统，因此从数据的产生、采集、传输、转换、整合、应用等各个环节都需要对数据质量进行控制，如数据质量的评价（判断数据质量的优劣，如完整性、稳定性、关联性、准确性、及时性等）、数据质量的控制（控制的策略、控制的措施，如清洗）、数据质量的管理（监测、评估、考核等）。

6. 信息安全与隐私保护 系统的安全是任何业务开展的基础，任何信息系统的建设均需考虑物理级（环境、设备、存储介质等）、网络级（防火墙、病毒入侵、网络入侵检测等）、系统级（主机设备使用安全、系统漏洞扫描、病毒防杀等）、应用级（应用系统访问、数据库等）以及安全管理方面（管理体系、管理制度等）的需求。

由于健康档案各类信息涉及居民隐私，因此，在系统建设过程中需特别重视居民健康档案隐私的保护策略。如医生在就诊时调阅居民健康档案，可从医生工作站刷卡授信、审计、特殊信息过滤等方面考虑保护居民隐私；居民自己通过网站、手机等方式调阅居民健康档案，可通过实名认证、手机动态密码等方面考虑居民隐私保护策略。

（三）性能需求

系统性能影响着业务人员开展各类业务的效率，是评价系统可用性的重要指标，因此，系统规划设计时需充分考虑性能要求，并且需在系统建设和运维过程中通过各种手段对系统进行不断的优化和调整，以达到各类业务使用要求。

以下简要概述系统性能需求，响应时间特指使用单位当次交易提交给系统到系统反馈出结果的时间。

1）业务并发：至少同时支持峰值 800 笔/分钟批量数据交换和峰值 300 笔/秒的实时查询或处理业务。

2）批量数据交换：单记录交换/入库的平均响应时间≤20ms。

3）非并发大批量数据交换≤2000 秒/百万条。

4）查询：千万级数据量下单记录本地查询的响应时间≤2 秒。

5）千万级数据量下分布式查询的响应时间≤5 秒/次。

6）简单统计报表查询的响应时间≤10秒。

7）统计：千万级数据量下单项统计的响应时间≤5秒。

8）复合汇总统计响应时间≤120秒。

9）生成复杂统计报表的响应时间≤180秒。

五、平台应用分析

平台利用区域卫生数据中心的数据，通过应用系统为卫生管理部门、业务管理中心等相关卫生行政和职能部门提供各种业务和监督管理支持，加强医疗卫生业务的监督、考核与管理，为市民提供良好的健康保健服务和医疗卫生服务，提高市民满意度。见图4-56。

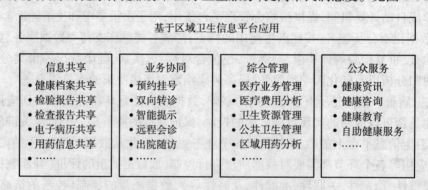

图4-56　区域卫生信息平台应用示意图

（一）信息共享应用

信息共享是区域卫生信息平台建设最基本的目标，通过健康信息共享，为不同的医疗卫生机构和人员提供健康档案的信息查询与调阅，并根据不同的业务需要提供不同的展示调阅视图：为卫生管理者，提供综合的数据分析展示视图，供管理者调阅决策信息；为临床医生能够按照科室视图、疾病类别视图等浏览患者信息；为患者查询自身健康状况信息提供浏览视图。

根据健康信息的类别可以将共享信息分为诊疗信息和健康档案信息，包括：

1. 个人基本信息。

2. 主要疾病与健康问题摘要。

3. 诊疗信息：就诊记录、医嘱、实验室检验报告、影像检查报告、住院病案、出院小结、健康体检等）。

4. 公共卫生服务信息：妇女保健、儿童保健、疾病控制、疾病管理……

（二）业务协同应用

医疗业务协同是指医疗卫生机构之间通过平台实现业务的协同。充分利用优势医疗资源协助医生进行诊治，在方便病人的同时，可减少重复检查，改变医疗资源投入与配置的不合理不平衡现象，节约政府和医院的投入，可以有效利用区域内医疗资源，降低医疗成本，提高医疗质量。

1. 医疗业务协同　治疗安全警示、诊疗规范提醒、近期同类用药提醒、近期检验检查提示、专家门诊预约、跨医院转诊/转检、出院随访、远程会诊等。

2. 卫生业务联动　实现医疗与公共卫生（慢性病、传染病、计划免疫、出生、死亡、职业病、伤害、中毒、精神疾患、妇幼保健)之间信息互通与业务协同,为居民提供连续完整的健康服务。

举例:糖尿病报告

糖尿病报告是整个糖尿病管理过程中的一个环节,糖尿病管理还包括患者管理级别判定、随访管理等。本案例只是描述了慢病管理过程中一个环节的业务协同。见图4-57。

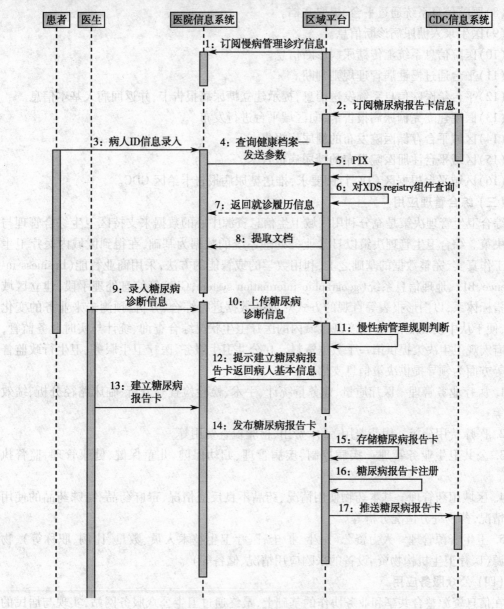

图4-57　糖尿病报告过程示意图

说明:

(1)区域平台需要订阅各医疗机构报告的糖尿病诊疗信息。

(2)区 CDC 需要订阅报告到平台的糖尿病诊疗信息。

(3)患者去医院就诊时,医院信息系统获取到患者的 ID 信息。

（4）医院系统将患者的 ID 信息发送到区域平台。

（5）区域平台通过患者的 ID,进行患者身份交叉索引查询。

（6）根据患者身份交叉索引,查询患者在区域平台中的健康档案相关信息。

（7）平台返回查询就诊履历信息的结果。

（8）医院信息系统通过平台,提取文档。

（9）医生录入糖尿病诊断信息。

（10）医院信息系统上传糖尿病诊断信息。

（11）平台通过慢性病管理规则判断。

（12）平台给医院信息系统发送消息,提示建立糖尿病报告卡,并返回病人基本信息。

（13）医院建立完糖尿病报告卡,向区域平台进行发布。

（14）区域平台存储医院发布的糖尿病报告卡。

（15）区域平台注册医院发布的糖尿病报告卡。

（16）区域平台根据区 CDC 订阅要求,推送糖尿病报告卡给区 CDC。

（三）综合管理应用

综合卫生管理决策是充分利用区域卫生信息资源中心的数据来支持区卫生综合管理与辅助决策。综合卫生管理决策以日常业务处理系统的数据为基础,在得到区域内医疗卫生服务工作真实、完整数据的基础之上,利用数学的或智能的方法,采用商业智能(business intelligence,BI)、地理信息系统(geographic information system,GIS)等信息处理手段,建立区域卫生指标体系,以图形报表等直观的方式对业务数据进行综合、分析,预测未来业务的变化趋势,便于从中发现业务规律,实现区域内的医疗卫生状况综合查询、统计与实时业务监管,为政府宏观卫生决策提供第一手数据资料。在公共卫生服务、医疗卫生服务、卫生行政监督管理等方面为领导提供决策信息支撑。

1. 医疗业务管理　医疗质量、业务量统计、手术、检验检查等分析、临床路径分析、绩效管理等。

2. 医疗费用分析　用药费用、手术费用、检验检查费用等。

3. 公共卫生业务管理　疾病控制、疾病管理、妇幼保健、儿童保健、健康管理、监督执法等。

4. 区域用药管理　基本药物使用情况、药品不良反应情况、毒麻药品、特殊药品的使用监管情况,药物处方情况分析等。

5. 卫生资源管理　人力资源(医生、护士、医疗卫生技术人员、数量、比例、职称等)、物资资源(医疗卫生机构物资、设备的采购应用情况、储备等)。

（四）公众服务应用

在信息资源整合共享和业务协作的基础上,最终通过卫生公众服务网站,实现与居民的健康互动。根据数据中心数据采集的情况及卫生政策的改革情况,结合社会公众关心的信息需求,将数据中心处理后的数据动态地发布在相关的网站上。居民可获取权威机构发布的及时、准确、客观、全面的卫生事件相关信息,并且可通过个人健康信息查询随时掌握自己的个人连续健康记录,促进卫生医疗服务机构和居民互动,促进居民个人健康保健意识的提高,以便从"以病人为中心"疾病管理和医疗服务向"以居民为中心"生命周期健康管理和服务模式发展。

市民通过公众健康服务系统,可享受健康资讯、健康咨询、健康教育、自助健康服务等服务。

六、区域平台总体模型

区域卫生信息平台应用框架如图 4-58。

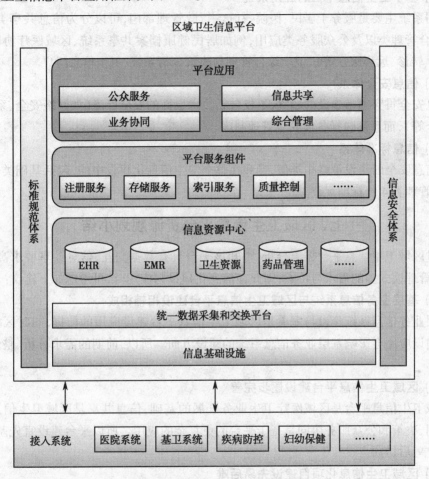

图 4-58 区域平台总体模型图

(一)信息基础设施

信息基础设施是指支撑区域卫生信息化的硬件设备和网络平台,包括网络系统、主机系统、安全系统、存储系统和系统基础软件等。

(二)统一数据采集和交换平台

主要是数据采集和整合交换服务,实现医疗信息整合共享交换和展示以及异构系统互操作的前置处理。

(三)信息资源中心

在数据中心构建以居民为核心的健康档案及电子病历基础资源库,形成对居民基本信息、主要疾病与健康问题摘要以及医疗服务、公共卫生、药品管理、综合管理决策支持等信息数据库,形成对平台以及基于平台业务系统的支撑。

（四）基础平台组件

主要是平台运行后台的构件，包括注册服务、索引服务、健康档案存储服务及数据迁移、全程健康档案服务、信息接口服务、数据挖掘服务、健康档案管理服务、健康档案浏览器、数据质量控制等。

（五）基于卫生信息平台的应用系统

应用系统主要是服务于居民、医院、社区、行政管理部门，可以分为信息共享类、业务协同类、综合管理类以及公众服务类应用，例如居民健康档案共享系统、区域医疗协同服务系统（预约、转诊、远程医疗等）、卫生综合管理与决策分析系统、卫生信息门户。

（六）信息安全体系

信息安全贯穿项目建设的始终，不仅包括技术层面的安全保障（如网络安全、系统安全、应用安全等），而且还包括各项安全管理制度。

（七）信息标准体系

与信息安全的建设策略相类似，贯穿在整个卫生信息化建设中的，包括基础类、技术类、数据类、管理类 4 种标准规范。

七、区域卫生信息平台资源规划小结

通过区域卫生信息平台需求分析，得知该平台具有数据交互、信息共享要求高，业务应用、服务管理模式多的需求与特点，因此在信息化建设与应用时，可考虑如下建议：

（一）基层业务信息系统与区域卫生信息平台建设相辅相成

基层业务信息系统建设与完善是区域卫生信息平台建设应用的前提，同时区域卫生信息平台建设应用会影响基层业务信息系统的建设方向。所以，前期的需求分析、整体规划更显重要。

（二）区域卫生信息平台建设逐步完善

区域卫生信息平台是区域医疗卫生业务开展的基础，信息共享是区域卫生信息平台的基本应用，决策和公众服务协同是基于平台的更复杂的应用。所以平台建设宜先基础、后应用，先共享、后协同。

（三）区域卫生信息化项目建设先易后难

信息共享以健康档案中非影像部分的诊疗档案为先，之后共享完整的健康档案，在条件成熟的情况下，实现医学影像的共享。

（四）区域平台核心系统采用先试点、后推广的模式。

（五）区域卫生信息网的运营维护，是一个价值创造和增值的过程

区域卫生信息平台建成，才真正形成了区域卫生信息网，其运营维护是一个不容忽视的重要问题。因此必须注意：区域卫生信息网所提供的产品和服务必须具有明显的公益性，必须构建并提供一套高效的管理体系，必须借助政府获取影响力和公众的信任。工程的建设和维护需要大量资金的保障，要充分利用市场机制，降低成本，提高效率，逐步减轻政府投入，实现自给自足，最终达到自负盈亏。

（范启勇　刘青　郭剑锋）

■■■ 思 考 题 ■■■

1. 开展卫生信息资源规划有何作用？进行卫生信息资源规划需求分析与建模的主要过程是什么？

2. 提供公共卫生服务的机构有哪些？主要职能是什么？通过该业务领域的信息资源分析，具有什么需求与特点？

3. 医疗服务过程主要包括哪些？可以产生哪些信息？医疗服务信息系统的建设目标是什么？

4. 为什么说建设区域卫生信息平台是卫生信息化建设的发展趋势？区域平台的主要应用角色有哪些？在建设区域平台时应考虑哪些方面？

■■■ 参 考 文 献 ■■■

1. 健康档案基本架构与数据标准(试行).卫办发〔2009〕46 号.

2. 电子病历基本架构与数据标准(试行).卫办综函〔2009〕688 号.

3. 中华人民共和国国家卫生和计划生育委员会国家基本公共卫生服务规范(2011 年版).2011.

4. 医院信息系统基本功能规范.卫办发〔2002〕116 号.

5. 高复先.信息资源规划——信息化建设基础工程.北京:清华大学出版社,2002.

6. 国家卫生标准委员会信息标准专业委员会.WS/T 448-2014 基于居民健康档案的区域卫生信息平台技术规范.北京:中国标准出版社,2014.

7. 国家卫生标准委员会信息标准专业委员会.WS/T 447-2014 基于电子病历的医院信息平台技术规范.北京:中国标准出版社,2014.

第五章

卫生信息资源规划的内容

医疗卫生服务活动产生了大量的卫生信息资源,这些资源包括以人为核心的资源和以机构为核心的资源,其中最重要的是以人为核心的与电子病历和健康档案相关的卫生信息资源。本章利用信息资源规划的方法,基于我国现有的卫生服务体系,对卫生信息资源,特别是电子健康档案、电子病历和公共卫生等三方面的信息资源,从采集、处理、配置、传输到利用,科学、全面、系统地对卫生信息资源的定义、分类、分布与采集、传输及存储、管理与利用等进行详细阐述。

第一节 电子健康档案

一、电子健康档案的基本内涵

(一)基本概念

美国医学档案研究院 Waegemann 教授认为电子健康档案(electronic health record, EHR)是存储于计算机中的、加有个人标识的、对个人相关卫生信息的集合。在美国卫生信息交换标准(health level seven, HL7)中,对 HER 的定义如下:EHR 是向每个个人提供的一份具有安全保密性的记录其在卫生体系中关于健康历史与服务的终身档案。

结合我国卫生信息化建设与发展情况,健康档案是居民健康管理(疾病防治、健康保护、健康促进等)过程的规范、科学记录。是以居民个人健康为核心,贯穿整个生命过程,涵盖各种健康相关因素、实现多渠道信息动态收集,满足居民自我保健和健康管理、健康决策需要的信息资源。电子健康档案,也称为电子健康记录,即是关于医疗保健对象健康状况的信息资源库。该信息资源库以计算机可处理的形式存在,并且能够安全地存储和传输。各级授权用户均可访问。电子健康档案是区域卫生信息资源规划的核心内容。

(二)资源特点

1. 以人为本 电子健康档案是以人的健康为中心,以全体居民(包括病人和非病人)为对象,以满足居民自身需要和健康管理为重点。

2. 内容完整 电子健康档案记录贯穿人的生命全程,内容不仅涉及疾病的诊断治疗过程,而且关注机体、心理、社会因素对健康的影响。其信息主要来源于居民生命过程中,与各类卫生服务机构发生接触所产生的所有卫生服务活动(或干预措施)的客观记录。

186

3. 重点突出　电子健康档案记录内容是从日常卫生服务记录中适当抽取的、与居民个人和健康管理、健康决策密切相关的重要信息,详细的卫生服务过程记录仍保留在卫生服务机构中,需要时可通过一定机制进行调阅查询。

4. 动态高效　电子健康档案的建立和更新与卫生服务机构的日常工作紧密融合,通过提升业务应用系统实现在卫生服务过程中健康相关信息的数字化采集、整合和动态更新。

5. 标准统一　电子健康档案的记录内容和数据结构、代码等都严格遵循统一的国家规范与标准。电子健康档案的标准化是实现不同来源的信息整合、无障碍流动和共享利用、消除信息孤岛的必要保障。

6. 分类指导　在遵循统一的业务规范和信息标准、满足国家基本工作要求基础上,电子健康档案在内容的广度和深度上具有灵活性和可扩展性,支持不同地区卫生服务工作的差异化发展。

二、电子健康档案结构

(一) 逻辑架构

电子健康档案的系统架构是以人的健康为中心,以生命阶段、健康和疾病问题、卫生服务活动(或干预措施)作为三个维度构建的一个逻辑架构,用于全面、有效、多视角地描述健康档案的组成结构以及复杂信息间的内在联系。通过一定的时序性、层次性和逻辑性,将人一生中面临的健康和疾病问题、针对性的卫生服务活动(或干预措施)以及所记录的相关信息有机地关联起来,并对所记录的海量信息进行科学分类和抽象描述,使之系统化、条理化和结构化。

为了能较为准确、形象地表达健康档案三个纬度间相互关系及记录信息集,通过建立一个三维坐标系来构建健康档案的模型架构,确定各点、线、面、体记录项或记录项集的空间位置。健康档案三维逻辑架构模型见图5-1。

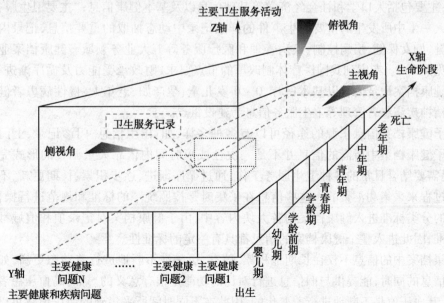

图 5-1　健康档案三维逻辑架构模型
(引自卫生部《基于健康档案的区域卫生信息平台建设技术解决方案(试行)》)

在三维空间中的各对应坐标所映射出的是特定时期、特定问题及特定活动。通过从主、侧、俯这三种不同的视角组成健康档案的三维空间模型。

第一维为生命阶段：按照不同生理年龄可将人的整个生命进程划分为若干个连续性的生命阶段，如婴儿期、幼儿期、学龄前期、学龄期、青春期、青年期、中年期、老年期等八个生命阶段。也可以根据基层卫生工作实际需要，按服务人群划分为：儿童、青少年、育龄妇女、中年和老年人。

第二维为健康和疾病问题：每一个人在不同生命阶段所面临的健康和疾病问题不尽相同。确定不同生命阶段的主要健康和疾病问题及其优先领域，是客观反映居民卫生服务需求、进行健康管理的重要环节。

第三维为卫生服务活动（或干预措施）：针对特定的健康和疾病问题，医疗卫生机构开展一系列预防、医疗、保健、康复、健康教育等卫生服务活动（或干预措施），这些活动反映了居民健康需求的满足程度和卫生服务利用情况。

三维坐标轴上的某一区间连线所圈定的空间域，表示个人在特定的生命阶段，因某种健康或疾病问题而发生相应的卫生服务活动所记录的信息数据集。理论上一份完整的健康档案是由人从出生到死亡的整个生命过程中所产生和记录的所有信息数据集构成。由于三维空间中的任意一个或多个空间结构所表示的都是与其相对应的一系列记录项集，所以通过对主、俯、侧三个视角的综合观察，将会形成一个立体的、整体的健康档案记录项构架，此构架可以全面地反映出健康档案的全貌。

（二）业务域

个人健康档案是指一个人从出生到死亡的整个过程中，其健康状况的发展变化情况以及所接受的各项卫生服务记录的总和。包括两部分内容：个人基本信息和主要卫生服务记录。其中"个人基本信息"反映了居民个人固有特征，贯穿整个生命过程，内容相对稳定、客观性强，主要包括人口学和社会经济学等基础信息以及基本健康信息；"主要卫生服务记录"是从个人一生中所发生的重要卫生事件的详细记录中动态抽取的重要信息，记录内容涵盖儿童保健、妇女保健、疾病控制、疾病管理和医疗服务等五大业务领域。健康档案业务域构成情况见图5-2。考虑到我国医疗体制改革的重点要求、财政承受能力及循序渐进等原则，现阶段健康档案记录内容以基本医疗、0~6岁儿童、孕产妇、老年人、慢性病患者健康管理和重性精神疾病患者管理等卫生服务信息为建设重点。

电子健康档案信息来源的途径可以有多种多样，如：出生信息、门诊记录、上门调查等等。电子健康档案中所需的信息并不是一次性或短时间内依靠大量调查的形式完成采集的，而是需要结合日常的各种卫生服务工作，通过循序渐进、逐步积累、长期更新、不断完善的一个过程来采集和汇聚的。这些信息在采集时是按照统一的标准和规范进行操作的，并以一定的分类标准进入健康档案的各大块内容中，由于健康档案对记录项和值域都具有明确的标准，因此进入整个健康档案的信息都具有一定的标准性。

健康档案中的信息不仅在长期地积累、储存，更是在不断地进行着动态更新，如果在体现更新信息的同时，能提供与旧信息进行对比的功能是很有意义的。如：高血压患者在随访过程中，其血压值是不断地进行着变化的，因此在不同时间所采集到的血压值将可以按照一定的时序进行排列，以便卫生保健提供者能了解患者血压值在一定时期内动态变化的情况，从而作出适合于个体的正确处理。电子健康档案的应用组装过程如图5-3所示。

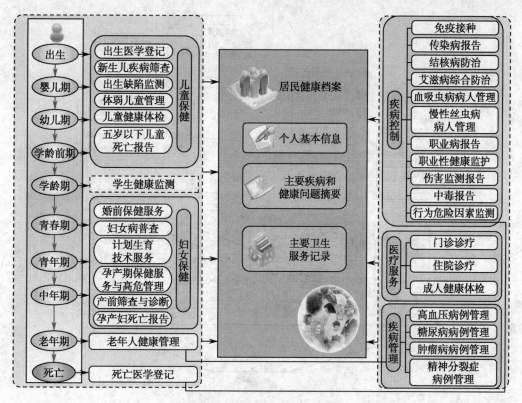

图 5-2 健康档案业务域构成
（引自卫生部《基于健康档案的区域卫生信息平台建设技术解决方案（试行）》）

三、电子健康档案数据内容

电子健康档案的数据内容主要由个人基本信息和主要卫生服务记录两部分组成。

（一）个人基本信息

包括人口学和社会经济学等基础信息以及基本健康信息。其中一些基本信息反映了个人固有特征，贯穿整个生命过程，内容相对稳定、客观性强。主要有：

1. 人口学信息 如姓名、性别、出生日期、出生地、国籍、民族、身份证号、文化程度、婚姻状况等。

2. 社会经济学信息 如户籍、家庭地址、联系方式、职业、工作单位、联系电话等。

3. 亲属信息 如子女数、父母亲姓名等。

4. 社会保障信息 如医疗费用支付方式等。

5. 基本健康信息 如血型、过敏史、预防接种史、既往疾病史、家族遗传病史、健康危险因素、残疾情况、亲属健康情况等。

6. 农村地区居民在建立居民健康档案时还需根据实际情况选择填写生活环境信息，如家庭厨房排风设施、燃料、饮水、厕所情况等。

7. 建档信息 如建档日期、编号、档案管理机构等。

（二）主要卫生服务记录

健康档案与卫生服务活动的记录内容密切关联。主要卫生服务记录是从居民个人一生

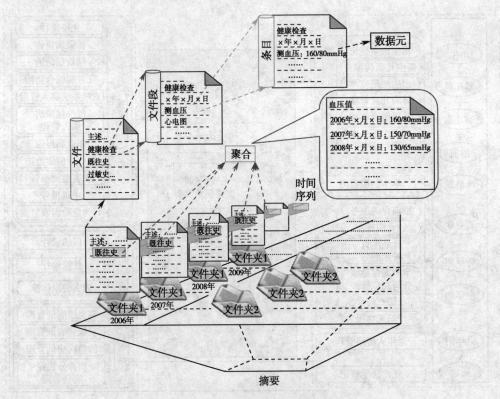

图 5-3　电子健康档案应用组装示意图
(引自卫生部《基于健康档案的区域卫生信息平台建设技术解决方案(试行)》)

中所发生的重要卫生事件的详细记录中动态抽取的重要信息。按照业务领域划分,与健康档案相关的主要卫生服务记录有:

1. 儿童保健

(1)出生医学证明信息:《出生医学证明》是依据《中华人民共和国母婴保健法》出具的,证明婴儿出生状态、血亲关系,申报国籍、户籍,取得公民身份号码的法定医学证明,包括人口学信息、社会经济学信息、亲属信息、出生时健康状况信息和行政管理信息。其中,此项卫生服务记录的核心数据内容是新生儿性别、出生日期时间、出生地和描述新生儿出生时健康状况的信息如新生儿健康状况、出生孕周、出生身长(cm)、出生体重(g),以及新生儿母亲的基本信息等。

(2)新生儿疾病筛查信息:新生儿疾病筛查是医疗保健机构在新生儿群体中,用快速、简便、敏感的检验方法,对一些危及儿童生命、危害儿童生长发育、导致儿童残疾的一些先天性疾病、遗传性疾病进行群体筛查。新生儿疾病筛查信息主要包括人口学信息、社会经济学信息、亲属信息、相关检测检验信息、疾病筛查、诊断信息和行政管理信息。其中,此项卫生服务记录的核心数据内容是疾病筛查项目、方法、结果等新生儿疾病筛查情况记录,以及诊断日期、项目、方法、结果等疾病诊断情况记录。

(3)儿童健康体检信息:儿童健康体检是以儿童为对象,提供健康体检、营养指导、生长发育监测、卫生保健等儿童保健服务的措施。儿童健康体检信息主要包括人口学信息、社会经济学信息、亲属信息、儿童健康状况信息、体检信息、检测检验信息、业务管理信息和行政管理信息。其中,此项卫生服务记录的核心数据内容是体检情况记录如身高(cm)、体重

（kg）、心肺听诊结果、肝脾触诊结果、四肢、脊柱、腹部、视力、听力等检查结果信息,以及 Apgar 评分值（分）、年龄别、体重、身高评价结果等业务管理情况记录。

（4）体弱儿童管理信息:体弱儿童管理是对由于先天不足或后天反复疾病困扰而使生长发育明显受到影响的儿童进行管理。体弱儿童管理信息主要包括人口学信息、社会经济学信息、亲属信息、体弱儿童健康状况信息、检查检验信息、业务管理信息和行政管理信息。其中,此项卫生服务记录的核心数据内容是喂养方式、儿童体弱原因、症状、体征等健康状况信息,以及随诊处理及指导意见、转归情况等业务管理信息。

2. 妇女保健

（1）婚前保健服务信息:婚前保健服务是依据《中华人民共和国母婴保健法》规定,由依法许可的医疗保健机构开展的婚前医学检查、保健、咨询服务。婚前保健服务信息主要包括人口学信息、社会经济学信息、亲属信息、健康状况信息、检测检验信息、体检信息、疾病诊断信息、保健服务信息和行政管理信息。其中,此项卫生服务记录的核心数据内容是各项检测检验和体检结果记录,疾病诊断、婚前医学检查结果、婚检医学意见等疾病诊断信息,以及婚前卫生指导内容、婚前卫生咨询内容、婚检咨询指导结果等业务管理信息。

（2）妇女病普查信息:妇女病普查是为及早发现和治疗妇女生殖系统疾病,针对妇女群体进行生殖系统常见病和多发病的普查。妇女病普查信息包括人口学信息、社会经济学信息、健康状况信息、生育情况信息、检测检验信息、体检信息、业务管理信息和行政管理信息。其中,此项卫生服务记录的核心数据内容是反映妇女健康状况的各项检测检验信息和体检信息,以及处理及指导意见等业务管理信息。

（3）计划生育技术服务信息:计划生育技术服务是指使用手术、药物、工具、仪器、信息及其他技术手段,有目的地向育龄公民提供生育调节及其他有关的生殖保健服务的活动。计划生育技术服务信息包括人口学信息、社会经济学信息、健康状况信息、生育情况信息、检测检验信息、体检信息、疾病诊断信息、手术/操作信息、服务信息和行政管理信息。其中,此项卫生服务记录的核心数据内容是育龄公民生育情况信息、手术/操作信息如手术/操作名称、宫内节育器放置、皮下埋植剂埋植、输卵管结扎、清宫操作、流产方法、药物流产等,以及相关检测检验信息和体检信息,还有指导及处理意见、随诊检查结果等服务信息。

（4）孕产期保健服务与高危管理信息:孕产期保健服务是运用围产医学的理论、适宜技术和工作方法,以孕产妇及胎婴儿为主体,以保障母子健康,促进两代人的生命质量为目标,提供以生理、心理、社会适应为目标的综合保健服务。孕产妇高危管理是通过对可能影响妊娠结局,产生不良后果的各种危险因素的分析,筛选出高危孕产妇,对这些具有危险因素的个体和群体进行重点的监护,给予良好的保健。孕产期保健服务与高危管理信息包括人口学信息、社会经济学信息、亲属信息、母子健康状况信息、母亲孕产期保健信息、分娩信息、检测检验信息、体检信息、新生儿健康信息、服务管理信息、死亡信息和行政管理信息。其中,此项卫生服务记录的核心数据内容是记录孕产期保健情况和高危因素监护情况的相关信息如孕期异常情况记录、早孕反应、孕产期高危因素高危妊娠情况等信息,产后 42 天检查结果、转诊记录、高危妊娠转归等随访情况信息以及孕产妇处理及指导意见、新生儿处理及指导意见、高危评分情况等服务管理信息。

（5）产前筛查与诊断信息:产前筛查是在孕早期和孕中期用血清学方法和超声学方法等,对胎儿进行先天性缺陷和遗传性疾病的筛查。产前诊断是指对胎儿进行先天性缺陷和遗传性疾病的诊断。产前筛查与诊断信息包括人口学信息、社会经济学信息、产前筛查信息、产前诊断信息和行政管理信息。其中,此项卫生服务记录的核心数据内容是产前筛查信息如描述产前筛查项目、方法、结果等的记录,以及产前诊断信息如描述诊断项目、方法、结果、医学意见、妊娠结局等的记录。

(6)出生缺陷监测信息:出生缺陷监测是对胚胎或胎儿在发育过程中发生解剖学和功能上的异常情况进行监测。出生缺陷监测信息包括人口学信息、社会经济学信息、新生儿信息、健康状况信息、分娩信息、出生缺陷信息和行政管理信息。其中,此项卫生服务记录的核心数据内容是出生缺陷类别、诊断及诊断依据、出生缺陷儿结局等记录出生缺陷情况的信息,以及母亲孕早期患病、孕早期服药、孕早期接触有害因素等情况的记录信息。

3. 疾病预防

(1)预防接种信息:预防接种信息是依据《预防接种工作规范》规定,由依法许可的医疗保健机构出具的个人预防接种记录信息。预防接种信息包括人口学信息、社会经济学信息、亲属信息、疫苗接种信息、业务管理和行政管理信息。其中,此项卫生服务记录的核心数据内容是疫苗接种信息如疫苗名称、批号、生产厂家、引起预防接种后不良反应的可疑疫苗名称、预防接种后不良反应症状、预防接种后不良反应发生日期和处理结果等,以及记录接种人健康状况的信息。

(2)传染病报告信息:传染病报告信息是依据《中华人民共和国传染病防治法》及其他法律、法规、规范性文件有关规定,由依法许可的各级医疗卫生机构、疾病预防控制机构、采供血机构等发现的属法定报告的传染病需要填写的报告信息。传染病报告信息包括人口学信息、社会经济学信息、亲属信息、传染病流行病学信息、疾病诊断信息、死亡信息和行政管理信息。其中,此项卫生服务记录的核心数据内容是既往史、传染病发病、症状、体征等流行病学信息、传染病类别、诊断名称、诊断日期、订正等疾病诊断信息,死亡原因、死亡日期时间等死亡信息,以及报告医师姓名、填报单位名称等行政管理信息。

(3)结核病防治信息:结核病防治是指对结核病患者进行诊断、登记、治疗和管理。结核病防治信息包括人口学信息、社会经济学信息、疾病诊断信息、疾病治疗信息、检测检验信息、体检信息、随访管理信息、死亡信息和行政管理信息。其中,此项卫生服务记录的核心数据内容是疑似结核病人症状、结核病接触史、结核病人发现方式、结核病类型、肺结核诊断结果、结核病并发症等疾病诊断信息,结核病治疗分类、结核病患者始治方案、化疗方案、化疗管理方式、规律服药情况、转归情况等疾病治疗和随访管理信息以及相关的检测检验信息和体检信息,如痰检涂片结果、痰检培养结果、药敏实验结果、结核菌群检测结果、胸部 X 线检查结果、CT 检查结果、肝功能检测结果、HIV 抗体检测结果等,以及死亡信息如死亡日期时间、死亡原因等。

(4)艾滋病防治信息:艾滋病防治是指对 HIV 感染者和艾滋病患者进行诊断、报告、治疗、管理。艾滋病防治信息包括人口学信息、社会经济学信息、亲属信息、疾病诊断信息、疾病治疗信息、检测检验信息、体检信息、死亡信息、业务管理信息和行政管理信息。其中,此项卫生服务记录的核心数据内容是艾滋病接触史、性病史、症状、体征、艾滋病阳性检测方法、疾病诊断分类等疾病诊断信息,艾滋病抗病毒治疗情况和停药原因、美沙酮维持治疗情况和终止原因等疾病治疗信息以及相关的检测检验信息如艾滋病阳性检测结果、CD4＋检测结果(个/ul),以及死亡信息如死亡日期时间、根本死因等,还有记录育龄妇女预防母婴传播干预措施实施、儿童预防母婴传播干预措施实施情况的业务管理信息。

(5)血吸虫病病人管理信息:血吸虫病病人管理是对急性血吸虫病病人和晚期血吸虫病病人进行随访管理。血吸虫病病人管理信息包括人口学信息、社会经济学信息、疾病诊断信息、疾病治疗信息、检测检验信息、体检信息、业务管理信息和行政管理信息。其中,此项卫生服务记录的核心数据内容是记录血吸虫病感染流行病学和诊断情况的信息如日期、地点、感染环境名称、感染方式、首次出现症状、血吸虫病免疫学和病原学检查结果、疾病诊断分类、晚期血吸虫病病例类型等;用于辅助判断疾病发展程度的信息如腹水、上消化道出血史、肝性脑病史、肝炎、贫血和发热、咳嗽、头痛、头昏、腹痛、腹泻、腹胀、恶心、呕吐、呕血、便血、黄疸、腹壁静脉显露、肝脾触诊结果、B超检查结果等症状、体征和体检结果记录;反映治疗方案、药物、剂量、疗程(天)和既往救治情况(包括外科救治和内科救治)、医疗费用支出情况等信息;血吸虫病转归情况以及死亡原因等信息。

(6)慢性丝虫病病人管理信息:慢性丝虫病病人管理是对因感染丝虫而引起的慢性临床表现的病人进行管理。慢性丝虫病病人管理信息包括人口学信息、社会经济学信息、疾病流行病学信息、疾病治疗信息、检测检验信息、体检信息、业务管理信息和行政管理信息。其中,此项卫生服务记录的核心数据内容是反映慢性丝虫病患病流行病学和治疗情况的信息如慢性丝虫病症状发作部位、发作次数、治疗方案等信息,用于辅助判断疾病发展程度的信息如皮肤苔藓样变、凹陷性水肿、溃疡、患肢畸形、下肢淋巴水肿分期、淋巴管/结炎、排尿困难、鞘膜积液、压痛试验、透光试验等症状、体征记录;患肢清洗、患肢锻炼、自理能力等反映病人保健康复情况的信息;病人转归情况以及死亡原因等信息。

(7)职业病报告信息:职业病报告是依据《中华人民共和国职业病防治法》规定,由省级以上人民政府卫生行政部门批准的医疗卫生机构承担出具的职业健康检查报告。职业病报告信息包括人口学信息、社会经济学信息、疾病流行病学和诊断信息、死亡信息和行政管理信息。其中,此项卫生服务记录的核心数据内容是疾病流行病学和诊断信息如工种、受照史、首次出现症状日期、职业病种类和名称、尘肺类别和期别、放射性疾病分度和分期、并发症、职业病伤残等级等;职业病转归、死亡日期时间、根本死因等信息。

(8)职业性健康监护信息:职业性健康监护是根据劳动者的职业接触史,对劳动者进行有针对性的定期或不定期的健康检查和连续的、动态的医学观察,记录职业接触史及健康变化,及时发现劳动者的职业性健康损害,评价劳动者健康变化与职业危害因素的关系。职业性健康监护信息包括人口学信息、社会经济学信息、劳动者健康状况信息、体检信息、检测检验信息和行政管理信息。其中,此项卫生服务记录的核心数据内容是劳动者健康状况信息如过量照射史、既往疾病史、家族遗传性疾病史、从事毒害职业情况、吸烟、饮酒以及是否有鼻塞、便秘、盗汗、耳鸣、关节痛、记忆力减退、皮肤瘙痒、失眠、嗜睡、嗅觉减退等相关症状记录;体检信息包括一般状况检查结果和跟腱反射、共济运动、肌张力、皮肤划纹症、三颤检查等特殊检查结果信息;实验室检测检验信息包括一般状况检查结果和血铅、甲状腺素、尿氟、尿镉、尿锰、尿铅、尿砷、痰细胞学、精液、染色体畸变等特殊检查结果;以及职业健康检查结论、职业病名称等信息。

(9)伤害监测报告信息:伤害监测报告是由依法许可的医疗保健机构在诊治伤害病例过程中记录相关伤害信息的医学记录。伤害监测报告信息包括人口学信息、社会经济学信息、流行病学和诊断信息、行政管理信息。其中,此项卫生服务记录的核心数据内容是伤害流行病学和诊断信息如伤害发生原因、地点、伤害发生时活动类别、伤害意图、伤害性质、伤害部位、临床诊断 ICD-10(国际疾病伤害及死因分类标准第十版,The International Statistical Classification of

193

Diseases and Related Health Problems 10th Revision,ICD-10)、伤害严重程度和伤害转归等。

(10)中毒报告监测信息:中毒报告监测是依据《突发公共卫生事件应急条例》规定,由卫生行政批准的医疗机构出具的农药中毒报告诊断书和相关医疗文件。中毒报告监测信息包括人口学信息、社会经济学信息、中毒流行病学和诊断信息、行政管理信息。其中,此项卫生服务记录的核心数据内容是中毒流行病学和诊断信息如中毒农药名称、农药中毒类型、农药中毒转归等。

(11)行为危险因素监测信息:行为危险因素监测是由依法许可的医疗保健机构在慢性病及其危险因素监测过程中记录相关慢性病危险因素的医学记录。行为危险因素监测信息包括人口学信息、社会经济学信息和健康相关行为监测信息。其中,健康相关行为监测信息主要记录了吸烟、饮酒、饮食等健康相关行为的频率、种类、数量,以及身体活动的类别、强度、频率,步行或骑自行车时长、睡眠时长等。

(12)死亡医学证明信息:死亡医学证明是由依法许可的专业机构出具的死亡居民的法定医学证明。死亡医学证明信息包括人口学信息、社会经济学信息、死亡信息和行政管理信息。其中,死亡信息主要记录了根本死因、直接死因、死因推断、死亡地点、死亡最高诊断依据等。

4. 疾病管理

(1)高血压病例管理信息:高血压病例管理是医生对居民进行高血压筛查和对高血压患者进行随访管理。高血压病例管理信息包括人口学信息、社会经济学信息、健康状况信息、行为危险因素监测信息、疾病诊断信息、疾病管理信息、疾病治疗信息和行政管理信息。其中,此项卫生服务记录的核心数据内容是行为危险因素监测信息和疾病诊断信息,如收缩压(mmHg)、舒张压(mmHg)、体重(kg)、吸烟、饮酒、饮食等行为的频率、种类、数量,以及身体活动的类别、强度、频率,还有心理状态、职业暴露及其他主要健康问题、症状、疾病诊断分类等;疾病治疗信息包括用药信息如药物名称、药物使用频率、药物使用次剂量、药物使用途径、服药依从性等和住院、家庭病床等信息;疾病管理信息如随访方式、随访评价结果、随访周期建议、随访遵医行为评价结果等。

(2)糖尿病病例管理信息:糖尿病病例管理是社区医生对居民进行2型糖尿病筛查和对2型糖尿病患者进行随访管理。糖尿病病例管理信息包括人口学信息、社会经济学信息、健康状况信息、行为危险因素监测信息、疾病诊断信息、疾病管理信息、疾病治疗信息和行政管理信息。其中,此项卫生服务记录的核心数据内容是行为危险因素监测信息和疾病诊断信息,如空腹血糖值(mmol/L)、餐后两小时血糖值(mmol/L)、糖化血红蛋白值(%)、体重(kg)、吸烟、饮酒、饮食等行为的频率、种类、数量,以及身体活动的类别、强度、频率,还有心理状态、职业暴露及其他主要健康问题、症状、疾病诊断分类等;疾病治疗信息包括用药信息如药物名称、药物使用频率、药物使用次剂量、药物使用途径、胰岛素用药使用情况、服药依从性等和住院、家庭病床等信息;疾病管理信息如随访方式、随访评价结果、随访周期建议、随访遵医行为评价结果等。

(3)肿瘤病例管理信息:肿瘤病例管理是由依法许可的医疗保健机构对肿瘤病人进行登记和管理。肿瘤病例管理信息包括人口学信息、社会经济学信息、健康状况信息、疾病诊断信息、疾病治疗信息、病人管理信息和行政管理信息。其中,此项卫生服务记录的核心数据内容是疾病诊断信息如肿瘤诊断及诊断依据、肿瘤学分类、病理号、肿瘤 TNM 分期、肿瘤临床分期、目前疾病情况、是否复发、是否转移及转移部位等;疾病治疗信息如肿瘤病人治疗方式、手术性质、化疗方案、放疗方案等;病人管理信息如肿瘤病人指导内容、卡氏评分值等;还有肿瘤家族史及肿瘤家族史瘤别等信息。

194

(4)精神分裂症病例管理信息:精神分裂症病例管理是指对诊断明确、病情稳定、处于维持期治疗的精神分裂症患者进行评估、分类和管理。精神分裂症病例管理信息包括人口学信息、社会经济学信息、亲属信息、健康状况信息、治疗信息、病例管理信息和行政管理信息。其中,此项卫生服务记录的核心数据内容是健康状况信息如精神症状、自知力评价结果、睡眠情况、饮食情况、社会功能情况、躯体疾病名称等;治疗信息如既往住院、门诊治疗情况和效果、药物名称、药物使用频率、剂量、使用途径、药物副作用、患者服药依从性等,病例管理信息如发病对家庭社会的影响情况、生活和劳动能力评价结果、精神康复措施、治疗形式建议、药物治疗建议、康复措施建议等;还有精神疾患家族史标志、与本人关系、家族性精神疾病名称等信息。

(5)老年人健康管理信息:老年人健康管理是对老年人进行医学检查,对其健康进行评估,并对评估中发现异常问题进行处理、转会诊及随访管理。老年人健康管理信息包括人口学信息、社会经济学信息、亲属信息、行为危险因素监测信息、治疗信息、健康管理信息和行政管理信息。其中,此项卫生服务记录的核心数据内容是行为危险因素监测信息和疾病诊断信息,如体重(kg)、吸烟、饮酒、饮食等行为的频率、种类、数量,以及身体活动的类别、强度、频率,还有心理状态、职业暴露及其他主要健康问题、症状、疾病诊断分类等;疾病治疗信息包括用药信息如药物名称、药物使用频率、药物使用次剂量、药物使用途径、服药依从性等和住院、家庭病床等信息;健康管理信息如随访方式、随访评价结果、随访周期建议、随访遵医行为评价结果、随访心理指导等。

5. 医疗服务

(1)门诊诊疗信息:门诊诊疗信息是指病人在门诊就医所产生的主要的检查、诊断、治疗等信息。门诊诊疗信息包括人口学信息、疾病诊断信息、疾病治疗信息、检查检验信息、治疗信息和费用信息等。其中,疾病诊断信息主要指门诊症状、疾病诊断等;检测检验信息指记录一般检查/检验类别、项目名称、结果等;治疗信息包括用药信息如西药和中药类别、类型、名称、剂型、用药天数、使用频率、剂量、途径、停止日期时间等以及门诊手术/操作信息如门诊手术/操作名称、类型、部位名称等;费用信息包括门诊费用分类、金额、支付方式等。

(2)住院诊疗信息:住院诊疗信息指病人住院期间主要的临床观察、诊断、用药、手术/操作、费用等信息。住院诊疗信息包括人口学信息、疾病诊断信息、疾病治疗信息、检查检验信息和费用信息等。其中,疾病诊断信息主要指住院患者入院诊断、住院患者传染性、住院患者疾病状态等,检测检验信息指记录一般检查/检验类别、项目名称、结果等;治疗信息包括用药信息如西药和中药类别、类型、名称、剂型、用药天数、使用频率、剂量、途径、停止日期时间等以及手术/操作信息如手术/操作名称、类型、部位名称、麻醉方法等;费用信息包括住院费用分类、金额、支付方式等。

(3)住院病案首页信息:住院病案首页指病人一次住院过程所产生的信息的摘要或概括,包括疾病诊断、检测检验、手术、操作、输血、治疗结果、住院总费用、费用类别和费用支付方式等。疾病诊断信息如疾病诊断名称、疾病诊断类别、确诊日期、住院患者疾病诊断对照等信息,以及疾病治疗信息如手术/操作名称、手术/操作类别、手术/操作目标部位名称、手术日期、麻醉方法等信息。

其中,疾病诊断信息主要指住院患者入院诊断、住院患者疾病状态、住院患者传染性、过敏源、过敏症状、医院感染、损伤和中毒外部原因、疾病诊断对照、诊断符合情况等,检测检验信息指记录一般检查/检验类别、项目名称、结果等;治疗信息包括用药信息如西药和中药类别、类型、名称、剂型、用药天数、使用频率、剂量、途径、停止日期时间等,手术/操作信息如手术/操作名称、类型、部位名称、麻醉方法等以及住院期间输血情况、抢救次数和抢救成功次数等;费用信息包括住院费用分类、金额、支付方式等。

(4) 成人健康体检信息:成人健康体检是指以成年人为对象,提供健康体检、健康教育等成人保健服务措施,以达到保护和促进成年人健康的目的。成人健康体检信息包括人口学信息、社会经济学信息、体检信息、检测检验信息和行政管理信息。其中,体检项目主要为一般检查项目,如呼吸频率(次/分钟)、脉率(次/分钟)、收缩压(mmHg)、舒张压(mmHg)、四肢检查结果、心率(次/分钟)、心脏听诊结果、脊柱检查结果、甲状腺检查结果、腹部检查结果、肾脏检查结果、胸部 X 线检查结果、B 超检查结果等信息;检测检验信息包括血常规、尿常规、乙型肝炎、甲胎蛋白值等多项检测检验结果信息以及抑郁评分、认知功能、SGRQ 评分、六分钟步行距离(m)等检查结果信息。

(三) 基本公共卫生服务内容

考虑到我国医疗体制改革的重点要求、财政承受能力及循序渐进等原则,现阶段健康档案记录内容以基本医疗、0～6 岁儿童、孕产妇、老年人、慢性病患者健康管理和重性精神疾病患者管理等基本公共卫生服务信息为建设重点,包括个人基本信息、健康体检信息、新生儿家庭访视信息、儿童健康检查信息、产前随访数据元专用属、产后访视信息、产后 42 天健康检查信息、预防接种信息、传染病报告信息、职业病报告信息、高血压患者随访信息、2 型糖尿病患者随访信息、重性精神疾病患者管理信息、门诊摘要信息、住院摘要信息和会诊信息、转诊(院)信息。

1. 健康体检记录　健康体检记录包括一般健康检查、健康状况及其疾病用药情况、健康评价等信息。健康体检表在居民首次建立健康档案以及老年人、高血压、2 型糖尿病和重性精神疾病患者等健康检查时,根据实际检查情况采集。

2. 服务记录　服务记录包括重点人群健康管理记录和其他医疗卫生服务记录。重点人群健康管理记录包括国家基本公共卫生服务项目要求的 0～6 岁儿童、孕产妇、老年人、慢性病和重性精神疾病患者等各类重点人群的健康管理记录。其他医疗卫生服务记录包括上述记录之外的其他接诊、转诊、会诊记录等。

四、电子健康档案数据来源

遵循卫生信息资源规划的核心理念和顶层设计指导思想,电子健康档案信息收集融入到卫生机构的日常服务工作中,随时产生、主动推送,一方采集、多方共享,实现日常卫生服务记录与健康档案之间的动态数据交换和共享利用,避免了健康档案成为"死档",切实减轻了基层卫生人员的负担。

由于居民的主要健康和疾病问题一般是在接受相关卫生服务(如预防、保健、医疗、康复等)过程中被发现和被记录,所以电子健康档案的信息内容主要来源于各类卫生服务记录。主要有三个方面:一是卫生服务过程中的各种服务记录;二是定期或不定期的健康体检记录;三是专题健康或疾病调查记录。

电子健康档案具体的数据采集来源可分为以下三类:

(一) 社区健康档案系统数据

社区卫生服务中心所使用的健康档案管理系统,是为该社区的居民建立电子化的个人基本健康档案,一旦建档完成后就保存在本地的服务器上。早期绝大多数的社区建档的档案数据独立存在于本社区内,既没有被临床诊疗相关的业务系统"激活",也没有被上级机构所采集共享以实现跨社区的联动。近年来,随着基于电子健康档案的区域卫生信息平台的发展,社区建档数据也逐步实现了与区域卫生信息平台的联动。

社区健康档案系统采集的数据主要是个人基本信息、健康体检信息、重点人群的健康管理信息。重点人群健康管理信息包括儿童健康管理、孕产妇健康管理、预防接种、高血压患者随访服务、糖尿病患者随访服务和重性精神疾病患者管理等。

(二)医院电子病历系统数据

1. 医院信息系统(hospital information system, HIS)数据 医院信息系统一般是医院首先建设的信息系统,早期主要是为实现以收费为核心的医院内部信息管理。随着医院管理功能的逐步健全,医院信息系统已扩展为对医院及其所属各部门的人流、物流、财流进行综合管理,对在医疗活动各阶段产生的数据进行采集、储存、处理、提取、传输、汇总、加工生成各种信息,从而为医院的整体运行提供全面的、自动化的管理及各种服务的信息系统。医生工作站、药品管理系统、病案管理系统等都成为医院信息系统的重要组成部分,通过医院信息系统,可以获得门诊诊疗、住院诊疗、用药、费用等多方面信息。

2. 实验室信息系统(laboratory information system, LIS)数据 实验室信息系统配合医生工作站,完成检验过程的管理,具有检验申请、标本采集管理、标本核收、标本重做、无主标本处理、结果填写及报告审核等功能,以及各类检验数据的分析统计。通过实验室信息系统,可以获得各项各类实验室检测检验项目及检测检验结果信息,包括生化、免疫、临床检验、血液等常规检验信息和微生物、同位素、基因检测等特殊检验信息。

3. 医学影像存储与传输系统(picture archiving and communication systems, PACS)数据 医学影像存储与传输系统是应用在医院影像科室的信息系统,主要的任务是把日常产生的各种医学影像(包括核磁共振,CT,超声,各种 X 光机,各种红外仪、显微仪等设备产生的图像)通过各种接口〔模拟,数字影像和通信标准(digital Imaging and communication of medi-cine, DICOM),网络〕以数字化的方式海量保存起来,当需要的时候在一定的授权下能够很快调用。通过医学影像存储与传输系统,可以获得核磁共振,CT,超声,X 线等各种医学影像数字化信息,以及姓名、年龄、设备型号等参数信息。

4. 医院健康体检系统数据 健康体检就是以健康人为体检对象,以疾病预防为目的,在专业体检机构或医院进行的身体检查。目前,国内很多医院都已应用健康体检信息系统,将体检过程中发生的信息,如管理信息、体检信息、服务信息等,利用网络和数字化技术,对其进行采集、传输与处理。通过医院健康体检系统,可以获得包括个人基本信息、常规体格检查、常见实验室检验以及医学影像学检查项目、结果等的信息。

(三)公共卫生信息系统数据

目前我国公共卫生信息业务多以业务条线为主,如法定传染病报告、结核病、艾滋病等专病管理系统、妇幼保健管理系统,从国家到省、地区、县市、乡镇纵向管理。但是,疾病监测与管理中与个人疾病、事件和健康问题相关的信息数据应是电子健康档案的重要数据来源之一。随着区域卫生信息平台的发展,公共卫生条线系统与区域平台的互联互通、数据共享日趋成熟,通过区域卫生信息平台采集相关公共卫生数据,包括预防接种、传染病报告等疾病控制信息,高血压管理、糖尿病管理、肿瘤管理等疾病管理信息,以及儿童健康体检、妇女病普查、孕产期保健服务与高危管理等妇幼保健专业信息,及时、动态更新电子健康档案数据库,使电子健康档案真正成为"活档",发挥服务居民的作用。

五、电子健康档案数据传输与存储

(一) 数据传输

1. 数据传输频率　电子健康档案数据的传输可分为以下几种:

(1)实时传输:主要针对实时性要求较高的健康档案数据,传输频率为实时传输。相关业务系统和业务平台通过网络将数据实时传输到区域卫生信息平台。如:居民主索引数据、医疗协同业务中需要的信息(医疗机构发起双向转诊、委托读片信息等)。

(2)非实时传输:主要针对实时性要求并不高的健康档案数据,传输频率可以每日一次。相关业务系统和业务平台将每日发生内容变化的健康档案信息进行处理后传输到区域卫生信息平台。

2. 数据传输方式和标准　区域内相关业务系统和业务平台通过网络将健康档案所需数据传输到区域卫生信息平台。在这一过程中,健康档案数据是基于区域卫生信息平台统一的数据传输标准,完成数据传输的。

健康档案的数据传输方式一般可分为三种可选方式:全 XML(可扩展标记语言,extensible markup language,XML)文档格式、全数据库中间表方式、XML 文档格式与数据库中间表混用方式。

(1)全 XML 文档格式:参考 HL7 CDA 国际行业规范的思路,按照国际行业对文档通常的处理方式,将文档归为"文档头"与"文档体"两个部分。文档头(注册类信息)包括服务对象身份标识、地点、时间、文档内容类型等以可分析计算为主数据信息。文档体包含的是文档详细内容,其中采用代码化填报的则可进行计算,否则属于可阅读的,采用格式化文本文字填报的则可进行基于文字内容的搜索。

全 XML 文档格式是指各平台提交文档数据的文档头与文档体均采用 XML 的格式,此种方式一般适用于诊疗文档。

(2)全数据库中间表方式:当前的现实情况是,各级各类医疗卫生信息系统之间通常仍旧是采用数据库中间表来进行数据交互的。这种方式对于诸多服务商在实施上是比较方便的,理解上是比较容易的,但其缺点是对内容的可扩展性和灵活性会具有相当大的局限性。

当采用数据库中间表格式进行文档提交,则不必再将各个文档按照文档头 + 文档体的方式进行信息化处理,有关的文档头信息将可以由区域卫生信息平台端进行归理和抽取。采用全数据库中间表方式传输,需严格遵循区域卫生信息平台统一的数据接口标准规范,保证健康档案数据传输的质量。

(3)XML 文档格式与数据库中间表混用方式:是指并不是全部采用数据库中间表,也不是全部采用 XML 文档格式,而是对于文档头采用 XML 文档格式,但文档体的内容采用数据库中间表;或者是相反,即文档头采用数据库中间表,文档体采用 XML 格式。相对来说,由于文档体的内容比较灵活,如果采用 XML 格式则在应对将来的灵活变化上更加有利。文档头的内容相对比较确定,灵活变化的可能性相当小,所以即便采用数据库中间表也无妨。

(二) 数据存储模式

1. 数据存储模式　来源于不同医疗卫生机构、不同业务信息系统的健康档案数据统一存储在基于电子健康档案的区域卫生信息平台。由于涉及与居民健康相关的所有业务,因此其存储业务数据具有类型多、容量大的特点。

数据存储模式种类有以下三种,分别为:集中式、分布式和混合式。

(1)集中式:建设统一的数据存储中心,把一个区域内需要共享的数据集中全部统一存储。

(2)分布式:一个区域内没有统一的数据存储中心,数据可以分散在不同的机构和地点。例如,某个患者需要访问上个月做的 X 光检查资料,区域卫生信息平台会将该患者的访问需求转移到他上个月去的医院的信息系统,将存储在该医院的数据提供给患者使用。

(3)混合式:是集中与分布相结合的数据存储模式。对于用户经常访问的数据集中在数据中心,其余数据根据实际需求分散在不同地点或机构。

根据业务数据的特点,对数据存储的要求也不尽相同。对这三种数据存储方式的优缺点比较以及数据分布情况分析如下(见表5-1)。

表 5-1　数据存储优缺点及数据分布分析

数据存储模式	优点	缺点	数据分布
集中式存储方式	效率高且方法简单	扩展性和灵活适应性受到一定局限	在系统建设中,对于居民基本信息(包括姓名、性别、出生年月、身份证号、社会保险号等),由于其使用频率高,数据容量相对较小,可采用数据中心集中式存储的方式;对于公共卫生信息,如疾病预防控制数据、妇幼保健数据、精神卫生数据,采用数据中心集中存储的模式,可以保证该类数据的安全性。
分布式存储方式	一般说来效率较低,技术实现复杂	扩展性和灵活性有很大优势	在系统建设中,对于医学影像信息,其数据量大,可采用分布式的存储模式。这类信息通过在区域卫生信息平台注册,当医疗机构需要调阅时,可通过平台查询获取数据所存储的地址(一般为某医疗机构),再从目的地获取所需要的信息。这样既减轻了平台负载,也提高了数据的调阅效率,但缺点是对医疗机构之间的网络要求较高。区域范围内各医疗机构之间必须是双向网络,而且需要保证一定的带宽。
混合式存储方式	结合以上两种模式的优点		在系统建设中,对于实验室检验数据、就诊记录数据等业务数据,可以考虑根据实际的业务需求,采用分布式存储 + 集中式存储的混合模式。

2. 数据存储类型　业务数据的存储类型主要包括文档数据、操作型数据、辅助决策型数据三类。

(1)文档数据:以文档形式存在于区域卫生信息平台中的临床诊疗和预防保健等业务数据,例如检验报告、药物处方,传染病报告卡等。这些数据往往是结果性数据。

(2)操作型数据:一般是指区域卫生信息平台从业务系统中采集、汇总,供实时业务查询和统计使用的数据。操作型数据是从医疗卫生机构内部信息系统采集上来的,不是由区域卫生信息平台产生的;并且是从多个医疗卫生机构内部信息系统采集上来并加以汇总的数据,不是医疗机构内部信息系统数据的简单采集和堆积。在逻辑上,操作型数据的结构基本与原来医疗卫生机构内部信息系统的数据源类似,但是在汇总时会使用统一的基础数据(例如居民信息、机构信息、组织代码等)来进行统计,也会消除一些冗余信息。操作型数据主要服务于统一的即时查询和实时统计。

(3)辅助决策数据:一般存储在数据仓库中,以主题方式组织和重构,是经过二次加工的历史数据。

3. 数据存储设计 根据对电子健康档案的架构分析,一般将健康档案的设计模型归纳为个人主索引、健康档案索引、健康档案数据三个层次,健康档案索引好比信息架构模型中的文件夹,能够用来构建多维的健康档案模型,健康档案数据好比信息架构模型中的文件,每个文件都是由众多的各种条目和数据元构成的,这些组成关系均可通过 XML 进行定义成不同版本的标准模板。为了保证对健康档案的快速检索和定位,还保存定义健康档案的摘要信息和地址信息(即文件定位器),整个健康档案数据存储的计算机技术结构,见图5-4。

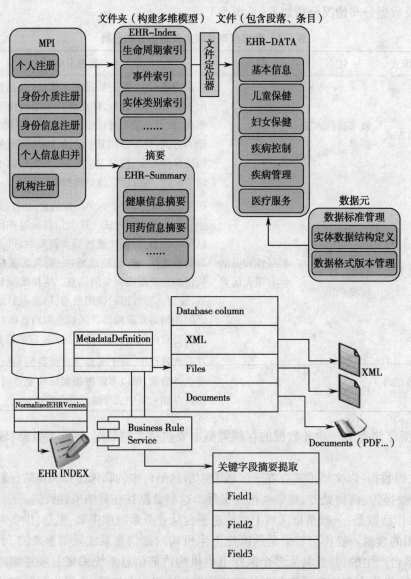

图 5-4 电子健康档案数据存储的技术结构图

(引自卫生部《基于健康档案的区域卫生信息平台建设技术解决方案(试行)》)

区域卫生信息平台的数据中心还应存储各种标准数据和注册数据,以满足平台运行的需要,同时为了满足区域卫生管理的需求,还需要建立各种主题的数据仓库。因此根据以上分析,整个基于健康档案的区域卫生信息平台数据中心应具有的数据内容及相应的存储模式见表5-2。

表5-2　数据存储中心的数据内容及存储模式

数据类型	存储模式
MPI	关系数据库 Table
EHR 索引	关系数据库 Table
健康档案摘要	关系数据库 Table
健康档案地址	XML
健康档案实体	XML,文件,文档(包括 XML,HTML,DICOM,PDF,DOC,……)
标准数据	关系数据库 Table,XML
注册数据	关系数据库 Table
数据仓库	关系数据库

(1)注册数据

1)个人注册数据:即个人主索引 MPI(mask patient index),是指在特定域范围内,用以标识该域内每个病人实例并保持其唯一性的编码。病人唯一标识是指用于临床实际业务并且能够辅助进行病人信息唯一性识别,在该域或跨域各涉众均可见的病人唯一编码。病人主索引服务是指为保持在多域或跨域中用以标识病人实例所涉及的所有域中病人实例的唯一性,所提供的一种跨域的系统服务。各地一般采用社保卡(市民卡)、居民健康卡来进行唯一标识的加载与识别。

2)医师注册数据:医师注册数据包括区域内需要访问区域卫生信息平台的医生资料。包括医生的基本信息,医师等级,业务权限,数字证书等内容。

3)机构注册数据:机构注册数据包括区域内连接到区域卫生信息平台的全部医疗卫生机构资料。包括机构的基本信息,机构等级,业务权限,数字证书等信息。

4)医学术语注册数据:医学术语注册数据主要是定义健康档案需要的各种标准的统一的医学术语,是健康档案数据元的元数据。

(2)健康档案索引:健康档案索引服务是健康档案快速定位目录。通过健康档案索引,能够迅速定位相关的健康信息所在的存储位置,方便逻辑接口服务能够迅速读取其健康信息。健康档案索引的编目方式主要以时间为维度纵向展开,主要的索引方式为时间和唯一编号,它和健康档案摘要服务共同构成健康档案的主要查询体系。健康档案索引的方式是多样的,它独立于健康档案存储存在,在数据进入健康档案存储时即根据制定的一定规则去生成相关的索引。同样的一个数据可能具备多种索引,比如诊断索引,药品索引,健康事件索引等。其不同的索引目的是针对不同的查询能够迅速去定位相关信息,被索引的字段一般为已经能够被确定结构化的信息,如诊断编码、药品编码、健康事件号、健康事件类型等。索引本身仅仅是原数据的关键信息抽取,不作为统计分析使用。也不会因为版本的升级而变化,即使系统建立后仍然可以添加索引,索引系统可以基于健康档案实体动态的增减。健康档案索引目前分为健康事件索引集和健康业务索引集。

1）健康事件索引集：健康事件索引集主要根据健康事件类型、所处生命周期、发生时间进行索引，通过对健康事件的分类跟踪，追踪生命周期中关键健康信息。理论上所有的上传个人信息记录都将在此索引中都将有其记录索引，此索引本身以时间方式组织，和具体的业务流程和关联无关。一般以九个生命周期阶段：新生儿期、婴儿期、幼儿期、学龄前期、学龄期、青春期、青年期、中年期、老年期来组织。

2）健康业务索引集：根据不同的业务类型对健康事件进行组合形成索引表，其组织形式和具体发生的业务相关。业务索引为扩展索引，可以根据业务的变化和扩大而发生相应变化。业务索引和健康事件并不是一一对应的，统一健康事情可能被多个索引同时引用，也不是所有的健康事件都一定要归至某一业务索引上，比如某次检查无法和门诊或住院挂钩，则此检查就在检查索引中存在即可，并不需要强制挂到某个医疗过程中。

（3）健康档案摘要：健康档案摘要是针对健康档案的一个概括性快照，它从健康档案信息中抽取关键性指标，生成一个能够描述个人当前健康状况以及主要健康事件的信息文本，他包含一定的关键域，客户端能够通过这些关键域同健康档案索引服务关联起来，去定位当前个人健康状况中的关键性问题。健康档案摘要服务提供查找以及生成两个功能，健康档案摘要的存储是独立健康档案存储的独立系统，客户系统中默认情况，将首先调用该服务去了解个人健康概况，然后再去进一步深入调阅其他信息。

（4）健康档案地址：在一个区域卫生信息网络中，并非所有的信息都被集中存放在一个健康档案数据中心中，这些信息可能分布在区域中的一些医疗机构中，也可能分布在另外一个区域卫生信息中。为了解决上述情况的健康信息共享调用，健康档案地址服务提供每条医疗信息记录的真实存放地址，在数据读取过程中，读取服务会通过健康档案地址服务查询到真实存放地址，地址信息包括存放服务器地址，存放服务名等信息。这些存放服务器都需要实现统一的基于网络服务技术（web services）的数据存储服务，同时使用非显性认证机制来解决安全问题。数据读取服务可以通过健康档案地址服务直接到远端系统中读取相关数据。如果数据是存放在中心，可以考虑使用本地服务，快速读取数据。在存放数据时，存放服务根据上传数据的情况，通过健康档案地址服务插入每条记录的地址信息，以提供将来读取需要。健康档案地址服务中的地址数据是存放在独立的数据表中，通过外键与健康档案索引联合。针对健康档案索引中的每一条数据，都可以查询到相应存放地址。由于健康档案是通过数据调用服务来使用的，对于系统中的其他服务来说健康档案地址服务是透明的，不需要针对健康档案地址服务进行任何操作。

（5）健康档案数据：健康档案数据存储主要存放健康档案相关的原始实体数据信息，主要是以健康档案未经过进一步加工的数据为主。实体的主要表现形式为文件存储和数据库中的文档存储两种类型。文档存储按照一定的健康档案信息类型进行分类，实际存储中采用数据库和 XML 文档混合存储的模式，它并不对健康档案信息中的明细项进行结构化，即使同一类型的数据，其存储的文档格式也可能因为版本的原因具体结构有所区别。健康档案数据的存储模型以一次健康事件为基本单位，在存储上不对健康事件进行合并和加工。在存储时系统抽取健康事件的类型、健康事件存储时间，发生时间，事件唯一号，以及健康事件的版本信息作为基础索引。

（6）数据仓库：是为了满足区域卫生管理的需求而建立的数据库，用来对区域卫生业务进行统计分析、业务监督、绩效考核、应急指挥及决策支持等。数据仓库是通过从健康档案数据和各医疗卫生机构信息系统的业务数据中抽取归纳出来的,主要包括卫生资源数据库和主题数据库。

1)卫生资源数据库:主要通过卫生统计途径获得,包括区域的人口构成、面积等本底数据,区域内医疗机构的信息,在册医生、护士、医疗技术人员相关信息,各种医疗设备、医疗设施,医学情报、数字图书馆等知识资源,以及配合电子地图系统的区域地理信息等。卫生资源数据主要通过采集方式获得并共享给各个系统使用,采集方式可以分为自动采集和手工采集两种,已经存在信息系统或者很方便构建信息系统的相关资源数据通过自动方式采集,对于无法通过自动方式获得的信息通过手工录入方式维护到数据中心。相关已经存在的系统包括卫计委卫生统计系统,医疗机构注册管理系统,执业医生、护士系统,外部采购医学情报、数字图书馆(包括自编辑内容)、电子地图等。

2)主题数据库:是配合公共卫生系统和应急指挥系统以及决策分析的需要,数据仓库的方式根据不同的卫生主题组织主题数据库。主题数据库的内容按照主题数据集的要求从各个业务系统的表单型数据中清洗后获得。

在存储设计中应考虑数据存储的安全需求。由于数据不限定以关系型数据库或文档形式进行存储,需要建立安全控制机制,对存储的数据对象访问进行授权。对于存储在数据库中的数据,除了授权机制之外,还要考虑视图级安全和记录级安全控制以及防抵赖的安全控制机制。

第二节 电子病历

一、电子病历的基本内涵

(一)基本概念

1. 电子病历(electronic medical record,EMR) 即电子化的病历,是记录医疗诊治对象健康状况及相关医疗服务活动记录的信息资源库,该信息资源库以计算机可处理的形式存在,并且能够安全的存储和传输,医院内授权用户可对其进行访问。

2. 电子病历与健康档案的联系与区别 电子病历是医疗机构对门诊、住院患者(或保健对象)临床诊疗、指导干预的卫生服务工作记录。电子健康档案与电子病历既有区别、更有联系。电子病历是电子健康档案的主要信息来源和重要组成部分,而健康档案对电子病历的信息需求并非"病历"的全部,具有高度的目的性和抽象性。

(二)资源特点

病历是医疗工作的全面记录,客观地反映疾病病情、检查、诊断、治疗及其转归的全过程,是医务人员在医疗活动过程中形成的所有文字、数据、图表、影像等资料的有机整合。电子病历即电子化的病历,是记录医疗诊治对象健康状况及相关医疗服务活动记录的信息资源库,该信息资源库以计算机可处理的形式存在,并且能够安全的存储和传输,医院内授权用户可对其进行访问。这个系统可支持使用者获得完整、准确的资料;提示和警示医疗人员;给予临床决策服务;连接管理、书刊目录、临床基础知识以及其他设备。由于电子病历涉及医院的方方面面,具有高度复杂性,不仅指静态病历信息,还包括提供的相关服务。电子病历贯穿整个医疗过程,完整、集中地记录了医疗服务者下达的医疗指令及执行结果,并被诊疗过程的各个环节使用,具有高度的共享性。它与纸质病历相比具有操作便捷、书写高效、信息完整、存储量大、传输迅速、便于查阅、利于管理等特点。

1. 病历内容全面充分　电子病历不是简单地将病历文书记载的各项内容输入电脑,而是通过医院信息管理系统和辅助检查系统将各科室的信息汇集在一起,在任何时间、任何地点收集病人的临床信息,不仅能记录病史、病程、诊疗情况等,还可以记录 CT、核磁共振、核医学、超声等影像图片和声像动态,完成以病人为中心的信息集成。医生可以随时随地提取有关信息,医生可以快速全面的了解病人病情。

2. 临床记录更标准化和规范化　现行纸质病历虽然有统一的首页、书写格式和医疗文书书写规定,但书写的随意性很大,不同医生所写的病历很难统一规范。而电子病历的实施,必须以医学术语的标准化为前提。电子病历的疾病名称、基本格式、医疗用语、传送方式、图像压缩等均制定为统一的规则,对病历中的各种基本情况设立统一编码,如地址编码、职业编码、家庭编码、医疗设施编码等,形成地区、国家和国际的标准,使病历书写达到标准化、规范化。通过符合规范的病历记录,避免了语义模糊、书写潦草、缺页、漏项等问题,减少了可能出现的医疗纠纷。

3. 信息充分共享　随着网络技术迅猛发展,卫生领域的电子服务应运而生,电子病历能在广域网环境下实现信息传递和资源共享,能任何时间、地点为任意一个授权者提供所需要的病人信息,无论病人到哪家医院就诊,都能提取到自己的病历。此外,出现疑难病例时,经治医师还可以通过计算机网络系统请上级医师或专科医师进行会诊。上级医师或专科医师可以在自己的办公室或家中提出会诊意见,以帮助经治医师做出治疗方案。电子病历和计算机信息系统的应用,将使这个医疗会诊的时间大大缩短,质量大大提高。上下级医院的信息交流更可以提高基层医院医疗水平。

4. 减轻医护人员工作,提高工作效率　纸质病历完全是由医师手工书写完成,繁重的文字工作难免会出现"天书"的情况,医生的字迹潦草使护士和病人错误执行是医疗执行错误的主要原因。而电子病历则使这类错误的发生率降到了零。通过电子病历系统提供的多种规范化的模板及辅助工具,部分信息可以从 HIS 及辅助系统直接获取,可以帮助医生快速工整地录入病历,从而将医务人员从繁琐重复的病历文书书写工作中解脱出来,使医生把主要精力更多地放在临床诊治中来。

5. 辅助临床诊断治疗　通过将一些常规的治疗方案输入计算机后,电子病历可以辅助住院医生制定治疗计划,并在医生的治疗与原定的治疗计划出现不相符时电子病历会发出报警提示医生,确保医生对病人的治疗方案的正常实施;它还能够给医生提供用药咨询、自动检查药品配伍禁忌等功能,有助于提高医生的临床水平。

6. 实现病历质控过程化与实时化　通过实施电子病历系统,保证医疗流程的规范化,实现精确的过程控制,确保不合理的流程不能被执行;明确将职责落实到具体个人,提高医院对医疗质量的管理能力,通过统计、分析、预警、三级质量评定等事前控制手段,能及时有效地提醒和督催医务人员,按时按质按量完成医疗工作。从终末质量管理过渡到全程质量监控,保障患者得到及时准确的诊疗。

7. 知识积累与数据应用　电子病历对数据的利用不只是停留在电子病历数据简单的浏览上,通过对电子病历数据进行归纳、分析、整理形成规范化的信息,同时结合循证医学、临床路径和诊疗规范等知识,实现各类主动式智能诊疗行为辅助支持和健康行为指导,辅助医生和患者选择最适宜的技术达到最好的医疗效果,从而提高医疗质量和业务水平,为临床教学、科研和信息管理提供帮助。

二、电子病历架构模型

（一）逻辑架构

电子病历是居民健康档案的主要信息来源和重要组成部分。电子病历系统的逻辑架构遵循健康档案逻辑架构的时序三维概念模型，是健康档案逻辑架构在医疗服务领域的具体体现。健康档案系统架构的三个维度是：①生命阶段；②健康和疾病问题；③卫生服务活动（或干预措施），在电子病历中分别体现为：①就诊时间；②疾病或健康问题；③医疗服务活动。电子病历以居民个人为主线，将居民个人在医疗机构中的历次就诊时间、疾病或健康问题、针对性的医疗服务活动以及所记录的相关信息有机地关联起来，并对所记录的海量信息进行科学分类和抽象描述，使之系统化、条理化和结构化。

电子病历系统架构的三维坐标轴上，某一区间连线所圈定的空间域，表示居民个人在特定的就诊时间，因某种疾病或健康问题而接受相应的医疗服务所记录的临床信息数据集。理论上一份完整的电子病历是由人的整个生命过程中，在医疗机构历次就诊所产生和被记录的所有临床信息数据集构成。

（二）功能架构

电子病历功能架构分为以下十九部分，涵盖门急诊、住院、检查检验、护理、医嘱、手术、出入院等医疗机构日常业务应用（如表5-3所示）。

表5-3　电子病历功能应用一览

序号	功能分类	
1.	病历概要	患者基本信息
		基本健康信息
		卫生事件摘要
		医疗费用记录
2.	门（急）诊病历	门（急）诊病历
		急诊留观病历
3.	门（急）诊处方	西药处方
		中药处方
4.	检查检验记录	检查记录
		检验记录
5.	一般治疗处置记录	治疗记录
		一般手术记录
		麻醉术前访视记录
		麻醉记录
		麻醉术后访视记录
		输血记录
6.	助产记录	待产记录
		阴道分娩记录
		剖宫产手术记录

序号	功能分类	
		一般护理记录
		病危(重)护理记录
		手术护理记录
7.	护理操作记录	生命体征测量记录
		出入量记录
		高值耗材使用记录
		入院评估记录
8.	护理评估与计划	护理计划记录
		出院评估与指导记录
		手术同意书
		麻醉知情同意书
		输血治疗同意书
9.	知情告知信息	特殊检查及特殊治疗同意书
		病危(重)通知书
		其他知情同意书
10.	住院病案首页	
11.	中医住院病案首页	
12.		入院记录
13.	入院记录	24小时内入出院记录
14.		24小时内入院死亡记录
		首次病程记录
		日常病程记录
		上级医师查房记录
		疑难病例讨论
		交接班记录
		转科记录
		阶段小结
15.	住院病程记录	抢救记录
		会诊记录
		术前小结
		术前讨论
		术后首次病程记录
		出院记录
		死亡记录
		死亡病例讨论记录
16.	住院医嘱	
17.	出院小结	
18.	转诊(院)记录	
19.	医疗机构信息	

三、电子病历数据内容

电子病历的数据存储内容由病历概要、门(急)诊诊疗记录、住院诊疗记录、健康体检记录、转诊(院)记录、法定医学证明及报告、医疗机构信息等七个业务域十九个业务系统的临床信息记录构成。具体如下:

(一)病历概要

指患者在医疗机构就诊时所产生的信息的摘要。

1. 患者基本信息　包括人口学信息、社会经济学信息、亲属(联系人)信息、社会保障信息和个体生物学标识等。

2. 基本健康信息　包括现病史、既往病史(如疾病史、手术史、输血史、用药史)、免疫史、过敏史、月经史、生育史、家族史、职业病史、残疾情况等。

3. 卫生事件摘要　指患者在医疗机构历次就诊所发生的医疗服务活动(卫生事件)摘要信息,包括卫生事件名称、类别、时间、地点、结局等信息。

4. 医疗费用记录　指患者在医疗机构历次就诊所发生的医疗费用摘要信息。

(二)临床诊疗记录

指患者在医疗机构门(急)诊、住院就诊、治疗过程中产生的主要信息。

1. 门(急)诊病历　是患者在医疗机构门(急)诊就医过程中,医务人员对患者诊疗经过的记录,包括就诊机构信息、患者人口学信息、病史、体格及相关检查、诊断及处理意见等记录。其中,病史信息,如过敏史、现病史、既往史;体格及相关检查信息,如体格检查结果、中医"四诊"观察结果、辅助检查项目、辅助检查结果;诊断信息,如是否初诊、主诉、初步诊断及处理意见(西医诊断编码和西医诊断名称、中医病名代码和中医病名名称、中医证候代码和中医证候名称)、辨证依据、治则治法、医嘱项目类型、医嘱项目内容等。

2. 急诊留观病历　包括门(急)诊病历涵盖的所有病历记录外,还重点涉及患者在急诊室的详细留观信息,记录患者疾病发生、发展、转归及其所接受的各种救治诊疗服务等情况。其中核心数据内容是急诊留观病程记录、抢救开始日期时间、抢救结束日期时间、急诊抢救记录、手术及操作名称、手术及操作目标部位名称、介入物名称、手术及操作方法、手术及操作次数、患者去向等。

3. 门(急)诊处方　患者在医疗机构门(急)诊就诊时,由接诊医师开具的处方信息。

(1)西药处方:指医师对病人使用西药的书面文件。西药相对于祖国传统中药而言,指西医用的药物,一般用化学合成方法制成或从天然产物提制而成。西药处方信息包括就诊机构信息、患者人口学信息、处方基本信息、诊断信息、用药信息、处方费用等记录。其中,处方基本信息,如处方开立日期、处方有效天数等;诊断信息,如疾病诊断信息;用药信息,如药物名称、药物规格、药物剂型、药物使用次剂量、药物使用剂量单位、药物使用频次、用药途径、药物使用总剂量;处方费用信息,如处方药品组号、处方药品金额。

(2)中药处方:中药处方包括中药饮片处方、中成药(含医疗机构中药制剂)处方。中药处方信息包括就诊机构信息、患者人口学信息、处方基本信息、诊断信息、用药信息、处方费用、治疗计划等记录。其中,处方基本信息,如处方开立日期、处方有效天数等;诊断信息,如疾病诊断信息;用药信息,如药物名称、药物规格、药物剂型、药物使用次剂量、药物使用剂量单位、药物使用频次、用药途径、药物使用总剂量、中药饮片处方、中药饮片剂数(剂)、中药饮片煎煮法、中药用药方法;处方费用信息,如处方药品金额;治疗计划,如治则治法等。

4. 检查检验记录 患者在医疗机构进行检查、检验时所产生的主要的信息。

(1)检查记录:患者在医疗机构进行检查所产生的主要信息。检查记录信息包括检查机构信息、患者人口学信息、诊断记录、主诉、症状、手术操作、体格检查、其他处置、检查报告信息和行政管理信息等。其中核心数据内容是诊断记录;主诉;症状;手术操作;体格检查,如检查方法、检查类别、检查项目、检查结果、检查定量结果等。

(2)检验记录:患者在医疗机构进行检验所产生的主要信息。检验记录信息包括检验机构信息、患者人口学信息、诊断记录、实验室检查、检验报告信息和行政管理信息等。其中核心数据内容是诊断记录;实验室检查,如检验方法名称、检验类别、检验项目、检验结果、检验定量结果、检验定量结果计量单位;检验报告信息,如检验报告科室、检验报告结果、检验报告备注等。

5. 一般治疗处置记录 患者在医疗机构进行就诊时的治疗处置所产生的主要的信息。

(1)治疗记录:指患者在医疗机构进行就诊时的一般治疗所产生的信息。包括医疗机构信息、患者人口学信息、既往史、生命体征、入院诊断、手术操作、用药管理、治疗计划和行政管理信息等。其中核心数据内容是疾病诊断;操作名称、操作目标部位、介入物、操作方法、操作次数等;用药管理,如药物名称、药物用法、中药使用类别、药物使用频次、药物剂型、药物使用次剂量、药物使用总剂量、用药途径、过敏史等;治疗计划,如处理及指导意见、医嘱使用备注、今后治疗方案,随访等。

(2)一般手术记录:指患者在医疗机构进行手术所产生的信息。包括医疗机构信息、患者人口学信息、既往史、术前诊断、手术操作、失血、输血、麻醉、用药、输液、术后诊断、手术过程、引流和行政管理信息等。其中核心数据内容是术前诊断;术后诊断;手术操作,如手术名称、手术级别、手术目标部位、介入物、手术体位、手术过程、手术史、皮肤消毒、手术切口等;失血,如出血量(ml);输血,如输血量(ml)、输血反应等;麻醉;用药,如术前用药、术中用药、引流,如引流材料、引流材料数目、放置部位等。

(3)麻醉术前访视记录:指患者在医疗机构进行麻醉术前的访视信息。包括医疗机构信息、患者人口学信息、术前诊断、现病史、既往史、体格检查、实验室检查、麻醉计划和行政管理信息等。其中核心数据内容是术前诊断;现病史,如简要病史;既往史;体格检查,如心电图、胸部 X 线、CT 检查、B 超检查等;实验室检查,如血常规、尿常规、凝血功能、肝功能、血气分析检查等一般体格检查,麻醉计划,如拟实施手术及操作、拟实施麻醉方法等。

(4)麻醉记录:指患者在医疗机构进行麻醉的过程记录信息。包括医疗机构信息、患者人口学信息、术前诊断、术后诊断、用药管理、输液、输血、麻醉、主要健康问题、生命体征、手术操作、失血、术后去向和行政管理信息等。其中核心数据内容是术前诊断;术后诊断;用药管理,如药物名称、药物用法、药物使用频次、药物使用次剂量、用药途径;输液;输血,如输血品种、输血量(ml)、输血反应、术中输液项目等;如麻醉,如麻醉方法、气管插管分类、麻醉药物、麻醉体位、呼吸类型、麻醉描述、麻醉并发症、麻醉效果等;主要健康问题,如监测项目、监测项目结果等;生命体征;手术操作;失血;术后去向。

(5)麻醉术后访视记录:指患者在医疗机构进行麻醉术后的访视记录信息。包括医疗机构信息、患者人口学信息、术前诊断、术后诊断、手术操作、麻醉和行政管理信息等。其中核心数据内容是术前诊断;术后诊断;手术操作;麻醉,如麻醉方法、麻醉恢复情况、清醒日期时间、拔除气管插管、麻醉适应证等。

(6)输血记录:指患者在医疗机构进行输血记录信息。包括医疗机构信息、患者人口学信息、血型、疾病诊断、输血和行政管理信息等。其中核心数据内容是血型;疾病诊断;输血,如输血史、输血性质、申请 ABO 血型、输血指征、输血过程记录、输血品种、血袋编码、输血量(ml)、输血反应、输血反应类型、输血次数等。

6. 助产记录　登记孕产妇分娩时的情况,主要包括待产记录、阴道分娩记录及剖宫产记录等。

(1)待产记录:登记孕妇待产时的记录信息。包括医疗机构信息、患者人口学信息、主要健康问题、生命体征、既往史、产前检查、处置计划和行政管理信息等。其中核心数据内容是主要健康问题信息,如孕次、产次、末次月经日期、受孕形式、预产期、产前检查异常情况、此次妊娠特殊情况等;生命体征信息,如孕前体重(kg)、分娩前体重(kg)、身高(cm)、收缩压(mmHg)、舒张压(mmHg)、体温(℃)、脉率(次/min)、呼吸频率(次/min);既往史信息;产前检查,如宫底高度(cm)、腹围(cm)、胎心率(次/min)、胎方位、估计胎儿体重、头位难产情况的评估、骶耻外径(cm)、坐骨结节间径(cm)、宫缩情况、宫颈情况、宫口情况、胎膜情况、破膜方式、先露位置、羊水情况、膀胱充盈、肠胀气标志、检查方式;处置计划信息,如处置计划、计划选取的分娩方式代码、产程记录日期时间、产程经过等。

(2)阴道分娩记录:登记孕妇阴道分娩时的记录信息。包括医疗机构信息、患者人口学信息、既往史、阴道分娩、产后处置、新生儿情况、分娩评估和行政管理信息等。其中核心数据内容是阴道分娩信息,如预产期、临产日期时间、入院诊断、胎膜破裂日期时间、羊水情况、各产程时长(min)、宫口开全日期时间、胎儿娩出日期时间、胎方位、阴道助产方式、产时用药、预防措施、产妇会阴、阴道血肿、麻醉、宫颈、肛查、产后用药、宫缩情况、子宫情况、恶露状况、修补手术过程、存脐带血情况;产后处置信息,如产后诊断、产后一般生命体征、产后出血量(ml)、产后宫缩、产后宫底高度(cm);还有新生儿情况信息,如新生儿性别、出生体重(g)、出生身长(cm)、产瘤情况等;分娩评估信息,如 Apgar 评分间隔时间、Apgar 评分值、分娩结局、新生儿异常情况等。

(3)剖宫产手术记录:登记孕妇行剖宫产手术分娩时的记录信息。包括医疗机构信息、患者人口学信息、手术记录、产后处置、新生儿情况、分娩评估和行政管理信息等。其中核心数据内容是手术记录信息,如术前诊断、手术指征、麻醉情况、剖宫产手术过程、子宫情况、胎儿娩出方式、宫缩剂使用、手术用药、腹腔探查、出血量(ml)、输血、输液、供氧、用药情况等;术后情况信息,如术后诊断、一般生命体征、术后出血量(ml)、术后宫缩、术后宫底高度(cm)等;还有新生儿情况,如新生儿性别、出生体重(g)、出生身长(cm)、产瘤情况等;分娩评估信息,如 Apgar 评分间隔时间、Apgar 评分值、分娩结局、新生儿异常情况等。

7. 护理操作记录　患者在医疗机构进行就诊时的护理操作信息。

(1)一般护理记录:患者在医疗机构进行就诊时的一般护理操作信息。包括医疗机构信息、患者人口学信息、诊断记录、过敏史、生命体征、健康评估、健康指导、护理记录、护理观察、护理操作、手术评估记录、护理隔离和行政管理信息等。其中核心数据内容是过敏史信息;生命体征信息;健康评估信息,如饮食情况等;健康指导信息,如饮食指导等;护理记录信息,如护理等级、护理类型、导管护理、气管护理、体位护理、皮肤护理、营养护理、心理护理、安全护理等;护理观察信息,如简要病情、护理观察项目、护理观察结果等;护理操作信息;手术评估记录信息;护理隔离信息等。

(2)病危(重)护理记录:患者在医疗机构进行就诊时的病危(重)护理操作信息。包括医疗机构信息、患者人口学信息、诊断记录、过敏史、生命体征、健康评估、护理记录、护理观察、护理操作和行政管理信息等。其中核心数据内容是过敏史信息;生命体征信息;健康评估信息,如饮食情况等;护理观察信息,如简要病情、护理观察项目、护理观察结果等;护理操作信息;呼吸机监护信息等。

(3)手术护理记录:患者在医疗机构进行手术时的护理操作信息。包括医疗机构信息、患者人口学信息、术前诊断、过敏史、生命体征、实验室检查、护理记录、护理观察、护理操作、器械物品核对、手术操作、住院过程和行政管理信息等。其中核心数据内容是过敏史信息;生命体征信息;护理记录信息,如护理等级、护理类型等;护理观察信息;护理操作信息,如护理操作项目类目、护理操作名称、护理操作结果;器械物品核对,如术中所用物品、术前清点、关前核对、关后核对、病人交接核对等;手术操作信息,如出入手术室日期时间、准备事项、术中病理、术中所用物品等。

(4)生命体征测量记录:患者在医疗机构就诊时,记录的生命体征测量信息。包括医疗机构信息、患者人口学信息、诊断、生命体征、护理观察和行政管理信息等。其中核心数据内容是疾病诊断信息;生命体征信息,如呼吸频率(次/min)、使用呼吸机、脉率(次/min)、起搏器心率(次/min)、体温(℃)、收缩压(mmHg)、舒张压(mmHg)、体重(kg)、腹围(cm)等;护理观察信息,如护理观察项目、护理观察结果等。

(5)出入量记录:患者在医疗机构就诊时,记录的液体出入量信息。包括医疗机构信息、患者人口学信息、诊断、生命体征、护理记录、护理观察、护理操作、用药和行政管理信息等。其中核心数据内容是疾病诊断信息;生命体征信息;护理记录信息,如护理等级、护理类型;护理观察;护理操作信息,如护理操作项目类目、护理操作名称、护理操作结果;用药信息;呕吐;排尿困难等信息。

(6)高值耗材使用记录:医疗机构高值耗材的使用记录信息。包括医疗机构信息、诊断、高值耗材和行政管理信息等。其中核心数据内容是高值耗材信息,如植入性耗材、材料名称、产品编码、产品生产厂家、产品供应商、耗材单位、数量、使用途径等。

8. 护理评估与计划 患者入院后所接受的护理评估、护理计划以及入出院评估。

(1)入院评估记录:患者入院后所接受的护理评估。包括医疗机构信息、患者人口学信息、入院信息、症状、生命体征、既往史、过敏史、家族史、健康评估、生活方式、护理观察和行政管理信息等。其中核心数据内容是入院信息信息,如入病房方式、入院诊断、入院日期时间、入院原因、入院途径;主要症状信息;生命体征信息;既往史信息;生活方式信息,如停止吸烟天数、吸烟状况、日吸烟量(支)、饮酒频率、日饮酒量(ml)等;护理观察信息,如护理观察项目、护理观察结果等。

(2)护理计划记录:患者入院后根据病情制定的护理计划记录。包括医疗机构信息、患者人口学信息、疾病诊断、护理记录、健康指导和行政管理信息等。其中核心数据内容是护理记录信息,如护理等级、护理类型、护理问题、护理操作项目类目、护理操作名称、护理操作结果、导管护理描述、体位护理、皮肤护理、气管护理、安全护理;健康指导信息,如饮食指导等。

(3)出院评估与指导记录：患者出院的评估和指导记录。包括医疗机构信息、患者人口学信息、出院诊断、健康指导、健康评估和行政管理信息等。其中核心数据内容是出院诊断信息；健康指导信息，如用药指导、饮食指导、生活方式指导、宣教内容；健康评估信息，如自理能力评估、饮食情况评估等。

9. 知情告知信息　患者在医疗机构拟进行手术、输血、特殊检查及治疗、医疗机构下达病危(重)通知书时所产生的主要的信息。知情告知信息主要内容包括：

(1)手术同意书：患者在医疗机构拟进行手术时的知情告知信息。包括医疗机构信息、患者人口学信息、术前诊断、治疗计划、手术情况、意见、风险和行政管理信息等。其中核心数据内容是术前诊断信息；治疗计划信息，如拟实施手术及操作替代方案等；手术情况信息，如手术指征、手术禁忌证、手术方式、拟实施麻醉方法代码、术前准备；手术意见信息，如医疗机构意见、患者/法定代理人意见；手术风险信息，如手术中可能出现的意外及风险、手术后可能出现的意外及并发症。

(2)麻醉知情同意书：患者在医疗机构拟进行麻醉术时的知情告知信息。包括医疗机构信息、患者人口学信息、术前诊断、治疗计划、麻醉术情况、意见、风险和行政管理信息等。其中核心数据内容是术前诊断信息；治疗计划信息，如拟实施手术及操作、拟实施麻醉方法、拟行有创操作和监测方法、使用麻醉镇痛泵；手术意见信息，如医疗机构意见、患者/法定代理人意见；手术风险信息，如基础疾病对麻醉可能产生的影响、麻醉后可能发生的意外及并发症、参加麻醉安全保险等。

(3)输血治疗同意书：患者在医疗机构拟进行输血时的知情告知信息。包括医疗机构信息、患者人口学信息、诊断、输血、治疗计划、意见、风险和行政管理信息等。其中核心数据内容是疾病诊断信息；输血信息，如输血史、输血指征、输血品种、输血前有关检查项目及结果、输血方式等；输血意见信息，如医疗机构意见、患者/法定代理人意见；输血风险信息，如输血风险及可能发生的不良后果。

(4)特殊检查及特殊治疗同意书：患者在医疗机构拟进行特殊检查及特殊治疗时的知情告知信息。包括医疗机构信息、患者人口学信息、诊断、治疗计划、意见、风险和行政管理信息等。其中核心数据内容是疾病诊断信息；治疗计划信息，如特殊检查及特殊治疗项目名称、特殊检查及特殊治疗目的、替代方案等；特殊检查意见信息，如医疗机构意见、患者/法定代理人意见；特殊检查风险信息，如特殊检查及特殊治疗可能引起的并发症及风险等。

(5)病危(重)通知书：医疗机构下达患者病危(重)通知书时所产生的主要的信息。包括医疗机构信息、患者人口学信息、诊断、知情告知和行政管理信息等。其中核心数据内容是疾病诊断信息；知情告知信息，如病情概括及主要抢救措施、病危(重)通知内容、病危(重)通知日期时间等。

(6)其他知情同意书：患者在医疗机构拟进行其他检查或治疗时的知情告知信息。包括医疗机构信息、患者人口学信息、诊断、知情告知和行政管理信息等。其中核心数据内容是疾病诊断信息；知情告知信息，如知情同意内容；知情意见信息，如医疗机构意见、患者/法定代理人意见。

10. 住院病案首页　患者在医疗机构住院所产生的主要信息。包括医疗机构信息、患者人口学信息、生命体征、诊断记录、主要健康问题、转科记录、出院诊断、过敏史、实验室检查、手术操作、住院史、住院过程、治疗计划、费用和行政管理信息等。其中核心数据内容是入院和出院情况信息;诊断记录信息,如门(急)诊诊断、出院诊断、病理诊断等;手术操作,如手术级别,手术及操作名称、麻醉方式等;住院史和住院过程信息,如住院患者住院天数等;治疗计划,如有否出院 31 天内再住院计划等;费用信息,如住院总费用、住院总费用自付金额、综合医疗服务类费用、诊断类、治疗类、中医类、西药类、血液和血液制品类、耗材类费用明细等。

11. 中医住院病案首页　患者在医疗机构住院采用中医、中西医结合、民族医方法治疗所产生的主要的临床观察(检查/检验)、诊断、用药、手术(操作)、费用等信息。包括医疗机构信息、患者人口学信息、生命体征、诊断记录、主要健康问题、转科记录、出院诊断、过敏史、实验室检查、手术操作、住院史、住院过程、治疗计划、费用和行政管理信息等。其中核心数据内容是入院和出院情况信息;诊断记录信息,如门(急)诊诊断(中医诊断、中医证候、西医诊断)、出院诊断(中医、西医、病理诊断等);手术操作信息,如手术级别,手术及操作名称、麻醉方式等;住院史和住院过程信息,如住院患者住院天数、实施临床路径、使用医疗机构中药制剂、使用中医诊疗技术、辨证施护等;治疗计划信息,如有否出院 31 天内再住院计划等;费用信息,如住院总费用、住院总费用-自付金额、综合医疗服务类费用、诊断类、治疗类、中医类、西药类、血液和血液制品类、耗材类费用明细等。

12. 入院记录　患者在医疗机构住院入院时所产生的主要信息。

(1)入院记录:患者在医疗机构住院入院时所产生的主要信息。包括医疗机构信息、患者人口学信息、主诉、现病史、既往史、预防接种史、输血、个人史、月经史、家族史、体格检查、辅助检查、诊断信息、治疗计划和行政管理信息等。其中核心数据内容是主诉信息;疾病史、手术史、输血史、婚育史、家族史等信息;体格检查和辅助检查结果;诊断信息,如初步诊断、修正诊断、确定诊断、补充诊断、入院诊断顺位。

(2)24 小时内入出院记录:患者在医疗机构住院,在 24h 内入出院所产生的主要信息。包括医疗机构信息、患者人口学信息、主诉、现病史、主要健康问题、入院诊断、治疗计划、住院过程、诊断、医嘱和行政管理信息等。其中核心数据内容是主诉;现病史;主要健康问题,如入院情况、症状名称、症状描述等;诊断信息,如中医"四诊"观察结果、治则治法、入院诊断、出院诊断;出院医嘱等。

(3)24 小时内入院死亡记录:患者在 24 小时内入院死亡的主要记录信息。包括医疗机构信息、患者人口学信息、主诉、主要健康问题、入院诊断、治疗计划、住院过程和行政管理信息等。其中核心数据内容是主诉、入院日期时间、入院情况、入院诊断、死亡日期时间、死亡诊断等信息。

13. 住院病程记录　患者在医疗机构的住院过程中所产生的主要信息。住院病程记录主要内容包括:

(1)首次病程记录:患者在医疗机构的住院过程中记录的第一次病程信息。包括医疗机构信息、患者人口学信息、主诉、诊断、治疗计划和行政管理信息等。其中核心数据内容是主诉信息;诊断信息,如中医"四诊"观察结果、诊断依据、初步诊断、鉴别诊断;治疗计划信息,如诊疗计划、治则治法等。

(2)日常病程记录:患者在医疗机构的住院过程中记录日常的病程信息。包括医疗机构信息、患者人口学信息、主诉、诊断、用药、病程、治疗计划、医嘱和行政管理信息等。其中核心数据内容是住院病程信息;医嘱信息;中医"四诊"观察结果信息;辨证论治详细描述等。

(3)上级医师查房记录:患者在医疗机构的住院过程中记录日常的病程信息。包括医疗机构信息、患者人口学信息、健康评估、诊断、用药、治疗计划、医嘱和行政管理信息等。其中核心数据内容是查房记录信息;医嘱信息;中医"四诊"观察结果信息;辨证论治详细描述等。

(4)疑难病例讨论:针对疑难杂症病例的主要讨论记录信息。包括医疗机构信息、患者人口学信息、讨论情况、健康评估、诊断、治疗计划、用药和行政管理信息等。其中核心数据内容是讨论情况信息,如讨论日期时间、讨论地点、参加讨论人员名单、主持人姓名、讨论意见等;用药信息;治疗计划信息,如主持人总结意见等。

(5)交接班记录:医疗机构住院的交接班的记录信息。包括医疗机构信息、患者人口学信息、主诉、入院诊断、治疗计划、住院过程、接班情况和行政管理信息等。其中核心数据内容是主诉信息;入院诊断信息;住院过程信息,如诊疗过程描述、目前情况、目前诊断;接班情况信息,如接班诊疗计划、交班者、接班者等。

(6)转科记录:医疗机构住院的转科的记录信息。包括医疗机构信息、患者人口学信息、主诉、入院诊断、治疗计划、转科记录、用药、住院过程和行政管理信息等。其中核心数据内容是主诉信息;入院诊断信息;转科记录信息,如转科目的、转入诊疗计划、转科记录类型等;用药信息,如中药处方医嘱、中药煎煮方法、中药用药方法等。

(7)阶段小结:医疗机构住院的阶段小结的记录信息。包括医疗机构信息、患者人口学信息、主诉、入院诊断、治疗计划、用药、住院过程和行政管理信息等。其中核心数据内容是主诉信息;入院诊断信息;用药信息,如中药处方医嘱、中药煎煮方法、中药用药方法等;治疗计划信息,如今后治疗方案等。

(8)抢救记录:患者在医疗机构的住院过程中发生抢救事件的记录信息。包括医疗机构信息、患者人口学信息、诊断、治疗计划、手术操作、实验室检查和行政管理信息等。其中核心数据内容是诊断信息,如疾病诊断名称等;手术操作信息,如抢救措施、手术及操作名称、手术及操作目标部位名称、介入物名称、操作方法、操作次数等;实验室检查信息,如检查/检验项目名称、检查/检验结果、检查/检验定量结果等。

(9)会诊记录:患者在医疗机构的住院过程中申请专家会诊的记录信息。包括医疗机构信息、患者人口学信息、诊断、辅助检查、治疗计划、会诊情况、诊疗过程和行政管理信息等。其中核心数据内容是诊断信息;辅助检查信息;治疗计划信息;会诊情况信息,如会诊类型、会诊原因、会诊目的、会诊意见等;诊疗过程信息,如诊疗过程名称、诊疗过程描述。

(10)术前小结:患者在医疗机构的住院过程中行手术前的小结信息。包括医疗机构信息、患者人口学信息、病历摘要、术前诊断、既往史、辅助检查、手术操作、会诊、治疗计划、注意事项和行政管理信息等。其中核心数据内容是病历摘要信息;术前诊断信息;既往史信息;辅助检查信息;手术操作信息,如手术适应证、手术禁忌证、手术指征等;会诊,如会诊意见等;治疗计划信息,如拟实施手术及操作名称、拟实施手术目标部位名称、日期时间、拟实施麻醉方法、注意事项、手术要点、术前准备等。

(11)术前讨论:患者在医疗机构的住院过程中行手术前的医师针对手术开展的讨论信息。包括医疗机构信息、患者人口学信息、术前诊断、治疗计划、手术操作、术前总结和行政管理信息等。其中核心数据内容是术前诊断信息;手术操作信息,如拟实施手术及操作名称、目标部位名称、拟实施麻醉方法、手术要点、术前准备、手术指征、手术方案等;术前总结,如讨论意见、讨论结论等。

(12)术后首次病程记录:患者在医疗机构行手术后第一次的病程记录信息。包括医疗机构信息、患者人口学信息、手术操作、术后诊断、注意事项和行政管理信息等。其中核心数据内容是手术操作信息,如手术及操作编码、手术名称、手术目标部位名称、手术日期时间、麻醉方法、手术过程等;术后诊断信息;注意事项等。

(13)出院记录:患者在医疗机构行手术后第一次的病程记录信息。包括医疗机构信息、患者人口学信息、主要健康问题、入院诊断、住院过程、医嘱、出院诊断和行政管理信息等。其中核心数据内容是入院诊断信息;住院过程信息,如阳性辅助检查结果、诊疗过程描述等;医嘱信息,如中药煎煮方法、中药用药方法等;出院诊断信息,如出院情况、出院诊断、出院时症状与体征、出院医嘱等。

(14)死亡记录:患者死亡后必须由在场的医师立即如实将死亡经过、抢救措施记录在病程记录中。包括医疗机构信息、患者人口学信息、入院诊断、住院过程、死亡原因、诊断、尸检意见和行政管理信息等。其中核心数据内容是入院诊断信息;诊疗过程描述信息;死亡信息,如死亡日期时间、直接死亡原因名称、死亡诊断、家属是否同意尸体解剖等。

(15)死亡病例讨论记录:死亡病例讨论记录是指在患者死亡一周内,由科主任或具有副主任医师以上专业技术职务任职资格的医师主持,对死亡病例进行讨论、分析的记录。包括医疗机构信息、患者人口学信息、死亡原因、诊断、讨论内容、讨论总结和行政管理信息等。其中核心数据内容是死亡信息,如直接死亡原因、死亡诊断等;讨论内容信息,如死亡讨论记录、讨论总结意见等。

14. 住院医嘱 患者在医疗机构住院时,医师在医疗活动中下达的医学指令。包括医疗机构信息、患者人口学信息、生命体征、医嘱和行政管理信息等。其中核心数据内容是医嘱信息信息,如医嘱类别、医嘱项目类型、医嘱项目内容、医嘱备注信息、医嘱开立科室等。

15. 出院小结 住院患者在医疗机构出院时产生的主要信息。包括医疗机构信息、患者人口学信息、主要健康问题、入院诊断、出院诊断、手术操作、治疗计划、住院过程、医嘱、出院情况和行政管理信息等。其中核心数据内容是入院情况和住院情况信息,如入院诊断、出院诊断、阳性辅助检查结果、诊疗过程描述;中医"四诊"观察结果信息;手术操作信息,如手术切口类别、手术切口愈合等级、手术及操作、麻醉方法、手术过程等;医嘱信息,如中药煎煮方法、中药用药方法等;出院情况信息,如出院时症状与体征、出院医嘱、病情转归等。

16. 转诊(院)记录 患者在医疗机构住院时,转诊(院)时产生的主要信息。包括医疗机构信息、患者人口学信息、诊断、手术操作、转诊情况、治疗计划和行政管理信息等。其中核心数据内容是疾病诊断信息;手术操作信息;转诊情况信息,如转诊(院)日期、转诊原因、转诊记录;治疗计划信息,如治疗方案、处置计划、健康问题评估、康复措施指导等。

17. 医疗机构信息 医疗机构的基本信息,包括医疗机构的标识信息、机构中服务者信息和机构的地址、通信等。包括医疗机构基础信息。主要包括医疗机构名称、医疗机构组织机构代码、医疗机构联系电话、医疗机构负责人(法人)姓名、医疗机构负责人联系电话、医疗机构地址、邮政编码。

四、电子病历数据来源

所有的临床活动所产生的信息记录均为电子病历文档的数据来源,基于电子病历的医院信息平台将医院各个系统中产生的临床活动数据与信息进行集成与共享后,通过生成规定格式的电子病历文档进行归档与储存。与临床业务活动相关的各部分数据分别来源于基于医院信息平台上的各个子系统。把反映临床业务活动的最终状态的数据进行集中,集成后统一合并到电子病历文档中,如图5-5所示。

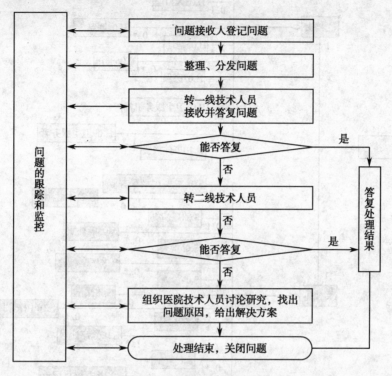

图5-5　电子病例文档的来源

(引自卫生部《基于电子病历的医院信息平台建设技术解决方案》)

五、电子病历数据传输与存储

(一)数据传输

1. 数据传输频率　医院各个系统将临床活动数据与信息传输给基于电子病历的医院信息平台进行归档与储存。这个过程中,电子病例数据的传输可分为以下两种:

(1)实时传输:主要针对实时性要求较高的电子病历数据,如门急诊费用结算、临床相关数据采集等,传输频率为实时传输。

(2)非实时传输:主要针对实时性要求并不高的电子病历数据,如影像学数据、住院或护理记录等,可以采用非实时传输的方式。

2. 数据传输方式和标准　医院各个系统将临床活动数据与信息传输给基于电子病历的医院信息平台进行归档与储存。这个过程中,电子病历数据是基于医院信息平台统一的数据传输标准,完成数据传输的。

电子病历的数据传输方式可分为三种可选方式:全XML文档格式、全数据库中间表方式、XML文档格式与数据库中间表混用方式。

(1)全XML文档格式:医院内各个系统提交文档数据的文档头与文档体均采用XML的格式。临床文档分为文档头和文档体两部分,见图5-6:

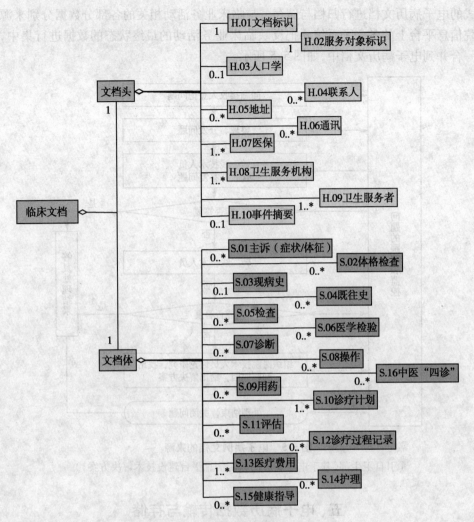

图 5-6　电子病历临床文档信息模型
(引自卫生部《电子病历基本架构和数据标准(试行)》)

1)文档头:主要为临床文档中的各类标识信息,如文档标识、服务对象标识、服务提供者标识等。文档头可理解为临床文档的元数据,用于临床文档跨机构交换与共享时的标识、定位和管理。

2)文档体:是临床文档的具体记录内容,包含临床语境。

(2)全数据库中间表方式:采用数据库中间表格式进行文档提交,则不必再将各个文档按照文档头+文档体的方式进行信息化处理。

(3)XML 文档格式与数据库中间表混用方式:是指并不是全部采用数据库中间表,也不是全部采用 XML 文档格式,而是对于文档头采用 XML 文档格式,但文档体的内容采用数据库中间表;或者是相反,即文档头采用数据库中间表,文档体采用 XML 格式。

(二)数据存储需求

电子病历数据包括结构化数据和非结构化数据,从应用角度上来看结构数据大多都是记录着病人的相关信息类型的数据,非结构数据通常是一些医疗影像、文档类数据类型。

1. 文档库存储需求

(1)大量的 pdf、word 等类型的文件数量,并且文档库的文件大小相对较小。

(2)业务系统调阅文档库时,服务器对小文件的读取效率低。

(3)随着文档库内数据的积累,当文件数量达到一定规模时,文件系统是否可以支撑。

(4)众多的文档库内 pdf、word 等文件的数据备份效率低,采用传统的数据备份窗口时间长。

2. 操作型数据存储(operational data store,ODS)数据库存储需求　ODS 数据库主要依靠业务系统从医疗服务、药品管理、物资管理、经济管理、医院统计和综合管理等抓取相关数据生成一个 ODS 数据库。ODS 数据库通常都是采用常见 Oracle、SQL server 等类型数据库实现数据存储,运行 ODS 数据库应用时,服务器与存储系统之间大多都有 8KB 为单位进行 IO 读取和写入操作,大多数业务系统对 ODS 数据库记录的调用模型多以随机访问为主,在医院日常业务繁忙时,ODS 数据库同时对存储 IO 读取也是最繁忙的阶段,存储系统主要需要提供高性能同时保证 ODS 数据的业务处理能力。

3. 医疗影像存储存储需求

(1)PACS 系统的影像图像主要是影像文档,日常工作站并发访问量小,但是文件比较大。

(2)医疗 PACS 系统中的数据保存量大,数据量增长快,医疗影像 6～12 个月之后大部分数据将作为归档数据,需要安全地保存和随时方便地调用,数据需要通过分级策略进行存储。

(3)随着医院数据量的激增,分级存储设计逐渐发展为在线、近线、离线的三级存储架构。

(4)随着数据量的增长,诊断工作站和浏览工作站对在线图像检索速度要求越来越高,达到秒级。

(5)部分影像资料用于科研和教学,重要性高,需要可靠有效的容灾数据保护方案。

(6)PACS 系统和 HIS 系统数据各有特点,特别在存储容量、访问响应速度、访问频率、存储可扩展性等方面存在差异,需要分别考虑,有条件进行分类存储。

(7)随着医疗行业竞争日趋激烈,PACS 存储系统的建设需要投资的总成本,降低总体拥有成本(total cost of ownership,TCO),提高投资回报率。

(8)PACS 存储系统的设计需要具备高扩展性和灵活性,需要支持容量增长的高度可扩展架构和对异构存储环境的支持。以实现将来无缝扩容,而且不增加因扩容带来的管理开销。

(三)数据存储类型

1. 电子病历存储　电子病历是医疗机构对门诊、住院患者(或保健对象)临床诊疗和指导干预的、数字化的医疗服务工作记录,是居民个人在医疗机构历次就诊过程中产生和被记录的完整、详细的临床信息资源。对于电子病历数据的访问,需要通过身份识别和权限控制来保障其合法性,并进行审计。电子病历应遵循 HL7 CDA、DICOM SR 等结构化文档标准,以不同的存储格式(关系型、对象、XML 等)存放在关系型数据库、面向对象型数据库、XML 数据库或者其他类型数据库中。

2. ODS　ODS 数据是为了支持医院内部业务运营所必需的数据,这些数据大部分来自于医院各业务系统。ODS 的类型主要包括医疗服务、药品管理、物资管理、经济管理、医院统计和综合管理等各类业务活动等,为成本分析、绩效考核、经营监督等医院管理职能提供数据支撑和服务。在实际应用中,ODS 数据往往以结构化的形式存储在关系型数据库或其他类型数据库中。

3. 电子化文档 电子化文档主要指的是半结构化或非结构化的电子文档,其中可能包括原有纸质电子病历的扫描件、以 PDF、WORD 等格式存储的电子医疗记录或其他相关业务文档、医学文献、手术过程录像、教学课件等多种类型的电子化文档。电子化文档,可以直接存储在文件系统中并通过电子化文档管理系统或数据库系统进行统一管理,也可以直接以大字段的方式存储在数据库中并由数据库系统进行统一管理。

4. 知识库管理 知识库是针对医疗活动领域求解的需要,将知识进行结构化,通过计算机系统进行存储、组织、管理和使用,它是一个相互联系的知识片的集合。这些知识片包括与领域相关的理论知识、事实数据,由专家经验得到的启发式知识,如某领域内有关的定义、方法论、实践及理论以及常识性知识等。这些知识片,可以来自于医院内部医疗实践和理论研究,也可以来自于医院外部的研究成果和案例。知识库中的内容,以结构化或者非结构化的方式存储在关系型数据库或其他类型数据库,或者文件系统中。

(四)数据存储设计

电子病历存储设计通常需要结合医院业务系统情况、日常的门诊总量、门诊业务峰值以及影像日产生量以及保存实际等诸多因素进行考虑。

结构化数据例如 HIS 系统主要业务系统的稳定性要求高,当系统硬件发生问题到业务恢复控制在 5~15 分钟之内,对存储系统稳定性要求较高;

非结构化数据例如医疗影像数据由于每天都会有大量数据,并且电子病历系统需要对这部分数据尽显随时调阅,对数据保存周期要求较长,通常要求永久保留。

第三节 公共卫生信息资源

一、公共卫生信息资源的基本内涵

公共卫生信息资源规划面向各级各类提供公共卫生服务的业务及管理机构,汇聚、整合和优化各类公共卫生信息资源。因我国公共卫生服务及管理体系涉及机构较多,在公共卫生信息资源整合的过程中需充分考虑各级各类公共卫生机构间的信息共享,同时也要充分考虑医疗卫生业务信息与公共卫生业务信息间的共享、互通。公共卫生信息作为居民电子健康档案的重要组成部分,也需实现与区域卫生信息资源的科学共享和有效利用。

一般而言,我国的公共卫生信息资源主要包括疾病预防控制信息、妇幼保健信息、精神卫生信息、卫生监督信息、突发公共卫生事件应急处置信息、院前应急救治信息、采供血信息、计划生育技术服务信息和健康教育信息等。

二、公共卫生信息资源架构模型

(一)业务架构

公共卫生服务体系是由国家、省市、地市各级公共卫生服务与监督管理机构的疾病预防控制、健康教育、妇幼保健、精神卫生、应急救治、采供血、卫生监督和计划生育等专业组织组成的。在以基层卫生服务为网底的框架内,构成分工明确、信息互通、资源共享、协调互动的体系,为城乡居民提供均等化的基本公共卫生服务。公共卫生服务体系的基本功能是对严重威胁人民健康的传染病、慢性病、寄生虫病、地方病、职业病和出生缺陷等重大疾病的监测与预防控制;城乡突发公共卫生事件应急处置;医疗卫生机构及机关、学校、社区、企业的健康促进与健康教育;爱国卫生运动的推动;环境卫生、食品卫生、职业卫生、学校卫生、流动人口卫生等卫生监督服务。

在公共卫生服务过程中,不仅产生或者需要利用涉及区域、社区公众的公共卫生各个管理条线的公共卫生服务信息,而且也产生或者需要利用涉及居民个人、家庭健康的个案信息,如疾病报告及随访、妇幼保健体检信息、计划生育技术服务记录信息、医疗救治患者信息、病人急救用血信息等。

因此,如图 5-7 所示,公共卫生服务职能域业务架构模型可划分为疾病预防控制、妇幼保健、精神卫生、卫生监督、突发公共卫生事件应急处置、院前应急救治、采供血、计划生育技术服务和健康教育等九大领域。

(二) 数据架构

1. 数据概念模型 数据概念主要分为两大核心类,即实体和活动。在实际业务场景描述中,涉及的业务活动或动作会被提炼为活动,而参与活动的主体或客体被标识为实体。实体和活动间通过参与关系进行关联,同时实体和实体间、活动和活动间也存在关联关系,见图 5-8。

2. 实体与活动 将数据概念模型的理论引入公共卫生业务分析,为了使总体概念模型更容易使用和理解,基于公共卫生业务活动的实际情况,抽象出一些上层的实体和活动子类。实体的子类主要有:团体、位置、材料,其中团体的子子类包括:个体和机构;活动的子类主要有:观察、干预、信息发布、管理,其

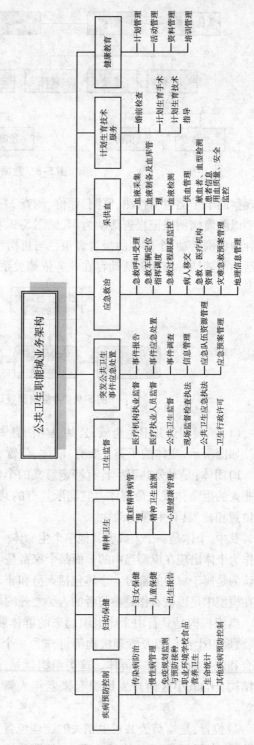

图 5-7 公共卫生信息资源规划职能域业务架构图

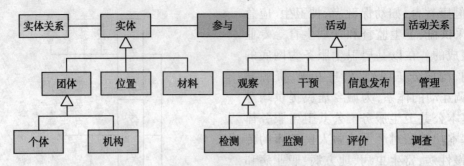

图 5-8 数据概念模型图

中观察的子子类包括检测、监测、评价、调查。

以肿瘤病例登记报告活动为例,见图 5-9,实体个体以肿瘤病例报告者的角色,参与到登记肿瘤病例活动;个体中的报告者角色与机构中的医院角色存在所属关系;登记肿瘤病例报告活动与随访肿瘤病例活动存在业务依赖关系。

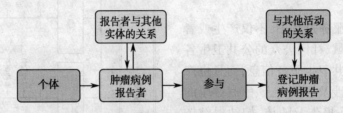

图 5-9 肿瘤病例登记报告实体—活动图

(1)扩展到公共卫生全域,公共卫生信息资源规划实体主题域见图 5-10。

如图所示,实体的子类主要有:团体、位置、材料,其中团体的子子类包括:个体和机构。

1)团体:是对公共卫生具有特定意义的个体或者组织。它包括一个人或一群人,以及某个非人的生命体或生命群体。它们所具有的共同的特点就是生物,在一个实例当中,与材料和位置相比,具有主观能动性。

其中,个体是一个人或者其他单个生命体。除非在特殊情况下,单个非人的微生物一般不会作为个体出现在模型当中的。而某个家畜是可以作为个体出现的。微生物则大多数情况下被认为是属于材料的部分。个体包括人员和非人生物。人员是一个人类个体。非人生物是除了在模型中足以被看作是参与者的人类之外的单个有生命体。包括正在被调查的动物。

组织机构是具有由个体组织起来的群体或集体的活动的特征。卫生管理部门、医院系统、政府卫生部门以及管理机构等可作为一个正式组织。组织还可以指在一些非正式行为组合和定义的一组相关群体。这类组织就是一个非正式组织,它不具有明显的或法定的组织结构,比如,小区内自发组织起来老年人舞蹈队,也包括一群在某个地区活动的野生动物等。

2)位置:是指与公共卫生相关的物理位置或通讯地址。比如:一个地区、一个建筑、一个医院、一个野餐地点、一个检查部位、邮政地址、电话、网址、邮箱等。一个位置可以包含另一个位置。例如:上海市是一个位置,长宁区也是一个位置,实际上,上海市包含长宁区。通过位置所包含的信息,我们可以找到这个位置或者向这个位置发送消息。

3)材料:材料是公共卫生活动所操作的对象。例如,当一个个案调查认为某食品中含有

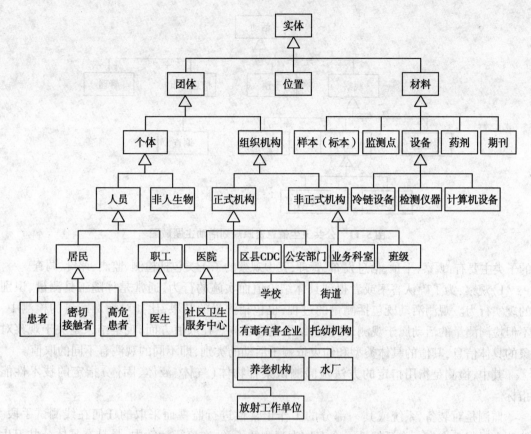

图 5-10　公共卫生信息资源规划实体主题域图

超标细菌,则这一食品就是材料。在收集其中某种细菌的信息时,这种细菌也是材料。另外,在作为公共卫生关心的作用对象时,池塘、野营场所、火车等也是材料。在公共卫生宣传活动中,各种多媒体宣传材料也是材料。

其中,样本(标本)是在卫生相关活动中采集的局部片段、组织样本、体液、食物或其他物质等。

监测点是为了监测的目的而设置的采样点。

设备是指可供企业在生产中长期使用,并在反复使用中基本保持原有实物形态和功能的劳动资料和物质资料的总称。

药剂是指可以暂时或永久改变或查明机体的生理功能及病理状态,具有医疗、诊断、预防疾病和保健作用的物质。包括天然药物、化学合成药物以及生物制剂等。

期刊是一种定期发行的连续出版物,其中包含各种文章内容。是一种介于书籍和报纸之间的出版物。

(2)扩展到公共卫生全域,公共卫生信息资源规划活动主题域见图 5-11。

活动就是与卫生有关联的所有活动的集合,它主要以收集记录、调查或者改善人员健康状况为目的。在实际工作中,确切的定义和内容应根据实际的活动情况来定义。卫生相关活动的实际例子很多,比如:疾病监测、疫苗接种、医学观察等干预活动,药物、食品的管理,疾病指标的检测,样品检验的受理,项目合理性、设备可靠性评价,疾病负担调查等。如图所示,活动

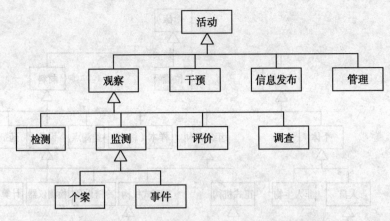

图 5-11 公共卫生信息资源规划活动主题域图

的子类主要有:观察、干预、信息发布、管理,其中观察的子子类包括检测、监测、评价、调查。

1)观察:为了确认答案或者得到具体结论值而实施的行为,通常是伴随工具测量、识别的现实行为。观测活动既包括测量的过程,也包括测量的结果,比如对病毒载量的检测中,不但检测测量的活动属于观测,测量的结果也是观测。在取值方面,观察结果是关于观察对象的具体信息,其值的具体类型和约束依赖于活动的类别,即不同的观测有不同的取值。

其中,检测是指用指定的方法检验测试某种物体(气体、液体、固体)指定的技术性能指标。

监测是对装备、系统或其一部分的工作正常性进行监视而采取的任何在线测试手段。监测在时间上会有一个延续性。个案作为观测的子类,在流行病学中,是具有具体公共卫生学意义的一种情况或一个事件。个案是单一个体的卫生事件的体现,其实际活动包含了公共卫生所关心的与某种疾病或者情况相关的临床、检验、流行病学指标的观测。比如,对某地新发病例测量其生命体征,询问其家族史,检查其生理生化指标等;事件是指在一个局部地区或集体单位中,短时间内突然有很多相同的病人出现。这些人多有相同的传染源或传播途径。事件是短时间内局部地区大量个案的集合体,因此对于一个事件活动,其活动关联关系一般包括因果关联以及个案之间的相关关联。

评价是指通过详细、仔细的研究和评估,确定对象的意义、价值或者状态。

调查是通过一种手段,方式来了解或者熟悉所想知道的事情或者东西。

2)干预:为了达到或者避免某种情况发生而实施的政策管理控制或者技术活动,包括政策干预和技术干预。政策干预的例子如对甲类传染病患者实施强制隔离政策;技术干预的例子如食盐加碘治疗预防甲亢。干预所针对对象可以是个体,也可以是群体。

3)信息发布:卫生工作者及其他个人或组织,对具有公共卫生意义的状况或卫生相关活动进行的发布行为,使相关方知道事件的发生。比如卫生行政部门对社会公布当年的某疾病死亡人数,对某疾病的处理流程。

4)管理:管理就是制定,执行,检查和改进。制定就是制定计划(或规定、规范、标准、法规等);执行就是按照计划去做,即实施;检查就是将执行的过程或结果与计划进行对比,总结出经验,找出差距;改进首先是推广通过检查总结出的经验,将经验转变为长效机制或新的规定;再次是针对检查发现的问题进行纠正,制定纠正、预防措施,以持续改进。

222

（三）功能架构

按照公共卫生信息资源规划的业务架构模型,公共卫生信息资源功能架构模型见图 5-12。

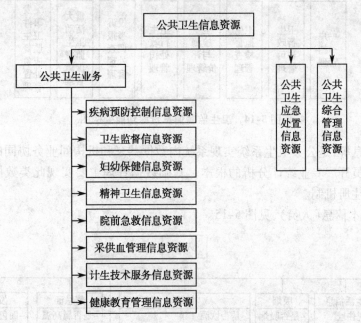

图 5-12　公共卫生信息资源规划功能架构图

其中,以疾病预防控制信息资源和卫生监督信息资源为例,

1. 疾病预防控制信息资源包括了对传染病、非传染病及疾病相关因素进行监测、报告、追踪、随访、干预和管理的信息。如图 5-13 所示又可分为:

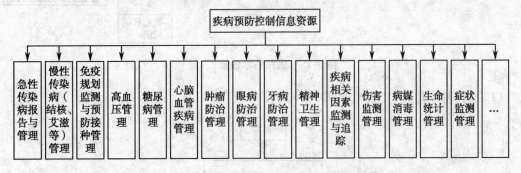

图 5-13　疾病预防控制信息资源功能架构图

2. 卫生监督信息资源包括了卫生监督对象档案信息、卫生行政许可信息、卫生行政处罚信息等。如图 5-14 所示又可分为:

三、公共卫生信息资源内容

（一）公共卫生基础信息

公共卫生基础数据是基本不变或缓慢变化的,且在公共卫生业务开展过程中共享程度高的基础性数据,主要包括居民基本信息、组织基本信息(有毒有害企业、学校、公共场所等)

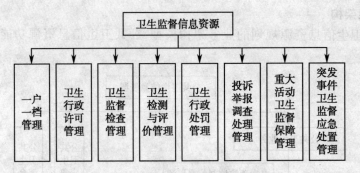

图 5-14 卫生监督信息资源功能架构图

和位置基本信息等,是公共卫生系统实现系统内数据共享和机构间业务协同的基础,也是公共卫生管理人员开展专业统计分析的根本。基础数据管理主要实现此类数据有效整合,并建立基础数据注册机制。

1. 居民基本信息(人员),见图 5-15。

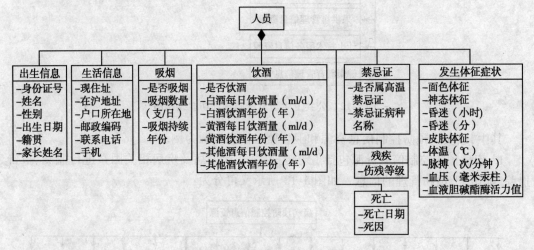

图 5-15 居民基本信息(人员)

2. 居民基本信息(患者),见图 5-16。

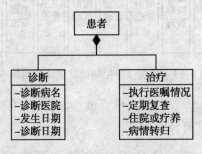

图 5-16 居民基本信息(患者)

3. 居民基本信息(职工),见图 5-17。

4. 组织基本信息,以有毒有害企业为例,见图 5-18。

224

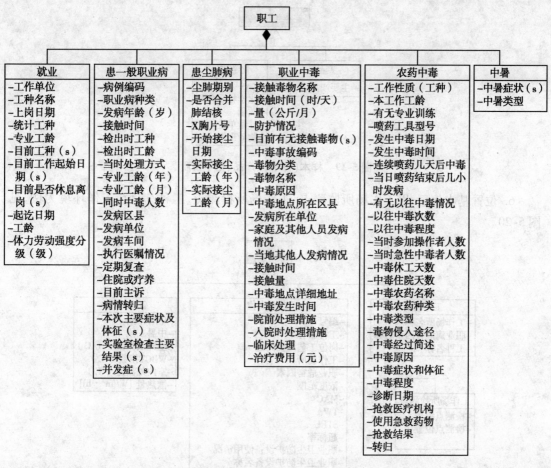

图 5-17　居民基本信息（职工）

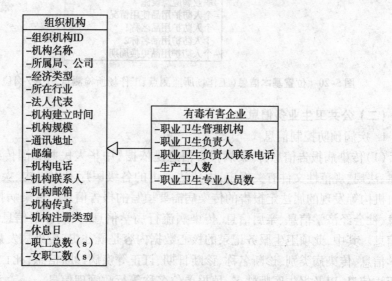

图 5-18　组织基本信息（有毒有害企业）

5. 样本（标本），以产品、化学物质为例，见图 5-19。

第五章　卫生信息资源规划的内容 ■■■■■■■

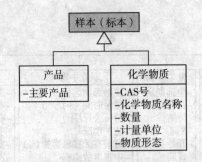

图5-19　样本(标本)-产品、化学物质

6. 位置基本信息,以工作场所监测点、工作场所检测点、工种/岗位、工作环境为例,见图5-20。

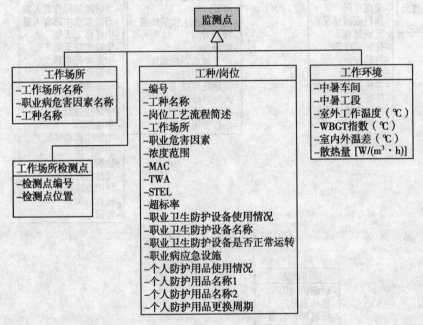

图5-20　位置基本信息(工作场所监测点、工作场所检测点、工种/岗位、工作环境)

(二) 公共卫生业务信息

1. 疾病预防控制信息

(1)传染病报告信息:传染病报告信息是依据《中华人民共和国传染病防治法》及其他法律、法规、规范性文件有关规定,由依法许可的各级医疗卫生机构、疾病预防控制机构、采供血机构等发现的属法定报告的传染病需要填写的报告信息。传染病报告信息包括人口学信息、社会经济学信息、亲属信息、传染病流行病学信息、疾病诊断信息、死亡信息和行政管理信息。其中,此项卫生服务记录的核心数据内容是既往史、传染病发病、症状、体征等流行病学信息、传染病类别、诊断名称、诊断日期、订正等疾病诊断信息,死亡原因、死亡日期时间等死亡信息,以及报告医师姓名、填报单位名称等行政管理信息。

(2)预防接种信息:预防接种信息是依据《预防接种工作规范》规定,由依法许可的医疗保健机构出具的个人预防接种记录信息。预防接种信息包括人口学信息、社会经济学信息、亲属信息、疫苗接种信息、业务管理和行政管理信息。其中,此项卫生服务记录的核心数据内容是疫苗接种信息如疫苗名称、批号、生产厂家、引起预防接种后不良反应的可疑疫苗名称、预防接种后不良反应症状、预防接种后不良反应发生日期和处理结果等,以及记录接种人健康状况的信息。

(3)结核病防治信息:结核病防治是指对结核病患者进行诊断、登记、治疗和管理。结核病防治信息包括人口学信息、社会经济学信息、疾病诊断信息、疾病治疗信息、检测检验信息、体检信息、随访管理信息、死亡信息和行政管理信息。其中,此项卫生服务记录的核心数据内容是疑似结核病人症状、结核病接触史、结核病人发现方式、结核病类型、肺结核诊断结果、结核病并发症等疾病诊断信息,结核病治疗分类、结核病患者始治方案、化疗方案、化疗管理方式、规律服药情况、转归情况等疾病治疗和随访管理信息以及相关的检测检验信息和体检信息,如痰检涂片结果、痰检培养结果、药敏实验结果、结核菌群检测结果、胸部 X 线检查结果、CT 检查结果、肝功能检测结果、HIV 抗体检测结果等,以及死亡信息如死亡日期时间、死亡原因等。

(4)艾滋病防治信息:艾滋病防治是指对 HIV 感染者和艾滋病患者进行诊断、报告、治疗、管理。艾滋病防治信息包括人口学信息、社会经济学信息、亲属信息、疾病诊断信息、疾病治疗信息、检测检验信息、体检信息、死亡信息、业务管理信息和行政管理信息。其中,此项卫生服务记录的核心数据内容是艾滋病接触史、性病史、症状、体征、艾滋病阳性检测方法、疾病诊断分类等疾病诊断信息,艾滋病抗病毒治疗情况和停药原因、美沙酮维持治疗情况和终止原因等疾病治疗信息以及相关的检测检验信息如艾滋病阳性检测结果、CD4 + 检测结果(个/μl),以及死亡信息如死亡日期时间、根本死因等,还有记录育龄妇女预防母婴传播干预措施实施、儿童预防母婴传播干预措施实施情况的业务管理信息。

(5)寄生虫病病人监测与管理信息:对血吸虫病、慢性丝虫病病人等寄生虫病病人进行监测与随访管理。包括人口学信息、社会经济学信息、疾病诊断信息、疾病治疗信息、检测检验信息、体检信息、业务管理信息和行政管理信息。其中核心数据内容是记录感染流行病学和诊断情况的信息如日期、地点、感染环境名称、感染方式、首次出现症状、免疫学和病原学检查结果、疾病诊断类型等;用于辅助判断疾病发展程度的信息如症状、体征和体检结果记录;反映治疗方案、药物、剂量、疗程(天)和既往救治情况(包括外科救治和内科救治)、医疗费用支出情况等信息;转归情况以及死亡原因等信息。

(6)高血压病例管理信息:高血压病例管理是医生对居民进行高血压筛查和对高血压患者进行随访管理。高血压病例管理信息包括人口学信息、社会经济学信息、健康状况信息、行为危险因素监测信息、疾病诊断信息、疾病管理信息、疾病治疗信息和行政管理信息。其中核心数据内容是行为危险因素监测信息和疾病诊断信息,如收缩压(mmHg)、舒张压(mm-Hg)、体重(kg),吸烟、饮酒、饮食等行为的频率、种类、数量,以及身体活动的类别、强度、频率,还有心理状态、职业暴露及其他主要健康问题、症状、疾病诊断分类等;疾病治疗信息包括用药信息如药物名称、药物使用频率、药物使用次剂量、药物使用途径、服药依从性等和住院、家庭病床等信息;疾病管理信息如随访方式、随访评价结果、随访周期建议、随访遵医行为评价结果等。

(7)糖尿病病例管理信息:糖尿病病例管理是社区医生对居民进行 2 型糖尿病筛查和对 2 型糖尿病患者进行随访管理。糖尿病病例管理信息包括人口学信息、社会经济学信息、健康状况信息、行为危险因素监测信息、疾病诊断信息、疾病管理信息、疾病治疗信息和行政管理信息。其中核心数据内容是行为危险因素监测信息和疾病诊断信息,如空腹血糖值(mmol/L)、餐后两小时血糖值(mmol/L)、糖化血红蛋白值(%)、体重(kg),吸烟、饮酒、饮食等行为的频率、种类、数量,以及身体活动的类别、强度、频率,还有心理状态、职业暴露及其他主要健康问题、症状、疾病诊断分类;疾病治疗信息包括用药信息如药物名称、药物使用频率、药物使用次剂量、药物使用途径、胰岛素用药使用情况、服药依从性等和住院、家庭病床等信息;疾病管理信息如随访方式、随访评价结果、随访周期建议、随访遵医行为评价结果等。

(8)肿瘤病例管理信息:肿瘤病例管理是由依法许可的医疗保健机构对肿瘤病人进行登记和管理。肿瘤病例管理信息包括人口学信息、社会经济学信息、健康状况信息、疾病诊断信息、疾病治疗信息、病人管理信息和行政管理信息。其中核心数据内容是疾病诊断信息如肿瘤诊断及诊断依据、肿瘤学分类、病理号、肿瘤 TNM 分期、肿瘤临床分期、目前疾病情况、是否复发、是否转移及转移部位等;疾病治疗信息如肿瘤病人治疗方式、手术性质、化疗方案、放疗方案等;病人管理信息如肿瘤病人指导内容、卡氏评分值等;还有肿瘤家族史及肿瘤家族史瘤别等信息。

(9)职业病报告和管理信息:职业病报告是依据《中华人民共和国职业病防治法》规定,由省级以上人民政府卫生行政部门批准的医疗卫生机构承担出具的职业健康检查报告。职业病报告信息包括人口学信息、社会经济学信息、疾病流行病学和诊断信息、死亡信息和行政管理信息。其中核心数据内容是疾病流行病学和诊断信息如工种、受照史、首次出现症状日期、职业病种类和名称、尘肺类别和期别、放射性疾病分度和分期、并发症、职业病伤残等级等;职业病转归、死亡日期时间、根本死因等信息。

职业性健康监护信息:职业性健康监护是根据劳动者的职业接触史,对劳动者进行有针对性的定期或不定期的健康检查和连续的、动态的医学观察,记录职业接触史及健康变化,及时发现劳动者的职业性健康损害,评价劳动者健康变化与职业危害因素的关系。职业性健康监护信息包括人口学信息、社会经济学信息、劳动者健康状况信息、体检信息、检测检验信息和行政管理信息。其中,此项卫生服务记录的核心数据内容是劳动者健康状况信息如过量照射史、既往疾病史、家族遗传性疾病史、从事毒害职业情况、吸烟、饮酒以及是否有鼻塞、便秘、盗汗、耳鸣、关节痛、记忆力减退、皮肤瘙痒、失眠、嗜睡、嗅觉减退等相关症状记录;体检信息包括一般状况检查结果和跟腱反射、共济运动、肌张力、皮肤划纹症、三颤检查等特殊检查结果信息;实验室检测检验信息包括一般状况检查结果和血铅、甲状腺素、尿氟、尿镉、尿锰、尿铅、尿砷、痰细胞学、精液、染色体畸变等特殊检查结果;以及职业健康检查结论、职业病名称等信息。

(10)伤害监测报告信息:伤害监测报告是由依法许可的医疗保健机构在诊治伤害病例过程中记录相关伤害信息的医学记录。伤害监测报告信息包括人口学信息、社会经济学信息、流行病学和诊断信息、行政管理信息。其中核心数据内容是伤害流行病学和诊断信息如伤害发生原因、地点、伤害发生时活动类别、伤害意图、伤害性质、伤害部位、临床诊断、伤害严重程度和伤害转归等。

(11)中毒报告监测信息:中毒报告监测是依据《突发公共卫生事件应急条例》规定,由卫生行政批准的医疗机构出具的农药中毒报告诊断书和相关医疗文件。中毒报告监测信息包括人口学信息、社会经济学信息、中毒流行病学和诊断信息、行政管理信息。其中,此项卫生服务记录的核心数据内容是中毒流行病学和诊断信息如中毒农药名称、农药中毒类型、农药中毒转归等。

(12)行为危险因素监测信息:行为危险因素监测是由依法许可的医疗保健机构在慢性病及其危险因素监测过程中记录相关慢性病危险因素的医学记录。行为危险因素监测信息包括人口学信息、社会经济学信息和健康相关行为监测信息。其中,健康相关行为监测信息主要记录了吸烟、饮酒、饮食等健康相关行为的频率、种类、数量,以及身体活动的类别、强度、频率,步行或骑自行车时长、睡眠时长等。

(13)死亡医学证明信息:死亡医学证明是由依法许可的专业机构出具的死亡居民的法定医学证明。死亡医学证明信息包括人口学信息、社会经济学信息、死亡信息和行政管理信息。其中,死亡信息主要记录了根本死因、直接死因、死因推断、死亡地点、死亡最高诊断依据等。

2. 卫生监督信息

(1)卫生监督检查与行政处罚信息:卫生监督检查与行政处罚记录卫生监督过程中监督检测与行政处罚的相关信息,包括监督相关机构基本信息、监督检查信息、行政处罚信息和行政管理信息。如监督相对机构基本信息和生产经营情况、监督检查内容和结果、监督意见、处罚结果以及卫生监督量化分级管理等级评定情况等。

(2)卫生行政许可与登记信息:卫生行政许可与登记记录卫生监督过程中卫生行政许可与登记的相关信息,包括管理相对机构信息、行政许可与登记信息和行政管理信息。如申请单位基本信息和生产经营情况、申请登记和受理申请记录、行政许可项目名称、行政许可决定书、登记备案记录(如职业病危害预评价结果、建设项目设计卫生审查结构、水源、消毒、空调通风系统等情况)等。

(3)卫生监督监测与评价信息:卫生监督监测与评价记录卫生监督过程中卫生监测的相关信息,包括监测单位信息、监测样品信息和行政管理信息,如公共场所监测类别、监测样品合格件数等。

(4)卫生监督机构与人员信息:卫生监督机构与人员是记录卫生监督机构和人员的相关信息。其中,机构信息主要记录机构名称、机构基本情况、机构分类管理情况等;人员信息主要记录卫生监督员资格情况和执业范围、培训情况、流动情况等。

3. 妇幼保健信息

(1)妇女保健

1)婚前保健服务信息:婚前保健服务是依据《中华人民共和国母婴保健法》规定,由依法许可的医疗保健机构开展的婚前医学检查、保健、咨询服务。婚前保健服务信息主要包括人口学信息、社会经济学信息、亲属信息、健康状况信息、检测检验信息、体检信息、疾病诊断信息、保健服务信息和行政管理信息。其中核心数据内容是各项检测检验和体检结果记录,疾病诊断、婚前医学检查结果、婚检医学意见等疾病诊断信息,以及婚前卫生指导内容、婚前卫生咨询内容、婚检咨询指导结果等业务管理信息。

2)妇女常见病筛查信息:妇女常见病筛查是为及早发现和治疗妇女生殖系统疾病,针对妇女群体进行生殖系统常见病和多发病的筛查。包括人口学信息、社会经济学信息、健康状况信息、生育情况信息、检测检验信息、体检信息、业务管理信息和行政管理信息。其中核心数据内容是反映妇女健康状况的各项检测检验信息和体检信息,以及处理及指导意见等业务管理信息。

3)孕产期保健服务与高危管理信息:孕产期保健服务是运用围产医学的理论、适宜技术和工作方法,以孕产妇及胎婴儿为主体,以保障母子健康,促进两代人的生命质量为目标,提供以生理、心理、社会适应为目标的综合保健服务。孕产妇高危管理是通过对可能影响妊娠结局,产生不良后果的各种危险因素的分析,筛选出高危孕产妇,对这些具有危险因素的个体和群体进行重点的监护,给予良好的保健。孕产期保健服务与高危管理信息包括人口学信息、社会经济学信息、亲属信息、母子健康状况信息、母亲孕产期保健信息、分娩信息、检测检验信息、体检信息、新生儿健康信息、服务管理信息、死亡信息和行政管理信息。其中核心数据内容是记录孕产期保健情况和高危因素监护情况的相关信息如孕期异常情况记录、早孕反应、孕产期高危因素高危妊娠情况等信息,产后42天检查结果、转诊记录、高危妊娠转归等随访情况信息以及孕产妇处理及指导意见、新生儿处理及指导意见、高危评分情况等服务管理信息。

4)产前筛查与诊断信息:产前筛查是在孕早期和孕中期用血清学方法和超声学方法等,对胎儿进行先天性缺陷和遗传性疾病的筛查。产前诊断是指对胎儿进行先天性缺陷和遗传性疾病的诊断。产前筛查与诊断信息包括人口学信息、社会经济学信息、产前筛查信息、产前诊断信息和行政管理信息。其中核心数据内容是产前筛查信息如描述产前筛查项目、方法、结果等的记录,以及产前诊断信息如描述诊断项目、方法、结果、医学意见、妊娠结局等的记录。

5)出生缺陷监测信息:出生缺陷监测是对胚胎或胎儿在发育过程中发生解剖学和功能上的异常情况进行监测。出生缺陷监测信息包括人口学信息、社会经济学信息、新生儿信息、健康状况信息、分娩信息、出生缺陷信息和行政管理信息。其中核心数据内容是出生缺陷类别、诊断及诊断依据、出生缺陷儿结局等记录出生缺陷情况的信息,以及母亲孕早期患病、孕早期服药、孕早期接触有害因素等情况的记录信息。

6)孕产妇死亡报告信息:孕产妇死亡报告是由依法许可的专业机构出具的,包括人口学信息、社会经济学信息、死亡信息和行政管理信息。其中,死亡信息主要记录了死亡日期时间、死亡地点、死亡诊断依据和影响孕产妇死亡的主要因素等。

(2)儿童保健

1)出生医学证明信息:《出生医学证明》是依据《中华人民共和国母婴保健法》出具的,证明婴儿出生状态、血亲关系,申报国籍、户籍,取得公民身份号码的法定医学证明,包括人口学信息、社会经济学信息、亲属信息、出生时健康状况信息和行政管理信息。其中核心数据内容是新生儿性别、出生日期时间、出生地和描述新生儿出生时健康状况的信息如新生儿健康状况、出生孕周、出生身长(cm)、出生体重(g),以及新生儿母亲的基本信息等。

2)儿童健康体检信息:儿童健康体检是以儿童为对象,提供健康体检、营养指导、生长发育监测、卫生保健等儿童保健服务的措施。儿童健康体检信息主要包括人口学信息、社会经济学信息、亲属信息、儿童健康状况信息、体检信息、检测检验信息、业务管理信息和行政管理信息。其中核心数据内容是体检情况记录如身高(cm)、体重(kg)、心肺听诊结果、肝脾触诊结果、四肢、脊柱、腹部、视力、听力等检查结果信息,以及Apgar评分值(分)、年龄别体重、身高评价结果等业务管理情况记录。

3)新生儿疾病筛查信息:新生儿疾病筛查是医疗保健机构在新生儿群体中,用快速、简便、敏感的检验方法,对一些危及儿童生命、危害儿童生长发育、导致儿童残疾的一些先天性疾病、遗传性疾病进行群体筛查。新生儿疾病筛查信息主要包括人口学信息、社会经济学信息、亲属信息、相关检测检验信息、疾病筛查、诊断信息和行政管理信息。其中核心数据内容是疾病筛查项目、方法、结果等新生儿疾病筛查情况记录,以及诊断日期、项目、方法、结果等疾病诊断情况记录。

4)营养性疾病儿童管理信息:营养性疾病儿童管理是对营养性疾病儿童进行筛查、登记、追踪和管理。营养性疾病儿童管理信息包括人口学信息、社会经济学信息、亲属信息、健康状况信息、检查检验信息、业务管理信息和行政管理信息。其中核心数据内容是症状、体征、影响因素、处理及指导意见、转归等。

5)5岁以下儿童死亡报告信息:5岁以下儿童死亡报告是由依法许可的专业机构出具的5岁以下儿童死亡报告。5岁以下儿童死亡报告信息包括人口学信息、社会经济学信息、亲属信息、死亡信息和行政管理信息。其中,死亡信息主要记录了死亡日期时间、死亡地点、根本死因、致死的主要疾病诊断等。

4. 精神卫生信息

(1)重型精神疾病报告信息:重型精神疾病报告是对包括精神分裂症、分裂情感性障碍、偏执性精神病、双相(情感)障碍、癫痫所致精神障碍、精神发育迟滞(伴发精神障碍)6种重性精神疾病的确诊病例进行登记报告。包括个案信息、监护人信息、健康状况信息、诊断信息和行政管理信息。如知情同意、基础性疾病情况、疾病诊断及相关辅助检查结果等。

(2)重型精神疾病管理治疗信息:重型精神疾病管理是对重型精神疾病的确诊病例进行管理和治疗,包括人口学信息、社会经济学信息、监护人信息、健康状况信息、治疗信息、病例管理信息和行政管理信息。其中核心数据内容是健康状况信息如精神症状、病情发展等;治疗信息如既往治疗情况、住院药物使用情况、服药依从性、治疗效果等,病例管理信息如危险性评估、发病对家庭社会的影响情况、精神康复措施、治疗形式建议、药物治疗建议、康复措施建议、应急处置情况、随访情况等。

5. 突发公共卫生事件应急处置信息 是指通过有组织地实施预防控制策略,有效地防止突发公共卫生事件的发生和发展,以减少或消除其危害程度,保障公众健康。突发公共卫生事件应急处置信息包括人口学信息、社会经济学信息、接警处警信息、事件报告和管理信息、应急处置信息、人员物资信息和行政管理信息。其中核心数据内容是突发公共卫生事件名称、类别、等级、发生地区、场所、进展、结案等事件报告和管理信息,以及现场处置报告方案、现场处置报告、现场快速评估等应急处置信息。

6. 院前应急急救信息 由急救中心(站)和承担院前医疗急救任务的网络医院按照统一指挥调度,在患者送达医疗机构救治前,在医疗机构外开展的以现场抢救、转运途中紧急救治以及监护为主的医疗活动。院前急救信息主要包括急救资源信息、病患信息、指挥调度信息、急救监护信息和行政管理信息,如急救医护人员、急救车辆和急救药品基本情况、电话调度和用车记录、现场抢救、运送和监护信息、急救技术质量和效果评价情况等。

7. 采供血管理信息

(1)血液管理信息:包括血源管理信息、医疗用血量管理信息、《供血证》管理信息和行政管理信息,如血库储血量、血型、用血管理和调配情况等、采血信息、血液供应信息、检测检验信息和。

（2）采供血管理信息：包括献血人信息、采血信息、健康体检信息、血液供应信息和行政管理信息，如血型、采血量、ALT、乙型肝炎、丙型肝炎、艾滋、梅毒等血液样本检测结果、血液报废情况、血制品类型等。

8. 计划生育技术服务　计划生育技术服务是指使用手术、药物、工具、仪器、信息及其他技术手段，有目的地向育龄公民提供生育调节及其他有关的生殖保健服务的活动。计划生育技术服务信息包括人口学信息、社会经济学信息、健康状况信息、生育情况信息、检测检验信息、体检信息、疾病诊断信息、手术/操作信息、服务信息和行政管理信息。其中核心数据内容是育龄公民生育情况信息、手术/操作信息如手术/操作名称、宫内节育器放置、皮下埋植剂埋植、输卵管结扎、清宫操作、流产方法、药物流产等，以及相关检测检验信息和体检信息，还有指导及处理意见、随诊检查结果等服务信息。

9. 健康教育信息　健康教育是通过有计划、有组织、有系统的社会教育活动，使人们自觉地采纳有益于健康的行为和生活方式，消除或减轻影响健康的危险因素，预防疾病，促进健康，提高生活质量，并对教育效果作出评价。健康教育信息包括基层健康教育服务信息、健康教育机构信息、健康教育工作信息，如健康教育业务指导、培训、健康教育活动、健康教育材料、健康教育媒体合作，以及健康教育机构、人力资源、经费等。

四、公共卫生信息资源来源

公共卫生信息资源数据的来源多样，主要来自以下方面：

1. 公共卫生信息系统　公共卫生具有丰富的内涵，涉及多个业务领域，包括疾病预防控制、妇幼保健、精神卫生、卫生监督、突发公共卫生应急处置、采供血、计划生育技术服务及健康教育等。整体而言，公共卫生信息化建设仍以病种或单个业务条线管理的模式。各类公共卫生信息系统是公共卫生信息资源的重要来源。

2. 社区卫生服务信息系统　社区卫生服务中心或乡镇卫生院直接面向居民开展公共卫生服务，如慢病管理、预防接种、疾病筛查、健康教育、卫生监督协管、妇幼保健、计生管理等业务。

3. 医疗机构信息系统　医疗机构中涉及的临床诊疗诊断信息、实验室检验信息等部分信息，是公共卫生业务支撑或公共卫生管理的信息需求，作为公共卫生信息资源数据的有效补充。

五、公共卫生信息资源传输及存储

（一）数据传输

1. 数据传输频率　公共卫生信息资源数据的传输可分为以下几种：

（1）实时传输：主要针对实时性要求较高的公共卫生信息资源数据，如法定传染病报告、突发公共卫生事件报告、职业病报告等，传输频率为实时传输。

（2）定期传输：主要针对实时性要求并不高的公共卫生信息资源数据，如慢性病管理、卫生监测等，可以采用非实时传输的方式。

2. 数据传输方式与标准　公共卫生信息资源传输主要有以下几种方式：

（1）数据在线填报：采用该方式采集的数据主要是指无法直接从医疗机构信息系统（主

要指临床诊疗系统)交换获取的卫生数据,包括疾病流行病学信息、疾病干预和随访信息以及危险度评估信息等。采用不同权限用户登录完成数据填报的方式实现。

(2)数据交换:采用该方式采集的数据主要是指可从相关卫生机构信息系统或平台(包括临床诊疗或其他卫生业务系统)交换获取的卫生数据,主要包括疾病诊断信息、患者用药信息、患者基本体征信息、实验室检测检验信息等。公共卫生信息资源数据交换统一通过各级区域卫生信息平台实现。数据交换主要根据区域公共卫生业务及管理要求制定的数据接口标准来实现。

(3)医生工作站智能提醒填报传输:采用该方式采集的数据主要是指在临床医生门诊过程中,基于疾病诊断信息,直接通过医生工作站提醒医生完成疾病报告信息的填报。在填报过程中,医院 HIS 系统推送患者基本信息,临床医生补充或审核简要的疾病诊断及相关信息,完成信息填报。该方式接入医疗机构一般需要相应的医生工作站或 HIS 系统进行标准化改造。

(二)数据存储

1. 数据存储形式 公共卫生数据中心的数据存储形式包括缓冲数据库、业务数据库、ODS 库、数据仓库等。

(1)缓冲数据库:缓冲数据库主要存储设备的缓冲区域,它在系统进行大量的输入输出和读写操作时,提供一个数据和指令暂时存放的空间,来减轻主存的负担。

(2)业务数据库:主要是指公共卫生体系各业务系统中产生的公共卫生数据以及从外部相关卫生机构获取的医疗卫生数据等。

(3)ODS 库:根据公共卫生业务开展情况,建立多个主题库,进行按主题进行简单的多维分析,是建立数据仓库的基础。

(4)数据仓库:在公共卫生各条线系统建立数据仓库基础之上采用数据分析和挖掘技术构建的综合查询分析、信息挖掘,提供决策支持服务。

2. 数据存储设计 公共卫生资源的统一数据存储,是在建立统一的公共卫生基础数据库的基础上,实现公共卫生业务数据的合理化汇聚与存储;另外,为支撑公共卫生区域化协同和综合决策利用,构建任务数据库、统计分析库;并通过交换共享库实现与其他非公共卫生机构的交换共享。公共卫生信息资源数据存储模型如图5-21所示。

(1)公共卫生基础数据库

1)居民基本信息:包括居民身份标识码、姓名、年龄、性别、出生日期、民族、出生地、国籍、证件类型、证件号、联系电话、常住地址、户籍地址、医疗保险类别、医疗保险卡号码等。

2)机构基本信息:组织机构标识码、组织机构代码、组织机构类型、组织机构性质等。

3)位置基本信息:位置标识码、居民身份标识码、县(区)、乡(镇、街道办事处)、村(街、路、弄等)、门牌号码、地址邮编等。

4)事件基本信息:事件标识码、事件类型、事件发生时间、事件发生地点、居民身份标识码等。

5)样本基本信息:样本标识码、样本类型、送检机构标识码、是否菌毒种、居民身份标识码等。

(2)公共卫生业务数据库:包括疾病预防控制信息、突发公共卫生信息、妇幼保健信息、卫生监督信息、院前应急救治信息、采供血管理信息、健康教育信息等。

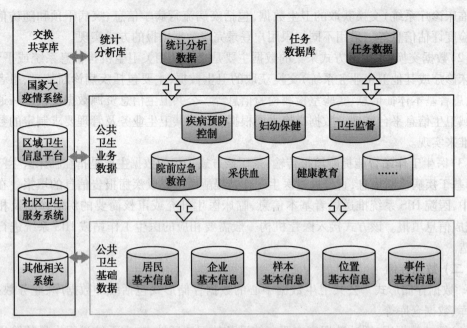

图 5-21 公共卫生信息资源数据存储模型图

(3)任务数据库:任务数据主要满足主动识别各用户组日常任务工作,进行主动推送的任务信息。

(4)统计分析库:统计分析信息主要满足用户静态报表展示。主要存储业务报表中涉及的指标数据等。如疾病发病(患病)率、疾病管理率、危险因素控制率、疾病转归率、疾病死亡率等。

(5)交换共享库:共享交换库是公共卫生信息平台与其他外部平台或系统进行数据交换的信息存储区域。为保证系统的相对独立,设立共享交换库,存放对外共享的信息及从其他外部平台或系统获取公共卫生信息平台所需的信息。

（夏天　张诚　夏寒）

■■■ 思 考 题 ■■■

1. 健康档案和电子病历作为卫生信息资源规划中最为核心的资源内容,请简要阐述健康档案和电子病历的组成和主要数据内容。

2. 公共卫生信息资源包括哪些资源? 公共卫生信息资源与电子健康档案之间是什么样的关系?

■■■ 参 考 文 献 ■■■

1. 中华人民共和国卫生部. 国家基本公共卫生服务规范(2011 年版). 2011.

2. 中华人民共和国卫生部.城乡居民健康档案管理技术规范(2011年版).2011.

3. 中华人民共和国卫生部.健康档案基本架构与数据标准(试行).2009.

4. 中华人民共和国卫生部.电子病历基本架构和数据标准(试行).2009.

5. 中华人民共和国卫生部.基于健康档案的区域卫生信息平台建设技术解决方案(试行).2009.

6. 中华人民共和国卫生部.基于电子病历的医院信息平台建设技术解决方案.2011.

7. 中华人民共和国卫生部.WS 365-2011 城乡居民健康档案基本数据集[S].北京:中国标准出版社,2011.

8. 中华人民共和国卫生部.WS 370-2012 卫生信息基本数据集编制规范[S].北京:中国标准出版社,2012.

9. 中华人民共和国卫生部.WS 371-2012 基本信息基本数据集个人信息[S].北京:中国标准出版社,2012.

10. 中华人民共和国卫生部.WS 372-2012 疾病管理基本数据集[S].北京:中国标准出版社,2012.

11. 中华人民共和国卫生部.WS 373-2012 医疗服务基本数据集[S].北京:中国标准出版社,2012.

12. 中华人民共和国卫生部.WS 374-2012 卫生管理基本数据集[S].北京:中国标准出版社,2012.

13. 中华人民共和国卫生部.WS 375-2012 疾病控制基本数据集[S].北京:中国标准出版社,2012.

14. 中华人民共和国国家卫生和计划生育委员会.WS 376-2013 儿童保健基本数据集[S].北京:中国标准出版社,2013.

15. 中华人民共和国国家卫生和计划生育委员会.WS 377-2013 妇女保健基本数据集[S].北京:中国标准出版社,2013.

16. 中华人民共和国卫生部.健康档案共享文档规范(征求意见稿).2012.

17. 中华人民共和国卫生部.电子病历共享文档规范(征求意见稿).2012.

第六章

卫生信息互操作与标准化

信息资源规划最终目的是更好地管理和使用信息,实现信息资源长期有效管理和便捷高效使用。共享性是信息资源区别于能源、物质资源的一项基本属性,网络互联、业务互通是信息资源的重要特征,信息资源共享依赖信息互操作,需要不同部门和系统间信息的交换。实现信息在不同时间、不同阶段(时间维度),跨部门、跨区域(空间维度)的互操作(也可称为互联互通、共享使用)是业务信息系统集成和信息共享的基础,也是信息资源规划的重要内容和考核目标。

第一节 概　　述

信息资源规划基础标准,是进行信息资源开发利用的最基本的标准,包括数据元素标准、信息分类编码标准、用户视图标准、概念数据库标准、逻辑数据库标准,基础标准决定信息系统的质量。基础标准对卫生信息资源规划具有借鉴和指导作用,但是,由于卫生业务系统自身的复杂性和信息广泛性,以及不同业务需求方的多样互操作需求,决定了卫生信息标准化对象和应用领域的多样性和广泛性,卫生信息标准组成非常复杂。卫生信息资源规划的实践和实施客观需要探索并建立一套适合领域业务特定需求的卫生信息标准体系及标准化方法,以满足卫生信息共享与互操作的客观要求,指导卫生信息资源规划,尤其是卫生信息系统建设。

一、互操作性概念与内涵

互操作性问题最早来源于电信行业对于网络互联、业务互通的实际需求。在激烈的竞争和利益的驱动下,各国的互联互通争端屡禁不止。解决问题的难度在于:技术上要解决业务、信令和协议之间的互通,及时制定编号、计费和结算等标准以及管理规定。在卫生领域,由于缺乏统筹规划和顶层设计,大多数信息化系统仍然未能实现互联互通,存在系统分割、相互独立,业务流程不统一、不规范等问题,形成"信息孤岛"。

互操作性,即系统之间能够传输数据,并且这些数据能够被准确地理解。传统上,互操作性被划分为:语义(semantic)互操作性(词法,如术语)和语法(syntax)互操作性(句法,如文档结构),但这种划分只涉及一个传输的工件(artifact)本身,不能覆盖信息传输、共享和利用的所有环节。所以,HL7 在其白皮书《走近术语:卫生领域的互操作》(2007)中对互操作性做了全面、深入的阐述,并提出了新的分类:语义互操作性、技术互操作性和过程互操作性。

语义互操作性:信息含义表达的标准化,涉及从本体提炼出的、在一定信息背景(领域知识)之上的信息含义的共享。包括:①数据和概念表达:命名和编码(标识符);标准化数据,包括参考信息模型、领域信息模型(本体,原型),术语和代码系统,数据字典;②数据组装形式:信息以何种形式或结构在系统之间传输。如共享文档的结构;以消息形式发送/接收时消息的结构。

技术互操作性:以硬件形式表现的互联互通性,更多依赖于信息技术。关注点是数据的传输而非数据的含义,比如如何建立整合的数据库,如何实现数据的访问和存取,采取何种电子报文(消息)交换协议等等。涉及系统的互连,需要采用数据集成、系统互联、数据获取和信息交换等一系列标准来实现。技术互操作性与语义互操作性紧密关联,互为补充。一些面向技术互操作的标准包含语义方面的定义,也支持语义互操作,可以实现用标准的方法(技术互操作性)传输标准的数据(语义互操作性)。

过程互操作性:将系统成功应用于工作场所,即计算机系统与实际业务工作实现最佳契合。例如:清晰的用户角色说明、可用的、友好的和高效的人-机界面、数据展示/支持移动工作设备、优化工作过程(业务流程再造)、实际使用有效等等,涉及 EHR 系统或卫生信息系统的可用性和有效性问题(usable & useful,meaningful use)。

二、标准及标准体系概念

(一) 标准与标准化

标准有多种定义。从本质上说,标准包含一组规则和定义,用来规范如何执行一个操作(处理)或如何生产一个产品。标准提供了一种解决问题的途径,让人们在遇到类似问题时,不必从头开始摸索。国家标准《GB3935.1:标准化基本术语》中指出:标准是对重复性事物和概念所做的统一规定。它以科学、技术和实践经验的综合成果为基础,经有关方面协商一致,由主管机构批准,以特定形式发布,作为共同遵守的准则和依据。国际标准化组织(International Standards Organization,ISO)1983 年 7 月发布的第二号指南将标准定义为:由有关各方根据科学技术成就与先进经验,共同合作起草,公认的或基本上达成共识的技术规范或其他公开文件,由标准化机构批准,目的是促进最佳的公共利益。归纳起来,标准是为了在一定范围内获得最佳秩序和效益,对活动或其结果规定共同的、重复使用的规则、导则或规范性文件。该文件经协商一致制定并经公认机构批准。标准应以科学、技术和经验的综合成果为基础,以促进最佳社会效益为目的。

信息标准是为信息科学研究、信息产品生产、信息管理等所制定的各类规范和准则。卫生信息标准指在卫生事务处理过程中,信息采集、传输、交换和利用时所采用的统一的规则、概念、名词、术语、代码和技术,包括信息表达标准和信息技术标准。

标准化(standardization)指以制定、修订和实施标准为主要内容的全部活动过程,信息标准化即信息标准制修订和实施活动。狭义的信息标准化指信息表达上的标准化,实质上就是在一定范围内人们能共同使用的、对某类、某些、某个客体抽象的描述与表达。广义的信息标准化不仅涉及信息元素的表达,而且涉及整个信息处理过程,包括信息传输与通讯,数据流程,信息处理的技术与方法,信息处理设备等。

卫生信息标准化指信息标准化在卫生领域的具体应用,包括卫生信息(information)本身表达的标准化、卫生信息交换与传输(communication)的标准化和卫生信息技术(technology)的标准化,即 ICT 的标准化。从卫生信息标准和标准化的定义可见,卫生信息标准大致涉及以下三类:

(1)信息表达标准:信息标准化的基础,包括命名、分类编码等,如人类与兽类医学系统术语(the systematized nomenclature of human and veterinary medicine,SNOMED),国际疾病分类(international classification of diseases,ICD)。

(2)信息交换标准:解决信息传输与共享问题,往往比信息的表达要复杂。交换标准更注重信息的格式,其语义和内容依赖于表达标准,如美国卫生信息交换标准(health level seven HL7),可扩展标记语言(extensible markup language,XML),医学数字成像和通信(digital imaging and communications in medicine,DICOM)等。随着区域医疗的开展,卫生信息交换标准变得越来越重要。

(3)信息处理与流程标准:指信息技术方面的标准,用来规范信息处理流程,与具体的领域业务规范相关联,对信息系统的开发与推广具有十分重要的意义。卫生信息标准的应用可保证多个独立信息系统之间信息的兼容性(compatibility),保证数据的可得性(availability)、可比性(comparability)和明晰性(explicitness),最终使不同地域、不同机构、不同部门的信息实现共享。实现以上目标的最终路径是通过采用卫生信息标准实现互操作性(interoperability)或互联互通性。

(二)标准体系

国家、行业标准都存在着客观的内在联系,相互制约、相互补充,构成一个有机整体。标准体系是一定范围内的标准按其内在联系形成的科学的有机整体,由标准体系框架和标准体系表组成,主要有层次结构和线性结构两种形式。标准体系具有集合性、目标性、可分解性、相关性、整体性、环境适应性等特征。一个标准体系围绕某一特定的标准化目的,标准之间在相关的质的规定方面互相一致、互相衔接、互为条件、协调发展。同时,标准体系呈现多视角、立体式架构,具有多维性,包括标准性质、标准级别、标准类别、标准技术领域等多个维度。多视角、立体式标准体系架构如图 6-1 所示。

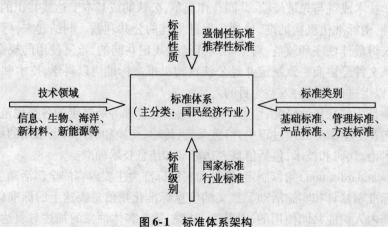

图 6-1　标准体系架构

卫生信息标准化对象和应用领域非常广泛,卫生信息标准的组成也非常复杂。为了满足各种卫生信息标准需求,科学地规划卫生信息标准研发工作,并促进各类卫生信息标准的协调、统一和衔接,同时,帮助用户正确地选择采用适宜的卫生信息标准,需要对庞杂的卫生信息标准进行系统的分类和整理,即建立卫生信息标准体系。借鉴国家标准体系框架及有关行业标准框架,卫生信息标准体系框架有基础类标准、数据类标准、技术类标准和管理类标准四大类及若干子类组成,详细框架如图6-2。

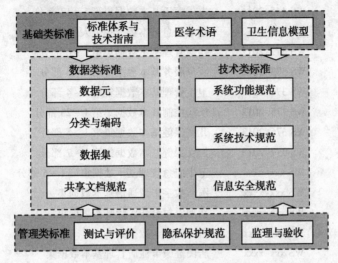

图6-2 卫生信息标准体系框架

基础类标准:其他各类标准的上位标准,具有指导性和全局性,如参考信息模型,数据标准编制规范等,涉及卫生信息标准的体系框架、理论与方法、术语及高层信息模型等。

数据类标准:指卫生信息采集、表达、处理与传输交换过程中涉及的相关数据标准,是保证语义无歧义的重要基础,如术语体系,数据元标准,值域代码标准,数据集标准等。

技术类标准:对业务应用系统设计、开发、实施、运行等各建设环节的技术要求、系统架构、技术实现方式以及信息网络安全和隐私保护等予以规范约束,涉及业务应用系统设计、开发、实施、运行等各建设环节,如系统功能规范、平台技术规范等。

管理类标准:用于指导业务应用系统合理应用相关标准以及对标准应用实施水平的评价与监督管理,指导业务应用系统合理应用相关标准,如标准符合性测试规范、测试方案等。

目前,我国已经和即将颁布的卫生信息标准如表6-1所示。

表6-1 卫生信息标准列表

序号	类别	标准号	标准名称
1		WS/T 303-2009	卫生信息数据元标准化规则
2		WS/T 304-2009	卫生信息数据模式描述指南
3	基础类	WS/T 305-2009	卫生信息数据集元数据规范
4		WS/T 306-2009	卫生信息数据集分类与编码规则
5		WS 370-2012	卫生信息基本数据集编制规范
6		WS/T xxx-xxxx	卫生信息共享文档编制规范

续表

序号	类别	标准号	标准名称
7		WS 363-2011	卫生信息数据元目录第 1~17 部分
8		WS 364-2011	卫生信息数据元值域代码第 1~17 部分
9		WS xxx-2013	卫生统计指标目录第 1~10 部分
10		WS 365-2011	城乡居民健康档案基本数据集
11		WS 445-2014	电子病历基本数据集第 1~17 部分
12		WS 371-2012	基本信息基本数据集个人信息
13		WS 372-2012	疾病管理基本数据集第 1~6 部分
14		WS 373-2012	医疗服务基本数据集第 1~3 部分
15		WS 374-2012	卫生管理基本数据集第 1~4 部分
16	数据类	WS 375-2012	疾病控制基本数据集第 1~23 部分
17		WS 376-2013	儿童保健基本数据集第 1~5 部分
18		WS 377-2013	妇女保健基本数据集第 1~7 部分
19		WS xxx-xxxx	卫生应急管理基本数据集第 1~5 部分
20		WS xxx-xxxx	医学数字影像通信基本数据集
21		WS xxx-xxxx	新型农村合作医疗基本数据集
22		WS xxx-xxxx	居民健康卡数据集
23		WS xxx-xxxx	居民健康卡注册管理基本数据集
24		GB xxx-xxxx	疾病分类与代码
25		WS 446-2014	居民健康档案医学检验项目常用代码
26		WS xxx-xxxx	医疗服务操作项目分类与代码
27		WS/T xxx-2013	妇幼保健信息系统基本功能规范
28		WS/T 449-2014	慢性病监测信息系统基本功能规范
29		WS/T xxx-xxxx	医院感染管理信息系统基本功能规范
30		WS/T 451-2014	院前医疗急救指挥信息系统基本功能规范
31		WS/T xxx-xxxx	基层医疗卫生信息系统功能规范
32		WS/T 450-2014	新型农村合作医疗信息系统基本功能规范
33		WS/T xxx-xxxx	远程医疗信息系统基本功能规范
34		WS/T 452-2014	卫生监督信息系统功能规范
35	技术类	WS/T 448-2014	基于健康档案的区域卫生信息平台技术规范
36		WS/T 447-2014	基于电子病历的医院信息平台技术规范
37		WS/T xxx-xxxx	居民健康卡技术规范
38		WS/T xxx-xxxx	妇幼保健服务信息系统技术规范
39		WS/T xxx-xxxx	区域疾病控制业务应用子平台技术规范
40		WS/T xxx-xxxx	基层医疗卫生信息系统技术规范
41		WS/T xxx-xxxx	远程医疗信息系统技术规范
42		WS/T xxx-xxxx	医学数字影像中文封装与通信规则
43		WS/T xxx-xxxx	健康档案共享文档规范第 1~20 部分
44		WS/T xxx-xxxx	电子病历共享文档规范第 1~53 部分

续表

序号	类别	标准号	标准名称
45	管理类	WS/T xxx-xxxx	电子健康档案与区域卫生信息平台标准符合性测试规范
46		WS/T xxx-xxxx	电子病历与医院信息平台标准符合性测试规范

三、信息标准模型与架构

(一)ISO-OSI 参考模型

在计算机网络产生之初,网络体系结构的概念并不统一,导致不同计算机网络之间互不连通,信息互不相容。国际标准化组织(ISO)在 1979 年建立了一个分委员会来专门研究一种用于开放系统互连的体系结构(open systems interconnection),简称 OSI,只要遵循 OSI 参考模型,一个系统就可以和位于世界上任何地方的、也遵循 OSI 参考模型的其他任何系统进行连接。

OSI 参考模型分为 7 层,分别是物理层,数据链路层,网络层,传输层,会话层,表示层和应用层,如图 6-3。

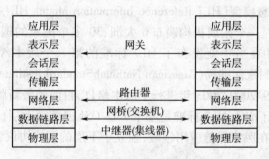

图 6-3　OSI 参考模型

物理层:这是整个 OSI 参考模型的最底层,它的任务就是提供网络的物理连接。所以,物理层是建立在物理介质上(而不是逻辑上的协议和会话),它提供的是机械和电气接口。主要包括电缆、物理端口和附属设备,如双绞线、同轴电缆、接线设备(如网卡等)、串口和并口等。

数据链路层:数据链路层是建立在物理传输能力的基础上,以帧为单位传输数据,它的主要任务就是进行数据封装和数据链接的建立。封装的数据信息中,地址段含有发送节点和接收节点的地址,控制段用来表示数据连接帧的类型,数据段包含实际要传输的数据,差错控制段用来检测传输中帧出现的错误。数据链路层可使用的协议有 SLIP、PPP、X. 25 和帧中继等。具体讲,数据链路层的功能包括:数据链路连接的建立与释放、构成数据链路数据单元、数据链路连接的分裂、定界与同步、顺序和流量控制和差错的检测和恢复等方面。

网络层:网络层解决的是网络与网络之间,即网际的通信问题,而不是同一网段内部的问题。网络层的主要功能是提供路由,即选择到达目标主机的最佳路径,并沿该路径传送数据包。除此之外,网络层还要能够消除网络拥挤,具有流量控制和拥挤控制的能力。

传输层:传输层解决的是数据在网络之间的传输质量问题。传输层用于提高网络层服务质量,提供可靠的端到端的数据传输。这一层主要涉及的是网络传输协议,它提供的是一套网络数据传输标准,如传输控制协议(transmission control protocol,TCP)。传输层的功能包括:映像传输地址到网络地址、多路复用与分割、传输连接的建立与释放、分段与重新组装、组块与分块。

会话层:会话层利用传输层来提供会话服务,会话可能是一个用户通过网络登录到一个主机,或一个正在建立的用于传输文件的会话。会话层的功能主要有:会话连接到传输连接的映射、数据传送、会话连接的恢复和释放、会话管理、令牌管理和活动管理。

表示层:表示层用于数据管理的表示方式,如用于文本文件的美国标准信息交换标准码(American standard code for information interchange,ASCII)和扩增二进式十进交换码(extended binary coded decimal interchange code,EBCDIC),用于表示数字的1S或2S补码表示形式。如果通信双方用不同的数据表示方法,他们就不能互相理解。表示层就是用于屏蔽这种不同之处。表示层的功能主要有:数据语法转换、语法表示、表示连接管理、数据加密和数据压缩。

应用层:这是OSI参考模型的最高层,负责解决程序应用过程中的问题,直接面对用户的具体应用。应用层包含用户应用程序执行通信任务所需要的协议和功能,如电子邮件和文件传输等,在这一层中TCP/IP协议中的FTP、SMTP、POP等协议得到了充分应用。

(二) HL7 参考信息模型(HL7 Reference Information Model,HL7 RIM)

HL7 International 是一个附属机构遍布6大洲、30多个国家的国际性标准发展组织,该组织于1987年成立,并在当年就发布了HL7标准的第一个版本V1.0,1990年其发布的V2.1版本通过了美国国家标准局(American National Standard institute,ANSI)的审核认证,并分别于1994/1997/1999/2000/2003年进行了版本修订,目前的最新版本是HL7 V3.0。之所以命名为"HL7",是为了表示HL7标准是基于ISO-OSI模型第七层(应用层)的医学信息交换标准,HL7标准集中在医疗保健应用领域,独立于下层的网络协议,如图6-4所示。

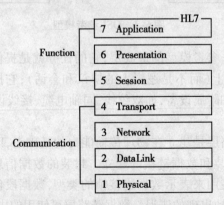

图 6-4　HL7 在 ISO-OSI 中的层级模型

HL7 V3致力于创建一套基于模型的开发方法,在所有的应用领域开发与参考模型语义一致的消息。因此,面向对象的设计和建模是该方法的核心。HL7 V3的参考信息模型(reference information model,RIM)是一个静态的医疗卫生信息模型,也是HL7的核心模型,已经通过ANSI批准。HL7研究和开发RIM模型的目的是为了解决大家开发和制定的信息标准,从而为标准开发和制定者在开发和制定信息标准时提供一个最高层次的参考模型。RIM是一个纯粹的对象结构模型,某一个业务域的专家在开发数据标准过程中,其所使用到的任何元素、数据类型、词汇或代码如果都是衍生自 RIM 规范要求,就可保证与其他业务域一致。

　　HL7 RIM 模型把全部卫生信息(数据)抽象为六个类,因此健康档案数据模型也用六个类表述,也称之为"域"或"主类"。这六个"域"或"主类"中两个最基本的主类是:活动和实体;另外两个主类连接活动和实体,它们是:参与和角色;最后两个主类是:活动关联和角色连接,如图 6-5 所示。

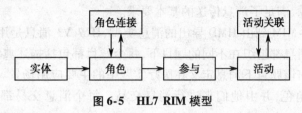

图 6-5　HL7 RIM 模型

　　活动表示卫生服务活动(或干预措施),这些服务活动或干预措施产生相关的健康档案记录信息。实体是指物理意义上的人和物。包括所有生命体(Living Subjects)(如人和动物)、机构(正式的和非正式的)、材料(如持久和非持久的货物、食物、组织、容器)和场地。角色是指"实体"在"参与"卫生服务活动(或干预措施)过程中所扮演的各种角色。参与定义"角色"和"活动"之间的关系,是指"实体"通过扮演的"角色""参与"卫生服务活动(或干预措施)的行为方式。活动关联描述"活动"之间的相互关系。角色关系描述参与卫生服务活动(或干预措施)的各个角色之间的关系。

　　HL7 V3 标准消息开发过程是一个模型驱动的方法,而 HL7 RIM 是这个标准消息开发过程的基础框架,是其中的各类信息模型和数据结构的根源。标准消息开发过程首先由需求分析建立用例模型,再根据医疗信息需求建立参考信息模型 RIM;从 RIM 可以依次派生出消息信息模型(D-MIM 和 R-MIM)、层次结构消息描述(HMD)、与各参与角色之间的交互模型(IM),基于 HMD 和 IM 可以定义消息类型,最终可以构造出消息实例的所有消息元素和规则。在整个过程中,HL7 RIM 中的类(class)、属性(attribute)、状态机(state machine)和关系(relationship)被用来衍生各个信息模型,这些模型经过优化最终生成 HL7 标准消息。HL7 RIM 同时也为制定其他标准提供了信息基础。HL7 CDA 是以交换为目的的临床文档(如出院小结、病程记录等)标准。CDA R2 具有很强的数据表达能力,可以表达在各种临床事件中产生的文档。由于 CDA R2 文档完全基于 RIM 设计,并使用了兼容术语标准的 HL7 V3 数据类型,因而比较容易实现各系统对 CDA 文档语义理解上的一致。HL7 RIM 中表示属性的词汇域可以是 HL7 定义的代码,也可以是 HL7 引用的外部编码系统,如采用逻辑观测指标标识符命名与编码系统(logical observation identifiers names and codes, LOINC)表示检验项目,采用 ICD-10 表示临床诊断等,也可以是本地用户自定义的代码。

　　共用消息元件类型(common message element types, CMET)在 R-MIM 和 D-MIM 的开发中确定和定义。在 R-MIM 和 D-MIM 开发中,发现和确定重复使用的 RIM 类模式。根据这些重复模式设计共用的 RIM 类模式并定义入点(一个 CMET 的入点是该 CEMT 下中的一个 RIM 类)。CMET 可以代表一个病人、一个机构、一个检验样本等等。HL7 V3 已经定义了大量的 CMET 表达常用的、重复出现在不同消息的现实世界中的概念,以及他们在不同场景不同条件下、为不同目的的变种(比如一个需要细节的机构 CMET 和一个只需要标识号的机构 CMET)。每个 CMET 都有一个入点,可以像一个正常的 RIM 类那样在消息设计中使用。在这个意义上,在消息模型中使用 CMET 有点类似于在高级程序设计语言中使用宏。

层次结构消息描述(hierarchal message definitions,HMD):为了最终定义消息,R-MIM 需要翻译成具有层次结构的消息定义(HMD),每个 HMD 代表一组相关的消息。通过施加进一步限定,对不同的触发事件可以从 HMO 导出需要的消息类型。由于 R-MIM 是基于 RIM 类的信息模型(仅使用 RIM 类的克隆和施加限定的版本),HMD 解决了信息模型中类和属性序列化的转换问题,满足了消息传送的基本要求。

从 D-MIM 到 R-MIM 到由 HMD 导出的消息类型,HL7 V3 消息是用一种自顶向下的方式建造的。所有的消息都组织在不同的题目下,每个题目都包括描述典型用例的情节展板,用通俗的语言勾画出该题目下消息定义在医疗实践中的主要应用场景。另外,HL7 V3 消息标准还定义了应用角色,并由他们来进行消息交易。每个消息交易都有相应的触发事件定义。

HL7 V3 是一组标准,由许多标准产品组成,包括 RIM、术语系统、服务标准、文本标准(CDA)、公共表达语言(GELLO)、消息交换标准及其实现技术规则,等等。HL7 V3 一部分领域的消息定义已经作为正式批准的标准或试用标准 DSTU 发布,而更多的消息定义仍然在表决或开发中。

(三) IHE XDS

跨机构文档共享(cross enterprise document sharing,XDS)是 IHE 集成框架中的一个子框架,此集成规范基于 ebXML Registry 标准、简单对象访问协议(short object access protocol,SOAP)、超文本传输协议(hypertext transfer protocol,HTTP)和简单邮件传输协议(simple mail transfer protocol,SMTP)。它的目的是提供一个基于标准的规范来管理任意的医疗卫生企业之间的文档共享。XDS 以 ebXML 注册或资源库的形式实现信息共享,通过规范文档位置的元数据获取临床文档,但不规范临床文档的具体内容。XDS 引入文档存储库(document repository)和文档注册库(document registry)概念,建立了不同临床信息系统之间信息共享的机制和方法。XDS 规范是以临床文档为描述单元的,故其能适用于任何类型任何系统的电子病历系统的文档信息集成,XDS 集成规范解决了不同医院临床病人临床文档信息共享的需要,XDS 文档共享模型如图 6-6 所示。

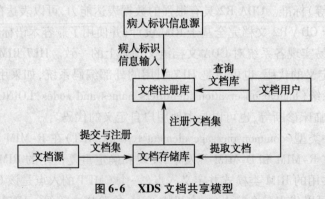

图 6-6　XDS 文档共享模型

文档源(document source)是文档的生成者和发布者,负责将文档发送到文档存储库,同时负责提供在文档储存库向文档注册库提交文档注册信息时所需要的元数据。

文档用户(document consumer)是请求获得文档的角色,负责向文档注册库发送文档访问请求,并从一个或多个文档存储库中获得所需要的文档。

文档注册库(document registry)是存储并维护每个已注册文档的文档条目相关的元数据的地方,负责提供到文档存储所在地的连接,对文档用户发出的文档提取请求进行响应,在文档提交注册期间根据该临床相关域的一些具体策略执行的一些必要验证。

文档存储库(document repository)是文档实际的存放地点。负责为文档提供永久存储,并负责为每次提交的文档到注册库进行注册,每个存储文档提供一个统一资源标识符(uniform resource identifier,URI),以方便日后的提取。

病人标识信息源(patient identify source)是提供病人身份标识的角色。负责为每个病人提供一个唯一的身份标识,并维护病人在不同地点不同时期所有的标识号之间的联系。

提交与注册文档集(provide and register document set)是由文档源发起的事务,对于提交集合中的每一份文档,文档源都负责将文档本身以一种非透明的字节流形式提交,并将对应的元数据一并提交给文档存储库。文档存储库保存好提交的文档,并在注册文档集事务中将文档提交到文档注册库中注册,同时将前面接收到的元数据也一并提交上去。

注册文档集(register document set)是由文档存储库发起的事务,在事务处理过程中,文档存储库可以通过向文档注册库提供相关文档注册所需要的元数据来提交一份或者多份文档。这些元数据将被用来作为注册库中 XDS 文档的入口。注册库本身负责验证这些元数据的合法性。如果在一次事务中有一个或者多个文档无法通过元数据验证,那么本次事务提交的所有文档都将无法成功注册。

查询注册库(query register)是由文档用户向文档注册库发起的事务,注册库查找到匹配发起者需求的文档后,返回一个文档条目的列表,通过这个列表,发起者可以向文档本身所在的各个存储库发出提取文档请求。

提取文档(retrieve document)是由文档用户向文档存储库发起的事务,文档存储库返回发起者所请求的文档。

病人标识信息输入(patient identify feed)负责传送病人标识和对应的病人基本信息。

第二节 卫生信息分类编码原则与方法

一、分类与编码定义

(一)分类

分类是人类认识事物的基础,信息分类编码的目的在于准确地识别数据,实施对数据的有效管理,并能按类别开发利用数据。在高层次上进行数据的归并和信息的组织,对数据进行分类编码,将具有某种共同特征的数据归并在一起,使之与不具有上述共性的数据区分开来,然后设定某种符号体系进行编码,使之能够进行计算机或人工识别和处理,保证数据得到有效的管理,并能支持高效率的查询服务。

卫生信息资源分类与编码具有重要的理论与实际意义。随着社会的发展,知识爆炸、信息资源剧增,提高信息利用的效率,信息的组织、知识的表示成为非常重要和迫切的研究课题,目前实用的分类模式主要为基于人工分类目录、关键词匹配及本体论(ontology,一种对信息和知识进行规范化描述和建模的方法)。

人工分类目录采用了分类法,常见的如:以学科分类为基础的中国图书馆分类法;实现了分类语言与主题语言融合的标杆公司信息资源分类体系;主题聚类为主、学科聚类为辅的主题分类系统(yahoo 网站、sohu 网站)等。关键词匹配采用了主题法,从知识内容的主题字顺序角度表示知识,而非组织信息。本体论,是一种能在语义和知识层次上描述信息系统的概念模型建模工具,在构建智能化的检索系统、构建语义 Web 等方面有很重要的意义。

分类是根据事物、概念的属性和特征,按一定的原则和方法对其进行区分和归类,并建立起一定的分类体系和排列顺序的过程。分类体系中的类被称为类目。分类的两个要素:一是分类对象,二是分类依据。一个分类体系分类对象是唯一的,分类依据可有多种,即可以面向分类对象的各个属性或特征。不同的分类体系,分类依据采用方式可以不同,如,可自始至终采用一种分类依据,可几种分类依据并列使用,还可以一种依据为主,其他依据作为辅助,如图 6-7 所示。

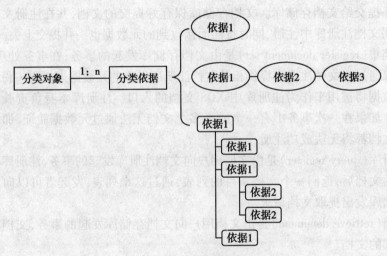

图 6-7　分类模式

卫生信息可以采用分类的方法进行组织,分类法是指根据数据的属性或特征,按一定的原则和方法进行区分和归类,并建立起一定的分类体系和排列顺序的过程。

卫生信息及其关联数据分类的基本方法有三种:线分类法、面分类法、混合分类法。其中线分类法又称层级分类法、体系分类法;面分类法又称组配分类法。卫生信息采用线分类法,建立分类框架;具体类目细分时,采用面分类法,根据需要将有关"面"中的相应类目按"面"的指定排列顺序组配在一起,使用组配技术,形成一个新的复合类目,实现体系分类法的组配化,建立卫生信息资源的多轴分类集合。

(二)编码

编码指将事物或概念赋予具有一定规律的、易于人或机器识别和处理的符号、图形、颜色、缩简的文字等,它是人们统一认识、交换信息的一种手段,编码的结果可成为代码。

代码与事物对象的关系可以有一对一和一对多的关系(如图 6-8)。图中的 C 代表代码(code),O 代表事物对象(object)。

当代码与事物、概念对象存在一对一的关系时,代码就唯一代表一个事物对象,称为标识码。如,我国每一个合法公民的身份证号。当一个代码对应于多个事物、概念对象时,可

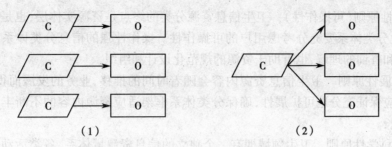

（1）　　　　　　　　　　　　（2）

图6-8　代码与事物对象对应关系示例

注:(1)代码与事物、概念对象一对一关系;(2)代码与事物、概念对象一对多关系

以认为代码对应于一个事物集合,并且该集合是由具有相同或相似特征的事物组成,编码是针对事物特征的,所以称为特征码。对特征进行编码几种常见情况:分类码(例如,GB/T 13745-1992 学科分类与代码),结构码,状态码,一般取值码。

数据编码,指将数据赋予具有一定规律、易于计算机和人识别和处理的符号,并形成对应的代码表的过程。根据编码对象的特征或根据所拟订的分类方法,应采用不同的编码方法。编码方法不同,产出的代码类型不同。卫生信息资源编码涉及缩写码、层次码、复合码、顺序码等多种类型,数据编码采用字母码与数字码组合的方法进行码位设计,建立卫生信息资源编码体系。

数据集的编码是对数据集分类结果的标识,仅指符号形式的编码,经过用符号进行编码所得到的符号串称为代码,编码过程是形成数据集代码表的过程。代码表中的代码就是赋予数据集的符号,即数据集的代码值。数据集代码为特征码中的分类码,围绕数据集一类主题概念组成,代码对应于一个类目,如图6-9。

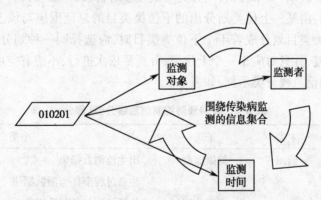

图6-9　"传染病监测信息"代码与概念对象一对多的关系示例

二、分类原则与方法

(一) 基本原则

1. 系统性原则　卫生领域各活动中的信息资源存在着密切的联系和广泛的交叉,因此卫生信息资源分类坚持系统性原则,综合考虑资源主题的一致性,按其内在规律进行系统化排列,简化分类体系、确保逻辑层次清晰,减少信息冗余、确保结构合理,优化分类结构、确保类目明确。

2. 实用性原则(可操作性) 卫生信息资源分类的终点是资源实体层,也是用户的最终应用层,因此分类体系要充分考虑用户的可操作性。操作性强的信息分类体系能满足用户对资源归属和查询的理解,也有助于资源的规范化设计和组织。

3. 可扩展性原则 卫生信息资源内容会随着时间的推移、业务的发展而得以扩展,因此分类体系应保证充分地可扩展性,确保分类体系框架适应资源内容的不断丰富和种类数量的日益增长。

4. 兼顾科学性原则 卫生领域拥有一个独立的信息资源域体系,各类活动的信息资源均有规范抽象的属性特征,且不同属性间存在着多角度的内在关联。遵循科学性原则,自顶向下,优先选择最能代表卫生信息资源主题的语言、词条,定义类目名称、编制受控分类体系表;综合考虑规律的、易于计算机和人识别和处理的符号,匹配编码标识、形成对应编码表。

(二) 主要技术方法

卫生信息资源分类可采用线分类法、面分类法、混合分类法。其中线分类法又称层级分类法、体系分类法;面分类法又称组配分类法。

1. 线分类法 线分类法是将分类对象按所选定的若干个属性(或特征)逐次地分成相应的若干个层级的类目,并排成一个有层次的、逐渐展开的分类体系。在这个分类体系中,一个类目相对于由它直接划分出来的下一级类目而言,称为上位类;由上位类直接划分出来的下一级类目,称为下位类;而由一个类目直接划分出来的下一级各类目,彼此称为同位类。同位类类目之间存在着并列关系,下位类与上位类类目之间存在着隶属关系。

线分类法的优点:层次性好,能较好地反映类目之间的逻辑关系;使用方便,既符合手工处理信息的传统习惯,又便于电子计算机处理信息。线分类法的缺点:结构弹性较差,分类结构一经确定,不易改动;效率较低,当分类层次较多时,代码位数较长。

线分类法要求:由某一上位类划分出的下位类类目的总范围应与该上位类类目范围相等;当某一个上位类类目划分成若干个下位类类目时,应选择同一种划分基准;同位类类目之间不交叉、不重复,并只对应于一个上位类;分类要依次进行,不应有空层或加层。

疾病预防控制信息线分类示例,如表6-2。

表6-2 疾病预防控制信息线分类(部分)

主题域	主类	子类	小类
疾病预防控制	监测	健康监测	出生监测数据集
			生命过程事件监测数据集
		疾病监测	传染性疾病监测数据集
			慢性非传染性疾病监测数据集
		伤害监测	意外伤害监测数据集
			自杀与自伤监测数据集
		危险因素监测	行为危险因素监测数据集
			职业危险因素监测数据集
	调查		
		······	

2. 面分类法 面分类法是将所选定的分类对象的若干属性或特征视为若干个"面",每个"面"中又可分成彼此独立的若干个类目。使用时,可根据需要将这些"面"中的类目组合在一起,形成一个复合类目。

面分类法的优点:具有较大的弹性,一个"面"内类目的改变,不会影响其他的"面";适应性强,可根据需要组成任何类目,同时也便于机器处理信息;易于添加和修改类目。面分类法的缺点:不能充分利用容量,可组配的类目很多,但有时实际应用的类目不多。

面分类法要求:根据需要选择分类对象本质的属性或特征作为分类对象的各个"面";不同"面"内的类目不应相互交叉,也不能重复出现;每个"面"有严格的固定位置;"面"的选择以及位置的确定,根据实际需要而定。

医院临床医生的分类可采用面分类法,选用工作年限、性别、学历和专业技术资格主题特征作为分类"面",每个面又可分成若干个类目,如表6-3。

表6-3 医院临床医生面分类

按工作年限	按性别	按学历	按专业技术资格
5 年以下	男	博士	正高
5-9 年	女	硕士	副高
10-19 年		大学本科	中级
20-29 年		大专	师级/助理
30 年以上		中专	士级
		高中	其他
		初中及以下	

使用时,将有关类目组合起来,如工作 5 年以下的男性硕士临床医生,实现医院临床医生的多类主题分类和标识。

3. 混合分类法 混合分类法是将线分类法和面分类法组合使用,以其中一种分类法为主,另一种做补充的分类方法。

采用混合分类方法实现"传染性疾病监测数据集"的分类,主题分类采用线分类法,同时选用监测方式、信息来源等作为分类"面",作补充分类,如表6-4。

表6-4 传染性疾病监测数据集混合分类(部分)

主题分类	监测方式	信息来源
主题域:疾病预防控制		
主类:监测、调查……	主动监测	个例
子类:疾病监测、伤害监测……	被动监测	群体
小类:传染性疾病监测数据集……		

(三) 类目设置规则

卫生信息资源分类与编码以实现卫生信息利用为目标,该分类方法从主题内容出发,在充分调研现有各综合分类法与领域专用分类方法的基础上,分析这些分类方法的特点和适用范围,吸取其中适用于卫生信息资源分类的因素,并结合前沿的信息组织技术。采用线分类法和面分类法相结合的技术路线进行分类研究,并设立复分类表,灵活运用复分组配技术与方法。

1. 主分类表类目

(1)类目界定规则:卫生信息资源分类与编码中的每一个类目都围绕特定的主题,表达一定主题知识的内涵和外延。遵照本分类与编码规则,科学分类体系所列的类目,能够容纳大量卫生信息的最小单元——数据集,从而成为管理资源的工具。

稳定性规则:类目的设置要考虑它在相当长一个时期内是稳定的。类目的稳定性是分类与编码稳定的基础,特别是大类的稳定性尤为重要。保证类目的稳定性,就必须使用稳定的因素作为类目划分的标准,同时,提高类目的可延展性或兼容性,也是提高类目稳定性的措施之一。

发展性规则:为保证卫生信息资源分类与编码结果的稳定性,设置类目时应以发展的眼光,有预见性地为某些有强大生命力的新事物编列必要的类目,或留出发展余地。这要求分类编码编制时,充分考虑各行业部门的信息资源,对一些新学科的发展趋势以及由此对信息产生的影响,作预测性研究。

均衡性规则:分类表中类目应均衡展开,使分类号长度不致相差悬殊,以方便使用。其控制的办法是对某些类目采取突出列类法,以提高其级位而取得较短号码。此外,还采用类组的形式将某些学科或主题概念合并列类。这样就使分类表中类目的展开能防止某些局部过于概括或过于详细,使其比较均衡。

类目概念清楚:所使用的语词或短语能确切表达类目的实际内容范围,内涵、外延清楚;类名采用科学、规范、通用的术语或译名;在表达相同的概念时,做到语词的一致性;在不影响类目涵义表达的情况下,保证用语的简洁;每个类目都要有专指的检索意义。此外,类目涵义以及与他类目的关系,必要时还需通过类目体系和类目注释加以说明或限定。

同位类互相排斥:同位类互相排斥,即它们之间应界限分明,非此即彼,这对分类标引和检索都是必要的。当类目名称不能明确各自的界限时,可用注释来加以明确。

相关类目排列:类目的排列必须依据主题之间的内在联系,遵循概念逻辑和知识分类原理,遵循最大效用原则,将分类法中的全部类目系统地组织起来,形成具有隶属和并列关系的秩序井然的类目体系,以揭示出主题信息之间的联系和区别,为人们系统地、方便地、有效地查询卫生信息资源创造条件。

分类体系层层隶属:分类体系从总到分的结构,是指类目的层层划分、层层隶属要有严密的秩序,每一次划分应有单一、明确的依据,划分应是连续的,逐步过渡、逐步深入的,而不是跳跃式展开的。

位置决定注释适用范围:例如,仅限于对一个类目的注释,总是安放在所要注释的类目之下;对于一组类目的注释,或者放在所要注释的那组类目之前或者放在所要注释的那组类目中排在最前的那个类目之下。

概念与类目一对一:一个主题概念在分类体系中只能有一个类目,这个类目只能隶属一个上位类,对于可以"多向成类"的主题概念,虽然可以在多处设类,但必须确定其中一个为正式类目,其余为交替类目。不允许一个主题概念作为正式类目在分类表中两处或两处以上出现。

(2)类目层级约束规则:卫生信息资源分类体系的展开层次决定着分类导航系统的导航程度,层次越多越深知识被组织得越细密,用户查找信息耗费的时间和精力就越多。卫生信息资源主分类体系层次应控制在3~6级之间,能够满足资源分类体系层次的要求。

2. 复分类表类目 类目采用原则。按照向上积极采用适宜的国际标准或国家标准的原则,复分类表可等同采用所列类表的既定分类及代码内容。

主题有限性控制。复分类表主题宽度的控制应该充分考虑卫生信息资源内容的多主题因素进行设置,详细描述、全面覆盖资源内容信息,多属性组配、增加资源管理纬度、提高数据组织和生产的效率和质量,增强资源聚类的灵活性、增加检索入口,并取得检索系统轮排的效能,适应网络环境下检索的需要。

卫生信息资源分类研究中拟采用的复分类表可包括地区表(国际采用 GB/T 2659—2000 世界各国和地区名称代码、国内采用 GB 2260—2002 中华人民共和国行政区划代码)、组织机构代码表(GB/T 11714 全国组织机构代码编制规则)、疾病分类表(GB/T 14396—2001 疾病分类与代码)、学科分类表(GB/T 13745-1992 学科分类与代码)等,允许根据实际需要适度扩增。

三、编码原则与方法

(一)基本原则

资源编码应遵循唯一性、匹配性、可扩充性、简洁性。

唯一性:在一个编码体系中,每一个编码对象仅有一个代码,一个代码只唯一表示一个编码对象。

匹配性:代码结构应与分类体系相匹配。

可扩充性:代码应留有适当的后备容量,以便适应不断扩充的需要。

简洁性:代码结构应尽量简单,长度尽量短,以便节省机器存储空间和减少代码的差错率。

(二)主要技术方法

1. 顺序码编码方法 顺序码是由阿拉伯数字或拉丁字母的先后顺序来标识编码对象的。顺序码编码方法就是从一个有序的字符集合中顺序地取出字符分配给各个编码对象。这些字符通常是自然数的整数,如:以"1"打头;也可以是字母字符,如:AAA、AAB、AAC……顺序码一般作为以标识或参照为目的的独立代码来使用,或者作为复合代码的一部分来使用,后一种情况经常附加有分类代码。在码位固定的数字字段中,应使用零填满字段的位数直到满足码位的要求。如:在3位数字字段中,数字1编码为001,而数字99编码为099。

顺序码编码方法还可细分为以下三种方法:递增顺序码编码方法、分组顺序码编码方法、约定顺序码编码方法。

(1)递增顺序码:编码对象被赋予的代码值,可由预定数字递增决定。例如,预定数字可以是1(纯递增型),或者是10(只有10的倍数可以赋值),或者是其他数字(如:偶数情况下的2)等等。用这种方法,代码值不带有任何含义。为了以后始代码集的修改,可能需要使用中间的代码值,这些中间代码值的赋值不必按 1 递增。

递增顺序码编码方法的优点:能快速赋予代码值,简明,编码表达式容易确认。缺点:编码对象的分类或分组不能由编码表达式来决定,不能充分利用最大容量。GB/T 13745-1992《学科分类与代码》中的肿瘤学代码,如表 6-5 所示。

表 6-5　肿瘤学学科代码

学科名称	代码
肿瘤免疫学	320.671
肿瘤病因学	320.672
肿瘤病理学	320.673
肿瘤诊断学	320.674
肿瘤治疗学	320.675
肿瘤预防学	320.676

(2)系列顺序码:系列顺序码是根据编码对象属性(或特征)的相同或相似,将编码对象分为若干组;再将顺序码分为相应的若干系列,并分别赋予各编码对象组;在同一组内,对编码对象连续编码。采用系列顺序码必要时可在代码系列内留有空码。

系列顺序码编码方法的要求与特点。首先要确定编码对象的类别,按各个类别确定它们的代码取值范围,然后在各类别代码取值范围内对编码对象顺序地赋予代码值;只有在类别稳定并且每一具体编码对象在目前或可预见的将来不可能属于不同类别的条件下才能使用。

系列顺序码编码方法的优点是能快速赋予代码值,简明,编码表达式容易确认;缺点是不能充分利用最大容量。如:GB/T 14396-2001《疾病分类与代码》就采用了三位字符的系列顺序码。

——A00-B99　　某些传染病和寄生虫病
——C00-D48　　肿瘤
——D50-D89　　血液及造血器官疾病和某些涉及免疫机制的疾患
——E00-E90　　内分泌、营养和代谢疾病
——F00-F99　　精神和行为障碍
……
——S00-T98　　损伤、中毒和外因的某些其他后果
——V01-Y98　　疾病和死亡的外因
——Z00-Z99　　影响健康状态和与保健机构接触的因素

(3)约定顺序码:约定顺序码不是一种纯顺序码,只能在全部编码对象都预先知道并且编码对象集合将不会扩展的条件下才能顺利使用。在赋予代码值之前,编码对象应按某些特性进行排列,例如:依名称的字母顺序排序,按(事件、活动的)年代顺序排序等。这样得到的顺序再用代码值表达,而这些代码值本身也应是从有序的列表中顺序选出的。约定顺序码编码方法的优点是能快速赋予代码值,简明,编码表达式容易确认;缺点是不能适应于将来可能的进一步扩展。按拼音字母顺序排列的约定顺序码见表 6-6。

表6-6　按拼音字母顺序排列的约定顺序码

代码	名称
01	肌电图检查人次(J)
02	理疗检查人次(L)
03	麻醉人次(M)
04	脑电图检查人次(N)
05	褥疮发生人次(R)
06	手术并发症发生人次(S)
07	特大手术人次(T)
08	无菌手术感染人次(W)
09	小手术人次(X)
……	……

2. 层次码编码方法　层次码编码方法以编码对象集合中的层级分类为基础,将编码对象编码成为连续且递增的组(类)。位于较高层级上的每一个组(类)都包含并且只能包含它下面较低层级全部的组(类),层次码的一般结构如图6-10。

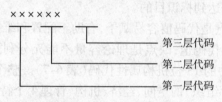

图6-10　层次码的一般结构

层次码编码方法的特点:代码类型以每个层级上编码对象特性之间的差异为编码基础,每个层级上特性必须互不相容;层次码能反映编码对象间的隶属关系,层级数目的建立依赖于信息管理的需求,层次码较少用于标识和参照的目的;层次码非常适合于诸如统计目的、报告货物运转、基于学科的出版分类等情况,在实践中既有固定格式,也有可变格式,固定格式比可变格式更容易处理一些。层次码编码方法的优点是易于编码对象的分类或分组,能在较高的合计层级上汇总,代码值可以解释;缺点是限制了理论容量的利用,因精密原则而缺乏弹性。采用层次编码方法赋予的传染病监测数据集代码结构,如图6-11所示。

3. 复合码编码方法

(1)并置码:并置码是由一些代码段组成的复合代码,这些代码段提供了描绘编码对象的特性。这些特性是相互独立的。这种方法的编码表达式可以是任意类型(顺序码、缩写码、无序码)的组合。

并置码编码方法侧重于对编码对象特性的标识。并置码编码方法的优点是以代码值中表现出一个或多个特性为基础,可以很容易地对编码对象进行分组,容量与每个特性可能带有的值的数量相联系,代码值可以解释;缺点是因需要含有大量的特性导致每

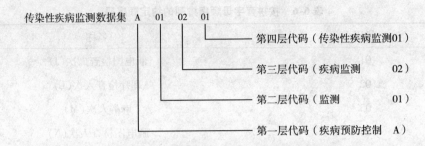

图6-11　传染病监测数据集代码结构

个代码值有许多字符,难于适应新特性的要求。采用并置码方法对公共卫生信息资源编码如图 6-12 所示。行政区划、组织机构和学科这三个特性在很大程度上是相互独立的。

×××××× 　　　 ×××××××× 　　　 ×××.××××
　行政区划 　　　　　　 组织机构 　　　　　　　 学科

图6-12　公共卫生信息资源编码并置码示例

　　(2)组合码:组合码也是由一些代码段组成的复合代码,这些代码段提供了编码对象的不同特性。组合码与并置码不同的是,这些特性相互依赖并且通常具有层次关联。组合码编码方法常用于标识目的,以覆盖宽泛的应用领域;偏重于利用编码对象的重要特性来缩小编码对象集合的规模,从而达到标识目的。

　　组合码编码方法的优点是代码值容易赋予,有助于配置和维护代码值,能够在相当程度上解释代码值,有助于确认代码值;缺点是理论容量不能充分利用。如 WS 218-2002《卫生机构(组织)分类与代码》中的 13 位机构属性代码(表6-7)。整个 13 位组合码共分 4 段,代码段分别标识了卫生机构(组织)的空间、经济、机构、管理 4 个特性。

表6-7　13 位机构属性代码

机构属性代码				含义
×××××	××	××××	×	
×××××				行政区划代码
	××			经济类型代码
		××××		卫生机构(组织)分类与代码
			×	机构分类管理代码

四、编码设计规则

(一) 编码结构设计规则

　　卫生信息分类与编码体系设计为两类系统,一类是主分类编码系统,一类是复分类编码系统;给予资源主分类码和复分类码,进行分段编码标识。

　　主分类表码位设计。分类框架中每一个类目设定唯一的主分类编码,编码为 7 位混合码,表6-8 给出了码位结构。其中主题域为 1 位英文字母,主类、子类、小类各为 2 位数字,从 01 到 99,各层级按从属关系逐级顺序编码。

表6-8　主分类代码结构

第1位	第2位	第3位	第4位	第5位	第6位	第7位
主题域	主类		子类		小类	
字母码	数字码		数字码		数字码	
A—Z	01—99		01—99		01—99	

复分类表码位设计。复分类表主要是从资源主题概念、学科、疾病等综合因素考虑,采用分段编码设计,其基本内容由地区、组织机构、疾病分类和学科分类四段28位代码组成,表述格式为×××××__×××××××××__×××.×××__×××.××××。

（二）编码设置规则

主分类表编码遵循规则包括:整体编码是数字字母混合码,采用数字码的主类、子类和小类各为2位,从"01"到"99";如一个类目下没有分出更详细的子类目,则总代码用阿拉伯数字"0"补齐12位;主类、子类和小类中的"其他"类编码定为"99",充分满足了代码扩充的需要。

复分类表编码遵循规则包括:本分类框架采用的复分类表将等同采用所列复分主题既定类表编码体系;资源内容不体现某一复分表控制主题时,整段编码用相等位的0表示。

第三节　卫生信息数据元的标准化

一、数据元概述

数据元是能够用一组属性描述其定义、标识、表示和允许值的数据单元。在特定的语义环境中,数据元被认为是不可再分的最小数据单元。

（一）数据元基本模型

数据元的基本模型包括数据元概念和数据元两部分,见图6-13。

一个数据元概念是由对象类和特性两部分组成,是能以一个数据元形式表示的概念,其描述与任何特定表示法无关。一个数据元是由对象类、特性和表示三部分组成。一个数据元概念对应多个数据元。

对象类是可以对其界限和含义进行明确的标识,且特性和行为遵循相同规则的观念、抽象概念或现实世界中事务的集合。它是我们希望采集和存储数据的事物。对象类是概念,在面向对象的模型中与类相对应,在实体-关系模型中与实体对应,例如,患者、医生、卫生机构等。对象类可能是一般概念。当对象类所对应的对象集有两个或多个元素时,就是一般概念。患者、医生、卫生机构等就是一般概念。对象类也可以是个别概念。当对象类对应的对象集仅有一个元素时,就是个别概念,例如"北京市医疗机构集合"。

特性是一个对象类的所有成员所共有的特征。它用来区别和描述对象,是对象类的特征,但不一定是本质特征,它们构成对象类的内涵。特性也是概念,对应于面向对象模型或实体-关系模型中的属性,例如体重、血压、视力、疾病等。特性也可是一般概念或个别概念。作为个别概念的例子有:病床总数或医疗收入。

表示可包括值域、数据类型、表示类（可选的）和计量单位四部分,其中任何一部分发生

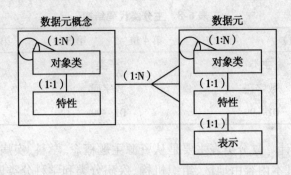

图 6-13　数据元的基本模型

变化都成为不同的表示。值域是数据元允许值的集合,例如医疗毛收入这一数据元可用非负实数集(以人民币为单位)作为它的允许值集合,这就是它的值域。数据类型是表达数据元允许值的不同值的集合,以这些值的特性和运算为特征,例如医疗毛收入的数据类型是"实数"。表示类是表示类型的分类,它是可选的。例如性别代码这一值域的表示类是"类别"。计量单位是用于计量相关值的实际单位,例如医疗毛收入的计量单位是"人民币"。

当一个数据元概念与一个表示联系在一起时,就产生了一个数据元。在需要生成概念上相似的数据元时,一个数据元概念可以与不同的表示关联产生不同的数据元。同一概念的表达方法有许多。例如,患者国籍这个数据元概念,可以应用 ISO3166-1《国家代码》中规定的世界各国 7 种不同的表示,有英文全称、2 位字母码、3 位字母码、地区代码等,每种都包含了一个表示集合,都可以用作与该数据元概念关联的表示。7 种关联就形成了 7 个数据元。

(二) 值域基本模型

值域与数据元一一对应,用于规范数据元可取值的范围。图 6-14 给出了值域的基本模型。从模型中可看出,值域的基本模型由概念域和值域两部分组成,一个概念域对应多个值域。

1. 值域　值域是数据元允许值的集合,一个允许值是某个值和该值的含义的组合,值的含义称为值含义。例如"患者病情状态"的值域是:1 表示危,2 表示重,3 表示一般。1、2和 3 是值,其值含义分别是危、重和一般。值域有两种(非互斥的)子类:可枚举值域,由允许值(值和它们的含义)列表规定的值域;不可枚举值域,由描述规定的值域。

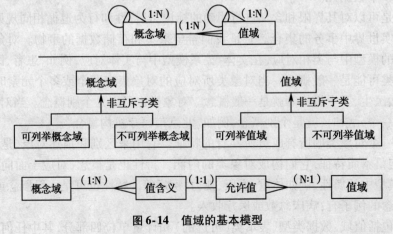

图 6-14　值域的基本模型

一个可枚举值域是包含了它的所有值及值含义的一个列表。例如,治疗结果数据元的一个可枚举值域列表如表6-9:

表6-9　"治疗结果"的值域

值	值含义	值	值含义
1	治愈	4	未治
2	好转	5	死亡
3	无效	6	其他

一个不可枚举值域是由一个描述来规定。不可枚举值域的描述须准确描述属于该值域的允许值。例如,疾病死亡率的值域是大于等于0小于等于1的实数。

描述数据有时需要计量单位。如果描述温度的值域记录,为了准确理解值的含义,就必须使用计量单位,如华氏或摄氏。再如,身高的值域记录,可使用厘米或米计量。计量单位不仅仅限于物理量,还包括时间(如年、日、分钟)、货币(如人民币、美元、欧元)和其他社会经济度量单位等。所以,计量单位与值域关联。

2. 概念域　概念的外延构成了概念域,一个概念域是一个值含义集合。一个概念域的内涵是它的值含义。概念域也有两种(非互斥的)子类:可枚举概念域,由值含义列表规定的概念域;不可枚举概念域,由描述规定的概念域。

可枚举概念域的值含义可以明确地列举。该类型概念域对应于可枚举类型的值域,见示例1。不可枚举概念域的值含义由"不可枚举概念域描述规则"来表述。该规则描述了不可枚举值域中允许值的含义。这种类型的概念域对应于不可枚举类型的值域,见示例2。

如果一个计量单位的任何量可以转化为另一种计量单位下等同的量,则这些计量单位彼此之间是等价的。所有等价的计量单位被认为具有相同的维。例如,所有的长度单位(米,厘米等)具有相同的维。时间的计量,如小时和秒,具有相同的维。所以,维与概念域关联。

示例1:可枚举概念域

概念域名称:性别
概念域定义:人的社会学性别属性
值含义:男性、女性、未知的性别、未说明的性别

值域名称(1):性别代码—1位数字
允许值:<1,男性>;<2,女性>;<0,未知的性别>;<9,未说明的性别>

值域名称(2):性别代码—英文全称
允许值:<Male,男性>;<Female,女性>;<Unknown,未知的性别>;<Unaccounted,未说明的性别>

值域名称(3):性别代码—1位字母代码
允许值:<M,男性>;<F,女性>;<U,未知的性别>;<A,未说明的性别>

示例 2：不可枚举概念域

概念域名称：体重
概念域定义：身体所有器官重量的总和
概念域描述规则：用非负实数表示

值域名称（1）：体重—N5,2
值域描述：身体所有器官重量的总和,最大长度 5 位的非负实数,小数点后保留 2 位数字。
计量单位：千克

值域名称（2）：体重—N4
值域描述：身体所有器官重量的总和,最大长度 4 位的非负整数。
计量单位：克

3. 关系 每个值域都是概念域的一个元素。多个值域可能是同一个概念域的外延,但一个值域只与一个概念域关联。概念域之间可以存在关系,由此创建概念域的一个概念体系。值域之间也可以存在关系,根据这些关系提供的框架,就能够捕捉相关值域和它们关联概念的结构。

每个值域表示两种概念：数据元概念（间接地）和概念域（直接地）。数据元概念是与一个数据元关联的概念。值域是数据元的表示,因此也间接地表达了数据元概念。但是,值域与一个概念域直接关联,因此,值域对概念的表示与数据元无关。

（三）数据元的元数据总体模型

数据元的元数据总体模型由概念层和表示层两个部分组成,图 6-15。概念层包括数据元概念类和概念域类。这两种类都表示概念。表示层包括数据元类和值域类。这两种类都表示数据值的容器。

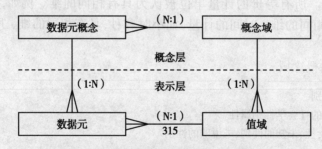

图 6-15 数据元的元数据总体模型

数据元的元数据总体模型可以看出：

一个数据元是一个数据元概念和一个值域的结合体。

多个数据元可以共享相同数据元概念,这意味着一个数据元概念可以用多个不同方式表示。例如,患者入院时间是一个数据元概念,它可以有多个表示方法,例如用 YYYYMMDD 表示患者入院的年月日,如果需表示小时和分,则用 YYYYMMDDHHMM 表示。"患者性别代码-英文全称"、"患者性别代码-1 位字母代码"共享同一个数据元概念患者性别。

多个数据元可以共享相同的表示,这意味着一个值域可以被不同数据元重复利用。例如,"住院病人结算费用-元(人民币)"和"门急诊就诊费用-元(人民币)"数据元共享相同的值域"费用-元（人民币）"。

值域不是必然与一个数据元关联，可以单独管理。

不同值域所有允许值所对应的值含义都相同时，这些值域在概念上是等价的，因此，对应相同的概念域。例如，前述关于性别的值域：性别代码-1位数字、性别代码-英文全称及性别代码-1位字母代码的允许值所对应的值含义相同，均表示"男性、女性、未知的性别、未说明的性别"。所以这些值域对应同一个概念域"性别"。

不同值域部分允许值所对应的值含义相同时，这些值域在概念上是相关的，因此，在包含有其各自概念域的概念体系中共享一个由共同的值含义构成的概念域。例如，性别代码-符号的允许值是"♂和♀"，分别表示"男性和女性"。无其他符号表示"未知的性别"和"未说明的性别"，那么性别代码-符号与性别代码-1位数字、性别代码-英文全称及性别代码-1位字母代码值域在概念上相关，共享由共同的值含义"男性和女性"构成的概念域"性别"。

一个数据元概念仅与一个概念域相关，因此共享相同数据元概念的所有数据元共享概念上相关的表示。例如，"新生儿体重-N5,2（千克）"和"新生儿体重-N4（克）"是两个不同的数据元，共享一个数据元概念新生儿体重。两个数据元的表示在概念上是相关的，共享概念域"体重"。千克和克都是重量的计量单位，称具有相同的维度。因此计量单位与值域相关，维度与概念域相关。

许多数据元概念可以共享相同的概念域。例如，患者体重和新生儿体重是两个不同的数据元概念，共享一个概念域"体重"。

（四）卫生信息数据元

卫生信息数据元是卫生这一特定领域的数据元。它的概念和结构遵循通用数据元的概念和结构，是通用数据元的一个子集，但具有自身的特点。卫生信息数据元涉及基础医学、临床医学、公共卫生、中医药学等多个专业，且表现形式具备多样性，例如脑CT、数字人体、基因图谱、中医经络等数据元是不同的，比较复杂。但同时又有高度的相关性，专业间或与其他领域间存在着交换的需求。另外，由于各专业不同的特点决定了卫生信息数据元的属性也是复杂的。

二、元　数　据

（一）元数据

元数据是指描述数据的数据，具体描述为数据元的属性。

图6-16给出了数据元的基本属性模型。一个数据元规范由一组属性组成。本标准规定了一组基本属性。基本的含义是指它们对于定义数据元来说是经常需要的。数据元基本属性模型使用了基数型和逻辑相关性两种准则对数据元的基本属性进行分组，分在同一组的属性共同拥有相似的基数和逻辑相关性。

1. 基数型　每一个数据元规范都可能包含0或1(0:1)、1且仅仅是1(1:1)、0或多(0:n)、1或多(1:n)个列于表1中的属性。如：一个数据元规范可能包含0或1个"主管机构"属性，但要求有1且仅仅是1个"定义"属性；可能包含0或多对"相关数据参照"与"关系类型"属性，但要求有1或多个"数据元允许值"属性。

2. 逻辑相关性　属性除了有相似基数类型外，还可能彼此依赖，也就是说，某种属性在没有其他属性存在的情况下不可能存在。如：如果属性"同义名称"和"相关环境"两者有一个存在的话，那么它们两者就都应当存在。类似地，如果属性"相关数据参照"和"关系类型"两者有

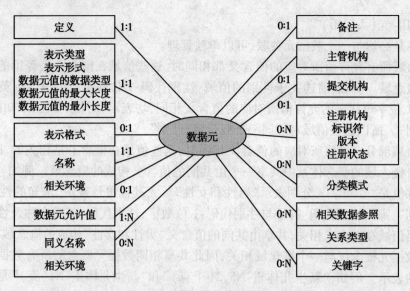

图 6-16 数据元基本属性模型

一个存在的话,那么它们两者就都应当存在。另一方面,即使属性"相关数据参照"和"同义名称"有相同的基数类型(0:n),它们也不能相互依赖而存在,从而它们不能分在同一组。

表 6-10 根据基本属性模型列出了五类 22 个基本属性。纵列"约束"是指在数据元字典中,该属性是"必选(M)",还是"条件选(C)",或者是"可选(O)"。

表 6-10 数据元属性

属性种类	数据元属性名称	约束
标识类	——名称	M
	——标识符	C
	——版本	C
	——注册机构	C
	——同义名称	O
	——相关环境	C
定义类	——定义	M
关系类	——分类模式	O
	——关键字(词)	O
	——相关数据参照	O
	——关系类型	C
表示类	——表示类别	M
	——表示形式	M
	——数据元值的数据类型	M
	——数据元值的最大长度	M
	——数据元值的最小长度	M
	——表示格式	C
	——数据元允许值	M

续表

属性种类	数据元属性名称	约束
管理类	——主管机构	O
	——注册状态	C
	——提交机构	O
	——备注	O

（二）数据元附加类属性

数据元附加类属性是对基本属性的扩展。卫生信息数据元是领域专用数据元,在遵照数据元基本属性基础上,可以根据本领域数据元的特点和特殊需求进行扩展。如,对医院统计指标数据元的属性进行设置时,可根据医院统计指标数据元对正负向属性、环节终末属性、收集方法属性等特殊需求,在五类22项基本属性的基础上进行扩展,作为附加类属性。

（三）数据元属性描述

1. 属性描述符　数据元属性应依照一种标准方式来描述。表6-11给出了关于数据元属性描述符的基本内容和约束条件。纵列"属性描述符"是由数据元属性描述符如名称、定义、约束等10项内容组成。纵列"约束"表示描述数据元属性时,一个描述符是"必选"（M）,还是"条件选"（C）,或者是"可选"（O）。属性描述符中名称、定义、约束、数据类型是必选项。

表6-11　数据元属性描述符

属性描述符	约束	属性描述符	约束
——名称	M	——数据类型	M
——定义	M	——最大长度	O
——约束	M	——字符集	C
——条件	C	——语言	C
——最多实例数	O	——备注	O

2. 属性描述符应用规则　"名称"属性描述符是赋予数据元属性标记。"名称"应当是唯一的,并且应当以字母数字式的字符串形式表示。"定义"属性描述符是对数据元属性描述符的概念解释,可使一种数据元属性与其他数据元属性清晰地区别开来。定义以字母数字式的字符串形式表示。"约束"属性描述符是给出一个数据元属性是始终还是有时出现（即含有的值）的限制条件。该描述符可以有下列含义:必选,该数据元属性必须出现;条件选,如果规定的条件存在的话,那么该数据元属性就应当出现;可选,该数据元属性可以出现,也可以不出现。"条件"属性描述符是给出数据元属性应该出现的前提和要求。"最多实例数"属性描述符是在一个数据元规范中规定数据元属性和属性值可出现的最多数目。注:"最多实例数"可以实现为属性的重复出现的次数,或实现为属性出现一次但具有多个赋值（多值属性）。后一种情形需要句法约定,以使属性值相互区别。"数据类型"属性描述符是为表达属性值而规定的特定值集合的描述符。属性值的数据类型示例有:"字符"、"序号"、"整数"、"字符串"。"最大长度"属性描述符是存储单

261

元最大数目的规格以表达在数据类型中所规定的特定值。示例:当"数据类型"实例被规定为"整数"并且"最大长度"描述符实例值是"3"时,则表示属性值可以包含最多3位整数。"备注"是与属性应用有关的注释。

(四) 数据元属性规范

数据元是由它们的属性来说明,这些基本属性和附加类属性在表6-12中给予详细阐述。

表6-12 数据元属性规范

属性	名称	定义	约束	条件	数据类型	备注
标识类	名称	赋予数据元的单个或多个字词的指称。	必选	—	字符串	
	标识符	在一个注册机构内与语言无关的一个数据元的唯一标识符。	条件选	若"数据元名称"在一个注册机构内部不是唯一的,则本属性必选。唯一标识符是注册机构的必选项。	字符	
	版本	注册机构内,一套数据元规范中的一个数据元发布的标识。	条件选	当对属性进行了更新,并且这种更新满足注册机构制定的新版本的维护规则时,则本属性就是必选的。	字符	
	注册机构	负责维护一个注册库的组织。	条件选	每一个出现的标识符都应指明一个注册机构。	字符串	
	同义名称	与给定名称有区别但表示相同的数据元概念的单字或多字的指称。	可选	—	字符串	为通用名称,伴"相关环境"出现
	相关环境	对使用或产生名称(或同义名称)的应用环境或应用规程的指明或描述。	条件选	对于属性"同义名称"的每一次出现来说,本属性都是必选的。当属性"名称"存在于一个信息交换过程中时,本属性是必需的。	字符串	—
定义类	定义	表达一个数据元的本质特性并使其区别于所有其他数据元的陈述。	必选	—	字符串	—
关系类	分类模式	根据对象的来源、组成、结构、应用、功能等共同特性,将对象排列或划分成组的模式的分类参照。	可选		字符串	—
	关键字	用于数据元检索的一个或多个有意义的字词。	可选		字符串	—

属性	名称	定义	约束	条件	数据类型	备注
关系类	相关数据参照	数据元与相关数据之间的参照。注:参照的数据可以注册在同一数据元的字典中,或者注册在其他的字典、字库中。	可选	—	字符串	—
	关系类型	数据元与相关数据之间关系特性的一种表达。	条件选	若属性"相关数据参照"存在,则本属性就是必选。	字符串	伴"相关数据参照"出现
表示类	表示类别	用于表示数据元的符号、字符或其他表示的类型。	必选	—	字符串	由相关标准规定
	表示形式	数据元表示形式的名称或描述,例如:"数值""代码""文本""图标"。	必选	—	字符串	—
	数据元值数据类型	表示数据元值的不同值的集合。	必选	—	字符串	—
	数据元值最大长度	表示数据元值的(与数据类型相对应的)存储单元的最大数目。	必选	—	整数	—
	数据元值最小长度	表示数据元值的(与数据类型相对应的)存储单元的最小数目。	必选	—	整数	—
	表示格式	用字符串表示数据元值的格式。	条件选	如果数据元属于"定量数据"类,那么本属性就是必选。如果属性"表示形式"是"代码",当代码表示需要有具体的结构或格式时,则建议使用本属性。	字符串	—
	数据元允许值	在一个特定值域中允许的一个值含义的表达。	必选	—	字符串	—
管理类	主管机构	提供数据元属性权威来源的组织或组织内部机构。	可选	—	字符串	数据元的"拥有者"
	注册状态	一个数据元在注册生命周期中状态的指称。	条件选	在注册机构所规定的数据元生存期内,本属性是必选。	字符	—
	提交机构	提出数据元注册请求的组织或组织内部机构。	可选	—	字符串	—
	备注	数据元的注释。	可选	—	字符串	—
附加类	收集方法	简要阐述该数据元的收集途径。	必选	—	字符串	—

三、卫生信息数据元的命名

（一）命名约定规则

卫生信息数据元的命名应遵循4项规则，分别是语义规则、句法规则、针对数据元英文名称的词法规则、唯一性规则。

语义规则具体指：卫生信息数据元对象类表示在医疗卫生领域内有关的事物；需要有一个且仅有一个对象类术语；特性术语应当从特性体系结构设置中产生，并表示出数据的类别；需要有一个且仅有一个特性术语；限定应由专业领域机构决定产生，当需要描述一个数据元并使其在特定的相关环境中唯一时，即可增加上限定术语，限定术语的顺序并不重要，限定术语是可选的；表示数据元的有效值集合由表示术语来描述；需要有一个且仅有一个表示术语。

句法规则具体指：卫生信息数据元对象类术语应处于名称的第一（最左）位置；限定术语应位于被限定成分的前面，限定名称的顺序不应用于区别数据元名称；特性术语应处于第二位置；表示术语应处于最后位置。假如表示术语中有任何字与特性术语中的字重复，则删去冗余词。

针对数据元英文名称的词法规则具体指：卫生信息数据元名词仅用单数形式，动词（若有的话）为现在时；名称的各个成分间和多个单词术语之间用空格分隔，不允许用特殊字符；名称中所有单词是组合在一起的；允许使用缩写词、首字母缩略词和大写首字母。

唯一性规则具体指：卫生信息数据元同一相关环境的所有名称应是唯一的。

（二）命名约定的实例

卫生信息数据元名称成分包括对象类术语，特性术语，表示术语，限定术语和分隔符语义。

对象类术语是构成数据元名称的一个成分，表示某一相关环境中一项行为或一个对象。如医生姓名、患者血压、调查对象的身高测量、医疗机构所有制属性，其中组成数据元各个成分的医生、患者、调查对象和医疗机构等都是对象类术语。

一个特性术语集是由一个特性分类体系中的一个名称成分的集合构成。这个集合应由离散的（术语的定义之间不重叠）和完整的（作为一个整体，该集合包括了规范使用特性的数据元、数据元概念或值域所需的所有信息概念）术语构成。如，医生姓名、患者血压、调查对象的身高测量、医疗机构所有制属性，姓名、血压、身高和所有制是特性术语。

表示术语是一个数据元名称中描述数据元表示形式的一个成分。每个表示术语可以从一个受控词表或一个分类体系中得出。这类术语描述了数据元有效值集合的形式。通常这类表示术语可能与特性术语有部分重复，此时，可以从结构化名称中将一个术语或术语的一部分删除。如，调查对象的身高测量、医生姓名在数据元中，成分测量和姓名是表示术语。但由于姓名又是一个特性术语，为了表达清楚，冗余字可以删去。

如果必须对一个数据元进行唯一标识，可以将限定术语加到对象类术语、特性术语和表示术语上，这些限定术语也许是从一个相关环境规定的结构设置中产生的。在（确立）命名约定的规则中（时），建议对限定术语的数量予以限定。如，在数据元"传染病患者的婚姻状况"中，成分"传染病"是限定术语。

术语的成分由分隔符来界定。没有语义含义：可以用一项命名规则说明分隔符由一个空格或一个确切的特定字符(如一个连字符或下划线)组成,而不管各成分间的语义关系如何。这样的规则简化了名称的生成过程。有语义含义:语义含义能由分隔符表达,如将限定术语之间的分隔符和其他成分之间的分隔符设定不同的分隔符。用这种方法,分隔符就把限定术语从名称的其他部分清楚地标识出来了。如,在数据元名称中:医疗-年_人均-费用。在限定术语之间的分隔符是下划线;其他名称成分之间的分隔符是连字符。

四、卫生信息数据元的分类

对卫生信息数据元进行分类有几个目的:分类可帮助用户从众多的卫生信息数据元中找出某个单一的数据元;方便对卫生信息数据元进行管理和分析;通过继承使原本借助其他属性(如名称和定义)不能完整表述的语义内容得以表达。

数据元的分类模式一般包括:关键字、主题词表、分类法和本体论,其主要作用在于:派生和形成抽象数据元和应用数据元;确保适当属性和属性值的继承;从参照词汇表中派生名称;消除歧义;辨识上位类、同位类和下位类的数据元概念;辨识数据元概念和数据元之间的关系;辅助模块化设计的名称和定义的开发。

(一)关键字

关键字作为基本属性可应用于对象类、特性、表示、数据元和数据元概念。关键字的描述为:名称——关键字,定义——用于数据元检索的一个或多个有意义的字词,约束——条件选,数据类型——字符串。

(二)主题词表术语

主题词表术语能够与数据元和数据元概念关联起来。本标准并没有规定主题词表结构。

(三)分类法和本体论分类单元

分类法是基于概化或特化以及集、子集和集隶属关系这样的数学概念的概念或分类单元的层次结构。本体论是关于分类单元的网状结构,目的在于为自然界某些部分提供模型,由关于对象的类别、对象特性以及自然界中该部分对象间可能联系的理论组成。一个本体论可以包括对分类单元的解释以及对符合语法规则的使用做出限定的正式通则。分类法和本体论中的分类单元可能与下列已分类的数据注册成分相关联:对象类、特性、表示类和数据元概念。本部分并不阐明分类法或本体论的结构。

(四)卫生信息数据元目录及值域代码(表6-13)

表6-13 卫生信息数据元目录及值域代码

序号	标准号	标准名称
1	WS 363.1-2011	卫生信息数据元目录 第1部分:总则
2	WS 363.2-2011	卫生信息数据元目录 第2部分:标识
3	WS 363.3-2011	卫生信息数据元目录 第3部分:人口学及社会经济学特征
4	WS 363.4-2011	卫生信息数据元目录 第4部分:健康史
5	WS 363.5-2011	卫生信息数据元目录 第5部分:健康危险因素
6	WS 363.6-2011	卫生信息数据元目录 第6部分:主诉与症状

续表

序号	标准号	标准名称
7	WS 363.7-2011	卫生信息数据元目录　第7部分:体格检查
8	WS 363.8-2011	卫生信息数据元目录　第8部分:临床辅助检查
9	WS 363.9-2011	卫生信息数据元目录　第9部分:实验室检查
10	WS 363.10-2011	卫生信息数据元目录　第10部分:医学诊断
11	WS 363.11-2011	卫生信息数据元目录　第11部分:医学评估
12	WS 363.12-2011	卫生信息数据元目录　第12部分:计划与干预
13	WS 363.13-2011	卫生信息数据元目录　第13部分:卫生费用
14	WS 363.14-2011	卫生信息数据元目录　第14部分:卫生机构
15	WS 363.15-2011	卫生信息数据元目录　第15部分:卫生人员
16	WS 363.16-2011	卫生信息数据元目录　第16部分:药品、设备与材料
17	WS 363.17-2011	卫生信息数据元目录　第17部分:卫生管理
18	WS 364.1-2011	卫生信息数据元值域代码　第1部分:总则
19	WS 364.2-2011	卫生信息数据元值域代码　第2部分:标识
20	WS 364.3-2011	卫生信息数据元值域代码　第3部分:人口学及社会经济学特征
21	WS 364.4-2011	卫生信息数据元值域代码　第4部分:健康史
22	WS 364.5-2011	卫生信息数据元值域代码　第5部分:健康危险因素
23	WS 364.6-2011	卫生信息数据元值域代码　第6部分:主诉与症状
24	WS 364.7-2011	卫生信息数据元值域代码　第7部分:体格检查
25	WS 364.8-2011	卫生信息数据元值域代码　第8部分:临床辅助检查
26	WS 364.9-2011	卫生信息数据元值域代码　第9部分:实验室检查
27	WS 364.10-2011	卫生信息数据元值域代码　第10部分:医学诊断
28	WS 364.11-2011	卫生信息数据元值域代码　第11部分:医学评估
29	WS 364.12-2011	卫生信息数据元值域代码　第12部分:计划与干预
30	WS 364.13-2011	卫生信息数据元值域代码　第13部分:卫生费用
31	WS 364.14-2011	卫生信息数据元值域代码　第14部分:卫生机构
32	WS 364.15-2011	卫生信息数据元值域代码　第15部分:卫生人员
33	WS 364.16-2011	卫生信息数据元值域代码　第16部分:药品、设备与材料
34	WS 364.17-2011	卫生信息数据元值域代码　第17部分:卫生管理

五、卫生信息数据元的注册管理

(一) 标识

对需要注册的卫生信息数据元,应逐一赋予卫生信息数据元注册标识符(HDE-RI)。该标识符值唯一地标识数据元,它由三个标识属性值的组合来确定:a)赋予注册机构的标识符,称为注册机构标识符(RAI);b)注册机构(PA)赋予一个数据元的标识符,称为数据标识符(DI);c)赋予一个版本的标识符,用以提交或修改数据元注册,称为版本标识符(VI)。

一个卫生信息数据元至少需要一个数据标识符,由注册机构分配。数据标识符在一个注册机构的范围内必须是唯一的。

由于每个注册机构可以决定其各自的分配方案,因此不能保证某注册机构的数据标识符能唯一标识一个数据元。例如,如果两个注册机构都用连续的 6 位号码,就会有一组数据元有相同的 DI,而且完全有可能,不同的数据元具有相同的 DI。相反,如果同一个数据元在两处机构注册,它就有两个 DI。因此,对一个数据元的标识不仅需要 DI 还需要 RAI。

如果数据元的特定属性改变了,就应产生并注册数据元的新版本,在这种情况下就需要 VI 来完成对数据元的唯一标识。

(二)注册执行机构

注册执行机构的三种类型:提交机构(SO)、主管机构(RO)和注册机构(RA)。每种类型的注册执行机构都有各自的准则、作用和职责范围。

希望进行卫生信息数据元注册的提交机构归属相关的注册机构。

注册机构应受理提交机构对其所在领域有关数据元注册的提案。注册机构负责维护数据元注册簿,并分配卫生信息数据元注册标识符。

主管机构或下属部门对数据元属性值的完整性和准确性负责,并按注册机构的要求,受理提交机构对有关属性的修改提案。主管机构需将任何对已登记的数据元说明所进行的实质性修改通知注册机构。

(三)状态类别

概述:状态分为两类。注册状态是指注册、元数据的质量或者数据元的进程的级别。管理状态是指注册机构处理注册请求的管理流程中的状态。管理状态详述了某个注册状态下的数据元所经历的过程。它标识出数据元在某一注册状态中发展的过程。管理状态的允许值很可能依赖于该数据元当前所处的注册状态。注册机构负责管理状态的设置、定义、发布、实施和使用。

注册状态类别概述:卫生信息数据元的注册状态分为两类:生命周期状态和记录状态。生命周期状态用于表明数据元的元数据的质量逐渐提高、完善的过程,以及数据元使用上的优先选择问题。记录状态用于表明元数据的质量不再继续优化或者数据元不再被推荐使用。见下表 6-14。

表 6-14　注册状态类别和准则

注册状态类别	状态准则
生命周期状态	
首选的	在使用卫生信息数据元规范的团体中被优先使用。
标准的	质量合格,且得到广泛应用。
合格的	必选元数据属性完整,且符合应用质量要求。
已记录的	所有必选元数据属性完整。

注册状态类别		状态准则
候选的		数据元被提议按照注册级别逐渐完善。
未完成的		提交者希望使用卫生信息数据元规范的团体意识到该数据元的存在。
失效的		不再推荐给使用卫生信息数据元规范的团体使用,且不应当继续被使用。
被替代的		不再推荐给使用卫生信息数据元规范的团体使用,且一个继承的数据元被优先使用。
记录状态		
	历史	提交者希望使用卫生信息数据元规范的团体意识到该数据元曾经存在过。
	应用	注册机构希望使用卫生信息数据元规范的团体意识到该数据元的存在,该数据元存在于一个应用系统中,尚未在逻辑层次上进行规范。有可能会对该数据元进行规范描述。

(四) 注册程序

注册机构应当为卫生信息数据元注册的必要活动建立流程。下面列出的是需要建立流程的功能活动的例子:卫生信息数据元的提交注册:提交者应提交进入元数据注册库的数据元条目。这些数据元可以根据提交者的判断记录为"未完成"或"候选"状态。"未完成"状态表示其应用仅限于提交者的领域,登录只是为了提供信息。"候选"状态意味着提交者打算将数据元升级为更高的注册级别。提交者或管理者可以通过完整记录管理项的所有必选元数据属性来将处于"候选"状态的数据元升级为"已记录"状态的数据元。卫生信息数据元的升级:提交者应将数据元升级为"已记录"状态。数据元升级到"合格"或更高的注册状态要求得到管理者的认可和注册机构的批准。卫生信息数据元的协调一致:协调一致的目的是消除数据元之间的重复或交叠,并理解数据元之间的合理差异。应设置程序以促进数据元的协调一致和重用。卫生信息数据元的修改:应设置修改数据元的程序。卫生信息数据元的淘汰:应设置淘汰数据元的程序。处理过程的管理:为了跟踪一个数据元的中间状态,注册者可以为其分配管理注册状态。

六、卫生信息数据元标准编写格式规范

在医疗卫生各专业领域数据的应用、管理和交换中,卫生信息数据元标准(数据元字典或目录)的编写是很重要的手段和途径之一。

(一) 数据元内容标准的格式规范

卫生信息各专业领域的数据元标准要求至少由以下部分构成:

> 封面
> 目次
> 前言
> 引言
> 名称
> 1　范围
> 2　规范性引用文件

```
3   术语和缩略语
4   数据元的描述格式
5   数据元的类目分组
6   数据元目录
7   数据元索引
7.1   按数据元类目分组索引
7.2   按数据元中文名称的顺序索引(汉语拼音字母顺序)
```

数据元的类目分组可以按照数据元的信息模型表达,也可以按照数据元所属资源表达。为便于数据元的检索,数据元标准宜建立数据元索引,一般分别以数据元类目分组和数据元中文名称汉语拼音字母顺序建立两个索引。在索引中只需列出数据元的中文名称,两种索引的差异在于数据元在索引中的排列顺序不同。

(二) 数据元目录的格式规范

数据元目录是卫生信息数据元标准的核心内容,一般可以有字典式和摘要式两种表达格式。字典式目录要求列出数据元的所有描述属性,包括必选、可选以及附加属性。摘要式目录只需列出几个最为关心的属性,没有固定要求,如只列出必选属性。字典式和摘要式目录分别示例见图 6-17 和图 6-18。

```
XXXXXXXX
─────────────────────────────────────────────
标识类属性:
    名称:
    标识符:                      版本:
    注册机构:                    同义名称:
    相关环境:
定义类属性:
    定义:
关系类属性:
    分类模式:                    关键字:
    相关数据参照:                关系类型:
表示类属性:
    表示类别:                    表示形式:
    数据元值的数据类型:          数据元值的最大长度:
    数据元值的最小长度:          表示格式:
    数据元允许值:
管理类属性:
    主管机构:                    注册状态:
    提交机构:
    备注:
附加类属性:
```

图 6-17   数据元字典式目录示例

名称	定义	表示类别	表示形式	数据类型	数据元值的最大长度	数据元值的最小长度	数据元允许值
XXXX1							
XXXX2							
XXXX3							
……							

图 6-18　数据元摘要式目录示例

第四节　卫生信息基本数据集的标准化

一、数据集概念

数据集是具有主题的、可标识的、能被计算机处理的数据集合。主题是指围绕着某一项特定任务或活动,规划和设计数据收集时,对其内容进行的限制性说明。通常数据集主题应具有划分性和层级性,划分性是指主题间可通过不同的命名,将相同属性的主题归并在一起形成相同的类,将不同属性的主题区分开形成不同的类;层级性是指主题可被划分成若干子主题或子子主题。可标识是指能通过规范的名称和标识符等对数据集进行标记,以供识别。标识与名称的取值需要通过具体的命名或编码规则来规范。计算机处理的是指可以通过计算机手段(软硬件、网络),对数据集内容进行发布、交换、管理和查询应用。这些数据可以由不同的物理存储格式来实现,按照数据元的定义与数据类型,在计算机系统中以数值、日期、字符、图像等不同的类型表达。数据集合指由按照数据元所形成的若干数据记录所构成的集合。

二、数据集元数据

(一)数据集元数据选取

元数据是关于数据的数据,根据不同的描述对象,分为描述数据集的元数据、描述数据元的元数据等。卫生信息数据集元数据的描述对象是卫生信息数据集,描述的方法是把某个卫生信息数据集当作一个整体性的对象从外部对其属性进行描述,得到关于这个卫生信息数据集的属性描述信息,形成卫生信息数据集的元数据。

从层次上分,元数据包含核心元数据与参考元数据,参考元数据包含了核心元数据,两者之间的内容包含关系如图 6-19。

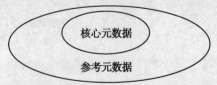

图 6-19　元数据层次及包含关系

从结构上分,元数据包括元数据元素、元数据实体和元数据子集。元数据元素是元数据的最基本的信息单元。例如,数据集名称、数据集标识符、元数据创建日期等,是最基本的属性信息单元,用元数据元素来表示。元数据实体是同类元数据元素的集合,用于一些需要组合若干个更加基本的信息来表达的属性。例如"数据集提交和发布方"需要"单位名称"、"联系人"、"联系电话"、"通讯地址"等若干个基本信息来说明,而数据集"关键词说明"说明需要"关键词"和"词典名称"来说明,则对于"数据集提交和发布方"和"关键词说明"这类属性用元数据实体来表示。元数据子集由共同说明数据集某一类属性的元数据元素与元数据实体组成,例如标识信息、内容信息、分发信息等,卫生信息参考元数据内容构成如图6-20。

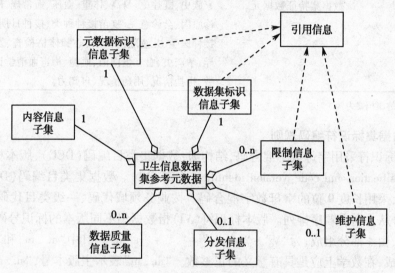

图6-20　卫生信息参考元数据内容构成

卫生信息数据集元数据选取以数据集的基本属性类别为基础,根据对卫生信息数据集进行通用性发布的需求,选取了核心元数据中的8个"必选(M)"元数据元素,分为2个元数据子集,对卫生信息基本数据集进行描述。这2个元数据子集分别是标识信息子集和内容信息子集,标识信息子集包含了数据集名称、数据集标识符、数据集发布方—单位名称、关键词、数据集语种和数据集分类—类目名称6项元数据元素,内容信息子集包含了数据集摘要、数据集特征数据元2项元数据元素

(二) 数据集描述格式

卫生信息基本数据集采用表6-15的格式进行描述。

表6-15　数据集元数据

元数据子集	元数据项	元数据值
标识信息子集	数据集名称	卫生信息基本数据集:健康档案
	数据集标识符	HDSD00.00
	数据集发布方—单位名称	卫计委卫生信息标准专业委员会
	关键词	健康档案
	数据集语种	中文
	数据集分类—类目名称	卫生信息-卫生综合

续表

元数据子集	元数据项	元数据值
	数据集摘要	居民健康档案数据集包括个人基本信息、健康管理记录、医疗服务记录三部分内容
内容信息子集	数据集特征数据元	健康档案标识符、姓名、性别代码、出生日期、民族代码、婚姻状况类别代码、文化程度代码、医疗保险-类别、患者与本人关系代码、家庭年人均收入类别代码、地址类别代码、联系电话-类别、主检医师姓名、诊断机构名称、家族史、既往史、身高、体重、血压、血常规、用药情况、会诊原因、会诊意见、疫苗接种种类、接种日期、疫苗批号、接种医生、儿童随访日期、心肺体格检查、发育评估、指导、孕产史、血红蛋白值、血糖、梅毒血清学试验、体质指数、摄盐情况、用药情况、自知力。

注:以居民健康档案为例

（三）数据集标识符编码规则

数据集标识符采用字母数字混合码,结构为:数据集类目编码(DCC)_版本标识符(VI)(dataset classification and code_version identifiers,DCC_VI)。数据集类目编码(DCC)指数据集分类编码,采用长度9位的字母数字混合码。按业务领域代码、一级类目代码、二级类目代码、顺序号从左向右顺序排列。版本标识符(VI)指数据集不同版本的标识号码,采用字母数字混合码,由4部分组成,为"V"+"m..m"+"."+"n..n"。其中"m..m"和"n..n"为阿拉伯数字构成,在数学上应是具有意义的正整数。"m..m"表示主版本号,"n..n"表示次版本号。数据集标识符结构见图6-21。

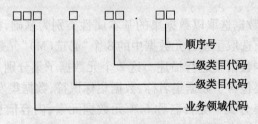

图6-21　数据集类目编码(DCC)结构

上图中,业务领域代码用3位大写英文字母表示。卫生信息领域统一用卫生信息数据集(health dataset,HDS)表示。一级类目代码用1位大写英文字母表示,从A开始顺序编码。二级类目代码用2位数字表示,数字大小无含义,从01开始顺序编码。顺序号用2位数字表示,代表某二级类目下的数据集序号,数字大小无含义;从01开始顺序编码。顺序号与二级类目代码之间加"."区分。

三、数据元属性

（一）数据元属性选取

数据元属性选取剪裁了五类14项数据元基本属性(见表6-16),对卫生信息基本数据集的数据元进行描述。

表 6-16　数据元属性列表

序号	属性种类	数据元属性名称	约束
1		内部标识符	必选
2		数据元标识符	必选
3	标识类	数据元名称	必选
4		版本	必选
5		注册机构	必选
6		相关环境	必选
7	定义类	定义	必选
8	关系类	分类模式	必选
9		数据类型	必选
10	表示类	表示格式	必选
11		数据元允许值	必选
12		主管机构	必选
13	管理类	注册状态	必选
14		提交机构	必选

（二）数据元描述格式

卫生信息基本数据集的数据元描述格式采用摘要式。

在同一个数据集中,版本、注册机构、相关环境、分类模式、主管机构、注册状态、提交机构等 7 个数据元属性的值若完全相同(可称为数据元公用属性),则采用表 6-17 的描述格式集中描述,在数据元摘要式目录中可不再分述。

表 6-17　数据元公用属性描述格式

属性种类	数据元属性名称	属性值
	版本	V1.0
标识类	注册机构	卫计委卫生信息标准专业委员会
	相关环境	卫生信息
关系类	分类模式	分类法
	主管机构	卫生部统计信息中心
管理类	注册状态	
	提交机构	卫生部统计信息中心

注:以居民健康档案为例

在同一个数据集中,内部标识符、数据元标识符、数据元名称、定义、数据元值的数据类型、表示格式、数据元允许值等 7 个数据元属性的值均不相同(可称为数据元专用属性),采用表 6-18 的摘要式目录描述格式进行描述。

表6-18　数据元专用属性描述格式

内部标识符	数据元 标识符(DE)	数据元 名称	定义	数据元值的 数据类型	表示 格式	数据元允许值
HDSD00.00.001	DE02.01.043.00	姓 名-标 识对象	个体在公安户籍管 理部门正式登记注 册的姓氏和名称	S1	A..50	
HDSD00.00.002	DE01.00.012.00	个人信息 表编号	按照某一特定编码 规则赋予本人个人 信息表的顺序号	S1	N8	
HDSD00.00.003	DE02.01.042.00	性别代码	标识个体生理性别 的代码	S3	N1	GB/T 2261.1-2003
HDSD00.00.004	DE02.01.036.00	身份证件 号码	公民身份证件上唯 一的、终身不变的 法定标识符	S1	AN..18	GB 11643- 1999
HDSD00.00.005	DE02.01.037.00	身份证件 类别	标识本人身份证件 的类别	S3	N2	CV02.01.101 身份证件类 别代码表
......	......	......		......	......	......

注:以居民健康档案为例

(三) 数据元属性描述规则

内部标识符指数据元在某特定数据集中的唯一标识代码。采用长度13位的字母数字混合码,含小数点2位。结构见图6-22。

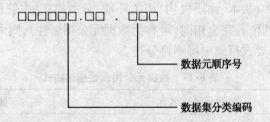

图6-22　内部标识符结构

图6-23中:数据集分类编码(DCC)用9位字母数字混合码表示,编码规则见5.3。数据元顺序号用3位数字表示,代表数据元在某特定数据集中的序号,从001开始顺序编码。数据元顺序号与数据集分类编码之间加“.”区分。

此外,数据元索引可以按照数据元中文名称的汉语拼音首字母的排列顺序提供数据元索引。

第五节　卫生信息共享文档标准化

一、文档规范元数据

(一) 文档规范描述格式

卫生信息共享文档规范采用表6-19的格式进行描述。

表 6-19　卫生信息共享文档规范元数据

元数据子集	元数据项	元数据值
标识信息子集	卫生信息共享文档规范名称	
	卫生信息共享文档规范标识符	
	卫生信息共享文档规范发布方—单位名称	
	关键词	
	卫生信息共享文档规范语种	
	卫生信息共享文档规范分类—类目名称	
内容信息子集	卫生信息共享文档规范摘要	
	卫生信息共享文档规范特征数据元	

（二）文档规范标识符编码规则

卫生信息共享文档规范标识符采用字母数字混合码,结构为:

卫生信息共享文档规范类目编码(HSDCC)_版本标识符(VI)

其中:(1)版本标识符(VI):结构由 4 部分组成,为"V" + "m..m" + "." + "n..n"。其中,"m..m"和"n..n"为阿拉伯数字构成,在数学上应是具有意义的正整数。"m..m"表示主版本号,"n..n"表示次版本号。如果章节或条目更新前后可以进行有效的数据交换,则更新后主版本号不变,次版本号等于当前次版本号加1;如果章节或条目更新前后无法进行有效的数据交换,则更新后主版本号等于当前主版本号加1,次版本号归0。(2)卫生信息共享文档规范类目编码(HSDCC):即卫生信息共享文档规范分类编码。采用长度 9 位的字母数字混合码。按业务领域代码、一级类目代码、二级类目代码、顺序号从左向右顺序排列。结构见图 6-23。

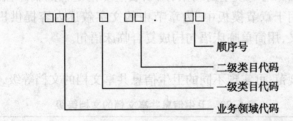

图 6-23　卫生信息共享文档规范类目编码(HSDCC)结构

说明:业务领域代码用 3 位大写英文字母表示。卫生信息领域统一用 HSD 表示。一级类目代码用 1 位大写英文字母表示,从 A 开始顺序编码。二级类目代码用 2 位数字表示,数字大小无含义。如有两个以上类目(含两个),从 01 开始顺序编码。如只有一个类目,编为00。顺序号用 2 位数字表示,代表某二级类目下的卫生信息共享文档规范序号,数字大小无含义;从 01 开始顺序编码。顺序号与二级类目代码之间加"."区分。

二、文档架构规范

（一）文档架构

本文件所指的文档架构是针对卫生行业电子交换文档而制定的一套文档标记语言及规范,目的是使医疗卫生领域异构系统之间能够在语义层进行文档交换和共享。文档架构规范了文档的最基本的通用结构和语义。

文档架构规范借鉴国际上已有的成熟文档架构标准 ISO/HL7 CDA R2,同时结合我国医疗卫生实际,进行本土化约束和适当扩展,以适合和规范我国医疗卫生环境下的卫生信息共享文档的共享和交换。卫生信息共享文档由文档头、文档体组成,其中文档体又由文档章节和文档条目组成。

（二）模板约束

文档架构本身适合于任何的卫生信息共享文档,是卫生信息共享文档通用的最基本的约束和规范。具体业务文档的结构和内容则是通过模板对文档架构施加进一步的约束和规范来实现的。模板是对文档架构进行结构和语义约束的规则库,而这些规则库根据业务文档自身的逻辑结构和语意形成一批可继承、嵌套和复用的模板库。

模板规范了对文档架构模型全部或部分的约束,包括结构性约束、数据类型约束和数据元值域约束。模板定义了约束后卫生信息共享文档的内容表达模型。

这些施加在文档架构上的模板库形成了不同层级类型的模板。根据卫生信息共享文档的结构,模板可以分为不同的类型,包括:文档模板、章节模板、条目模板。

文档模板声明了一组施加于卫生信息共享文档的约束,它们把文档的句法和语义空间压缩到一个较小的范围并绑定相应的临床应用定义,文档模板规范约束了某类业务文档应该包含的章节和条目,而这些被包含的章节和条目的具体结构和语意则由相应级别的模板来施加进一步的约束和规范。

章节模板规定对卫生信息共享文档的章节部分的约束,包括章节中引用的临床语句模型(条目模板)。如果一个章节不引用任何条目模板,则该章节不要求第三层次的文档内容。章节模板可以嵌套定义,表示章节中的子章节。

条目模板规定对临床语句模型的约束,用以表达专门定义的临床概念,例如临床问题、用药等等。条目模板用于章节模板中,为章节中的文字叙述内容提供机器可处理的表达。条目模板可以嵌套定义,用简单临床语句构成复合临床语句。

（三）文档等级

基于不同的模板规范,可实现不同的卫生信息共享文档的文档等级,如表6-20所示。

表6-20　卫生信息共享文档的文档等级

文档等级	说明
等级1	仅对文档头做规范性约束,文档体采用非结构化表达的共享文档
等级2	文档体采用章节模板进行规范性约束和编码的共享文档
等级3	文档体不仅采用了章节模板进行规范性约束和编码,而且对部分信息或全部信息采用条目进行结构化编码的共享文档

卫生信息共享文档支持不同文档等级的文档,具体业务文档等级根据业务内容确定,在各个具体的文档规范中说明。

三、文档头内容记载要求

（一）一般性约束

文档头格式采用 W3C 的 Extensible Markup Language(XML)1.0 来描述,文档架构参考

借鉴 HL7 临床文档架构-第 2 版(HL7 clinical document architecture,HL7CDA R2)。

文档声明部分为: < ? xml version = "1. 0" encoding = "UTF-8"? >

文档根元素必须为 ClinicalDocument,文档默认命名空间是 urn:hl7-org:v3。如下所示:

< ClinicalDocument xmlns = " urn:hl7-org:v3" xmlns:xsi = " http://www. w3. org/2001/XMLSchema-instance" >

同时,其他的命名空间可以加入,以实现 CDA R2 模型的本土化扩展定义。在任何情况下,模型中的元素应明确表示在规定的命名空间"urn:hl7-org:v3"中。卫生信息共享文档中,使用命名空间"xmlnx:pchis"表示对原有标准命名空间的本土化扩展。

文档适用范围-代码(clinical document. realm code)属性取值来借鉴 HL7 内部编码系统,其值表达该文档特定的适用范围。卫生信息共享文档约束:< realmCode code = "CN"/ > 表示文档适用于中国。

文档信息模型类别-标识符(clinical document. type id)属性应出现,而且只能出现一次,数据类型为 Ⅱ,其值设定如下:

< typeId root = "2. 16. 840. 1. 113883. 1. 3" extension = "POCD_HD000040"/ >

(二) 主题数据

主题数据主要是指文档记录的特定内容和对象。其具体内容主要涵盖文档模板标识、文档流水号、文档分类代码、文档标题、文档记录对象等主要信息。其中,文档模板-标识符(clinical document. template id)属性用于唯一标识某个文档实例所采用的模板。该属性可以出现多次,如果重复出现,表达模板之间的父子继承关系。

文档流水号-标识符(clinical document. id)属性表示一份文档实例的一个唯一实例标识号。该元素的 root 属性(id/@ root)应是一个合法的、长度不超过 64 个字符的通用对象标识符(universal object identifiers,OID)值。当 root 值能唯一标识对象时,extension 属性不能再次取值,当 root 不能唯一标识对象时,采用 root 和 extension 结合的方式来唯一标识某个对象个体,这种情况适合对某一机构内部编号进行 OID 编码,比如 root 值用于指定某个机构的编码系统,extension 用于存储机构内部编码规则值。

文档类型-代码(clinical document. code)属性应出现一次,编码强度为 CWE(Coded,With Extensions),即允许采用 HL7 之外的编码系统。卫生信息共享文档约束:< code code = "" code-System = "2. 16. 156. 10011. 2. 4" codeSystemName = "卫生信息共享文档编码体系"/ >。

文档标题-文本(clinical document. title)属性用于表达文档标题信息,数据类型为 ST,该属性取值,只在具体文档实例中出现,一般情况下共享文档不需要一个文档标题,因为文档标题可以通过 clinical document. code 元素的 displayName 属性值引用出来。当文档标题由临床医生自己创建,或者文档标题需要一个特定语境下专有标题,这个时候该属性需要使用。标题的名称不能与 clinical document. code 取值内容相冲突。

文档记录对象(record target)元素应出现至少 1 次,用于表达此文档的患者信息,通常一份共享文档有一个明确的记录对象,如果文档记录对象是多个的时候,属于特殊情况。

(三) 管理数据

管理数据主要指文档参与者、创建时间及保管机构。管理数据具体内容涵盖文档创建者、文档审核者、文档保管者、其他参与者、文档创建时间等信息。其中,文档创建者、文档审核者、文档保管者和主题数据中的文档记录对象都属于文档直接参与者,主要表达和文档有关的人、机构、设备等实体以不同的方式参与到文档活动中的结构化信息。

文档创建者(author)元素应出现至少 1 次或多次,一份文档可以由多个创建者完成,同时创建者可以是人、设备或者软件系统。

文档保管者(custodian)是负责管理维护卫生信息文档的机构或组织。每份文档都应有一个确切的保管者信息,比如健康档案的保管者可能是区域卫生信息平台的管理者,而电子病历的保管者可能是医院信息平台的用户,即医院本身。

法定审核者(legal authenticator)表达对文档直接起到法律效应的法定审核者信息;文档审核者(authenticator)表达文档经过了一定的审核,但还没达到一定的法律效应,一份文档可以有零到多个审核者参与。

其他参与者(participant)用于表达其他没有明确参与方式的参与者信息。

文档创建时间(clinical document. effective time)属性表达共享文档被第一次创建出来的时间,数据类型为 TS,该属性取值只在具体文档实例中出现。当文档是由另外一种格式的文档转换而来时,该属性表达的时间应是原格式文档被创建的时间,而非文档转换时间。

文档语言-代码(clinical document. language code)属性表达文档采用的语言,数据类型 CS,代码值取 HL7 内部编码系统 codeSystem = "2. 16. 840. 1. 113883. 6. 121",用于表示共享文档实例中使用的文字语言。<language>元素的值应表示成nn-CC 格式,其中 nn 为 ISO 639-1 标准中规定两个小写英文字符的语言码,CC 为 ISO 3166 中规定的两个大写英文字母的国家(地区)码。卫生信息共享文档约束: <languageCode code = "zh-CN"/> 表示文档采用中文语言。

(四) 关联数据

关联数据信息是通过活动关联类 act relationship,把相关的活动信息关联到本文档实例中,如就诊事件、处方、知情同意。关联数据具体内容主要涵盖服务、父文档、就诊等活动信息。其中,服务(service event)信息主要表达共享文档相关的一项重要医疗服务活动,比如结肠镜检查或盲肠切除手术等重要的医疗检查或治疗活动信息。有些情况下,该部分信息是对文档类型的进一步描述,比如 clinical document. code 属性表达共享文档为一份手术报告,而本部分服务信息则会表达进行了一项盲肠切除手术。因此某种程度上是对文档类型的具体化描述。

父文档(parent document)信息主要表达当前文档相关的一个或几个早期修订的文件,或者是追加信息之前版本文档,或者是早期非 CDA 格式的原始文档信息,其中父文档数据元素 parent document. text 的数据类型是 ED(HL7 V3 数据类型),该元素允许存放父文档数据可以是 MIME 格式,因此二进制编码的父文档数据将不能被存储表达。

就诊(encompassing encounter)信息表达该文档记录内容是来源于什么样的就诊活动而产生的。一般情况下,患者的某次就诊,会产生一系列的医疗服务活动,而某个文档只能来源于某次具体的就诊。

四、文档体内容记载要求

(一) 非结构化文档体

在卫生信息共享文档中,文档体的具体内容信息块是根据实际业务情况而采用二级或三级的结构。即二级和三级可以共存,这充分体现了文档架构的灵活性、可操作性、可落地性。

非 XML 文档体（nonXML body）表示一个不使用 XML 的格式的文档体。NonXML-Body. text 通常用于引用存于卫生信息共享文档外部的数据或本身是编码的信息。打开一份非 XML 的文档体需要一个能够识别特定编码（MIME）类项的软件工具。而结构化文档体（structured body）表示由一个或多个文档章节组成的卫生信息共享文档。

（二）结构化文档体

1. 章节记录内容　文档章节可以嵌套关联，可以覆盖并重写文档头的内容，也可以包含叙述性的内容和条目。章节部分主要记载章节的模板编号、章节本身分类代码、章节描述性信息（用于实现人可读）等主要信息。每个章节可包含 0 到多个条目，每个条目可包含一个临床陈述。

章节主要需要记录的信息有章节代码、章节文本、章节关联等。其中，章节代码（section. code）具体说明章节特定种类的代码（如主诉、系统审核、评估）；章节文本（section. text）用于存储描述性的内容，也被称为卫生信息共享文档（narrative block）；构件（component）用来在一个章节中嵌套另一个章节，语境传递至被嵌套章节。

2. 条目记录内容

（1）记录要求：条目作为计算机可识别的结构化标记文档被包含在章节中，每个章节可包含 0 到多个条目，每个条目可包含一个临床陈述，临床陈述由一组可选的医疗活动记录组合构成。医疗活动记录可以通过条目关联进行多级的嵌套。其主要包括临床观测、观测介质、物质管理、供应、操作以及其他活动。每个陈述可以通过引用实现与其他扩展的活动关联，这些扩展的活动包括扩展观测、扩展过程、扩展文档。

每个医疗活动记录除了自身特有的属性以外可能记录一系列的参与或相关的活动。这些参与包括作者、录入人、主题、执行者、样本及其他参与。对于物资管理及供应活动，还可能包括消耗或供应等参与。相关的活动包括依据、扩展引用及条目关联。临床观测还包括引用范围。章节与条目之间的关系通过已编码条目的活动关联（act relationship）连接。

条目部分主要记载条目的模板编号、条目本身的具体医疗活动类型、代码及对应的值、医疗卫生活动的参与者等信息。文档条目可以有不同的参与者，其中有些也由文档头部定义。从文档头部中复制的参与者可在主体中被重写。

条目的执行者（performer）是一个执行或将要执行一个特定的行为的人。执行者不需要是负主要责任的参与者。如，一个外科住院医师在参与的外科医生监督下进行手术，他是一个执行者。

（2）条目活动

1）临床观测：临床观测（observation）派生于 RIM observation 类，用于表示已编码的或其他的临床观测。当把 observation. negationInd 设为"true"时，这是整个临床观测（observation）作为整体被否定的声明。一些属性如 observation. id, observation. mood code 和参与者等不受否定声明的影响。这些属性总是具备相同含义。例如，作者保留被否定的临床观测。一个带否定标识的临床观测仍然是临床观测的具体事实描述。如否定的陈述"在 7 月 1 号发现哮喘"意味着创建者明确地否定在 7 月 1 日发生过哮喘。为了这样的陈述和同样的需求，他承担同样的责任来使用证据证明该陈述，除非他没有使用过否定。

2）关注部位：关注部位 region of interest 派生于 RIM observation 类。它通过标注一个形状来表示一张图像的关注部位。关注部位 region of interest 用于表示参考图像中的特定区域,例如通过在人体示意图中的某个区域"画圆圈"来指定一个物理发现部位。在 region of interest. value 中的坐标单位是像素,由一个整数列表来表达。起始点在左上角,向右表示 X 值为正,向下表示 Y 值为负。关注部位 region of interest 类和它的引用观测介质 observation media 或扩展观测 external observation 之间的关联分别通过遍历条目联系 entry relationship 或引用类来指定,其中 type code 设为"SUBJ"。region of interest 类应准确引用一个 observation media 或一个 external observation。如果 region of interest 类是 < renderMultimedia > 引用的目标,则只需要引用一个 observation media,而不需要引用 ExternalObservation 类。一个 XML ID 类型的 XML 属性"ID"被加至文档 Schema 中的关注部位(region of interest)。该属性作为 < linkHtml > 参考指标。所有 XML ID 类型的属性值在文档中应唯一。

3)物质管理:物质管理(substance administration)派生于 RIM substance administration 类,用于表示医药相关的事件,比如药物治疗史或者计划中的药物管理医嘱。当 substance administration. negationInd 属性的值设置为"true"时,表示 substance administration 作为一个整体将被否定。一些属性如 id、moodCode,以及参与者并不受影响。这些属性都有相同的意义,例如,作者仍然是否定后的 substance administration 类的作者。一个具有 negationInd 属性的物质管理的声明依然是由 v 类描述事实的一个声明。例如,一个否定的"阿司匹林管理"意味着作者确实否定药物阿司匹林是被管理的,如果作者没有用否定前缀的话,作者也需要对该声明负同样的责任和满足同样的证据要求。属性 substance administration. priority code 对物质管理的优先级进行了分类;属性 substance administration. dose quantity 表示了每剂量中含多少药物;属性 substance administration. rate quantity 可用于表示剂量被管理的水平(如静脉注射的流速);属性 substance administration. max dose quantity 用于在一个指定时间段里能使用的最大药物剂量(如,吗啡的每日最大使用剂量,阿霉素的最长使用时间);属性 substance administration. effective time 用于描述管理的时间。该属性使用 GTS 数据类型的模型,以符合不同剂量的情况。

4)供应:供应(supply)派生于 RIM supply 类,用于表示一个实体对另一实体的材料供应。supply 类代表配送供应,substance administration 类代表管理。处方类是包括向病人提出实行请求的复杂活动(如,每天口服 0.125 毫克地高辛)和对药房的供应请求(如,配 30 个药片,及 5 个替换药片)。共享文档中,这个类由拥有 supply 条目组成的 substance administration 实体表示,嵌套的 supply 条目可以使 supply. independentInd 属性值设为"false",以表示该 supply 不能独立存在,如果它不包含 substance administration 的话。

5)操作:操作(procedure)派生于 RIM procedure 类。当把 Procedure. negationInd 设为"true"时,这是 procedure 作为整体被否定的肯定声明。一些如 procedure. id,procedure. mood code 和参与者等属性不受影响。这些属性总是具备相同含义,例如,创建者仍然是被否定的操作 procedure 的创建者。具有 negationInd 的程序陈述仍然是一个关于由 procedure 描述的特定事实的陈述。例如,否定的陈述"执行阑尾切除术"意味着创建者明确地否定曾经执行过阑尾切除术,对于这样的陈述和相同的需求,他承担相同的责任使用证据证明该陈述,除非他没有使用过否定。

6)就诊:就诊(encompassing encounter)派生于 RIM patient encounter 类,用于表示相关就医情况,如后续访问或参考过去的就诊。另外,在文档头中的 encompassing encounter 类表示在文档记录行为发生期间的临床就诊环境,而在文档体中的 Encounter 类用于表示其他相关就诊。

7）活动组合：活动组合（organizer）派生于 RIM Act 类，可用于创建共享一个语言环境的其他文档条目的任意组合。通过遍历组件关联，一个活动组合可以包含其他活动组合以及其他文档条目。通过遍历参考关联，一个活动组合可以参考外部行动。一个活动组合不能成为 entry relationship 关联的来源。活动组合有两种组合方式，一是同组（class code = "BAT-TERY"），指指定一组医疗活动，这些活动在逻辑或物理上有相同的临床或功能目标，例如因为自动化操作观测被组合在一起；二是集合（class code = "CLUSTER"）逻辑相关的一簇医疗活动，可能包含多个临床活动。

8）其他活动：其他活动（act）派生于 RIM act 类，当其他更多特定类不适用时被使用。其他活动代码见表6-21。

当把 act. negationInd 设为"true"时，这是 act 作为整体被否定的肯定声明。一些如 act. id, act. mood code 和参与者等属性不受影响。这些属性总是具备相同含义，例如，创建者仍然是被否定的 act 的创建者。具有 negationInd 的行动陈述仍然是一个关于由 act 描述的特定事实的陈述。例如，否定的陈述"在 7 月 1 号发现哮喘"意味着创建者明确地否定在 7 月 1 日发生过哮喘，为了这个陈述和同样的需求，他承担同样的责任来使用证据证明该陈述，除非他没有使用过否定。

表 6-21　其他活动代码表

活动代码	代码定义
ACT（活动 act）	医疗健康服务。
ACCM（住宿 accommodation）	住宿是一种提供给 Person 或其他 LivingSubject 的服务，其中为主体提供一个可居住一段时间的地方。
CONS（同意 consent）	表示知情同意书以及患者（或合法监护人）和提供者之间的其他合法医疗交易。
CTTEVENT（时间点事件 clinical trial timepoint event）	预定执行（定义语气）或已经执行（事件语气）一个或多个动作的临床试验过程中的一个可标识的时间点。
INC（事故 incident）	发生在相关一方或多方可控范围之外的事件，包括事故的概念。
INFRM（通知 inform）	传递信息和理解主题（或请求信息被传递）的行动。
PCPR（保健供应 care provision）	患者护理服务关注个体患者或患者群体医疗保健执行者的责任。
REG（注册 registration）	表示对注册系统中的实体或角色的信息进行维护的行动。
SPCTRT（标本处理 specimen treatment）	对准备用于分析的样本进行的程序或处理。

（3）条目关联

构件（component）的关联使用一个活动组合（organizer）作为源和一个其他的文档条目作为目标，并且经常被用于使用活动组合创建文档条目组合。

前提（precondition）是从 act relationship 类派生出来的 precondition 类，经常和 Criterion 类一起来表达一个条件，该条件必须在一些活动发生之前保持 true 状态。

文档中含有可识别的、模式化的、多种多样的链接和引用场景。这些场景在语义上使文档条目链接到同一份文档中的其他条目（通过 entry relationship 类）或者外部文档的对象（通过 reference 类）成为可能，活动关联见表 6-22。

表 6-22　活动关联表

活动关联类型	源与目标条目选项	注解
CAUS（病因 is etiology for）	［Act｜Observation｜Procedure｜SubstanceAdministration］CAUS［Observation］	病源。用来表示来源造成目标的观察值。如，糖尿病（来源）是肾脏疾病（目标）的原因。
COMP（组合 has component）	［Act｜Observation｜Procedure｜SubstanceAdministration｜Supply］**COMP**［Act｜Observation｜Procedure｜SubstanceAdministration｜Suppply］	组合元素。表示目标是来源之组合元素。如，"血蛋白测量"是"全部血球数"的组合。
GEVL（评价目标 evaluates（goal））	［Observation］**GEVL**［Observation］	评估目标。
MFST（表现 is manifestation of）	［Observation］**MFST**［Observation］	表现。如，荨麻疹（源）是盘尼西林过敏（目标）的表现。
REFR（参考 refers to）	［Act｜Observation｜Procedure｜SubstanceAdministration｜Supply］**REFR**［Act｜Observation｜ObservationMedia｜Procedure｜RegionOfInterest｜SubstanceAdministration｜Supply］	参照。当关联有较多的语义不明确时，用于表示源与目标之间通常的关系。
RSON（理由 has reason）	［Act｜Encounter｜Observation｜Procedure｜SubstanceAdministration｜Supply］**RSON**［Act｜Encounter｜Observation｜Procedure｜SubstanceAdministration｜Supply］	原因。用于表明一项服务的理由。
SAS（开始 starts after start）	［Act｜Encounter｜Observation｜Procedure｜SubstanceAdministration｜Supply］**SAS**［Act｜Encounter｜Observation｜Procedure｜SubstanceAdministration｜Supply］	开始。源活动开始于目标活动开始后。如，发汗（源）开始于胸痛（目标）开始后。
SPRT（支持 has support）	［Observation］**SPRT**［Observation｜ObservationMedia｜RegionOfInterest］	支持。用于表明目标为来源提供证据支持。
SUBJ（主体 has subject）	［Observation｜RegionOfInterest］**SUBJ**［Observation｜ObservationMedia］	主体。用于把关注区域（源）关联到影像观察（源），或把一项观察关联到观察的主体上。
XCRPT（摘录自 is excerpt of）	［Act｜Observation］**XCRPT**［Act｜Observation｜Procedure｜SubstanceAdministration｜Supply］	摘录。用于说明源数据是摘自于目标数据。摘录和信息提供者的区别比较模糊，比如在记录病人的用药史中，临床医生可以从信息提供者获得，或者从其他计算机系统处摘录获得。一个信息提供者（或者说是信息的来源）是一个提供相关信息的人。一个信息提供类被包括在文档头部中，并可以在文档体被重写。而一个摘录是一些其他活动的子部分。

第六节　互操作标准符合性测试规范

标准工作具有全生命周期性,涉及制修订、发布、应用实施、监督管理、废止等多个环节。标准研发是卫生信息标准工作的重要内容。当前,我国卫生信息标准工作已紧密围绕信息标准体系基础建设和信息互操作实际需求,按照"统筹规划、急用先行、有的放矢"的原则,以互联互通、信息共享为重点,在卫生信息分类编码原则与方法、数据元标准化、基本数据集编制规范以及共享文档标准化技术方法指导下,着力开展了以居民健康档案和电子病历为核心的数据类标准、以卫生信息平台和主要业务系统为重点的技术类标准的研究制定与应用推广工作,内容涉及公共卫生、医疗服务、新农合及卫生管理等业务领域,已能够满足各地区、各医疗机构卫生信息互联互通基本要求。

但是,卫生信息化快速发展过程中,存在标准覆盖范围不够广、现有卫生信息标准应用不够充分的问题,卫生信息互联互通和数据共享效果不佳。因此,需要加强标准执行监管,大力推动各项国家标准在全国范围的广泛应用,开展信息标准的测试、评价和认证研究工作。标准符合性测试是推广统一标准应用的重要手段,其发展得到了整个信息行业发展要求的推动。区域(医院)信息标准符合性测试是卫生信息互操作标准符合性测试的重要组成部分,围绕互联互通重点的电子健康档案和电子病历,以卫生信息标准为核心,以信息技术为基础,以测评技术为手段,构建区域(医院)信息互联互通成熟度分级评价体系,考核评价区域(医院)信息标准的符合性及互联互通实际应用效果。

一、测 评 原 则

1. 公开、公平、公正　公开原则是指公开测评工作相关的标准、规范、测评方法、评级标准,以及测评的结果等信息,使测评工作具有较高的透明度。公平、公正原则是指所有参测参评者均遵守相同平等的申报、测评、管理等规则,并享有平等的权利和义务;符合条件的检测机构严格按照相关规范和管理办法的要求开展测试工作,确保测评结果的公平、公正。

2. 互联互通性　采纳应用统一标准是实现互联互通的基础,信息标准符合性测试和评价的目的是为了最终实现跨机构、跨区域的标准化互联互通。因此,测评工作遵循信息的互联互通性原则,以促进医疗机构与外部,即医疗机构与区域卫生信息平台之间实现信息共享、交换及医疗协作为重点,推动卫生信息互联互通标准化成熟度的不断提升。

3. 多维度综合测评　多维度综合测评原则是指分别从电子病历数据、电子病历共享文档、基于电子病历的医院信息平台和实际应用效果等多个维度,对电子病历信息标准的符合性以及医疗机构间的标准化成熟度进行综合测评。

4. 可重复性和可再现性　可重复性原则是指测评的方法和流程对于不同的检测机构和申请机构均可重复实施,确保测评方法、流程和测试用例的可重复性。可再现性原则是指使用相同的方法多次测试相同的内容,所得的测试结果应该是相同的,确保测试结果的可再现性。

5. 定性和定量相结合　定性和定量相结合原则是指对于不同的测试内容,或采用测试工具自动测试,再根据测试结果进行定量评分,或由测评专家进行人工定性评价。定性与定量是统一的,相互补充的关系,二者相辅相成。

二、测 试 过 程

标准符合性测试的工作包括四个阶段,分别为:测试策划、测试设计、测试执行和测试总结。

测试策划:测试策划主要是对电子健康档案与区域卫生信息平台标准符合性测试的需求分析,确定需要测试的被测系统、范围和内容;明确测试数据样本的抽样原则和要求;提出基本的测试方法;核实测试的资源和技术要求;制订测试计划(包括:资源准备计划和进度计划)。有关测试计划的内容和要求见 GB/T 9386。

测试设计:依据被测系统对应的测试需求,分析并选用对应的测试用例,必要时,补充设计测试用例;采用系统随机抽样的方法获取测试数据样本;选定适用的测试工具和测试资源;建立并校检测试环境及设备;配置测试参数;确定测试用例的执行流程;完成测试就绪评审,主要评审测试计划的合理性和测试用例的正确性、有效性和覆盖充分性,评审测试组织、环境、设备工具和检查表是否齐备且符合要求。

测试执行:使用测试工具执行选定的测试用例,获取和记录测试结果数据,分析并判定测试结果。对测试过程的正常或异常终止情况进行核对,根据核对结果对未达到测试终止条件的测试用例决定是停止测试还是需要修改或补充测试用例,再次测试。对测试中发现的符合性问题列表、汇总和分析。

测试总结:整理和分析测试执行过程中产生的测试数据,对所有测试项的测试结果进行符合性判定,完成电子健康档案与区域卫生信息平台标准符合性测试报告,并通过测试评审。

三、测 试 方 法

数据集、共享文档和卫生信息平台的标准符合性测试主要采用黑盒测试方法,分别使用自动化定量测试和人工定性评价方式执行测试用例。

1. 数据集标准符合性测试方法 数据集标准符合性测试一般采用黑盒测试方法。通常以自动化测试方法为主,以人工测试方法为辅。数据集标准符合性测试包括数据集模拟环境测试和数据集生产环境验证测试。

2. 共享文档标准符合性测试方法 共享文档标准符合性测试包括两种测试方法:第一,共享文档标准符合性测试输出测试,是指被测系统处理测试工具或测试人员输入的测试数据,生成并输出共享文档。第二,共享文档标准符合性测试输入测试,是指被测系统接收并处理测试工具直接输入的测试共享文档,测试工具根据被测系统回复的处理信息判断规范符合性。

另外,对同一被测系统,若已经完成数据集标准符合性测试,则共享文档标准符合性测试可以仅对共享文档的结构进行测试,减少文档内容(数据)的测试。

3. 卫生信息平台标准符合性测试方法 卫生信息平台标准符合性测试包括交互服务测试、性能测试、平台技术架构评估测试和安全测试。功能测试采用常用的黑盒测试方法,测试卫生信息平台的内、外交互功能与相应卫生信息平台技术规范的符合程度;性能测试采用模拟测试方法、现场验证方法、检查审核方法;安全测试采用人员访谈、文档查阅、现场检查三种基本的方法。卫生信息平台测试采用自动化测试和人工测试相结合的方式。

四、测 试 文 档

电子健康档案与区域卫生信息平台标准符合性测试的测试文档包括测试计划、测试规格说明、测试执行记录、测试问题报告和测试报告。

测试计划指在正式测试实施开始前,对电子健康档案与区域卫生信息平台标准符合性测试项目所作的一个总体分析,应包括测试目的、测试范围、测试方法、测试项、各方人员配备、测试进度安排等;

测试规格说明是指测试准备工作的相关说明,应包括测试用例选取说明、测试数据样本说明、测试环境要求、测试执行说明和符合性判定准则等;

测试执行记录指按照双方约定好的测试范围和测试项执行测试用例并记录测试结果,包括正常结果和异常结果;

测试问题报告指在电子健康档案与区域卫生信息平台标准符合性测试过程中,对发现的异常问题汇总分析,应包括问题产生的详细操作过程及结果描述、问题的分布情况等;

测试报告指对电子健康档案与区域卫生信息平台标准符合性测试结果的分析评价和测试结果的说明。

五、测 试 工 具

本规范涉及的测试工具包括数据集标准符合性测试工具、共享文档标准符合性测试工具、功能测试工具和性能测试工具,如表6-23所示。

表6-23 软件测试工具分类表

工具类型	功能和特征说明
电子健康档案基本数据集标准符合性测试工具	对电子健康档案基本数据集的数据元名称、数据类型、表示格式以及值域标准符合性进行测试的工具。
电子健康档案共享文档标准符合性测试工具	对共享文档的文档头、文档体的结构和内容等进行标准符合性测试的工具。
区域卫生信息平台交互服务标准符合性测试工具	区域卫生信息平台交互服务的标准符合性进行测试的工具。
通用性能测试工具	执行区域卫生信息平台性能测试用例,对测试结果进行分析的工具,支持测试捕获和回放,可用于测试设计。
电子健康档案与区域卫生信息平台标准化成熟度评估问卷	由专家负责对区域卫生信息平台的性能、平台架构、应用效果等情况等进行检查。

(胡建平 张黎黎 董方杰)

▪▪▪ 思 考 题 ▪▪▪

1. 简述卫生信息标准分类框架及个人理解。
2. 简述卫生信息分类的目的、对象、原则与方法。

3. 简述标准符合性测试对标准化工作的推进作用。

4. 如何从互操作的需求角度衡量标准化的意义？

■■■ 参考文献 ■■■

1. 全国信息分类编码标准化技术委员会. GB/T 13745—2009 学科分类与代码表[S]. 北京:中国标准出版社,1997.

2. 中国标准研究中心. GB/T 7027—2002 信息分类和编码的基本原则与方法[S]. 北京:中国标准出版社,2002.

3. 中国标准研究中心. GB/T 20001.3—2001 标准编写规则 第3部分:信息分类编码[S]. 北京:中国标准出版社,2001.

4. Dublin Core Metadata Element Set, Version 1.1: Reference Description. 2003-06-02, http://dublincore.org

5. 全国信息技术标准化技术委员会. GB/T 18391—2009(所有部分) 信息技术 元数据注册系统(MDR)[S]. 北京:中国标准出版社,2009.

第七章

卫生信息资源规划实施与评估

卫生信息资源规划是对全机构、区域甚至整个国家同医疗卫生相关信息资源的通盘考虑,既有工程学领域的技术方案,也可能会涉及整个系统的战略策略和目标。规划方案的实施牵涉因素众多,涵盖内容丰富,影响效应亦会深远复杂。科学合理地实施卫生信息资源规划需要编制详细的实施方案,同时强调实施前期、过程和效果的评估,确保其能够顺利高效地得到实施并获得最大产出。

第一节 卫生信息资源规划实施

一、实施的详细调查

信息资源规划的首要环节就是进行详细调查,了解卫生系统的实施环境,进而明确信息需求。因为信息资源的输入来自环境,输出则交付环境,因此对卫生系统或者机构的调查十分重要。

详细调查应遵循高层负责,用户参与的原则。卫生系统的信息资源规划实施涉及整个区域或者机构的长远发展目标、策略、组织结构、流程优化等,必须由主要负责人牵头实施。高级别的高级人员和所有用户都需要共同参与 IRP 培训和规划人员共同讨论实施细节,制订实施计划。

实施信息资源规划的调查包括基础环境、业务环境和应用环境。

二、信息资源的采集

信息资源的采集是指根据卫生系统内各类信息用户的需要,从内外部输入、寻找、选择相关信息,从而进行整合集成的过程。这是形成卫生信息资源的初始化活动。在整个信息资源规划实施的过程中,信息资源的采集至关重要,它关系规划实施的成败。卫生信息化要求卫生机构或者区域卫生系统根据客观信息需求和信息源的特点,遵照一定的采集原则,通过不同的渠道和采集方法,全面采集大量的卫生信息,为公共卫生和临床业务以及综合卫生管理决策服务。

(一)卫生信息资源采集原则

卫生系统所拥有的信息的量和复杂程度是其他领域不可比拟的。因此,卫生系统信息采集具有高度的复杂性,往往需要从不同的业务应用系统和服务点进行信息抽取。为了确保采集任务顺利完成,信息资源采集需要遵循主动性、系统性、计划性、真实性和前瞻性原则。所谓主动性原则是指采集活动应积极主动,充分利用各种现代信息采集技术和工具,根据规划实施的需求选择适宜的信息,保证信息的及时性。所谓系统性原则,则是强调采集活动在时间和空间上的全局性,既强调不同时期、发展阶段的连续性,又强调不同业务系统中相关信息的完整性。计划性原则指根据规划实施的需要有组织、有计划地开展信息采集活动,进而提高信息采集的效益和效率。真实性原则,指采集活动中利用各种技术和方法,通过比照、筛选、提炼,采集真实可信的信息资源。前瞻性原则,指信息资源采集既要满足现实需要,又要提前预判未来的趋势,从而为未来新的信息技术应用留出空间。

此外,信息资源采集应该注意到现实中客观存在的问题。鉴于目前卫生系统组织条块分割,业务生态专科化特征明显,过去和现阶段建立的信息资源采集系统均从某个部门和某种专项业务应用的角度出发,这就决定了信息采集过程中可能存在的片面性、重复性。卫生信息资源规划实施过程中,要根据规划目标,建立统一的信息采集和集成平台,通过共享服务来减少数据重复采集。同时,管理上和组织上的完善创新也是避免信息采集过程中效率低下、重复严重的重要保障。

(二)卫生信息资源采集渠道

卫生信息资源分布广泛,种类丰富,数量庞大。根据不同视角,可对卫生信息资源采集的渠道加以分类。

从系统构成看,卫生信息资源采集渠道可以分为机构(系统)内部渠道和机构(系统)外部渠道。内部渠道指卫生机构(系统)内部形成的各种信息通道,主要用于采集卫生机构(系统)内部信息,包含了机构或者系统内各个业务活动或者应用系统生成的各种信息,比如统计报表、健康档案、图书资料、实验数据、疾病监测等信息。外部渠道包括大众媒体、社交网络、各种政策或者技术发布会以及病人或者健康人群产生的信息需求和信息内容等等。从信息资源采集渠道的分类看,实施卫生信息资源规划应该兼顾内部和外部渠道,覆盖专业性的业务活动同时兼顾公众或者健康消费者的信息发布与需求。

从目标信息的加工层次看,卫生信息资源采集的渠道还可以分为零次信息采集、一次信息采集、二次信息采集以及三次信息采集。零次信息采集是指信息采集活动的目标是没有经过任何形式加工的原始信息,比如医疗机构中各种检验检查设备输出的各种信息,包括病人生理、生化指标数据等等。一次信息采集是指信息采集活动的目标是经过卫生工作人员初次加工之后的信息,比如各种卫生服务记录表单。卫生服务记录表单是卫生管理部门依据国家法律法规、卫生制度和技术规范的要求,用于记录服务对象的有关基本信息、健康信息以及卫生服务操作过程与结果信息的医学技术文档,具有医学效力和法律效力。卫生信息资源采集活动常常涉及的卫生服务记录表单可分为六类:基本信息、儿童保健、妇女保健、疾病控制、疾病管理和医疗服务。二次信息采集的对象是在一次信息的基础上进一步加工完成的各种汇编、索引、年鉴等。三次信息采集的对象则以各类政策和文献的综述与述评为主。整体而言,零次、一次信息采集是卫生信息资源采集活动的基础,二次和三次信息采集更多的属于知识管理和服务的范畴。

288

三、卫生信息资源整理

(一) 信息组织与编码

信息交互是实施卫生信息资源规划的重要目标之一。其前提即信息标准化,实现信息分类和编码一致。卫生信息标准化的内容十分广泛,包括技术规范标准、设施规范标准、术语规范标准和管理流程标准化等方面。

技术规范标准包括信息分类编码标准、信息系统开发标准、信息交换接口标准和信息存储分布标准。信息分类编码就是对数据元素进行分类和代码化,卫生信息资源规划实施时信息分类编码一般遵循国家卫生和计划生育委员会颁布的国家标准。信息系统开发标准是指在进行卫生信息系统开发中应该遵循的系统设计规范、程序开发规范和项目管理规范。系统设计规范规定了字段和数据库命名规则、程序文档编制方法等;程序开发规范规定了标准程序编写、对象命名、数据校验以及程序模块划分等;项目管理规范则规定开发员责权、文档编写和维护等项目管理问题。信息交换接口标准是对信息系统内部和不同信息系统间各类数据转换、输入/输出格式等制定的规范和标准。信息存储、分布标准是对信息资源的存储和分布作出的规定。

设施的标准规范对信息处理设备、网络环境、传输带宽等软/硬件系统作出规定。通常软件包括操作系统、开发工具和应用软件等,硬件包括路由器、计算设备、存储设备等。广义的设施还应包括容纳信息设备的机柜、工作台甚至是建筑物等。

术语规范标准是同一术语表达相同概念,进而避免歧义保证一致。卫生信息资源中存在着大量的基础医学、临床医学、公共卫生和综合管理的术语。术语的标准化是保证卫生信息互联互通的基础性架构。

管理流程标准化则指管理活动中各个业务流程遵循规范化的程序。这对保证卫生信息资源顺利实施尤为重要。

(二) 卫生信息资源整理

卫生信息资源整理是个复杂的过程。由于种种历史原因,卫生机构(系统)中信息的不一致性几乎是广泛存在的。这也决定了卫生信息资源整理在实施卫生资源规划中的特殊地位。各种卫生机构都沉淀了大量不一致、异构的数据,卫生信息资源整理是使其编码统一、概念一致、归属明确的过程,也是对多种数据源的综合集成。

四、卫生信息资源共享

在医疗服务、公共卫生服务、社区卫生服务和卫生综合管理中,一方面各类业务应用系统会沉淀大量潜在有价值的信息资源,另一方面高效优质的服务活动和管理活动又依赖于正确有用的信息。缺乏统一规范和部署,各医疗卫生机构之间的网络物理上不联通,业务标准、数据标准不一致,数据无法交换共享,形成了各单位、各条线的信息孤岛。首先,各单位对基础与公共信息都要重复采集与存储,由此造成人力、物力与财力的重复投资;其次,由于数据的重复采集与存储,导致数据冗余,影响数据的一致性与唯一性;最后,虽然数据被多处采集与存储,但由于标准不一致,数据还是无法交换、共享。不论卫生机构还是区域内的卫生系统,互联互通都是实施卫生信息资源规划的核心内容。

（一）纵向信息共享

有一类业务应用会涉及多个业务机构,例如传染病管理,慢性病管理。横向上,信息源可能来自所有的医疗服务提供机构(医院、诊所、妇幼保健院、体检中心、社区、卫生院)的业务活动,纵向上,各级卫生管理机构(CDC,卫生厅局)则在完成各自的业务管理业务的基础上还要产生向上级的报告。此类应用最易发展成为"烟囱"式的独立系统。

（二）横向信息共享

服务点应用系统是指机构内部直接面对日常业务的应用软件系统,例如医院信息系统、妇幼保健院信息系统、社区卫生服务中心/乡镇卫生院信息系统,社区卫生服务站/村卫生所信息系统、卫生厅/局医疗行政管理信息系统、CDC疾病控制与预防信息系统、卫生监督信息系统、体检中心信息系统、卫生监督信息系统、血库/血站信息系统等等。这些系统直接面对本机构的日常业务活动,有时是相当复杂的,是由多个医疗活动或者多个子系统相互协同工作共同完成的(例如医院病人的诊疗活动);有时是会涉及多个领域的(例如社区卫生服务站的医疗服务、传染病报告、防疫免疫、慢病管理、计划生育、妇幼保健、健康教育)。这些系统的共同特点是需求来自机构内部,系统基于日程业务,较少与其他机构发生关系,最易发展成为信息"孤岛"。

（三）区域信息共享

区域信息共享通过区域卫生信息平台实现。一般分为两层:一层称为居民电子健康档案(管理/集成)平台,一层称为业务集成平台。图7-1给出了EHR平台、业务平台与POS应用的相互关系。

EHR平台(区域卫生网络平台)在域内有一个并且只能有一个。它的任务比较单纯,负责接受各业务平台和POS提供的与居民电子健康档案相关的各类文档式报告,解析和重构符合标准的EHR文档,存储和管理这些文档,为各类用户提供EHR的检索、获取与分发服务。当然,为了实现EHR的安全、广泛共享,它必须有一套复杂的服务以支持互联、互通操作。

业务集成平台在域中会有多个,例如传染病管理、慢性病管理、计划生育和孕产妇管理、儿童保健、防疫免疫管理等等。每个业务平台的构建通常是围绕一个领域某一类具体的业务需求构建的,有自己的数据采集、数据存储、业务处理逻辑、数据检索、分发服务和报告系统,可能有多类POS应用部署在不同的业务机构。为了满足卫生管理机构的管理需求,可能还有自己的操作型数据存储(operational data store, ODS)存储。应该特别注意的是,基于平台的业务活动会与EHR有着广泛、密切的联系,这种联系是双向的,许多还是实时的。该平台的一个重要的功能就是负责与EHR平台的互联互通,所有与EHR相关的文档双向传递的任务一定是通过这个平台实现的。

五、卫生信息资源存储

不同形态的存储是卫生信息资源的载体,是卫生信息资源开发和利用的基础。随着卫生信息化建设工作的深入开展,各类信息技术和设备在卫生机构中日益广泛应用,其最终结果是快速增长的各种卫生数据存储在各类设备上。如何确保卫生信息资源的存储安全,并使之能被高效可靠的加以开发利用是实施卫生信息资源规划必须考虑的议题。

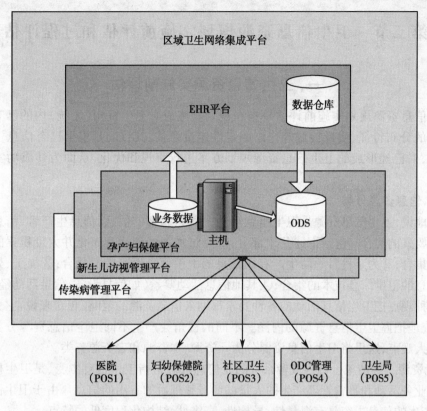

图7-1　区域卫生信息共享示意图

一般而言,信息资源存储的原则是:操作界面的统一性、数据视窗的一致性、组织机构的等级性和处理软件的通用性;信息资源存储规划的内容包括:保护操作、备份与恢复、数据存档、复制和缓存、病毒防护、广域网的恢复等。卫生信息同人的健康和个人隐私息息相关。在复杂的信息安全环境下,安全、稳定的卫生信息存储至关重要。广泛采用的存储策略有分级化存储、动态数据迁移和信息集中化管理。数据备份方案则包括硬盘异地镜像、数据库异地镜像和交易异地镜像。现在,数据存储技术和架构体系正发生着日新月异的变化。实施卫生信息资源规划,应当综合对存储容量、安全性等指标性的要求、技术和方案的成熟度以及方案的经济性三个方面,统筹规划,因地制宜。

六、卫生信息资源的应用

信息资源应用是将采集、整理、存储的信息资源传递给用户满足其信息需求的过程。实施卫生信息资源规划,其终极目的是促进分布广泛、数量庞大的卫生信息获得有意义的应用。通常信息资源的应用分为两类:一是支持日常业务处理,二是支持决策管理。以一个区域卫生系统而言,信息资源的应用满足社区卫生机构日常业务开展的社区业务支撑应用;面向市民提供服务的居民健康服务应用;面向医疗卫生机构的卫生协同服务应用;面向卫生行政部门及管理者的卫生综合管理应用。而作为单个卫生机构,信息资源应用主要满足日常管理和业务活动的需要,比如医院财务管理应用、床边病人监测应用等等。

第二节　卫生信息资源规划实施前评估和过程评估

一、卫生信息资源实施前评估

卫生信息资源规划实施前评估是指在规划实施前对卫生机构(系统)内的已有的各类信息资源的分布特征、质量特点等作出的定性定量评估,其目的是根据已有信息资源的类别和特点,对已经形成的卫生信息资源规划方案进行审视和优化,从而为其成功实施打下基础。

(一) 信息资源分类

广义地说,卫生信息资源是卫生信息活动中积累起来的信息、信息生产者、信息技术等信息活动要素的集合。包括下述几个部分:①经过加工处理后有序化并大量积累的有用卫生信息的集合;②为某种目的而生产有用信息的卫生信息生产者的集合;③加工、处理和传递有用信息的卫生信息技术的集合;④其他信息活动要素(如信息设备、信息活动经费等)的集合。这种观点把卫生信息活动的各种要素都纳入信息资源的范畴,相对来说,它更有助于全面、系统地把握卫生信息资源的内涵。不同的视角会产生不同卫生信息资源分类。根据马费成等人观点,这里将卫生信息资源分为元资源、本资源和表资源三类。

1. 元资源　所谓卫生机构或者系统的元信息资源是指卫生信息本身,是卫生机构或者系统各项业务活动和日常管理产生的大量的经过整理后的有用的信息。由于卫生活动的复杂性,其产生的信息内容具有海量性、异构性、高维性、结构化程度低的特点。

2. 本资源　本资源是指卫生系统内从事信息活动的人力资源,包括了信息技术人员、信息分析人员和信息管理人员。从部门特点来看,卫生系统内的本资源分布在计算机(信息)中心、病案室、统计室、信息管理科、图书馆等。当前我国卫生信息人力资源整体上存在数量不足质量不高的特点,成为卫生信息化深入发展的一个瓶颈,在实施卫生信息资源规划前应当引起特别的关注。

3. 表资源　表资源指卫生系统内的信息技术、信息设备和信息设施,是实施卫生信息资源规划的一个基础和载体。通常,它包括了各类业务应用系统的软件和硬件。

(二) 资源现状分析

对卫生信息资源加以分类后,应当系统的从资源的完整性、统一性、准确性、连接性、安全性和保密性加以评价。此处的信息资源特指信息本身,即元信息资源,但评估时强调从本资源和表资源方面分析问题产生的原因。

1. 完整性　卫生信息多是在交易数据的基础上生成的。由于交易数据的客观属性,卫生机构内的信息在某些方面存在不完整的特点,比如字段缺失、数值缺失等等。完整性评估是对现有的信息资源的结构和属性作出评估。

2. 统一性　由于种种原因,卫生机构内的业务应用系统可能会由不同的厂商提供,其采用的标准可能有不一致的地方。卫生信息资源的统一性评估就是针对标准不一而实施评价。

3. 准确性　信息在收集、整理和存储的过程中都会有概率出现错误和失真的现象。准确性评估是保证卫生信息质量的重要手段。

4. 连接性　连接性评估是对卫生信息互联互通能力的评价。部门之间、层级之间都可能存在信息传递不通畅,信息系统孤立割裂的特点,连接性评价是对这一特点的严重程度作出判断。

5. 安全性　强调评判卫生信息采集、整理、存储、传输、利用等各环节的安全性问题。

6. 保密性　卫生信息多数涉及患者或者居民个人隐私问题。因此对卫生信息资源的评估需要考虑的保密能力方面的议题。

(三) 利益相关者分析

实施卫生信息资源规划,会涉及机构或者整个卫生系统一些业务活动的流程甚至是组织结构,势必阻力和推力并存。利益相关者分析有助于解析这一情形。利益相关者是指与卫生信息资源规划有一定利益关系的个人或组织群体,可能是机构或者系统内部的(如医生、护士),也可能是外部的(如 IT 设备供应商或病人)。利益相关者分析明确卫生信息资源规划内的各个利益相关角色,往往通过利益相关者角色图和权利矩阵来加以分析。

图 7-2 是进行卫生信息资源规划利益相关者分析的一个概念模型。该图揭示了卫生信息资源规划项目涉及的一般性利益相关部门和群体。这些利益相关者随着卫生信息资源规划的范围、实施阶段会有所变化。

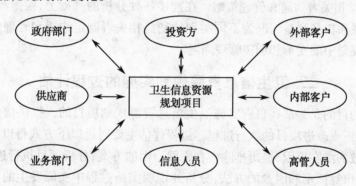

图 7-2　卫生信息资源规划利益相关者概念模型

通常进行卫生信息资源规划利益相关者分析的步骤包括:识别利益相关者、确定利益相关者和卫生信息资源规划之间的互动关系、利益相关者的权利与利益分析、利益相关者分类以及针对不同利益相关者制定管理策略。

1. 识别利益相关者　卫生信息资源规划利益相关者的识别一方面可以参考图 7-2 中的角色分类,另一方面需要结合卫生信息资源规划的具体范围、内容、性质、目标进行具体分析,可以采用头脑风暴法、专家判断法、焦点小组讨论等工具进行具体利益相关者确认。根据分析的结果,创建利益相关者登记表。

2. 确定利益相关者和卫生信息资源规划的互动关系　利益相关者和卫生信息资源规划的互动关系主要是指不同的利益相关者同卫生信息资源规划之间的相互影响。在分析中特别要强调利益相关者对实施卫生信息资源规划产生的推动和阻碍作用,同时明确实施卫生信息资源规划对不同方面的利益带来的正负效应。在卫生系统或者卫生机构中,信息资源规划是全局性的工程,会涉及组织改造、流程变动等复杂的系统变革,正确判断利益相关者和信息资源规划的互动关系是成功进行利益相关者沟通和管理的重要基础。利益相关者和卫生信息资源规划之间的互动关系一般用图的方式进行表示,并配以较为详细的说明。常用的分析工具有力量场分析、归因图(鱼骨图)分析等。

3. 利益相关者的权利与利益分析 用表格的形式描述各个利益相关者在实施卫生信息资源规划项目中的具体权利和利益。

4. 利益相关者分类 通过利益相关者权利-利益矩阵进行分类。典型的利益相关者权利矩阵如图7-3,通过权利和利益两个维度将利益相关者分为高权利低利益、高权利高利益、低权利低利益和低权利高利益等四类。

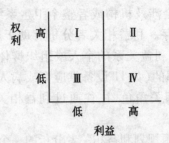

图7-3 权利-利益矩阵

5. 制定利益相关者沟通和管理策略 在前述各种分析的基础上,根据与卫生信息资源规划的互动关系和权利利益情况为不同类别的利益相关者制定沟通和管理策略,重点解决卫生信息资源规划中的变革和期望管理问题。

二、卫生信息资源规划实施的过程评估

过程评估的目的是为那些负责实施卫生信息资源规划项目的人提供信息反馈,从而及时地、不断地修正或改进项目的执行过程。过程评估主要通过以下方式得以实现:分析实施进程中导致失败的潜在原因,提出排除潜在失败原因的方案;分析项目执行进程中导致失败的不利因素,提出克服不利因素的方法;分析并说明实施过程中实际发生的事情和状况;分析并判断它们与目标之间的距离;坚持在规划项目实施过程中提供有关既定决策和新的决策等。过程评估也需要建立在大量的相关数据和信息基础之上。这些数据收集既可以使用正规的方法,也可以使用非正规的方法,包括意见反馈表、等级打分表以及对现存记录的分析等。过程评估是保证规划实施不偏离目标,纠正错误和缺陷的重要手段。主要方法有常规记录分析、专题会议和成本分析与预算控制。

第三节 卫生信息资源规划实施效果评估

一、已有信息资源分布效率评价方法

(一)综合评价法

综合评价法是信息资源分布效率评价的主要方法。自20世纪80年代以来,统计学家和系统工程学者提出了许多综合评价数学模型和方法。这些方法出发点各异,解决问题思路不同,适用对象亦有所差别,因而自有其优点和缺点,能应用的环境不尽相同。层次分析

法、功效系数法和模糊综合评价法是最为常见的综合评价方法。以下对这几种方法做简单介绍。

1. 层次分析法　层次分析法(analytic hierarchy process, AHP)是由美国运筹学家萨蒂于 20 世纪 70 年代提出的一种对复杂现象的决策思维进行系统化、模型化、数量化的方法。其基本原理是将一个复杂的无结构的问题分解为它的各个组成部分,将这些组成部分(或称为元素)整理成为一种递阶层次的顺序,按照每个元素的相对重要性赋予其表示主观判断的数量值;然后综合这些判断以决定到底是哪个元素有着最大的权重和如何影响问题的最终结果。其步骤包括:①确定层次结构;②构造判断矩阵;③求权重系数;④一致性检验;⑤计算各个评价指标的组合权重系数;⑥求出综合评分指数及排序。进行层次分析时务必保持一致性。一致性意味着以下两点:第一点,类似的思想或目标应按照其同性或关联被组合在一起;第二点,建立在某个特定准则基础上的思想或目标之间的关系强度可以得到相互验证。

层次分析主要的优点有:①原理简单、层次分明、因素具体、结果可靠,既可用于同一单位不同时期的纵向比较,又可用于不同单位同一时期的横向比较,因而实用性强;②该评价方法是在充分考虑主观条件因素的基础上进行的,指标对比等级划分较细,能充分显示权重作用;③对原始数据不做任何变量变换,直接加权计算出综合评分指数,没有削弱原始信息量,使评价结果具有切实性和合理性;④可检验其判断思维全过程的一致性;⑤可将定性定量资料综合进行分析,得出定量化结论,并能以优劣的排序形式表现出来,因此特别适用于那些难以完全用定量指标进行分析的复杂问题。

其主要缺点包括:①当各层因素较多时两两判断比较困难,计算比较复杂;②在权重的确定上,由于有评价人的参与,评价结果难免受评价人主观因素的影响。

鉴于层次分析法的基本原理和特点,这种方法常常和德尔菲法、模糊综合评价方法联合使用,从而获得更理想的评估信度和效度。

2. 功效系数法　功效系数法是一种多目标决策分析的方法,亦可以用于对复杂事物的综合评估。该方法根据系统工程和运筹学中目标规划的原理,第一步确定各指标的满意值和不允许值;第二步以满意值为上限、以不允许值为下限,计算各指标的满意程度,并转化为相应的评价分数——功效系数;第三步对各指标的功效系数按其权重经加全几何平均得出综合评价分数,对评价对象的综合状况做出评估。综合功效分数与评价对象综合状况成正比。分数越大,表明评价对象的综合状况越佳。

功效系数法的基本数学模型为

$$d_i = \frac{x_i - x_{si}}{x_{hi} - x_{si}} \times 40 + 60 \,(i = 1, 2, \cdots, n)$$

$$D = (p_1 + p_2 + \cdots + p_n)\sqrt[n]{\prod_i^n d_i^{p_i}} \,(i = 1, 2, \cdots, n)$$

其中 d_i 为第 i 个指标的功效系数,D 表示评价对象的综合功效系数,x_i、x_{si} 及 x_{hi} 分别代表某指标的实际值、不允许值及满意值,p_i 为第 i 个指标的权重。

功效系数法的优点有:①该方法按人们习惯的百分制评分方法,给出百分制的综合分数,含义明确,易于理解;②评价指标的选择没有较大的限制;③对指标的处理保持了方向的一致性,不需要将逆向指标转向;④评价结果灵敏度高。其缺点主要是对单项得分的计算须事先确定两个对比标准(满意值和不允许值),而许多综合评价问题中,理论上没有明确的满意值和不允许值,因此操作难度较大。

3. 模糊综合评价法 模糊综合评价法(fuzzy comprehensive evaluation method,FCEM)是根据模糊数学理论,针对评价对象在定性和定量上模糊性,利用模糊关系合成原理,采用多个评价因素,对事物隶属等级状况进行综合评价的方法。模糊综合评价法的一般步骤为:①对每一个评价系统给出一个指标集合(U)及评价集合(V);②建立 U、V 的模糊评价矩阵 R;③设置指标的权数分配 A;④矩阵合成(将 A 与 R 合成,得到评价指标 B:A * B);⑤对 B 进行归一化处理;⑥根据最大隶属度判断。

其优点是:①模糊评价通过精确数字手段处理模糊评价对象,能对蕴藏信息呈现模糊性的资料做出比较科学、贴近实际的量化评价;②评价结果是一个向量,而不是一个点值,包含的信息相对丰富,不仅可以比较准确地刻画被评价对象,还可以进一步加工,得到参考信息。其缺点有:①计算复杂,对指标权重向量的确定主观性较强;②当指标集较大时,结果会出现超模糊现象,分辨率很差,无法区分谁的隶属度更高,甚至造成评判失败。

4. 综合评价法在卫生信息资源分布效率评估中的应用 如前所述,层次分析与模糊综合评价联合使用,彼此能起到相互补充的作用。层次分析法在确定评价指标以及指标权重上具有较大优势,而模糊综合评价法则能充分利用这些指标及权重中蕴含的信息。其基本步骤分为两大步:第一步利用层次分析方法确定指标体系和权重;第二步利用模糊综合评价方法计算评价结果。具体如下

(1)建立指标体系并设定权重:建立指标体系并设定权重是进行模糊评价的基础。这一部分通常先应用层次分析方法获得指标体系和权重。首先明确对于卫生机构信息资源规划评价有影响的相关因素和指标,然后进行加权处理,再对不同等级设置相应权重,形成评价指标体系。

建立指标体系后就可以邀请一定数量的专家对指标进行评分,将每一等级的专家人数除以总共的人数,得出一个对于各个指标评价的权重,反映评价指标对信息系统质量的影响程度,即符合下面的隶属函数:

$$R(x) = \frac{r_1}{n_1} + \frac{r_2}{n_2} + \frac{r_3}{n_3} + \frac{r_4}{n_4} + \frac{r_5}{n_5}$$

其中,$r_1 \sim r_5$ 表示评价的 5 个等级,$n_1 \sim n_5$ 表示每个等级对应评价专家的人数。所得出的是每个二级指标各个评价标准所对应的权重。例如,对于层次划分部分来说,20 位专家对其进行评价的集合中,优秀、良好、较好、合格和不合格的人数分别是 14、2、2、1、0,这样功能模块部分术语五个等级的权重就分别是 0.70、0.10、0.10、0.05、0.00。对于其他的二级指标也可以利用类似的方法,最终得出表 7-1。

表7-1 卫生机构信息资源规划效果评价指标体系

一级指标和权重	二级指标和权重	效果和权重				
		优秀	良好	较好	合格	不合格
总体结构 A1(0.15)	层次划分 F1(0.3)	0.75	0.10	0.10	0.05	0.00
	功能模块 F2(0.3)	0.70	0.15	0.10	0.05	0.00
	信息流向 F3(0.4)	0.75	0.10	0.10	0.05	0.00

一级指标和权重	二级指标和权重	效果和权重				
		优秀	良好	较好	合格	不合格
信息质量 A2(0.25)	信息来源 F4(0.2)	0.65	0.15	0.15	0.05	0.00
	可靠性 F5(0.3)	0.75	0.10	0.10	0.05	0.00
	信息类型 F6(0.2)	0.60	0.25	0.10	0.05	0.05
	时效性 F7(0.3)	0.70	0.15	0.10	0.05	0.00
信息覆盖面 A3(0.15)	广泛性 F8(0.5)	0.70	0.15	0.10	0.05	0.00
	新颖性 F9(0.5)	0.60	0.20	0.15	0.05	0.05
应用软件 A4(0.2)	可靠性 F10(0.25)	0.70	0.15	0.10	0.05	0.00
	效率 F11(0.2)	0.65	0.15	0.15	0.05	0.00
	安全性 F12(0.3)	0.75	0.10	0.10	0.05	0.00
	保密性 F13(0.25)	0.70	0.15	0.10	0.05	0.00
信息技术 A5(0.1)	技术成熟度 F14(0.3)	0.60	0.20	0.15	0.05	0.00
	市场占有率 F15(0.4)	0.65	0.15	0.15	0.05	0.00
	技术先进性 F16(0.3)	0.55	0.20	0.15	0.05	0.05
信息标准 A6(0.1)	准确性 F17(0.3)	0.80	0.15	0.05	0.00	0.00
	可扩展性 F18(0.4)	0.75	0.15	0.05	0.05	0.00
	符合性 F19(0.3)	0.80	0.15	0.05	0.00	0.00
信息有效性 A7(0.05)	业务支持度 F20(0.5)	0.65	0.15	0.15	0.05	0.00
	用户满意度 F21(0.5)	0.65	0.15	0.15	0.05	0.00

(2)建立模糊评价矩阵:在得出隶属函数的基础上,每个专家对每个二级评价指标给出一个评价值,用评价向量 $S_i = (S_{i1} + S_{i2} + S_{i3} + S_{i1} + \cdots + S_{ik})$ 来表示。比如一个专家评价"信息来源"这一指标得到的隶属值是0.8,根据表7.1的标准,据最大隶属度原则,该指标对应的指标向量是(1,0,0,0,0),如隶属度是0.5,指标向量为(0,1,0,0,0)。

对每个一级评价指标 A_i,含 j 个二级评价指标,根据已经计算出来的二级评价指标向量,结合每个指标的权重 F_i,可得到第i级评价指标的评价向量 A_i。

$$A_i = (F_1, F_2, F_3, \cdots, F_i) \times \begin{bmatrix} s_{11}s_{12}s_{13}\cdots s_{1k} \\ s_{21}s_{22}s_{23}\cdots s_{2k} \\ s_{31}s_{32}s_{33}\cdots s_{3k} \\ \vdots \\ s_{j1}s_{j2}s_{j3}\cdots s_{jk} \end{bmatrix} = \begin{bmatrix} a_{11}a_{12}a_{13}\cdots a_{1k} \\ a_{21}a_{22}a_{23}\cdots a_{2k} \\ a_{31}a_{32}a_{33}\cdots a_{3k} \\ \vdots \\ a_{j1}a_{j2}a_{j3}\cdots a_{jk} \end{bmatrix}$$

此处,$j \in [1,21]$,$k=5$,$\sum_{i=1}^{k} a_{ji} = 1$。

模糊评价效果计算

$V = (v_1, v_2, v_3, \cdots v_k)$ 模糊评价结果向量用 B 表示,表7.1中每个一级评价指标的权重 $V = (v_1, v_2, v_3, \cdots v_k)$ 乘以上一步算出来的一级指标评价矩阵 A,可得出模糊评价效果矩阵 B,如下所示:

$$B = V \times A = (v_1, v_2, v_3, \cdots, v_k) \times \begin{bmatrix} a_{11}\,a_{12}\,a_{13}\cdots a_{1k} \\ a_{21}\,a_{22}\,a_{23}\cdots a_{2k} \\ a_{31}\,a_{32}\,a_{33}\cdots a_{3k} \\ \vdots\;\;\vdots\;\;\vdots\;\;\vdots\;\;\vdots \\ a_{j1}\,a_{j2}\,a_{j3}\cdots a_{jk} \end{bmatrix} = (b_1, b_2, b_3, \cdots b_k)$$

利用最大隶属度原则确定卫生信息资源规划效果的最终评价结果。首先每个专家对每个二级指标给出一个评价值,再通过综合隶属于同一级指标下的结果,得出第 i 级评价指标的评价向量,结果如下所示:

$$A_1 = (0.3, 0.3, 0.4) \times \begin{bmatrix} 01000 \\ 10000 \\ 00100 \end{bmatrix} = (0.3, 0.3, 0.4, 0, 0)$$

$$A_2 = (0.2, 0.3, 0.2, 0.3) \times \begin{bmatrix} 01000 \\ 10000 \\ 00001 \\ 00010 \end{bmatrix} = (0.3, 0.2, 0, 0.3, 0.2)$$

$$A_3 = (0.5, 0.5) \times \begin{bmatrix} 10000 \\ 00010 \end{bmatrix} = (0.5, 0, 0, 0.5, 0)$$

$$A_4 = (0.25, 0.2, 0.3, 0.25) \times \begin{bmatrix} 10000 \\ 00100 \\ 10000 \\ 01000 \end{bmatrix} = (0.55, 0.25, 0.2, 0, 0)$$

$$A_5 = (0.3, 0.4, 0.3) \times \begin{bmatrix} 01000 \\ 00100 \\ 01000 \end{bmatrix} = (0, 0.6, 0.4, 0, 0)$$

$$A_6 = (0.3, 0.4, 0.3) \times \begin{bmatrix} 01000 \\ 00001 \\ 00100 \end{bmatrix} = (0, 0.3, 0.3, 0, 0.4)$$

$$A_7 = (0.5, 0.5) \times \begin{bmatrix} 01000 \\ 00100 \end{bmatrix} = (0, 0.5, 0.5, 0, 0)$$

然后就可以根据 A 和一级指标的权重计算模糊评价效果矩阵。

$$B = V \times A = (0.15, 0.25, 0.15, 0.2, 0.1, 0.1, 0.05) \times \begin{bmatrix} 0.3 & 0.3 & 0.4 & 0 & 0 \\ 0.3 & 0.2 & 0 & 0.3 & 0.2 \\ 0.5 & 0 & 0 & 0.5 & 0 \\ 0.55 & 0.25 & 0.2 & 0 & 0 \\ 0 & 0.6 & 0.4 & 0 & 0 \\ 0 & 0.3 & 0.3 & 0 & 0.4 \\ 0 & 0.5 & 0.5 & 0 & 0 \end{bmatrix}$$

$$= (0.305, 0.26, 0.195, 0.15, 0.09)$$

根据最大隶属度原则可以得出该专家对卫生机构信息资源规划的综合评价是"优秀"。

（二）多指标比例分析法

1. 多指标比例分析法概述　传统比例分析法（ratio analysis）是一种应用广泛的效率计算方法。如门诊收费室的工作效率可以用单位时间内处理的交易量来衡量。单位产出的成本经常被用于评价卫生机构的工作效率。这种方法适合于描述单输入与单输出的比例关系，容易理解，便于同类主体的比较。而多指标比例分析法则针对多路输入输出的情况建立效率评价模型。其基本思路是运用一定的方法将多个输入（出）指标转换为一个具有综合意义的指标，然后将两者相比，所得比率即表征了效率的评价结果。其基本步骤是：

（1）分析选择能够表征投入与产出的指标：在多指标的处理上，采用赋权法将其转化为一个综合指标。即根据各项投入（产出）指标对综合投入（产出）效果影响的重要程度赋予一定的权重，将各项投入（产出）指标无量纲化后与其权重相乘后再相加，即得投入（产出）综合指标值。其中如何将指标无量纲化以及如何确定其权重是关键问题。

（2）无量纲化：就是针对量纲不同的各指标间不能简单相加的情况，通过变换，用比率的形式来消除量纲不同所带来的影响，使原本不可以直接相加的变量可以相加。可采用功效系数法对数据进行标准化处理，公式为：指标 L 比率 $L = \dfrac{L - L_{min}}{L_{max} - L_{min}}\alpha + (1 - \alpha)$，其中 Lmax 和 Lmin 分别表示参加比较的各单元中该指标的最大值和最小值；L 则表示某单元指标的实际值，一般取 $\alpha = 0.9$。

（3）权重确定：可采用主成分分析法予以解决。主成分分析法是通过研究指标体系的内在结构关系，将多个指标的问题化为少数指标问题的一种多元统计分析方法。即把原来多个指标转化为一个或几个综合指标，并且这些少量的指标能够包含原来多个指标的绝大部分信息（80%～85% 以上），其目的在于减少统计数据并揭示变量之间的关系。可以利用相应的统计软件针对无量纲化处理后的数据，计算相关系数矩阵，计算特征值和特征向量、方差贡献率等，从而可最终确定各指标权重。

按照上述方法和步骤就可以计算得出投入综合指标值和产出综合指标值，二者的比值表征了各评价单元效率的相对高低。

多指标比例分析的优点主要是：通过对指标进行无量纲化处理，确定权重过程中用主成分法，有较好信度和效度，并且得出的综合指标之间相互独立，减少了信息的交叉；避免了"人为判定"、"专家评议"或"平均分配"等主观色彩较重的方法存在的缺陷，可以较好地避免由各指标重要程度不同和部分相互重合所造成的综合指标失真带来的问题。其缺点是：计算相对复杂，针对性强，难以进行普遍意义上的应用，因此具有一定的局限性。

2. 多指标比例分析法的具体应用　运用指标体系法建立卫生机构信息资源分布效率的评价模型，可按以下步骤进行。

（1）卫生机构信息资源分布进行投入与产出分析，根据完备性、精练性、互斥性和可操作性的原则选取相应的投入与产出指标，以全面、客观地反映卫生机构信息资源分布的效率。

（2）建立卫生机构信息资源分布效率模型：

$$E_i = \frac{C_i}{T_i}(i = 1, 2, \cdots, s, s \text{ 是带评价机构的个数})$$

其中，E_i 表示 i 个待评卫生机构信息资源分布的效率值，C_i 和 T_i 分别表示第 i 个待评卫生机构信息资源分布的产出综合指标和投入综合指标。

$$C_i = \lambda_1 C_{i1} + \lambda_2 C_{i2} + \cdots + C_{ij} + \cdots + \lambda_m C_{im}$$

（$C_{i1}, C_{i2}, \cdots, C_{ij}, \cdots, C_{im}$ 为第 i 个待评价机构信息资源分布的 m 项产出指标，λ_j 表示其相应的权重）

$T_i = \delta_1 T_{i1} + \delta_2 T_{i2} + \cdots + \delta_k T_{ik} + \cdots + \delta_n T_{in}$ （$T_{i1}, T_{i2}, \cdots, T_{ik}, \cdots, T_{in}$ 为第 i 个待评卫生机构信息资源分布的 n 项投入指标，δ_k 则代表其相应的权重）

（3）数据收集及无量纲化处理：第 i 个待评价卫生机构信息资源分布的 j 项产出指标 C_{ij} 的无量纲化值为

$$\frac{C_{ij} - C_{\min(i)}}{C_{\max(i)} - C_{\min(i)}} \times 0.9 + 0.1$$

其中，$C_{\max(i)} = \max(C_{1j}, C_{2j}, \cdots, C_{ij}, C_{sj})$，$C_{\min(i)} = \min(C_{1j}, C_{2j}, \cdots, C_{ij}, \cdots, C_{sj})$

第 i 个待评价卫生机构信息资源分布的 k 项投入指标 T_{ik} 的无量纲化值为

$$\frac{T_{ik} - T_{\min(i)}}{T_{\max(i)} - T_{\min(i)}} \times 0.9 + 0.1$$

其中，$T_{\max(i)} = \max(T_{1k}, T_{2k}, \cdots, T_{ik}, \cdots T_{sk})$，$T_{\min(i)} = \min(T_{1k}, T_{2k}, \cdots T_{ik}, \cdots, T_{sk})$

（4）利用统计软件进行主成分分析，针对标准化处理后的投入与产出指标，分别计算相关系数矩阵、特征值和特征向量、方差贡献率等，最终确定投入和产出指标的权重：$\lambda_1, \lambda_2, \cdots, \lambda_j, \cdots, \lambda_m$ 和 $\delta_1, \delta_2, \cdots, \delta_k, \cdots, \delta_n$。

（5）运用第（2）步建立的模型公式，分别计算各待评卫生机构信息资源分布的投入综合指标 T_i、产出综合指标 C_i 和投入产出比 E_i——卫生机构信息资源分布效率。值得注意的是，这些分布效率值只能反映卫生机构资源分布效率的相对效果，不是真正的分布效率值，只说明各卫生机构资源分布的相对优劣。

（6）结果分析：可对 E_i 排序或用统计软件做进行聚类分析，进而发现规律或得出结论。

二、卫生信息资源规划实施效果的评价模型分析

（一）卫生信息资源规划实施效果评价模型概述

卫生信息资源规划实施效果的评价需要围绕着信息资源规划方法的运作模式与关键结果模型，需要分别对与信息资源层次和应用结构主相关的业务信息系统运行效能、与信息系资源分布结构相关的业务信息系统信息资源分布效率进行评价。

在卫生系统中，机构层次的信息系统及其子系统大半是运行-功能态的，一种实施环境就有一种系统结构形态，它为系统的运行提供了支撑框架。由上面的分析可知，一种实施环境可以对应多种运行-功能态，因此有必要对某些管理体制的运行—功能态进行研究，从而改善卫生机构信息资源规划的实施环境，例如信息资源的层次结构对信息系统功能态的影响。通过引入势效系数对信息资源规划过程中的运行—功能态势进行分析研究，使信息资源规划处于良好的运行—功能态势上。

系统运行效能评价模型需要选取同一卫生机构不同时点上的相同指标进行评价，而一个完整的评价体系不仅需要从卫生机构内部进行评价，而且需要从卫生机构外部进行评价，计算被评价卫生机构与同类卫生机构的相对效率，因此需要介绍卫生信息资源规划实施效果评价模型的另一组成部分——信息资源分布效率评价模型。对于卫生机构信息系统来

说,其投入均是活动所需的主要资源,其产出是活动过程中的成果输出,如果要对多个同类卫生机构的相同指标进行评价,须对多个输入和多个输出进行"综合",即通过赋予每个输入、输出恰当的权重使之转换为一个"总体输入"和"总体输出",那么将两者相比就可得每个卫生机构的效率值,并且进行横向比较,提出信息资源分布的最优方案,结合卫生机构实际情况进行调整以达到相对最优。信息资源分布效率评价模型选取不同卫生机构同一时点上的相同指标进行评价,与系统运行效能评价模型相互补充,共同构成了信息资源规划实施效果评价模型,可以比较完整、准确地对实施效果进行评价,详细如图7-4所示。下面将分别介绍两种模型的相关概念和应用情况。

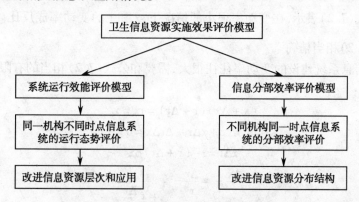

图 7-4　卫生信息资源实施效果评价模型示意图

（二）卫生机构信息系统运行效能评价模型

1. 势分析概述　势是形(资源)发挥效能的条件和程度。资源一旦投入使用,立刻就有势的问题发生。比如,同样的医院信息系统软件,在不同技术水平和管理水平的医院中发挥的效能是不同的;规模和设备条件相仿的两家医院,其信息化所带来的效益可以相差很大;此外,信息资源在采集、整理、存储、共享、应用和开发的过程中也会因技术条件和管理机制变化而发生增值和损耗,这也会有势的问题存在。

系统论认为,系统是由若干组元集合而成的,形成一定的结构,这种结构决定了系统的输入和输出功能,通常被称为要素-结构-功能决定论。即要素决定结构,结构决定功能。在系统工程中,结构—功能分析是一种基本分析方法。类似的陈述在许多自然科学和社会科学的分支都存在,作为一种普适的模式使用。但是最近的研究表明,系统的一定结构可以容纳多种运行态,每一种运行态都对应着一种输入/输出功能,结构对功能的决定不一定是唯一的。因此,结构—功能分析应修改为结构—运行—功能分析。运行—功能态就是势态,或简称为势。定量地研究系统的运行—功能态,即势态,需要引入势效系数的概念并确定计算势效系数的方法。

2. 势效系数及其计算　若考虑势是形(资源)发挥效能的条件,由于具体情况中存在的差异性,难以直接进行测量与分析。如果将势看成是形发挥效能的程度,这样则比较容易处理。

假设为了完成某一特定的卫生信息系统建设,在技术条件和管理机制都符合信息系统建设要求的实施环境下,需使用的某类资源的量为 x_0 单位,但实际用去 x 单位。这种差别当然可以解释成特定的实施条件不同,即是具有不同的势造成的。此时有关系

$$x_0 = rx \tag{7.1}$$

式中,r 称为 x 的势效系数,是资源量 x 发挥效能的度量,可看成是一种折合系数。

对同一个 x_0,r 和 x 的取值有互补关系:

$$dx_0 = rdx + xdr = 0$$

$$\frac{dx}{x} + \frac{dr}{r} = 0$$

$$\frac{dx}{x} \Big/ \frac{dr}{r} = -1 \tag{7.2}$$

微分关系式(7.2)表示,在变动率很小的情况下,x 和 r 的变动率成反比。在 $\left|\frac{dr}{r}\right| \leqslant 3\%$ 的情况下,式(7.2)相当精确。

由于卫生信息系统建设的变动率往往很大,需要和公式(7.2)相当的有限增量形式。由(7.1)可以写出:

$$(x + \Delta x)(r + \Delta r) = rx = x_0$$

$$r\Delta x + x\Delta r + \Delta r\Delta x = 0 \tag{7.3}$$

$$x\Delta r = -(r + \Delta r)\Delta x$$

$$\frac{\Delta x}{x} = -\frac{\Delta r}{r} = -\frac{1}{1 + \frac{\Delta r}{r}}$$

式(7.3)就是式(7.2)的有限增量形式。

引入势效系数把资源发挥效能的程度和资源的使用量提到等价的程度,而每一个变量 x_0,在定量分析中都由两个量的乘积 rx 取代。

势效系数是资源变量效能发挥程度的度量指标,因此它的计算需要事先确定资源发挥效能的度量方式,后者通常是描述信息系统运行规律的某些函数。通常,将一个函数表示为

$$y = f(x_1, x_2, \cdots, x_n) \tag{7.4}$$

值得说明的是,式(7.4)通常不是恒等式,它可能仅对某些特殊值严格成立,而对 x_1, $x_2, \cdots, x_n$ 的一组特定取值和它们实际对应的 y 值并不真正满足式(7.4),而是会有一个偏差 d。

$$y = f(x_1, x_2 \cdots, x_n) + d \tag{7.5}$$

就卫生机构信息系统的现实情形来说,偏差 d 往往没有小到可以忽略不计的程度,而且其取值的可重复性也不一定好。所以,式(7.4)不能看成确定性公式使用,且式(7.5)中对 d 用随机处理效果也不尽理想。

从主动性决策理论观点看,公式(7.5)中偏差 d 的存在是由于各资源变量 x_j 发挥效能程度的变异造成的,即由现实的 x_j 的势效系数 r_j 不正好都是 1 产生的。引入势效系数 r_j,则可把式(7.4)改造成对任意一组数据均成立的恒等式:

$$y = f(r_1 x_1, r_2 x_x, \cdots, r_n x_n) \tag{7.6}$$

现在关键问题是要设法计算出每一个 $r_j, j = 1, 2, \cdots, n$。

在单变量函数的情形,公式(7.6)可变成 y = f(rx),势效系数的计算大致和求反函数联系在一起。在多变量函数的情形,$n \geqslant 2$,公式(7.6)为不定方程。要解出每一个

r_j,则需要给出某些分离条件。这里以线性函数势效系数的计算为例进行说明,同理便可推得指数函数、倒数函数、二次多项式函数、分式函数等其余函数形式势效系数的计算方法。

一元线性函数的一般形式是:

$$y = a + bx \qquad (7.7)$$

按前面的叙述,式(7.7)仅对某些特殊值 $\bar{y}$、$\bar{x}$ 成立。

$$\bar{y} = a + b\bar{x} \qquad (7.8)$$

若式(7.7)是经验公式,则 x 的均值 $\bar{x}$,y 的均值是 $\bar{y}$,就是一组使式(7.8)成立的特殊值。

对一般的一组样本值(x,y),公式(7.7)不一定成立。这是需要引入 x 的势效系数 r,可把式(7.7)化为恒等式。

$$y = a + brx \qquad (7.9)$$

由式(7.9)可以解出:

$$r = \frac{y - a}{bx} \qquad (7.10)$$

由式(7.8)可知 $b = \dfrac{\bar{y} - a}{\bar{x}}$,代入式(7.10)中就有:

$$r = \frac{y - a}{x} \left/ \frac{\bar{y} - a}{\bar{x}} \right. \qquad (7.11)$$

一般来说,对于多元线性函数:

$$y = a_0 + a_1 r_1 x_1 + a_2 r_2 x_2 + \cdots + a_n r_n x_n \qquad (7.12)$$

参照函数:

$$\bar{y} = a_0 + a_1 \bar{x}_1 + a_2 \bar{x}_2 + \cdots + a_n \bar{x}_n \qquad (7.13)$$

分别把式(7.12)和式(7.13)进行改写,得到

$$1 = a_1 \frac{r_1 x_1}{y - a_0} + a_2 \frac{r_2 x_2}{y - a_0} + \cdots + a_n \frac{r_n x_n}{y - a_0} \qquad (7.14)$$

$$1 = a_1 \frac{\bar{x}_1}{y - a_0} + a_2 \frac{\bar{x}_2}{y - a_0} + \cdots + a_n \frac{\bar{x}_n}{y - a_0} \qquad (7.15)$$

对比式(7.14)和式(7.15),引入分离条件为

$$\frac{r_j x_j}{y - a_0} = \frac{\bar{x}_j}{\bar{y} + a_0} \qquad j = 1,2,\cdots,n$$

从而得

$$r_j = \frac{y - a_0}{x_j} \left/ \frac{\bar{y} - a_0}{\bar{x}_j} \right. \qquad j = 1,2,\cdots,n$$

r_j 确实是单变元线性函数情形的推广,在实际问题中,$\dfrac{y}{x_j}$ 是具有明确含义的参数,r_j 是由其演变而来的。

在理性决策理论中,系统变量的集合 X 和时间的集合 T 构成系统变量空间$\{X,T\}$。对系统变量空间内运动形式的定量描述既可是确定性的,又可是随机性的。势的客观

存在说明,显示的系统变量空间是不均匀的。即在系统变量空间中传递某种运动时,在不同的传递方向或同一方向的不同距离上,运动传递的速度和运动强度的衰减和增强可以是不相同的。这种不均匀性本质上不能用随机波动加以概况,而应由势效系数来刻画。

势效系数 r 是定义在系统变量空间的坐标点(x,t)上的函数。它的值由描述系统变量空间运动形式的数学方程决定。不同的运动形式在同一坐标点(x,t)上激起不同的势效系数。

习惯上,常把对应现实客体的变量称为是概念的量,而势效系数则是虚概念的量。所以,在系统变量空间{X,T}中引入势效系数的集合R,构成虚实结合的系统变量空间,即虚实空间,记为{X,R,T}。

简单地说就是现实的系统变量空间是不均匀的。虚实空间是现实系统变量空间的更真实写照,系统变量空间的不均匀性由势效系数集合R描述。建立在虚实空间上的决策理论称为虚实理论。

考虑系统变量空间不均匀性(用势效系数的集合R表示)的策略称为有节制的策略。所以,节制决策研究要在势分析的基础上进行。

由于系统变量空间的不均匀性,系统变量空间可以具有多个运行—功能态,信息系统的运行机制就有一般规律和特殊规律存在。着眼于系统运行规律的一般性和特殊性的相互联系和相互区分,分析和确定每一种运行—功能态的特征和运行条件,研究机制决策的理论就是奇正理论。

3. 卫生信息系统运行效能评价目的　卫生信息系统运行效能评价目的如图7-5所示。

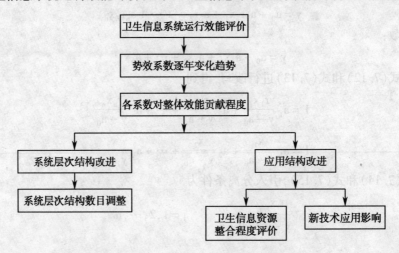

图 7-5　卫生信息系统运行效能评价目的

卫生机构信息系统运行效能评价主要对卫生机构信息资源规划中的层次结构和应用结构等管理体制进行分析,通过对层次结构数目的调整、资源整合程度的评价、高新技术应用产生的影响等因素进行优化和改进,从而改善卫生机构信息资源规划的实施环境。即通过引入势效系数对信息资源规划过程中各影响因素对卫生机构整体运行效能的贡献程度进行分析研究,使信息资源规划处于良好的运行功能态势上。

（三）卫生机构信息资源分布效率评价模型

1. 数据包络分析概述　数据包络分析(data envelopment analysis,DEA)是著名运筹学家A. Charnes,W. W. Cooper 等人提出的一种效率评价方法。它把单输入单输出的工程效率概念推广到多输入多输出同类决策单元(DMU)的有效性评价中去,极大地丰富了微观经济中的生产函数理论及其应用技术,同时在避免主观因素,简化算法,减少误差等方面有着不可低估的优越性。DEA 方法一出现就以其独有的特点和优势受到人们的关注,不论在理论研究还是在实际应用方面都得到迅速发展,并取得多方面的成果,现已成为管理科学、系统工程和决策分析、评价技术等领域中一种常用而且重要的分析工具和研究手段。两个最基本的 DEA 模型是 C2R 模型和 C2GS2 模型。1978 年 A. Charnes 等人以单输入单输出的工程效率概念为基础提出了第一个 DEA 模型——C2R 模型,它是以分式形式给出的。而后,R. D. Banker 等人从公理化的模式出发给出了另一个刻画生产规模与技术有效的 DEA 模型——BCC 模型,并证明了它与 C2R 模型具有相同的形式。1985 年 A. Charnes 和W. W. Cooper 等人针对 C2R 模型中生产可能集的凸性假设在某些条件下是不合理的,给出了另一个评价生产技术相对有效的 DEA 模型——C2GS2 模型。这两个模型的产生不仅扩大了人们对生产理论的认识,而且也为评价多目标问题提供了有效的途径,使得研究生产函数理论的主要技术手段由参数方法发展成为参数与非参数方法并重。上述两个模型是最基本的 DEA 模型。在此基础上,又派生出一些新的 DEA 模型,主要有以下几种类型:C2WH 模型、C2WHL 模型、C2W 模型、Banach 空间的 DEA 模型,此外,还有发展 DEA 模型、动态 DEA 模型,以及考虑随机因素的 DEA 模型等。总之,自 1978 年以来,多种派生和专用的 DEA 模型相继诞生。随着 DEA 方法的不断发展,越来越显示出它们的重要地位,并成为系统分析的有力工具之一。

作为一种效率评价方法,DEA 与多指标比例分析法具有某种相似性。其出发点也是基于比例分析的思想,但是考虑到评价主体通常对输入、输出之间的信息结构了解甚少或它们之间的相互替代性比较复杂的情况,以及出于尽量避免受分析者主观意志影响的目的。在 DEA 方法中并没有事先给定输入、输出的权重,而是将它们视为变量;在后续分析过程中根据某种原则来确定它们,这就是 DEA 方法的核心思想。下面是 DEA 思想的数学语言说明。

假设有 n 个 DMUj,$(1 \leqslant j \leqslant n)$ 的输入、输出向量分别为

$$x_j = (x_{1j}, x_{2j}, \cdots, X_{mj})^T > 0, j = 1, 2, \cdots, n$$
$$y_j = (y_{1j}, y_{2j}, \cdots, y_{mj})^T > 0, j = 1, 2, \cdots, n \tag{7.16}$$

其权重向量分别为:$v_j = (v_1, v_2, \cdots, v_m)^T, u_j = (u_1, u_2, \cdots, u_u)^T$,则 h_j 为第 j 个决策单元DMU$_j$ 的"效率评价指数"。

对于式(7.16):①总可以适当地选取 u 和 v,使 $h_j \leqslant 1$;②简略而言,h_j 越大,表明 DMU$_j$ 能够用相对较小的输入得到相对较大的输出。因此,如果想了解 DMU,在这个 DMU 中相对来说是不是"最优"的,可以考虑当尽可能地变化 u 和 v 时,h_j 的最大值究竟是多少? 如果存在这样的 u 和 v 使 $h_j = 1$,那么就可以认为 DMU$_j$ 是相对有效的。

这里对 C^2R 和 C^2GS^2 模型做一简要介绍。

(1)C2R 模型。

如果要对 DMU$_{j0}$ 进行评价,可以构造如下的 C^2R 模型:

$$(\bar{P})\begin{cases} \max \dfrac{\sum\limits_{k=1}^{N} u_k y_{j0}}{\sum\limits_{i=1}^{m} v_i x_{ij0}} = V_{\bar{p}} \\ s.t. \dfrac{\sum\limits_{k=1}^{s} u_k y_{kj}}{\sum\limits_{i=1}^{m} v_i x_{ij}} \le 1, j=1,2,\cdots,n \\ u_k \ge 0, k=1,2,\cdots,s \\ v_k \ge 0, i=1,2,\cdots,m \end{cases} \tag{7.17}$$

这是一个分式规划问题,若令 $\begin{cases} t = \dfrac{1}{V^T x_0} \\ \omega = tv \\ \mu = tu \end{cases}$ (为简便计,记 j_0 为 0,以下同),则可待到(P)相应的线性规划模型为

$$\begin{cases} \max \mu^T y_0 = V_p \\ s.t. \omega^T x_j - \mu^T y_j \ge 0, j=1,2,\cdots,n \\ \omega^T x_0 = 1 \\ \omega \ge 0, \mu \ge 0 \end{cases} \tag{7.18}$$

根据线性规划对偶理论,(P)的对偶规划模型为

$$(D)\begin{cases} \min \theta = V_D \\ s.t. \sum\limits_{j=1}^{n} \lambda_j y_j - s^+ = \theta x_0 \\ \sum\limits_{j=1}^{n} \lambda_j y_j - s^+ = y_0 \\ \lambda_j \ge 0, j=1,2,\cdots,n \\ s^+ \ge 0, s^- \ge 0 \end{cases} \tag{7.19}$$

可以证明规划($\bar{P}$)、(P)、(D)的最优值相等,其最优解也具有等价性。这里仅以常用的规划(D)为例说明评价结果即其最优值和最优解的实际含义。式(6.19)中 θ 为 DMU_0 的相对效率值,V_D 表示其最优值。设 V_D 对应的最优解为 λ^*、s^{*-}、s^{*+}、θ^*,则有如下结论。

①当 $\theta^* = V_D = 1$ 且对每个最优解 λ^*、s^{*-}、s^{*+}、θ^* 都有 $s^{*-} = 0, s^{*+} = 0$ 时,称 DMU_0 为 DEA(C^2R)有效。其经济含义为:DMU_0 在原投入 x_0 基础上所获得的产出 y_0 已达到最优。要保持 DMU_0 的产出不变,不仅不能将其投入的各分量按同一比例 θ(比例值 θ:$0 < \theta < 1$)减少,而且连个别投入分量也不能减少。

②当 $\theta^* = V_D = 1$ 且 $s^{*-} \ne 0$ 时,称 DMU_0 为弱 DEA(C^2R)有效的。其经济含义为:DMU_0 在原投入 x_0 基础上所获得的产出 y_0 不变,或在投入 x_0 不变的情况下可将 y_0 提高 s^{*+}。

③当 $\theta^* = V_D < 1$ 时,称 DMU_0 为非 DEA(C^2R)有效的。其经济含义为:DMU_0 的投入产出效率在这 n 个 DMU 中是相对较低的。在保持 DMU_0 产出 y_0 不变的前提下,可将原投入 x_0 的各个分量按同一比例 θ^*($\theta^* < 1$)减少。

此外,模型($\bar{P}$)、(P)、(D)主要是研究 DMU 输入有效性的,即从"产出不变,投入最少"

的角度分析问题,通常称为基于输入的 C^2R 模型。同样可以构造基于输出的 C^2R 模型,探讨如何使"投入不变,产出最大"。只要将式(7.17)中的目标函数 $\max \dfrac{u^T y_0}{v^T x_0} = V_P$ 取其倒数而改为 $\min \dfrac{u^T y_0}{v^T x_0} = V_P$,就可得到一个与($\bar{P}$)等价的分式规划($\bar{P}'$)及相应线性规划($\bar{P}'$)和对偶规划($D'$),其中($D'$)的模型如下:

$$(D')\begin{cases} \max \alpha = V_D' \\ s.t. \ \sum_{j=1}^{n} \lambda_j x_j + s^- = x_0 \\ \sum_{j=1}^{n} \lambda_j y_j - s^+ = \alpha y_0 \\ \lambda_j \geq 0, j = 1,\cdots,n \\ s^+ \geq 0, s^- \geq 0 \end{cases} \tag{7.20}$$

对模型($\bar{P}'$)、(P')、(D')同样可类似定义 DEA 有效(C^2R)、弱 DEA 有效(C^2R)和非 DEA 有效(C^2R),且三种情况下其最优值和最优解的含义是等价的。如通过(D')评价 DMU_0 的有效性时,在保持 DMU_0 投入量 x_0 不变的情况下,可将原产出 y_0 的各个分量按同一比例 α^* ($\alpha^* > 1$)增加,则 DMU_0 未能使现有投入转化为"最大"产出,是非 DEA 有效(C^2R)的;若 $\alpha^* = 1$,则说明 DMU_0 是弱 DEA 有效(C^2R)或 EA 有效(C^2R)的(而且仅当 $s^{*-} = s^{*+} = 0$ 时)。

研究 DMU 输出有效性的规划模型($\bar{P}'$)、(P')、(D')与基于输入的 C^2R 模型统称为 C^2R 模型。处于简化计算的目的,后又建立了等价的具有非阿基米德无穷小的 C^2R 模型。

(2)C^2GS^2 模型

前面所介绍的 C^2R 模型都是基于满足凸性、锥性、无效性与最小型假设的生产可能集 T 的。

$$T = \left\{ (x,y) \,\middle|\, x \geq \sum_{j=1}^{n} \lambda_j x_j, y \geq \sum_{j=1}^{n} \lambda_j y_j, \lambda_j \geq 0, j = 1,\cdots,n \right\} \tag{7.21}$$

但事实上,并不是任何时候锥性都成立的,此时相应的生产可能集为

$$T = \left\{ (x,y) \,\middle|\, x \geq \sum_{j=1}^{n} \lambda_j x_j, y \geq \sum_{j=1}^{n} \lambda_j y_j, \sum_{j=1}^{n} \lambda_j = 1, \lambda_j \geq 0, j = 1,\cdots,n \right\} \tag{7.22}$$

当某一 DMU 所有投入与产出的组合已满足式(6.21)时,就不能用以式(7.20)为基础的 C^2R 模型来分析其有效性。因此,1985 年 A. Charnes 等人又提出了不考虑生产可能集满足锥性的 DEA 模型,即 C^2GS^2 模型。由于此模型中的许多概念、结论及变形式与 C^2R 模型均有很大的相似之处,这里直接给出基于输入的 C^2GS^2 模型式(7.23)和基于输出的 C^2GS^2 模型式(7.24),如下所示。

$$(D)\begin{cases} \min \sigma = V_D \\ s.t. \ \sum_{j=1}^{n} \lambda_j x_j - s^+ = \sigma x_0 \\ \sum_{j=1}^{n} \lambda_j x_j - s^+ = y_0 \\ \sum_{j=1}^{n} \lambda_j = 1 \\ \lambda_j \geq 0, j = 1,2,\cdots,n \\ s^+ \geq 0, s^- \geq 0 \end{cases} \tag{7.23}$$

$$(D)\begin{cases} \min\beta = V_{D'} \\ s.t. \sum_{j=1}^{n}\lambda_j x_j + s^- = x_0 \\ \sum_{j=1}^{n}\lambda_j x_j - s^+ = \beta y_0 \\ \sum_{j=1}^{n}\lambda_j = 1 \\ \lambda_j \geq 0, j = 1,2,\cdots,n \\ s^+ \geq 0, s^- \geq 0 \end{cases} \qquad (7.24)$$

运用 C^2GS^2 模型判断 DMU 的有效性也有三种形式,即 DEA 有效(C^2GS^2)、弱 DEA 有效(C^2GS^2)和非 DEA 有效(C^2GS^2)。其定义与 C^2R 模型类似,也是以最优值 σ^*(或 β^*)是否为 1 及其最优解中 s^{*-} 和 s^{*+} 是否为 0 来判断的。其区别在于 C^2GS^2 下的(弱)DEA 有效仅指"技术有效",而 C^2R 下的(弱)DEA 有效不仅包括"技术有效"还包含"规模有效"。

"技术有效"指:当产出为 y 时,相应的投入 x 不可能在减少;当投入为 x 时,相应的产出 y 不可能再增加。"规模有效"则指 DMU 投入增量的百分比与对应的产出增量百分比相等,该决策单元处于规模收益不变的生产方式。由此可见,"规模有效"实际上是对 DMU 规模收益是否不变的判断。此外,还可以运用 DEA 模型来分析 DMU 规模收益的其他状态(包括规模收益递增和规模收益递减)。此处仅给出运用基于输出的 C^2R 模型的判别方法:

若 DMU_0 为弱 DEA 有效(C^2GS^2),且 λ^*,α^* 为式(7.20)的最优解,则

DMU_0 规模收益递增当且仅当 $\alpha^* > 1$,$\sum_{j=1}^{n}\lambda_j^* < 1$;

DMU_0 规模收益不变当且仅当 $\alpha^* = 1$;

DMU_0 规模收益递增当且仅当 $\alpha^* > 1$,$\sum_{j=1}^{n}\lambda_j^* > 1$。

应该注意的是,"DMU_0 为弱 DEA 有效(C^2GS^2)"是非常重要的假设条件,即只有技术有效的决策单元才能确定其规模收益状态,这与经济学中对规模收益的讨论是一致的。

2. 数据包络分析方法的优点　数据包络方法的一个直接和重要的应用就是根据输入/输出数据对某类型部门、单位(DMU)进行相对效率方面的评价,特别是对具有多投入-多产出特点的复杂系统的相对有效性分析更有特色。复杂系统的评价往往涉及多种多样的因素,很难找到一个合理包含各个评价指标的效用函数,而 DEA 方法在此方面具有以下优点:①不需要事先确定具体的函数形式,即可直接通过观测数据的分析就可获得 DMU 的相对效率值;②对投入/产出指标有较大的包容性,各项指标不仅可以具有不同的度量单位,并且它可以接受那些在一般意义上很难定量的指标(如心理指标等),因此它在处理复杂系统的评价问题是比多指标比例分析法更具优越性。此外,与前面所提到的层次-模糊综合评判方法相比,DEA 方法也有其优势:①在权重的确定上避免了主观因素的影响;②层次-模糊综合评判方法仅从被评价单元自身的角度进行评价,而没有考虑到同类事物间的相似性与关联性之间的必然性。而依据同类事物间的这种联系,不仅可以发现被评价单元在同类单元中的相对位置,还能根据同类单元提供的信息发现被评价单元的不足,进而提出较差单元改进的策略和办法。

卫生信息资源分布效率评价是一个典型的复杂系统有效性评价的问题,目前已有不少研究应用数据包络分析方法进行资源分布效率,并取得了较好的效果。类似地,DEA 方法也适用于卫生机构信息资源分布效率的评价。此外,有研究指出,具有 DEA 有效性的 DMU 有

以下性质：除非增加一种或多种新的投入或减少某些种类的产出，否则无法再减少任何现有投入量（或无法再减少任何现有产出量）。因此，可以认为具有 DEA 有效性的 DNU 在一定程度上满足"帕累托最优"标准。所以 DEA 方法对于卫生机构信息资源分布效率的评价是一种相当有效的方法。

3. 卫生信息资源分布效率评价的目的

卫生信息资源分布效率评价的目的如图 7-6 所示。

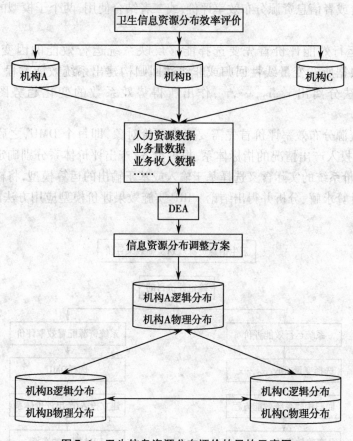

图 7-6　卫生信息资源分布评价的目的示意图

卫生信息资源分布效率评价模型侧重于从卫生机构外部进行评价，计算被评价卫生机构与同类卫生机构的相对效率并进行横向比较，提出信息资源分布的最优方案，结合卫生机构实际情况进行调整以达到相对最优。因此需要选取同类卫生机构的相同可测度指标进行数据包络分析，如不同卫生机构的人力资源指标、业务量指标、业务收入指标等数据。经 DEA 分析可以得到信息资源分布的调整方案，对卫生机构信息资源的逻辑分布和物理分布进行量化调整，其中逻辑分布调整主要是对卫生机构管理范围与职能方面的调整，物理分布调整主要是对信息数据量方面的调整，最终使资源分布最优化。如图 7-6 所示。

三、实施效果评价模型的应用方法

卫生信息资源规划实施效果评价模型包括系统运行效能评价模型和信息资源分布效

率评价模型,系统运行效能评价模型对信息系统的势效系数并进行分析,信息资源分布效率评价模型应用 DEA 方法评价系统资源分布的相对效率。系统运行效能评价模型需要选取同一卫生机构不同时点上的相同指标从卫生机构内部进行评价,而信息资源分布效率评价模型则选取不同卫生机构同一时点上的相同指标从卫生机构外部进行评价,两者相互补充。

任何评价模型均有其适用条件,因此首先需要确定评价目的,根据评价目的确定选择系统运行效能评价或者信息资源分布效率评价,或二者结合使用,两个子模型的适用条件参见前文。

进行系统运行效能评价首先要选择能够反映系统运行效能的因变量 y 和自变量 $x_1, x_2, \cdots, x_n$,根据所选变量线性回归或非线性回归构建出系统效能方程,之后根据势效系数的计算方法分离出 $r_1, r_2, \cdots, r_n$,作出所得势效系数的变化趋势图,分析并得出结论。

进行系统资源分布效率评价首先需要确定评价对象,即每个 DMU,之后建立能够全面反映各个 DMU 投入产出情况的指标体系,根据投入/产出评价体系分别确定输入矩阵和输出矩阵,根据评价系统的实际含义选择基于输入或基于输出的运算模型,将输入矩阵和输出矩阵代入模型计算求解,分析并得出结论。IRP 实施效果评价模型应用方法的步骤如图 7-7 所示。

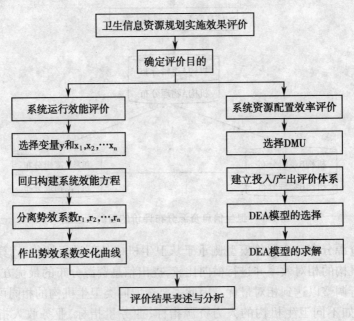

图 7-7 卫生信息资源规划实施效果评价模型应用方法的步骤

(马敬东)

▪▪▪ 思 考 题 ▪▪▪

1. 简述利益相关者分析在卫生信息资源规划中的应用

2. 何谓综合评价法？简述该方法在评估卫生信息资源规划实施效果评价中的应用。

■■■ 参 考 文 献 ■■■

1. 魏权龄. 数据包络分析. 北京:科学出版社,2004.
2. 盛昭瀚,朱乔,吴广谋. DEA 理论、方法与应用. 北京:科学出版社,1996.
3. 朱乔. 数据包络分析(DEA)方法的综述与展望. 系统工程理论方法应用,1994(3).
4. 柯新生. 企业信息资源规划理论与方法研究. 北京:电子工业出版社,2013.

第八章

卫生信息资源开发和利用

卫生信息化的核心和本质是卫生信息资源的开发和利用。现代信息技术的迅速发展，并在医疗卫生行业广泛应用，为卫生信息资源的开发利用提供强有力的技术支持，尤其是随着电子健康档案和电子病历应用的普及，卫生行政部门可获取和利用的信息资源正在迅速积累，但卫生信息资源的开发利用明显滞后于网络基础设施建设和应用系统建设，特别是对卫生信息资源价值的认识和重视不足，管理角色缺位和标准化滞后都严重制约了卫生信息化建设的可持续发展。因此，卫生信息资源的开发与利用已逐步成为卫生信息化建设的重要发展战略。

第一节　卫生信息资源开发利用策略和方法

一、卫生信息资源开发利用现状和问题

（一）卫生信息资源开发利用的现状

1. 卫生信息资源的重要性日益备受重视　随着全球信息化进程的加快，人们越来越深刻地认识到，信息资源与材料和能源一样成为重要的战略资源，对经济社会发展的作用日益突出。信息资源也融入了医疗卫生机构的日常服务工作中，如卫生服务记录、电子病历、医院信息系统。卫生信息资源的开发利用日益受到医生、护士和医院管理人员的高度重视。

对于医务工作者，可以通过卫生信息资源了解世界医疗技术的新发展、新动态，可以足不出户地在网上与同行专家交流学术信息，发送和下载最新医学情报，探讨各种疾病的病因-机制及诊断、治疗新方法。卫生信息资源的利用已渗透到医学科学的各个领域。

对于非医务工作者，可以通过网络查找自己所需要的各种医学知识，如急救知识、保健方法，了解疾病的病因、诊断、治疗和预防的方法。还可以通过网上咨询或远程会诊，可以不受地域的限制，聘请异地的专家对相关问题进行讨论，获得权威的会诊意见。也可以很方便地查到各家医疗机构的专业特点、专家状况、服务项目、服务时间和费用等情况，同时也方便地获取医疗机构的地理位置、交通等情况。

2. 卫生信息资源越来越互联互通　近年来，卫生信息技术的快速发展以及卫生信息化建设广泛开展为深度开发和广泛利用信息资源创造了前所未有的条件。以区域医疗建设为

例。"区域医疗信息平台"是服务于某一区域内的预防保健、疾病诊疗、保障和提高人民健康的数字化、网络化、智能化的基础性支撑平台。目前,世界各国都在探索建立适合本国国情的区域医疗信息平台,目的在于建立统一高效、互联互通、信息共享的医疗信息平台,将分散在不同层次、不同机构的医疗资源进行整合,使各级医疗服务人员在任何时间、任何地点都能及时获取必要的信息,以支持高质量的医疗服务。2009 年以来,我国很多省市推进区域医疗服务信息平台建设。全国投资项目约 60 项,分布于 16 个省市,覆盖人群最高达1000 万~4500 万人,区域医疗信息化建设取得了明显进展。

3. **卫生信息管理平台日趋完善** 随着人们对卫生信息资源重视程度的不断提高,越来越多医疗机构和部门逐步建立和完善卫生信息管理平台。例如疾控部门的传染病监测平台、医疗行政部门的医疗质量和安全监测平台,医疗保险部门的保险业务管理和监测平台等。这些平台的建设成果不仅能够让政府部门全面、及时、动态地掌握医疗质量信息,更有助于培养高水平的医院管理队伍,有效地提高医疗机构的医疗质量管理水平,为加快医疗机构的改革与发展奠定基础,为各级医疗主管部门的科学决策和宏观调控提供依据。

以传染病监测信息网络直报系统为例。2004 年 1 月 1 日起,全国启动了法定传染病监测信息的网络直报系统,该系统通过现代通信手段,在国家、省、市、县疾病预防控制机构信息联网的基础上,实现与当地医疗机构联网,并将信息网络向乡(镇)和城镇社区延伸,形成了纵横贯通的信息报告网络,在全国建立了统一、高效、快速、准确的传染病疫情报告系统,是国家传染病报告与监测的主渠道。这个平台是国家突发公共卫生事件应急反应机制监测信息系统建设的重要组成部分,它在实现传染病监测、防治信息的个案报告及管理的前提下,可满足中央、省(自治区、直辖市)、市(地区)、县(区)四级疾病预防控制机构对传染病疫情信息同时进行实时动态监测,实行疾病监测信息的一体化管理和共享。在该信息平台上,目前已经构建了《用户权限管理系统》、《疾病预防控制基本信息系统》、《疾病监测信息报告管理系统》、《突发公共卫生事件报告管理系统》和《传染性非典型肺炎个案专报系统》、《人感染高致病性禽流感个案专报系统》、《结核病防治管理信息系统》、《艾滋病防治管理信息系统》、《鼠疫防治管理信息系统》等实行重点控制的专病管理系统(以下简称网络直报系统),并将随着疾病预防控制能力建设的进展,逐步扩展相关的监测和管理系统。

(二)卫生信息资源开发利用存在的问题

1. **临床数据中心的建设面临严重挑战** 为了提高临床数据采集的数量和质量,目前大多数医疗机构开展了临床数据中心的建设。所谓医院临床数据中心就是通过统一的数据定义和构架以及集中的数据环境,在不同的异构数据库中进行数据采集、分析和整合,从而实现临床数据的共享和应用,同时也是为后续的数据挖掘、分析和指导提供宝贵的数据资源。数据中心作为信息时代的中枢,承担着医疗机构核心业务运营、信息资源服务、关键业务计算、数据存储和备份,以及确保业务连续性等重要任务。但是数据中心的建设面临严重挑战,主要体现在如下几个方面。

(1)数据越来越集中,对数据中心的可靠性要求越来越高。

(2)数据中心的建设规模越来越大,系统更庞大、复杂。

(3)资本投入庞大:在硬件和网络方面需要投入大量资金,以支撑高速运转和存储的需要。

(4)运营越来越复杂:传统数据中心运营管理水平普遍较低,专业化程度不高,已无法适应对数据中心的合规性、可用性、经济性和服务性等要求。并且现在的数据中心建造规模更为庞大,结构更加复杂,因此运营越来越复杂。

2. 卫生信息化建设不平衡 由于我国区域经济文化发展不平衡,卫生信息化建设工作在地区和单位之间差距悬殊。例如,沿海省份的县级疾病及防疫控制机构早已建立了局域网,但在西部欠发达地区的卫生单位才刚刚利用国家卫生信息化建设项目投资配备上计算机;有的配上了计算机,也没有能够操作计算机的人员。

3. 尚未建立有效的应用软件开发机制 目前基层单位普遍反映缺少适应本单位特点的应用软件,希望中央和省级领导部门组织力量开发。但是应用软件开发是一个资金投入高、开发周期长的系统工程。从需求调查、软件开发、试点应用和调整到后期软件分发、人员培训、服务咨询、软件升级等各个环节工作,都必须有畅通的协调机制予以保证。目前,卫生系统还没有建立很好开发机制。

4. 基础建设较为薄弱 从整体上看,我国卫生行业中各种业务规范和标准,目前尚处于逐步建立、完善和提高的过程中,尤其是卫生信息标准化工作还比较薄弱。这对卫生信息化的进一步发展形成了一定的阻碍。目前医院信息化建设中最棘手的问题,就是缺乏信息标准和编码,与发达国家确实存在一定的差距。1987 年美国已开始着手研究"医院电子信息交换标准技术"(health level 7,HL7),以建立规范医疗机构临床信息、财务信息和管理信息交换的标准,而我国只是在最近几年才开始着手组织研究与翻译。目前,国家虽然组织发布了一些信息标准,如疾病分类标准、药品编码标准、机构编码标准,但是由于管理机制不完善,资金投入不足,建立完整的标准化体系,还有很长的路要走。

5. 卫生信息人才资源匮乏是现状共识 从主观愿望上,所有管理者和从业人员都期望这种状况尽快得以改变;但从客观环境看,我国来势迅猛的大规模卫生信息化建设对大批专业人才的需求与卫生信息人才补充培养的巨大缺口之间的现实矛盾,将会是我国未来较长一段时期不得不面对的客观现实。由于卫生信息人才的综合性高素质要求和边缘性交叉学科跨专业性、创造性、协作性的特点,即使今后几年院校培养了大批卫生信息人才,仍然不可能完全解决卫生信息人才的供求矛盾,这个复杂的社会问题不可能在短时期内获得根本性解决。因此,必须以此为基点来正确认识问题,抛弃"等、靠、要"不切实际的幻想,以现有条件为基础并创造新的环境条件,立足长远,尽一切力量设法扭转和解决问题。

6. 信息孤岛日趋严重 随着我国卫生信息化进程加快,信息孤岛日趋严重,其具体表现为:不同医院、医院各部门间信息传递缓慢,数据的一致性、安全性得不到保证,信息集成化程度不高,信息交换标准不统一,共享程度低。目前主要存在于医疗机构中的孤岛类型有两种:数据孤岛和系统孤岛。

(1)数据孤岛是数据共享和交换的系统之间相互孤立的现象。随着计算机技术运用的不断深入,不同软件间,尤其是不同部门间的数据信息不能共享、设计、管理、业务的数据不能进行交流,数据出现脱节,即产生信息孤岛,势必带来信息需要重复多次的输入、信息存在很大的冗余、大量的垃圾信息、信息交流的一致性无法保证等困难。

(2)系统孤岛是指在一定范围内,需要集成的系统之间相互孤立的现象。原先各自为政所开发的局部应用使得各系统之间彼此独立,信息不能共享,成为一个个信息孤岛。有条件的医疗机构投入资金将以前的系统重新升级、设计,在一定范围内实现了信息的共享,业务可以跨部门按照流程顺序执行。经过一段时间后,又有新的系统要上,又发现这些系统所需要的数据不能从现有系统中提取,仍然要从现有系统统计打印出来再输入到新系统中,又出现了信息孤岛。

二、卫生信息资源利用策略

(一)经济策略

美国政府通过款项划拨、赠款、贷款、补偿奖励等各种形式投资 EHR,推进 EHR 建设和应用,资金主要分配给那些不太可能采用电子健康档案系统的医疗机构,如小型诊所、农村卫生室、社区卫生服务中心等。此外,联邦政府还提供税收抵免、绩效奖励、卫生信息技术基金等财政支持,各州也在积极寻求其他可行的筹资方式,州政府、慈善机构、金融机构等都可作为资助方,通过特种税、发行债券等方式筹集资金,用于州公私合作组织机构建设和技术建设;同时,通过向医疗保健机构、医疗保健支付方、公共卫生机构等信息共享参与方收取费用,解决长期运营的资金问题。美国经济振兴和再投资法(American Recovery and Reinvestment Act,ARRA)计划在 10 年内划拨 270 亿美元用于 EHR 的推广应用,对那些"有意义使用"了 EHR 的医院和医生给予财政补贴。从 2011 年开始,医疗保险和医疗补助将把每个合格医生的财政补助上调到 4.4 万美元或 6.375 万美元,而每个合格医院的财政补助上调到 1100 万美元,以帮助他们购买、实施、有效地使用优质的 EHR 系统。如美国哥伦比亚纪念医院因为愿意将其数据中心对外共享,包括与其没有隶属关系的诊所,因此获得了该州下拨的一大笔专款,帮助支付 EHR 部署成本。

我国也正在通过多种形式的融资方式辅助电子健康档案的利用。政府为试点单位提供一定的科研基金,医疗机构在利用电子健康档案过程中,应该根据自身特点,找准适合的利用业务,同时发展特色医疗服务,以便获取的多的医疗资源。同时,医疗机构对于电子健康档案的利用可以尝试与多个企业进行合作开发与商业利用。例如与软件技术类企业进行扩大电子健康档案利用功能的研究与实践活动,与投资银行或慈善机构进行沟通协商,获得某类电子健康档案利用成果的开发和应用的权力;通过向国家银行贷款等形式直接获得资金来源支持电子健康档案的利用。当然,最直接有效且能长远的支持医疗机构电子健康档案的利用的方式就是将利用结果应用在病患或进行健康护理的居民身上,以诊费或护理费用等形式逐渐维持电子健康档案的利用。

(二)法律策略

卫生信息资源包含大量关乎于个人隐私的信息,近年来,对患者隐私权的保护已受到越来越多的关注。尤其是在信息化时代,健康信息的机密性不仅受到不正当地接触、储存信息的威胁,而且还面临在信息传输过程中被截取、篡改的危险。信息安全是有效保护隐私权的技术前提和保障。为此美国政府在 1996 年制定了的《健康保险携带和责任法案(Health Insurance Portability and Accountability Act,HIPAA)》,据此美国卫生和福利部于 2000 年 12 月制定电子医疗保健信息交换的安全标准,规定了一系列关于管理、技术和物质方面的安全程序,以保护受电子医疗信息的安全,同时又要求为每位患者提供唯一的识别符,采用电子签名等技术实现医疗数据在使用过程中的用户认证,以保证医疗数据的一致性和不可否认性。

HIPAA 法案规定医院以诊疗为目的﹑保险公司和社会保障机构以给付为目的都可以从医院获得患者的电子健康信息而不需经过患者同意。同样在某些情况下法律可强制要求调阅病历,如虐待老人和儿童、医疗事故。当然如果是因为治疗和医疗费用给付以及健康保健业务以外的目的如市场分析、医学研究、筹集基金等使用患者的电子健康信息则需要获得患者的签名授权。

HIPAA 法案对那些非治疗目的而需要使用患者电子健康信息的机构设置了一个"最低必须"要求的限制,这是一种权限的划分。这些机构的员工只能看到他们权限等级所允许看到的信息．以保证他们完成自己权限范围内的工作。此外,HIPAA 法案对于物质依赖病人隐私的保护、基因信息的保护、雇主对雇员健康信息的访问限制、应用于医疗市场开发的健康信息、法律强制执行和以国家安全为目的而公开的健康信息都做了专门的规定。

根据 HIPAA 法案的思路,电子病历所涉及的隐私权制定相应的法律法规应当包括以下内容:①病人对其电子病历的权利;②保存电子病历的医疗机构的权利和义务;③对于建立电子病历数据库的网络运营商的资格的认证(技术认证和法律认证);④电子病历运营商的权利与义务;⑤对提出要约(搜集、使用、公开患者电子病历信息)的机构及其员工权利的限制;⑥基因信息的保护;⑦法律强制执行的电子病历信息的公开;⑧以国家安全为目的的电子病历信息的公开;⑨雇主对雇员健康信息的访问限制。

随着我国医疗信息化的发展,国家和社会对于医疗信息的隐私保护日益重视,在 2009 年制定的《基于健康档案的区域卫生信息平台建设指南(试行)》中明确规定"保护隐私保护及信息安全是卫生信息平台所要重点解决的问题",并专门规定了信息系统的建设需要采用诸如身份认证的,角色授权,责任认定,电子签名和数字时间戳等技术手段来实现上述目标。但是与世界上发达国家相比,因为我国在相关领域的研究起步较晚,尤其是远程医疗所涉及责任认定等法律问题,国内相关研究仍处于近乎空白的状态。同时在远程医疗设备评估和标准化,远程医疗中的隐私权保护,数据安全传输等方面也没有相关的规范措施和"落地"的可操作技术规范和手段。

通过不断完善的法律法规制定,能够将卫生信息资源的开发利用实现最大化的效益,同时信息资源的安全性管理有良好的保障。

(三) 行政策略

卫生信息资源具有隐私性、安全性等特征,因此,在对其开发利用的过程中,国家职能部门可以通过试点、考核、规划,协调、监督、检查等方式采取相应的行政策略,来开发和利用卫生信息资源的应用。

1. 试点　为配合新医改形势下的卫生信息化建设,国家卫生和计生生育委员会信息化工作领导小组组织全国近千名专家,开展了健康档案、电子病历及相关技术规范标准的科技攻关和试点应用工作。例如电子病历,开展电子病历试点,建立和完善以电子病历为核心的医院信息系统,是实现现代化医院管理目标的重要措施,对完善医院管理模式具有重要意义和深远影响。电子病历试点工作坚持"以人为本",落实深化医药卫生体制改革相关工作,在"十二五"卫生信息化统一规划框架内,通过电子病历应用试点,在医院建立和完善以电子病历为核心的医院信息系统,与居民电子健康档案有效衔接,促进区域医疗信息交换与共享,提高医疗机构信息化管理水平,有效利用医疗资源,进一步提高医疗质量,保障医疗安全,为人民群众提供安全、有效、方便、价廉的医疗服务,促进社会和谐。通过在部分医院和部分区域开展电子病历试点工作,探索建立适合我国国情的电子病历系统;建立完善电子病历应用管理制度、工作模式、运行机制以及质量评估和持续改进体系;探索医院现有医疗信息系统的集成方法,建立区域电子病历数据中心;逐步建立区域内安全共享的电子病历信息管理系统和远程医疗系统;对已发布实施的电子病历相关规范与标准的科学性、先进性和可操作性进行论证和进一步完善,使之能够更好地推广并为临床工作服务。

2. 考核 医院信息化作为卫生信息化重要组成部分,也是体现医院综合竞争力的有力标准。因此,医院信息化考核是发现问题、解决问题、总结经验的主要方法。考核的方法有很多,例如医院信息化评审、医院信息软件测评等。希望通过评审,能对医院信息部门建设和医院信息化建设起到有力的促进和推动作用,为了能充分发挥评审的积极作用。

3. 规划 卫生改革与卫生事业发展迫切需要加快信息化建设。中共中央、国务院《关于深化医药卫生体制改革的意见》把"建立实用共享的医药卫生信息系统"列为"八大支柱"之一,明确了"以推进公共卫生、医疗、医保、药品、财务监管信息化建设为着力点,加快信息标准化和公共服务信息平台建设,逐步建立统一高效、资源整合、互联互通、信息共享、透明公开、使用便捷、实时监管的医药卫生信息系统"。根据以上政策,国家卫生和计生生育委员会(原卫生部)制定了《卫生信息化建设指导意见与发展规划》《全国卫生信息化发展规划纲要》等一些列规划性文件,随即各省市、单位、医疗机构也制定出相应的规划和建议。规划的制定是联结目标与目标之间的桥梁,是联结目标和行动的桥梁,也是政策策略的一种表现形式。

(四) 技术策略

现今对于卫生信息资源开发利用的技术已有很多趋于成熟,通过成熟技术、集成平台、标准化等均有所利用和实践。

1. 成熟技术 现今社会,利用成熟的 Web Services(Web 服务)、中间件技术、数据整合技术、智能 APP、物联网等成熟技术,有利于现有卫生信息资源的开发利用。

(1) Web Services(Web 服务)是一种自包含、自描述和模块化的新的 Web 应用程序分支,其接口和绑定可使用开放的可扩展标记语言(extensible markup language,XML)标准来定义、发布、描述、配置和协调这些可互操作的应用程序,它允许网络上的所有系统进行交互。Web 服务使用基于 XML 作为基本的数据通信方式,能够消除使用不同组件模型、操作系统和编程语言的系统之间存在的差异。Web Services 最常见的组合是 HTTP 和简单对象访问协议(simple object access protocol,SOAP)协议,使商业数据传输在 Web 上实现。因此,Web Services 技术其实就是利用 SOAP 在 HTTP 上实现远程调用的一种方法。

Web Service 采取了面向服务的体系结构,通过服务提供者和请求者等实体之间实现交互服务调用,图 8-1 为服务体系结构。服务提供者通过服务描述语言(web services description language,WSDL)的描述向代理中心发布所提供的服务,其中传统的代理是注册服务器。注册服务器根据描述依照目录服务(universal description discovery and integration,UDDI)的协定将服务目录进行更新并发布到 Internet 上。用户在使用 Web Services 前需向代理中心发出请求,当获取 Web Services 提供者的有效地址和接口信息之后使用 SOAP 协议建立连接并通信。

(2) 基于可扩展标记语言(extensible markup language,XML)的中间件技术。中间件,又称中间软件或支撑软件,泛指能够屏蔽操作系统和网络协议差异,能够为异构系统之间提供通讯服务的软件。存在于不同平台和应用软件之间的数据可以通过中间件实现高效率的交换及功能的调用,比如它可以实现在同一台机器上的信息交换,或者是在同一网络下不同机器上的几个运行进程之间的信息交换。中间件的最大优点是其用户和开发人员并不会察觉

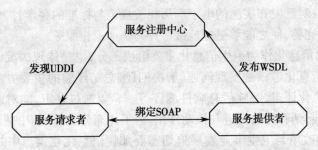

图 8-1　Web 服务体系结构

到应用程序所使用的各种资源的差异。比如,某一计算机环境是由不同开发商生产的不同产品组成,那么其资源可能会因为不同产品的差异或应用程序需求之间的差距造成的,这样的一个计算机环境通常定义为异质计算机环境。而中间件技术正是为异质计算机环境中的各项服务和资源提供统一的观察结果,既可为同一平台上的使用不同开发商产品的用户和开发商创造一体性,也同样可以为不同平台上的用户和开发人员提供服务。事实上,中间件将应用程序与系统所依附软件的低层细节和复杂性细节隔离开来,这样,应用程序开发者只需处理某种类型的单个应用程序编程接口(application programming interface,API),其他细节则交由中间件处理。以医院信息系统为例,基于 XML 中间件技术的技术框架如图 8-2 所示

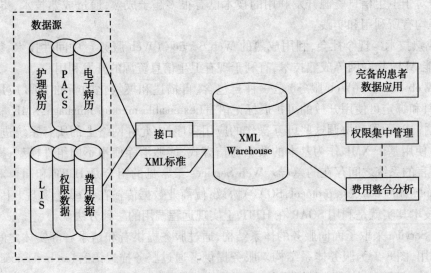

图 8-2　基于 XML 中间件技术的技术框架

(3)基于 Web 的简易信息聚合(RDF site summary,RSS)信息整合。随着信息技术的不断深入,在卫生管理和医疗活动中,为进一步加强与用户之间的互通,用户也能够获取更多自己需要的相关信息,如:相关政策、优惠医疗活动等等,需要多站点之间切换和记忆。这也同时增加了用户的负担,影响信息的实时更新率。因此,基于 Web 的 RSS 信息订阅是一种比较好的解决方案。基于 Web 的 RSS 信息整合原理如图 8-3 所示。

如图 8-3 所示,RSS 发布模块被嵌入相应卫生医疗系统站点中,将信息转换为 RSS 信息,并提供订阅地址。用户通过个性化网络页面,把需要的资源进行订阅和记忆,从而达到整合的目的,使信息获取更为方便、迅速。

318

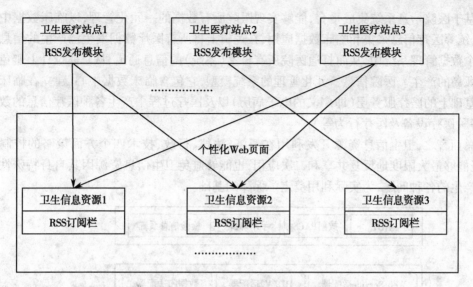

图 8-3　基于 Web 的 RSS 信息整合原理

2. 集成平台　以医院信息化为例,一个完善的医院信息系统通常由上百个子系统组成,牵涉众多的专业领域。庞大的系统需要非常专业化的软件开发与分工,整合不同厂商有特色的专业系统是医院信息系统的发展趋势,医院信息化能够取得成功必须保证各个系统的有效集成和数据的高度共享。然而这些系统通常是随着医院的发展需求逐步建设的,它们来源于不同的厂家,基于不同的技术,缺乏统一的信息交换标准,这些系统的集成整合已经逐渐成为制约医院数字化发展的主要障碍。

基于标准通讯协议和集成规范是信息系统集成的必然发展方向,但短时间内让所有的系统采用统一的标准集成接口是不现实的,而且同一标准的不同版本甚至同一标准的不同实现都无法直接集成。同时,医疗机构的业务流程是动态变化的,随着新的检查设备、系统的引进及管理水平的提高,业务流程需要持续改进,这往往需要多个关联的医疗信息系统进行流程定制修改,代价很大。

因此,在集成医疗企业((integration healthcare enterprise,IHE)、医学数字成像和通信(digital imaging and communications in medicine,DICOM)、卫生信息交换标准(health level seven,HL7)等国际标准的基础上,制定覆盖医疗业务流程的系统集成规范,开发基于规范的系统集成平台,为遗留的、当前的以及将来的系统提供了一个统一且标准的数据交换和工作流协同的平台,是非常有必要的。

集成平台的体系结构如 8-4 图所示,首先通过集成接口适配器通过某种协议与信息系统连接,而对于一些没有集成接口的遗留系统,可以针对系统定制接口适配器。接口适配器输出的 XML 消息文件经过 XML 映射(包括 XML 结构映射和数据类型转换)和医学术语转换实现消息的规范化,消息中包含的医疗数据经规范化后具有统一的信息模型、数据类型和医学术语,这些数据成为临床数据中心数据的重要来源。流程驱动根据预定义的流程定义驱动集成流程,通过流程设计器修改流程定义可以实现集成流程的动态调整。流程驱动触发的输出消息通过医学术语转换和 XML 映射两个过程转换成接收系统能够识别的私有格式 XML 消息,经过适配器输出到各医疗信息系统。

基于医院信息系统集成平台,能够实现医院所有数据的一元化管理,以临床数据中心为核心,统筹医疗信息采集和临床数据应用,在逻辑上将所有医疗数据发生源产生的信息统一在一个数据管理系统中,从而打通医院所有科室(系统)的信息通道,从总体设计上避免医疗信息孤岛的产生。医院信息一元化管理的系统模型,它包含临床数据中心、建立在临床数据中心基础上的医疗服务层(即广义的电子病历)以及医疗过程中产生各种医疗信息的数据源层(各种医疗设备及医疗行为等)。

总而言之,卫生信息资源开发利用在经济、法律、行政、技术四个方面策略的控制基础上,既能够最大限度地反复共享和二次应用,也能够避免卫生信息资源因其自身特殊性而会可能产生的各种问题,为实际利用奠定了保障的基础。

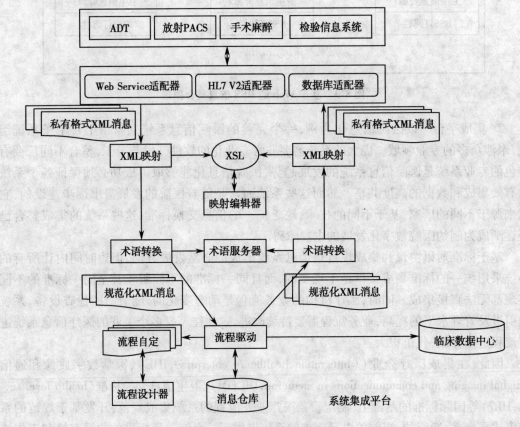

图 8-4　系统集成平台原理

3. 标准化　当前医院信息标准化程度低,医院作为治病救人的基地,每天接受的患者信息复杂、药品管理信息多样,财务信息冗杂等等,导致医院信息很难管理。而医院在管理这些信息储备过程中最大的缺陷就是标准化程度过低,很多信息在统计过程中不能按照统一的标准。例如对于药品、病员以及器材等的信息标准就不尽相同,每个医院所展现出的编码和名称也不相同,我国在信息管理过程中也没有统一的 HIS 数据编码。导致医院在运行过程中往往耗费大量的人力和物力来进行二次开发系统,也很难与其他医院信息进行沟通和交流。

医院现有的信息标准不足,患者能否从医保中心获得相应的资金赔偿很多时候都取决于患者的信息能否及时和准确的被了解。但是目前大多数医院对于患者的信息的记录还不够完善,在病案的首页没有进行充分的体现。并且随着科技的不断发达,国外一些医院已经开始实施更为先进的信息系统管理标准。例如 HL7 标准,采用的是现代化的医疗电子信息交换标准,为医院的信息系统提供统一的信息接口标准,让医疗保险中心和医院之间能够更好的交流患者的信息。但是我国对于这一先进的技术应用基本没有,制约了我国医院信息系统的发展。

(1)通过医院电子信息交换标准(HL7 标准),实现电子病案的数据交换与传递。HL7标准是规范卫生信息传输协议,是医疗领域不同应用之间电子传输的协议,它将允许各个医疗机构在异构系统之间进行数据交互。利用此标准,可使电子病案与不同信息系统之间进行医疗数据传递,从而实现病案信息的广泛应用。

(2)利用数字医学图像通信标准(DICOM),实现电子病案数字医学影像的信息交换数字医学图像通信标准 DICOM 标准中涵盖了医学数字图像处理几乎所有信息交换的协议,并以互联开放式框架和面向对象的方法定义了包含多种类型的医学诊断图像及其相关分析、报告等信息的对象集。医学影像是电子病案不可缺少的部分,通过这一标准,可以将电子病案与医学影像的广泛对接,从而使电子病案成为多媒体系统。

(3)通过 LIS 系统 ASTM 标准和国际通用 HL7 标准,使得电子病案与 LIS 系统实现广泛对接。可使检验数据信息在电子病案中得到充分利用。

(4)利用国际疾病分类,做到病案信息标准化和规范化。国际疾病分类 ICD-10,美国国际疾病分类临床修订本第三卷 ICD-9-CM-3 是我国最为普及的分类方案,对我国疾病和手术分类影响最大。1978 年,美国国家卫生统计中心根据需求,组织学术组织修订和出版国际疾病分类第九版的临床修订本。1989 年原卫生部决定采用作为我国统一使用的手术操作分类编码。2002 年 ICD-10 被批准为我国国家疾病分类与代码标准。

(5)做到医学术语标准化,保证电子病案内容的规范性。随着临床信息化的深入,医学术语受到广泛关注,人们需要一种术语集既能满足用户结构化智能化记录临床信息,又能处理自然语言,还能实现反映临床术语的逻辑关系,从而为临床决策支持、数据分析等提供基础,SNOMED CT 就是这样一种注重语义互操作性的医学信息编码和参考术语系统。电子病案是医院信息系统的核心内容。真正的医院信息系统可以做到能人性化地收集和提供对病人有意义的临床信息。收集信息和提供信息服务这两个方面真正实现的基础是电子病案。而实现电子病案艰巨和重要的任务是医学术语标准化。SNOMED 编码为医学术语标准化提供了借鉴对象。中国目前没有医学术语标准,中文 SNOMED 虽然为建立中国的医学术语标准提供了很好的基础,但与中国语言密切相关的标准、国情、医疗环境、中医等存在差异,短期内可能无法直接引用该编码系统作为国家标准。

三、卫生信息资源分析利用方法

卫生信息资源分析利用的传统方法主要是以计算机统计分析软件为工具,常用统计方法有概率分布、参数估计、假设检验、方差分析、X2 检验、两变量关联性分析、简单回归分析、队列研究设计分析等,利用卫生信息资源的各类数据,探索揭示数据背后的因素,诠释医疗卫生的各种现象,对发展作出预测或判断。但是,随着计算机信息管理系统在医疗机构的广泛应用,同时电子病历的大量应用,医疗设备的数字化,促进了医学信息的数字化,使得医院数据库的信息容量快速累积,这些宝贵的医学信息资源对于疾病的诊断、治疗和医学研究都是非常有价值的。数据挖掘、数据仓库、网格技术、并行计算、分布式计算、Hadoop(分布式系统基础架构)等技术成为了卫生信息资源分析利用的方法。

(一)海量的数据挖掘技术方法

数据挖掘(data mining)是一个多学科交叉研究领域,它融合了数据库(database)技术、人工智能(artificial intelligence)、机器学习(machine learning)、统计学(statistics)、知识工程(knowledge engineering)、面向对象方法(object-oriented method)、信息检索(information retrieval)、高性能计算(high-performance computing)以及数据可视化(data visualization)等最新技术的研究成果。

利用数据挖掘技术从这些海量的数据中找出有价值的知识和规则,挖掘数据中所隐藏的规律利用这些来为疾病的诊断和治疗提供科学的决策总结各种医治方案的疗效,更好地为医院的决策管理、医疗、科研和教学服务,已成为一个非常重要的研究课题以及对海量的数据进行自动获取。简单地说,数据挖掘是从大量的数据中提取或"挖掘"知识。数据挖掘应该更正确地命名为"从数据中挖掘知识"。挖掘是一个很生动的术语,它抓住了从大量的未加工的材料中发现少量金块这一过程的特点。数据挖掘的定义:数据挖掘就是应用一系列技术从大型数据库或数据仓库中提取人们感兴趣的信息和知识,这些知识或信息是隐含的,事先未知而潜在有用的,提取的知识表示为概念、规则、规律、模式等形式。也可以说,数据挖掘是一类深层次的数据分析。对于数据挖掘(DM)和知识发现(knowledge discovery in database,KDD)的确切定义一直在许多学者中有混淆,有的认为,DM 和 KDD 是等价的概念。人工智能领域习惯称知识发现,而数据库领域习惯称 DM,也有的把 KDD 当作发现知识的完整过程,而 DM 只是这个过程的一部分。

数据挖掘适用于医学数据分析这类缺乏先验知识的多维数据分析,例如:在 DNA 分析领域应用最为普遍,研究热点集中在 DNA 序列间相似性搜索,多基因共同控制性状表达以及不同基因在疾病不同阶段的功能作用等问题;在医学图像分析研究中,数据挖掘技术主要用于目标组织的特征表达,即图像特征自动提取和模式识别,这类问题的研究过程中,一些新兴技术的应用,如小波理论、神经网络、模糊逻辑推理等,可能产生突破性成果。此外,在一系列老年性疾病及其并发症的课题中,利用数据挖掘技术对生理监护数据进行多维分析也是一类新的研究热点。随着老龄化问题的日益严重,这方面的研究成果将直接带来巨大的社会效益。当然在实验室研究的同时,应将数据处理技术应用到医学诊断的实践中去研制开发性能良好的计算机辅助诊断系统。生理参数数据是医学诊断最基本也是最主要的依据,这方面的数据挖掘研究一直是热点。随着计算机技术和电子监护技术的发展,人们渴望从大量的监护数据中获得更多的指示,从而帮助人们提高诊断的效率和准确性,降低医生的工作强度,发现新的医学规律,探索人体生理奥秘。数据挖掘技术善于从缺乏先验信息的海量数据中发现隐含的、有意义的知识,预测未来趋势及行为,做出前瞻性的基于知识的决策。正是这种优势使得数据挖掘技术在生理参数监护分析的研究中被广泛地采用并取得了许多有价值的成果。

(二)数据仓库方法

数据仓库是一个面向主题的、集成的、相对稳定的、反映历史变化的数据集合,用于支持管理决策。一方面,数据仓库用于支持决策,面向分析型数据处理;另一方面,数据仓库是对多个异构数据源历史数据的有效集成,并在集成后依据主题进行重组,存放在数据仓库中的数据一般不再修改。

数据仓库的设计师一个动态的反馈和循环的过程。不同于传统的数据库在部署后的一段时间里保持相对不变,数据仓库始终处于不断的变化之中,以应对它所服务的业务环境的变化。在原始数据进入数据仓库之后,它通过不断的理解用户的需求,提取准确有用的决策信息提供给用户;同时数据仓库又会根据用户所返回的信息不断的调整和完善内部数据的内容、粒度、分割、结构以及物理设计,从而提高系统的性能和效率。在构建医学信息数据仓库模型通常涉及数据的选择、变换、建模、评估、解释模型、运用和巩固模型等步骤。其构建的基本过程如图 8-5 所示。

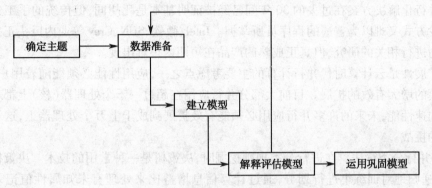

图 8-5　数据仓库模型构建基本过程

总之,数据仓库不是一个仅仅存储数据的简单信息库,而是一个"以大型数据管理信息系统为基础的、附加在这个数据库系统之上的、存储了从企业所有业务数据库中获取的综合数据的、并能利用这些综合数据为用户提供经过处理后的有用信息的应用系统"。相对于传统数据库系统的重点是快速、准确、安全可靠地将数据存进数据库中而言,数据仓库更侧重于能够准确、安全、可靠地从数据库中取出数据,经过加工转换成有规律信息之后,再供管理人员进行分析适用。

(三)网格技术方法

网格将高速因特网、高性能计算机、大型数据库、传感器、远程设备等融为一体,为科技人员和普通老百姓提供更多的资源、功能和服务。网格体系结构的最初模型是沙漏模型。目的就是用中间的核心服务,把上下两端较多的对象连接起来,其好处是做一个很细的中间核心部分,其作用是对不同功能、不同接口、不同表现形式的各种资源进行多个层次的抽象,最后给网格用户或网格应用提供不依赖具体资源特性而访问资源的统一访问接口。通过这种方式,把大量的两端对象连通,避免了用不同的方法把两端的不同对象连接起来需要付出的大量工作和繁重劳动。

在建设基于网格技术的医院资源信息服务过程中,医院资源信息库意在通过网络向用户提供可随时按需利用计算资源和信息资源的一体化信息服务环境。包含两个层次的内容:一是整合和管理各个医院信息化资源,实现各个医院医学资源数的无缝链接、自由交换,打破医学资源共享的瓶颈;而是分布式工作模式,有效地实现在网络虚拟环境下的协同服务,增强信息服务的能力。

医学信息资源服务在跨越时空组织资源和服务的同时,更应充分支持个性化信息服务。

因此,基于信息网格的医学资源信息服务不仅使得用户通过因特网可以随时随地获取医学信息,更要使用户获得"网格信息资源"中的知识内容。

信息网格不仅较好地解决了互通互操作问题,而且在此基础上提炼所有有用信息,并把用户最关心的内容经过智能的分析整理,并最终用户容易理解的方式,及时地、准确地送到用户手中,为用户决策作依据。

(四) 可扩展的并行计算技术

并行计算技术是云计算的核心技术,也是最具挑战性的技术之一。多核处理器的出现增加了并行的层次性,使得并行程序的开发比以往更难。而当前业内并无有效的并行计算解决方案,无论是编程模型、开发语言还是开发工具,距离开发者的期望都有很大的差距。自动的并行化解决方案在过去的 30 年间已经被证明基本是死胡同,但传统的手工式的并行程序开发方式又难以为普通的程序员所掌握。Intel、微软、SUN、Cray 等业内巨头正投入大量人力物力进行相关的研究,但真正成熟的产品在短期内很难出现。

可扩展性是云计算时代并行计算的主要考虑点之一,应用性能必须能随着用户的请求、系统规模的增大有效的扩展。目前大部分并行应用在超过一千个处理器(核)上都难以获得有效的加速性能,未来的许多并行应用必须能有效扩展到成千上万个处理器上,这对开发者是巨大的挑战。

(1)并行分类算法。在进行分类规则挖掘时,决策树是一种常用的技术。决策树是一个分类器,递归地对训练集进行划分,通过计算信息增益比来处理有未知属性值记录的训练集,直至每个子集的记录全属于一类或某一类占压倒性的多数。树的每个非叶节点都包含一个分割点,决定了数据是如何划分的。

(2)并行聚类算法是一种无监督的学习方式,它是一个将数据库中的数据划分成具有一定意义的子类,使得不同子类中的数据尽可能相异,而同一种子类中的数据尽可能相同的过程。由于聚类处理对象多为海量数据库和高维数据类型,算法计算的时间和空间复杂性很高。

(五) 分布式计算

分布式计算是一门计算机科学,它研究如何把一个需要非常巨大的计算能力才能解决的问题分成许多小的部分,然后把这些部分分配给许多计算机进行处理,最后把这些计算结果综合起来得到最终的结果。

分布式计算研究主要集中在分布式操作系统和分布式计算环境研究两个方面。但随着 Internet 技术的飞速发展,分布式计算的研究热点也从以分布式操作系统为中心的传统模式转换到以网络计算平台为中心的实用分布式技术,并取得了较大的成功。此外,在过去的 20 多年间也涌现出了大量的分布式计算技术,如中间件技术、网格技术、移动 Agent 技术、P2P 技术以及最近推出的 Web Service 技术,它们在特定的范围内都得到了广泛的应用。但是,现有的分布式计算技术都存在着一些没有解决的问题,从而也影响了分布式计算技术的使用和普及。本文力争通过介绍分布式计算技术的工作原理,以及对几种典型的分布式计算技术的分析和比较,来发现它们共同面临的一些问题。

要想实现分布式计算,首先就要满足三方面的条件:①计算机之间需要能彼此通信;②需要有实施的"交通"规则;③计算机之间需要能够彼此寻找。只有满足了这三点,分布式计算才有可能实现。

目前,一个分布式网络体系结构包括了安装了超轻量软件代理客户端系统,以及一台或多台专用分布计算管理服务器。此外,还会不断有新的客户端申请加入分布式计算的行列。当代理程序探测到客户端的 CPU 处于空闲时,就会通知管理服务器此客户端可以加入运算行列,然后就会请求发送应用程序包。客户端接收到服务器发送的应用程序包之后,就会在机器的空闲时间里运行该程序,并且将结果返回给管理服务器。应用程序会以屏保程序,或者直接在后台运行的方式执行,不会影响用户的正常操作。当客户端需要运行本地应用程序的时候,CPU 的控制权会立即返回给本地用户,而分布式计算的应用程序也会中止运行。

（六）Hadoop 技术

Hadoop 实现了一个分布式文件系统(hadoop distributed file system,HDFS)。HDFS 有高容错性的特点,并且设计用来部署在低廉的(low-cost)硬件上;而且它提供高传输率(high throughput)来访问应用程序的数据,适合那些有着超大数据集(large data set)的应用程序。HDFS 放宽了(relax)POSIX 的要求,可以流的形式访问(streaming access)文件系统中的数据。Hadoop 平台是当今应用最为广泛的开源云计算编程平台,它是一个在集群上运行大型数据库处理应用程序的开放式源代码框架,支持使用 MapReduce 分布式调度模型来实现资源的虚拟化管理、调度和共享。

在实践活动中,人们并不会采用数据库加上更多的硬盘来实现大规模的批量数据分析,而往往会采用 MapReduce 编程模型实现。其主要原因为受制于磁盘驱动器的瓶颈:磁盘的寻址速度远远落后于磁盘的传输速度。当前磁盘的发展趋势为磁盘传输速度的提高远大于磁盘寻址时间的提高。在传统的关系型数据库系统中,大多数对文件的访问都是随机发生的,这些文件位于磁盘上的不同位置,为了正确的读取这些文件,就需要花费大量的时间用于磁盘寻址操作,而 MapReduce 采用了流式的数据访问机制,因此传统关系型数据库在数据读取方面要比 MapReduce 慢很多。

第二节 卫生信息资源利用的方式

一、电子病历的开发利用

（一）医疗质量

电子病历系统通过对病历数据的汇总、统计与分析,在病历质量管理与控制、合理用药监管、医院感染监测、医疗费用监控和高值耗材监控等方面为医疗质量管理与控制提供信息支持。

1. 病历质量管理与控制 在我国医院数字化的建设中,随着电子病历(electronic medical record,EMR)系统的应用以及临床路径的实施,传统的医疗质控模式和方法也在发生着变化。医疗质量评价体系大致包括医疗行为内在质量、医疗行为管理质量和医疗结果质量。就当前电子病历系统功能而言,文档的规范化和疾病模板的灵活性促进了病历格式的标准化。电子病历规范化能够有效地提取大量的有用数据,有助于提高医院的医疗质量。但其对医疗质量的影响多集中于医疗行为质量管理方面,并且对时限控制、格式缺陷等方面的质量监测已有许多相对成熟的措施。而对于病案内容的逻辑性、全面性以及合理性的监测缺乏普适性的方法。

通过电子病历系统程序对病历书写的格式及时限进行有效控制,保证病历书写的及时性和规范化,并形成了医生自检,上级医师、科室质控医师审查,医院质控部门全程监控的医疗质量控制体系。

(1)有利于医院信息统计分析工作:医院信息统计部门可以从完整的病案信息中取得统计原始数据,充分利用计算机信息检索功能,既保证了统计数据的原始性、真实性和准确性,又能较好地发挥信息咨询的作用,进行一些缺陷病案分析、病种质量管理、妇科普查、孕检婚检、产前检查、儿童保健、医院感染、恶性肿瘤、传染病预防及医疗费用等方面的统计分析,为医院管理及主管部门决策提供第一手资料。

(2)促进医院教学科研工作:医学科学的发展离不开实践和经验。病案是医院科研和教学的基础,是临床医疗实践的原始记录,是医务人员对疾病进行诊断和治疗效果的全面总结。它是全体医务人员勤劳和智慧的结晶,为医院的学科发展、疾病预防、妇幼保健、临床用药情况观察以及新课题研究等提供了宝贵的经验总结。

(3)有利于化解医疗纠纷及处理法律案件:随着患者法律意识的增强以及《执业医师法》和《医疗事故处理条例》的相继出台,由病案引起的医疗纠纷越来越多,如何化解医疗纠纷和处理法律事件已成为医疗管理工作中面临的新挑战。病案是具有法律效力的文件,病案作为医务人员对患者疾病诊治活动的系统真实记录,经常会作为重要证据出现在法庭上。因此医院必须把提高病案质量管理水平作为医院管理的重要内容之一。

(4)有利于全方位提高医院管理档次:医院管理涉及方方面面,很重要的一面是来源于有价值的病案。加强病案质量管理,保证病案信息充分利用,用病案管理的先进手段、先进技术以及先进理念,反过来用于指导医院管理,是提高医院管理档次的重要途径。这样,医院管理者就能通过病案信息分析医院现状,检查和监督全院工作,指导医院经营管理,提高医院工作效率与质量管理的科学性,全方位地推动医院向更高档次发展。

2. 合理用药监管 电子病历具有药物治疗医嘱录入时显示患者药物过敏标志,可查询药品常用计量、用法、说明书,并支持抗菌药物等特殊药品分级使用管理等功能。能实现通过数据导入方式,将抗菌药品使用信息导入到中间库中,然后以统计报表和图示的方式将分析结果显示出来,从而使医院获得日常抗菌药品管理工作的决策依据;同时根据卫计委有关文件精神,建立检查考核项目的信息化系统,为行业监管部门检查及医院自查工作提供一个快速、高效的方法。

同时,电子病历系统提供监测控制门诊、住院用药医嘱,审查抗生素药品使用,实施分级管理,提供无权开抗菌药物处方的警示,如确需使用,须经过上级具有抗菌药物处方权医师的审查。医疗质量管理人员可根据对抗生素分级管理质量的统计分析,对医生、科室进行考核。

3. 医院感染监测 感染管理是涉及多学科多专业的综合管理,需要及时收集并分析源于医院信息系统的大量数据,利用电子病历数据资源,通过数据挖掘技术充分利用了现有临床信息系统的数据资源,满足了感染管理的数据需求;灵活的上报模板设置与监测条件设置不仅能适应业务内容的变化及扩展,也为管理和科研带来极大便利,能够帮助感染管理人员减少在收集资料上花费的精力和时间,实现医院感染管理的自动化、程序化。方法利用并进一步开发电子病历与各系统集成接口,应用数据挖掘技术形成数据源,合理使用病历模板编辑器和监测条件管理器等,实现可配置、可扩展的上报及监测功能。实现了传染病和医院感染病例的直报和包括对微生物病原学检验、抗菌药物、手术和侵入性操作等目标监测功能。基于电子病历的医院感染管理充分利用了现有系统的数据资源,满足了感染管理的数据需求;具有数据来源准确、实用性强、扩展灵活等特点,提高了医院感染管理工作效率和工作质量。

4. 医疗费用监控　通过利用信息化中各种手段对医疗费用实行监控,规范了医疗行为。提高了医疗质量的同时也完善了监督机制,对建立有效的医院管理机制、提高医院竞争力起到了推动作用。

(1) 做好医疗预收款工作办理入院手续时:入院登记处根据病种病情、以往经验、历史医疗费用水平及同行业医疗费用标准等制定科学合理的入院预交金标准,使医生能够在正常展开治疗的同时降低患者的逃费几率。

(2) 加强住院患者费用担保制度:按规定,每名患者入院时如未交清预交金,须由本院工作人员担保住院患者,所有费用须在患者出院 1 个月之内结清,否则,扣担保人每月工资的20%,直至扣完欠费为止。

(3) 加强催缴费管理,开发催缴费管理系统:核查、监督住院费用,并监控高额费用患者。财务部门每日提取欠费患者,对每一笔欠费进行打印、分析,以便让科室积极督促患者或家属交足医疗费。对于特殊情况,可采取协商或调解,适当缓交、减交、免交;对于恶意逃费者,则采用法律武器来维护医院利益。

(4) 建立扣分机制,与奖金挂钩:将患者欠费与科室经济利益挂钩,将欠费金额记入科室成本,同时对不合理的医疗行为采用扣分制度与奖金挂钩的方法,加大管理力度。

(5) 加强退费管理:通过填写退费单,由医疗科批复后,收费处进行充负,而监控部门也定期抽查退费明细;门诊收费通过软件修改,改变流程。只有药房进行确认才可退费并自动产生负处方。

5. 高值耗材监控　为规范医用耗材的管理,应用先进的信息技术进行管理,一方面加强了设备部门管理人员和医护人员的管理意识,明确管理职责,提高管理效率,另一方面对保障医疗活动的安全,降低医疗事故的发生率,构建和谐医患关系有很大作用。

通过电子病历系统能够有效地实现高值耗材的信息化管理,加强了设备管理部门对高值耗材的管理,避免不合格和不合法耗材的使用。提高了高值耗材的管理质量,通过条形码的全程跟踪,全程掌握高值耗材的使用情况,明确每个环节的相关责任人,一定程度上提高了整个流程的管理质量。收费准确性和工作效率得到提高,扫描条码减少了工作强度,提高录入的准确性。收费和出入库的比对也提高了出入库的准确性。两者的互相制约使患者的交费、医院收费、供应商结账的准确性提高。条码的全程跟踪实现了高值耗材从入库、出库到最终使用到患者身上的全程跟踪管理,是高值耗材和医嘱、收费的挂钩,并记录每个高值耗材的来源和最终去向,一旦发生医疗事故,可以追溯源头,为确实举证提供相关材料。尤为重要的是,相关部门发布召回公告,可以迅速在数据库中检索,定位到患者,及时采取补救措施,最终使者、供应商和医院三方面的利益都得到有力保障。

总之,电子病历的开发利用提高了医疗质量,体现了相对公平、公正、公开的原则,通过更为科学化的技术手段避免了传统的人为因素造成的失误,对医疗信息的分析、研究也起到了很好的临床支持作用。

(二) 医疗安全

电子病历是记录医疗诊治对象健康状况及相关医疗服务活动记录的信息资源库,通过这些实时的数据来呈现出医疗的一切过程,通过对卫生信息资源的开发利用,尽可能地降低各类医疗安全时间,特别是医疗纠纷举证价值,是保障医疗安全的重要措施。目前,电子病历在医疗安全的风险管理中主要是体现在安全性管理。

1. 危急值检测、危重患者警示及处理　检验科可在检验检查系统发送患者危急值信息,即时向责任医生、值班医生、护士报告危急值,对急危重患者发出警示的功能,并支持医生、护士、医技科室对危急值处理全过程的管理。

2. 医疗知情告知警示及建议性临床决策　能够从病历、医嘱、危重病人监测、手术及各项操作记录中自动获取需要对患者知情告知的信息。

智能辅助诊断系统可根据患者的病史、体征、辅助检查结果进行鉴别诊断、确定诊断、诊疗方案、开具医嘱,为医生提供建议性临床决策,辅助医生正确诊断、正确诊疗的功能。还能够给医生提供自动检查药品配伍禁忌等功能,有助于提高医生的临床水平,有效规避医疗风险,确保医疗安全。

(三) 医院管理

病案统计信息包含了医院医疗运营过程中产生的病案和统计数据两部分信息内容。从表面上看,他们是两个相对独立的部分,但是它们之间却有着千丝万缕的联系,彼此间有着相互说明、相互利用与监督的关系,它们都是医院管理不可缺少的重要内容。通过对卫生信息资源的开发利用,有利于病案统计信息在医院各个方面的有效使用。

1. 病案统计信息在门诊信息的开发利用

(1)门诊诊疗人数分析:通过对门诊诊疗人数逐年变化趋势、医院门诊诊疗人数构成等分析可以对医院门诊情况进行宏观把脉,对整合医疗资源、提高医疗资源的利用率、扶持优势专科、提高医院的整体竞争能力具有非常重要的意义。

(2)门诊疾病谱研究:门诊疾病具有季节性、流行性、专家效应性等特点。随着人民生活水平的变化和环境状况的改变,门诊疾病谱将具有鲜明的时代特征。门诊疾病谱研究将有助于医院的整体规划甚至一个区域的卫生规划,对于疾病的预防控制也将发挥重要作用。

(3)门诊量峰值点研究:采用时间序列法研究门诊量日峰值点出现的规律,从而更加合理地设计门诊排队叫号系统,最大限度地减少患者等待时间,消除三长一短现象,落实以患者为中心的理念。

(4)门诊量季节变动分析:通过对门诊量季节变动分析可以合理安排门诊医务人员和配套设施,未雨绸缪,合理引流,更好地开展医疗工作。

2. 病案统计信息在住院信息的开发利用

(1)住院病人地域来源分析:通过对住院病人地域来源分析,可以了解医院服务范围和病人来源特点,为医院发展、横向联系,对口资源支持提供参考依据。

(2)患者基本结构分析:了解一个医院或一个区域患者群的基本结构,分析患者从事职业、患者生活水平和习惯等,对于一个医院的基本建设乃至一个区域的医疗卫生规划是十分有意义的。

(3)住院病人疾病谱研究:随着人们生活水平的不断提高及医疗卫生条件的不断改善,同一区域内疾病谱是变化的,疾病谱十年差异呈显著性。疾病谱研究对于医院建设整体规划、专科建设、人才战略都是十分有意义的,疾病谱研究是一个长期的过程。

(4)手术分级研究:医院的甲类手术率直接反映了它的硬实力,腔镜手术率反映了它掌握现代技术的能力,术者的年龄结构反映了它的发展潜力。为了人们健康的根本利益及临床科学的有序发展,卫计委要求三级以上医院严格执行手术分级制度,手术分级研究无疑是检验这一制度执行情况的有力武器。

(5)临床路径研究:病案首页对于各医院临床路径总体方案确定,如病种选择、住院期限、拟施行的手术方式、住院费用控制等提供了大量的关键信息。

(6)病案首页信息与DRGs:疾病诊断相关分组(diagnosis related groups,DRGs)作为患者住院费用的付费依据是指按照患者的诊断、年龄、手术、并发症等因素将所有住院患者分为数百个DRGs组,通过科学测算制定出每一个组别的付费标准,并以此标准对医疗机构进行支付的一种方法。病案首页信息是决定诊断相关分组最基础的信息,也是保证诊断相关分组及预付费制工作顺利实施最重要的因素之一。DRGs的实施既对病案首页信息质量提出了要求,也拓展了病案首页信息的利用途径。

3. 病案统计信息在医院管理的开发利用

(1)医院医疗质量分析:患者对医疗服务的满意度、中级以上医师比例、病人治愈好转率、术前术后诊断符合率、病理诊断阳性率、同一疾病反复住院率等指标反映了医院的医疗质量和医疗业务技术水平,每个指标都有着十分重要的意义。

(2)医院经营状况分析:平均每人次门诊费用、平均每人次住院费用,药品比例是反映医院社会效益水平及良好经营状况的指标,也是卫计委及卫生厅对各医疗机构严格限制的指标。医院在注重社会效益的前提下也要提高经济效益,降低医疗成本,体现医务人员的智慧和劳动成果。定期或不定期从宏观上对患者的费用信息进行比较和趋势分析就一定能从经济角度查找出医院运行的弊端,通过持续改进,使医院经营步入良性循环的轨道。

(3)医院工作效率分析:运用平均病床工作日、实际床位使用率、床位周转次数、手术前平均占用病床日、平均住院日等统计指标来分析和评定医院工作效率,可以了解医院人员、设备、技术、物资的利用及潜力,对改进医院管理有重要意义。

病案统计信息的开发利用是一个多学科、多专业的综合课题,随着数字化医院目标的不断临近,可供利用的信息会越来越丰富,指导从深度和广度上去挖掘。可以预见的是,对于广大医院管理者,医院信息工作者和医院临床专家来说,病案统计信息的开发利用将有着十分美好的前景。

(四)医疗服务

在医疗关系中,患者是被服务的对象,需要随时掌握和了解一切信息。目前,医疗机构管理模式逐步向服务理念转换,随之形成了一些客户关系管理系统,例如随访系统、信息查询系统、短信平台、内外网互联互通平台等。这些服务的基础来自于大量的信息数据。

1. 随访系统 随访系统在临床医疗过程中起到重要的作用,电子病历在随访系统的应用实现中,从门诊随访和住院随访两个方面着手:

(1)门诊随访:门诊病人进行随访治疗时,利用病人唯一标识,医生在工作站可看到病人上次出院小结及历次诊疗记录,系统自动调用随访病历模板,医生录入完成随访病历后,系统自动更新病人的随访结果信息。通过门诊临床信息,随访病历与门诊病历实现了统一,处方、申请单与病历实现了统一。免去了医生重复书写的烦琐,提高了门诊效率。

（2）住院随访：住院电子病历系统已经涵盖病人全部在院期间的病历文档,通过病人唯一标识。住院医师可查看病人历次住院及门急诊病历,对于需要随访的病人,不管本次住院在医院的哪个科,医生都可以记录其随访信息。住院随访病历可根据本次住院的全部病历文档自动生成,医生一般只需审核一下即可。随访病历的自动生成利用了结构化病历结点的引用。通过定义结点引用关系,可以实现结点级的数据提取。

2. 信息服务平台　传统的方式在各系统之间做接口的话就将开发众多的接口,这将给医院信息系统的稳定性、安全性、可靠性、效率等带来巨大的隐患,同时以让医院的运行维护成本成倍增长,如果医院要对其中一个应用系统进行升级或更换就必须再做众多数据接口。在此背景下需要打造一个公共的医院信息平台来代替原来数量众多的点到点数据接口,为医院信息化建设提供标准和规范,只要各应用系统都支持这些标准和规范,原则上就能与应用信息平台进行数据交换,并能同与平台相连的应用系统进行数据交换。通过医院信息平台的建设,为医院信息化建设提供标准和规划,并为医院内部信息共享提供一个共享和利用平台,同时为医院对外部(如区域卫生数据中心)提供一个统一的信息对外出口。

（五）医学研究

临床医疗中会实时产生大量的信息数据,通过信息系统进行采集、处理、分类,形成有效的信息资源在科研分析中起到了重大的作用,也是研究的数据基础。通过信息系统采集的数据进行长期观察是科研的重要基础。临床数据中心是以电子病历系统中的数据位核心数据来建立患者的索引数据的,并以此进行数据的开发利用。

1. 电子病历在医学研究中的功用　电子病历是医疗信息资源的二次开发,具有异地同时获取所需要信息的优势,并指导医疗行为和判断。大量的临床电子病历数据无疑是一笔巨大的财富。而在医学研究中,它又是教学和科研的宝贵资源,可以根据研究方向有归类的整理、收集和保存电子病历中的资源。

电子病历的实施,尤其是目前结构化电子病历的投入建设,对医学研究产生革命性的影响。据统计,绝大部分的临床科研基础数据来自住院病历,电子病历为数据的获取提供更为快捷的检索方式。当医生需要相关科研数据和资料时,不需要在堆积如山的纸质病历中无规律的查找,而只需要某一个或某几个检索关键字便可完成。除此之外,可以将数据仓库技术与机构化电子病历相结合,将数据转化为知识,实现医学研究的现代化管理。

2. 电子病历在医学研究中的应用　实施电子病历不仅带来先进的医疗模式和管理理念,对于医学科研有重要价值的医疗数据,要求具备较高的数据快速检索和结构化查询功能。

随着我国医疗水平的不断提高,临床科研必须紧跟时代步伐．建立自己的科研数据库已是当务之急。建立数据库需要考虑方便、快速、完整的采集到所需数据,减轻它所带来的额外负担。电子病历的使用可以发挥巨大的作用,医务人员使用电子病历系统可以方便地存贮、检索和浏览病历,可以方便、迅速、准确地开展各种科学研究和统计分析工作。大大减少人工收集和录入数据的工作量,极大地提高临床科研水平。医务人员通过计算机网络远程存取患者病历,在几分钟甚至几秒钟内就能把数据传往需要的地方。在急诊时,电子病历中的资料可以及时地查出并显示在医师的面前。为了能够在临床医疗过程中根据需要,及时进行相关科研活动,需要一个强大的科研数据库,所以应尽早建立数据库系统．通过日常工作积累充分的病历数据,根据需要即时检索、即时分析。当然,各个医院可以互相合作建立标准的临床科研数据库．让更多的医院参与、共享和大规模使用。将各自的优势结合起来搭建一个公共平台,以便供各个医院组织资源和数据,最后将这些资源和数据用到临床分析和科研中去。

二、电子健康档案的开发利用

（一）服务居民

1. 信息的查询需求　电子健康档案作为电子文件形式的健康档案,具有现行查考作用,这也是档案利用的基本需求。因此,在医疗机构利用电子文件的业务活动中,查阅已往病史、检查报告、病情诊断信息等是电子健康档案目前的主要利用方式,特别是在医院和社区卫生服务中心的日常业务中,这项利用更是对电子健康档案的基本利用,也是电子健康档案满足医疗机构业务活动如疾病诊断治疗、身体健康状况测评等的基本方式。

2. 信息的共享需求　我国明确提出建设电子健康档案的目的是实现医疗信息的共享。因此,电子健康档案利用的另一方面是通过现有的信息技术完成信息的互联互通,从而实现医疗卫生行业内电子健康档案的信息共享。这种利用既解决了医疗机构与个人在健康信息方面的信息不对称的现象,又增加了医疗机构间对于居民健康信息的交流,减少了居民健康信息的冗余和重复,还能防止医疗资源利用不合理甚至浪费现象的存在,促进小型、落后医疗机构单位向大型、发达医疗机构单位学习。

（二）疾病诊断

辅助医疗机构日常工作的开展是电子健康档案利用的主要目的。医院的本职工作是为居民诊断疾病,因此,医疗机构利用电子健康档案辅助开展疾病诊断活动。

目前医疗机构利用电子健康档案的最普遍且最常见的利用方式是疾病的辅助诊断和治疗。医院利用电子健康档案查询病人的健康信息,如患者血型、过敏史、预防接种史、既往疾病史、免疫状况、治疗史、医学警告、家族遗传病史、健康危险因素、残疾情况、亲属健康情况等信息,通过查询了解患者的健康状况,以便医生在疾病诊断前或诊断过程中,更全面地判断患者患病的原因,快速给出相应的治疗方案,缩短会诊时间、验证诊断结果,减少医疗事故发生和重复诊断,提高诊断的质量和决策水平。以厦门市电子健康档案试点医院为例,通过利用电子健康档案,实现了基本诊疗信息的共享、支持基本的医疗决策、电子健康档案的互联网基本查询,打破了目前各医疗机构之间信息孤岛的局面,实现了市民的健康就诊信息的互联互通。

（三）双向转诊

不同等级或类型的医疗机构单位可以利用电子健康档案更好地完成患者在医院间的转诊治疗。医院对于转诊的病患,通过查阅该患者的电子健康档案,了解其在原诊疗医院诊断结果和治疗过程,获得精确、完整的诊断历史信息并作为诊疗辅助信息。在此基础上,医生结合原有诊断,给出更好的治疗方案,进一步减少医院误诊,也提高了卫生资源的利用率。在综合医院完成居民疾病的主要治疗后,会根据其身体状况及电子健康档案中的信息,建议其转诊到专科医院、乡镇卫生所、社区卫生服务中心或其他医疗机构继续治疗或康复,而转诊后的医疗机构可以通过电子健康档案了解转诊病患的信息,采取相应的后续治疗和康复措施帮助居民恢复健康,并为病人提供更全面的健康服务、康复治疗、健康跟踪等服务,这个过程同时也是向其他医疗机构学习的过程。

(四) 疾病监测预警

医学数据挖掘作为一项科研与实践结合的领域,为卫生信息资源的开发利用做出了许多的贡献。但目前局限医学数据挖掘实现的问题之一是数据来源的真实、准确和数量的问题。真实可靠、种类丰富的医疗数据源可以更好地实现医学数据挖掘。电子健康档案利用则恰好满足了医学数据挖掘与疾病监测预警的要求。在共享居民电子健康档案的基础上,医疗机构利用已具备的先进医疗器械,对电子健康档案中所相关的信息进行数据的预处理,生成可以直接挖掘的数据集,并对数据集之间进行关联规则挖掘,发现一份或多份电子健康档案中某些数据的关联性,从而分析影响居民健康状况的因素,并得出与疾病或生活习惯等之间的必然或关联关系,为患者或疾病研发新的治疗方案,具体表现为:

1. 预测疾病　医院通过对电子健康档案进行数据挖掘归纳已有病理诊断规则,以及在专家决策系统的支持下,可以为患者提供相应诊疗方法、指导新的病例的诊治、提高医生和检查人员的专业技能和医院诊疗水平,特别是中医的诊断治疗更适合应用这种方法。医生可以在诊断患者疾病后,根据电子健康档案中所提供的生理参数等数值进行数据挖掘后得出的结果,预测患者可能存在关联疾病、其他伤亡危险的可能性、某类周期性疾病发作的可能性等给出病人预警信息,以便患者提前做好应对措施,或根据病因提供相应的治疗方案、饮食禁忌。医院通过使用聚类分析、序列分析等方法,对电子健康档案中某类患者某项疾病数据进行数据挖掘,可以分析研究影响该疾病的因素,疾病与基因的关系,完成疾病的病因分析,同时根据治疗过程中的数据研究相关药品的开发。

2. 监控传染病　电子健康档案数据挖掘不仅是对数据的聚类分析和关联分析,更是对某段时间内出现的相同或相关的信息的聚合分析,通过对这些数据的关注和分析,可以及时发现该地区或某类人群遗传疾病、出现的较为集中的病症或电子病例中某类异常数据等,并由此发现导致居民患病的影响因素,针对影响因素预警、改善居民健康生活、监控并及时发现和预测某些传染病,更好的控制大规模疾病的发生。

三、卫生机构人财物信息资源的开发与利用

近几年,医院资源计划系统(hospital resource planning,HRP 系统)是通过对医疗机构人才信息资源的开发和利用,融合现代化管理理念和流程,整合医院已有的信息资源,创建一套能够支持医院运行管理的医院资源管理平台,是医院实现"人、财、物"、"医、教、研"管理的科学化、规范化、精细化、可持续发展和战略转型的支撑环境,也是医院谋求发展、体制创新、技术创新和管理创新的推动力。

(一) 在绩效管理上的开发和利用

卫生信息资源在绩效管理的应用方面显得更直观、更便捷、更科学,绩效考核指标的采集、归类变得更加高效,绩效考核中的关键性考核指标如财务指标、患者指标、流程指标、行为指标等指标设置变得有意义了。

例如财务指标,主要通过每百元业务收入结余率、药品医用耗材周转率、药品占收入比率、人均门诊费用、人均住院费用等指标来考核,侧重于关注经济效率的提高、患者负担的减轻;再如患者指标,主要通过门诊患者增长率、住院患者增长率、医疗赔偿率等指标来考核,侧重于关注患者信任度的提高、患者投诉和医患纠纷的降低、追求零缺陷的服务管理;三如流程指标,通过病床使用率、平均住院天数、甲级病历率、基础护理合格率、患者治愈率、诊断

符合率、重危病人抢救成功率等指标,侧重于关注服务效率与服务质量;四如行为指标,主要包括综合治理、院内感染等多个方面。医院每月通过信息数据,按照设置的指标进行绩效考核。又如为了既能使分配与劳动业绩紧密挂钩,又要弱化直接的利益驱动因素,可以加大药品比例控制、床日费用控制、床位周转率、平均住院日等指标分配权重。

卫生信息资源的利用让绩效管理目标落于实处,并作到更加容易控制、分析和计划。

(二) 在监督管理上的开发和利用

依托国家卫生信息网,建成覆盖全国各级卫生监督机构的网络系统,互联互通,实现卫生监督数据信息共享。

加强卫生监督信息系统的基础建设,建立卫生监督信息系统功能规范和信息标准体系。省级以上卫生监督机构建立网络化信息应用系统,实现网上受理审批,监督信息公布查询等信息化应用目标。省级以下卫生监督机构,建立内部卫生监督网络化办公系统,全面使用计算机处理卫生监督业务;要广泛应用 IC 卡、网上监控、移动办公等信息技术,加强执法力度,杜绝人工管理的弊端,实现卫生监督的实时、动态的高效管理。

全面实现传统工作模式到信息化管理模式的转变,变静态卫生监管为动态卫生监管。提高卫生监督效率,规范卫生监督业务和执法行为,提高卫生监督信息化水平。进一步方便居民与管理者,使百姓享受到高效、安全、公平与可及的现代公共卫生服务。

(三) 在流程优化上的开发和利用

通过研究医疗机构信息资源的演变成因、发展现状、存在问题、影响因素、优化改进、方案设计、未来走向等内容,利用先进的医疗质量管理理念和流程优化重组技术,对医疗流程问题进行系统深入的剖析,进而提出优化改进的解决方案,为医疗机构单位的发展提供不断完善的原始分析信息。

以医疗收费信息流程化管理为例,医疗收费行为中存在的诸多问题,会直接影响医疗机构的声誉和患者的利益,导致医患矛盾增加。据报道,在各种类型医疗纠纷中,因医疗费用争议引起的占 1/4。在医疗收费环节管理中,首先临床科室要录入住院患者的费用,然后建立专门的出院审核小组,负责对所有出院患者的病历(主要根据医嘱)与收费项目逐一审核,发现错误及时解决。医院多采用传统的医嘱与电脑中的收费项目逐一核对的方法,存在误差大、效率低现象。因此,完善医院信息化建设,优化工作流程,这对加快审核速度、节约人力、减少差错率和提高服务满意度都有积极意义。

因此,信息资源可以发挥自身的优势,相关职能科室根据定期数据的分析及时制定下发新的收费标准,以方便临床科室组织录入人员认真学习、吃透政策、掌握收费要求,以便准确、规范收费,减少误差。科室是为患者服务的最前沿,把好第一道关,能减轻审核小组的压力、节约患者等待时间、提高服务的满意度,也节约了科室的时间,提高了工作效率。

第三节　卫生信息资源利用的绩效评估

一、卫生信息资源利用绩效评估的概念

绩效是多维建构,测量的因素不同,其结果也会不同。因此,绩效概念存在于不同的层次,表现为多种维度。从普遍意义上来说,绩效是对一个组织、机构及其内部成员所开展的

组织活动的成果与效果的全面、系统的表征。

绩效评估有时也称绩效测度,是指遵循客观、公正的原则,运用科学的评估方法,依照预先制定的统一标准,按照一定的程序,对绩效目标实施结果进行系统、准确的综合评估。

卫生信息资源利用的绩效评估是指依据卫生信息资源利用绩效评估体系,对卫生信息资源利用和服务的效果加以检测,进行系统、全面、科学的定量定性分析,筛选和反馈有效信息,从而为调整卫生信息资源管理模式,设定卫生信息资源建设目标,制定卫生信息资源实施方案、控制卫生信息资源发展过程,进一步扩大社会效益和经济效益提供客观依据。卫生信息资源利用的绩效评估通常包括卫生信息资源利用和服务的效率、效能、投入、产出、成本效益、用户满意度等多个方面的内容。

按照评估侧重点的不同,可以将卫生信息资源利用的绩效评估分为用户主导型、资源主导型和服务主导型三种类型。用户主导型,即对用户在卫生信息资源利用中的效率、效能及满意度的评价,对卫生信息资源的投入与用户利用程度进行综合分析;资源主导型,即涉及卫生信息资源本身的评估,包括评估卫生信息资源的内容、形式、质量、运行状况等;服务主导型,即对能使资源被有效利用的附加服务进行考核,其目的是考察卫生信息资源是否得到有效利用,及其附带的相关服务功能的效率和技能,通过服务的提升进一步提高卫生信息资源利用效果和服务效率。

二、卫生信息资源利用绩效评估的原则和功能

(一)卫生信息资源利用绩效评估的原则

卫生信息资源利用绩效评估受到多方面因素的影响,为了使评估目的更加明确、效用更加明显,确保评估结果的准确性和真实性,在评估过程中需遵循以下原则:

1. 全面系统性原则 所谓系统是指由若干要素组成的互相联系又互相制约,为实现一个共同的目标而存在的有机集合体。一个复杂的系统,由多个互相联系的子系统构成,且小系统对大系统的影响各不相同。通过对系统之间和系统内部的分析,使得许多纷扰复杂的问题层次化、简单化,从而达到解决问题的目的。评估卫生信息资源利用绩效时,需要充分考虑卫生信息资源类型、用户特点、系统运行环境等多方面因素,尽量消除主观意愿和客观条件的影响。

2. 目标导向性原则 卫生信息资源利用绩效评估的目的不是单纯评出用户或资源的优劣程度,更重要的是做好服务引导和鼓励用户积极使用资源,实现组织与用户的双赢。利用绩效评估要设定绩效目标,使得绩效的目的服从组织发展的战略。根据洛克的目标设定理论,绩效目标的设定要遵循 SMART 原则。S(specific)是明确具体的,即各项绩效目标要明确描述出评估中所需要的具体内容。避免模糊不清的目标,做到切中目标、适度细化和随情景变化;M(measurable)是可衡量的,即各项绩效目标应该尽可能的量化,从而可以客观的衡量,做到数量化、行为化和数据可得性;A(attainable)是可达成或实现的,任务量要适度合理,目标不能过高或过低;R(relevant)是相关性,绩效目标必须是与组织战略相关的,是根据组织战略层层分解得到的;T(time-bound)是有时间限制的,没有时限要求的目标几乎跟没有制定目标没什么区别,因此要使用时间单位并关注效率。

3. 可行实用性原则 卫生信息资源利用绩效评估指标体系是一个基本框架,体系中的每个末级指标应该是明确具体可观察的,各项数据也实现标准化和规范化以方便收集评价。

在具体的评估过程中应以评估指标体系为指导,同时根据具体的评估目标,结合资源类型、用户特征等实际情况,适当调整评估指标体系,设计出合理、实用的评估方案,以确保卫生信息资源利用绩效评估的时效性和准确性。

4. 科学差异化原则 由于卫生信息资源利用绩效评估的资源类型不同、用户特点各异,因此针对多角度不同类型的卫生信息资源应该制定不同的绩效评估标准,从而准确全面地反映不同卫生信息资源满足客户需求的能力和所得的综合收益。同时,在设计评估标准和评估方案的过程中也应充分考虑不同时期、不同环境下,卫生信息资源利用绩效评估的共性和特性。具体指标选择与层次划分要结构合理,层次分明,不同等级之间应该有明显的差别界限。

5. 客观真实性原则 绩效评估人员应尽量选择非关联利益方,尽可能避免主观因素,其采集的资料和数据等必须真实可信,才能保证客观全面地体现卫生信息资源的利用现状。保证卫生信息资源利用客观公正的基础,要求绩效评估。

6. 通用可比性原则 卫生信息资源利用绩效评估通常是对多个卫生信息资源或多个组织中的同一个卫生信息资源进行比较,因此在设定评估指标时要确保评估指标的通用性和可比性,不能太过具体也不能含糊不清,既能反映卫生信息资源利用状况的差异性,也要能及时做出正确的结论。

7. 公平公开化原则 在对卫生信息资源进行利用绩效评估时,应公开用户、资源提供者和组织中的服务从业人员,最大限度地减少评估信息获得障碍,绩效标准和水平应由各方协商完成。开始评估前公开评估方案细则和进度安排,在评估结束时要公开评估结果,保证各方的参与度和知情权,并征求各方对资源利用及服务调整方案的意见。

8. 定性和定量相结合原则 绩效评估中仅进行定性分析,只能反映评估对象的性质特点;而只进行定量评估,则可能存在一些指标难以量化使得评估结果不够全面。因此,卫生信息资源利用绩效评估应采取二者互补结合的方式,通过建立在资源利用数据采集和统计的基础上的定量分析,辅以综合分析资源绩效的影响因素,结合相关专家的意见,共同评估利用的效果和效率,合理准确地反映卫生信息资源利用的实际绩效。

(二) 卫生信息资源利用绩效评估的功能

评估是人类活动的重要组成部分和根本方法之一,人们随时通过形式各异大小不一的评估来判断事物内在的价值、挖掘潜在的规律并提供各种有效的选择,而对于价值的判断、预测和选择最终将对人们的行为起到重要的导向作用。而卫生信息资源利用绩效评估就是组织对整体卫生信息资源体系的状况、用途及其发挥的作用进行监测,有效评价资源的使用情况、建设规划的完成情况和实际获得的效益情况,为及时调整组织资源的开发和建设活动提供科学决策依据。相对于资源开发或采购前的预评估而进行的有关资源使用情况的评价,卫生信息资源利用绩效评估属于后评估的范畴,一般发生在资源采购活动之后。具体地说,卫生信息资源利用绩效评估具有以下三大功能:

1. 判断功能 卫生信息资源利用绩效评估能够利用各种科学评价工具和指标体系,根据卫生信息资源本身客观情况和其服务质量的具体表现,衡量其对用户的使用价值。卫生信息资源利用的绩效评估不仅可以使卫生信息资源的提供者了解用户对其资源的利用情况和满意程度,而且还可以更好地了解其服务成本和实际产出,方便组织了解其服务的有效性,为今后的改进提供方向。这种判断必须建立在真实全面的基础之上,才能让组织得出正确有效的结论,避免虚假无效的信息反馈造成误判。

2. 预测功能 卫生信息资源利用绩效评估能够根据前期资源的使用情况,总结出用户的普遍兴趣和需求,进而预测未来一段时间的资源利用状况。首先,可以预测短期内的资源利用的发展程度和速度,提前进行相关资源的合理储备。其次,可以通过用户使用资源的信息记录,预测热点资源并进行建设规划的适时调整,主动迎合组织发展和用户需求的变化。最后,可以通过早期的绩效评估,总结新型信息资源的不足以及用户在利用时存在的问题和障碍,不断提高和改善用户查找和检索以及使用资源的效率和效果。

3. 选择功能 卫生信息资源建设投入需要考虑成本收益,随着资源的增多和技术的进步,卫生信息资源需要及时进行更新换代。卫生信息资源利用绩效评估,则可为组织进行相关资源的筛选、采用何种方式开展资源服务、提高用户满意程度措施的决策提供可靠的参考。

三、卫生信息资源利用绩效评估方法与实施程序

卫生信息资源利用绩效评估体系是一个具有多层次、多维度的复合体系,在绩效评估过程中不仅要考虑独立的评估指标,还要兼顾评估方案的整体战略实施。因此,要选择合理合适的绩效评估方法和程序来保证卫生信息资源利用绩效评估的有效实施。

(一)卫生信息资源利用绩效评估方法

绩效评估的常用方法可以分为定性方法和定量方法。定性方法可以参照常见的社会学定性研究方法,主要以访谈形式进行。而定量方法则包括许多数理统计方法。结合卫生信息资源类型多样的特点及其利用的现状,现行的绩效评估通常会将多种评估方法联合运用。这些定性定量相结合的综合评估方法,对于拓展绩效评估的使用范围、确保评估内容的有效性和评估结果的准确性具有重要的意义。常用的绩效评估方法包括:平衡计分卡、"3E"评价法、标杆管理法、模糊综合评价方法、层次分析法等。

1. 平衡计分卡 平衡计分卡(balanced scored card,BSC),由美国哈佛大学教授 Robert Kaplan 和诺朗顿研究院的执行长 David Norton 首先提出。它是一种以信息为基础,系统地考虑医疗机构驱动因素,多维度地平衡指标评价因素的绩效考核工具,同时也可以用作医疗机构发展日常运营的管理工具。平衡计分卡包括财务(financial)、客户(customers)、内部运营(internal business progress)及学习和成长(learning and growth)四个维度。

(1)财务层面:反映了医疗机构的财务目标,可以显示医疗机构的战略及其实施和执行是否为改善最终运营成果做出贡献。财务目标通常与获利能力有关,其评估指标有收入的增长、收入的结构、降低成本、提高生产率、资产的利用和投资战略等。

(2)患者层面:通过确认医疗机构目标患者和为之服务的定位,设计评价指标。患者层面使组织的行为能够以患者为向导。患者层面指标通常包括患者满意度、患者保持率、患者获得率,以及在市场分析中的情况。

(3)内部运营层面:内部绩效考核应以那些对患者满意度和实现财务目标影响最大的关键业务流程为核心,并依此设计相对应的具体评价指标。内部运营层面指标涉及医疗机构的创新过程、经营过程和随访服务过程。

(4)学习与成长层面:为了确保职工拥有熟练的技能、创新的思维、前进的动力和与医疗机构保持一致的目标,而设立职工学习与成长的评价指标。它确立了医疗机构持续进步和

改善的基础框架以及医疗机构未来发展的关键因素。学习与成长层面指标通常包括职工满意度、职工保持率、职工培训和技能等。

平衡记分卡的发展过程中特别强调描述策略背后的因果关系,借患者层面、内部营运层面、学习与成长面层面评估指标的完成而达到最终的财务目标,是一种既注重当前发展又关注长远战略的评估方法。

2. "3E"评价法 "3E"标准体系由英国审计委员于20世纪80年代提出,它是一种从系统观点的角度提出的认知和处理复杂问题的方法。包括"经济"(economy)、"效率"(efficiency)、"效益"(effectiveness)三个方面。

(1)经济(economy):表示投入成本的最小化程度,即在维持特定水平的投入时,尽可能降低成本,或者说,充分使用已有的资源以获得最大和最佳比例的投入,即"做事情要尽可能节约"。经济性指标一般涉及成本和投入之间的关系。

(2)效率(efficiency):表示在既定的投入水平下使产出水平最大化,或者说,在既定产出水平下使投入水平最小化,即"把事情做好"。效率指标一般通过投入与产出之间的比例关系来衡量。

(3)效益(effectiveness):表示产出最终对实现组织目标的影响程度,包括产出的质量、期望得到的社会效果、公众的满意程度等,即"做正确的事,并且把它做好"。效益指标一般涉及产出与效果之间的关系。经济、效率、效益模式只是反映了绩效评价价值标准的一个方面,更多学者还建议引入"公正"、"公平"、"反应性"等概念。

从三个指标的内涵可以看出"3E"评价法更强调成本的节约,强调经济性,这是"3E"评价法的根本价值准则。3E标准体系代表了绩效评估体系多元化发展的趋势,通过建立3E标准体系,使得医疗机构评估体系更加科学化、透明化,增加了绩效评估的可操作性,对绩效评估体系的完善和发展起到了很大的推动作用。

3. 标杆管理法 所谓标杆管理,又称标杆瞄准、基准管理,是指医疗机构在不断寻找和研究优秀同行的标杆实践中,以最先进的基准目标与本医疗机构进行比较、分析、判断,并促使医疗机构将一些最优化的标杆目标不断地应用于整个改进和实践活动当中,从而进入赶超、创造优秀服务的良性循环和模仿创新的过程。其本质是一个有系统、持续性的评估过程,其最终目的就是透过不断地将医疗机构流程与优秀医疗机构相比较,以改善医疗机构的绩效。

标杆分析的具体步骤如下:①进行初步分析与需求评估;②建立作业流程评量指标;③选择标杆分析伙伴;④资料的收集与分析;⑤向管理层呈报标杆分析结果。

标杆分析在卫生信息利用绩效评价中的运用,可以为评估结果的分析提供新思路、新视角。它能跨越多机构、多行业的应用,非常适应目前卫生信息利用在不同范围、不同层面上的发展现状。除了可以评价卫生信息利用构架的合理性,增进利用效益;还可以通过卫生信息利用功能和流程上的专业联系,协助实现整体策略目标。

4. 模糊综合评价方法 自从美国自动控制专家Zadeh在1965年提出模糊集合的概念以来,模糊数学理论已广泛应用于社会科学、自然科学、技术科学和思维科学的许多方面。模糊数学是用精确的数学方法来处理复杂的、难以定量描述的模糊事物。建立在模糊集合基础上的模糊综合评判方法,从多个指标对被评价事物隶属等级状况进行综合性评判,它把被评判事物的变化区间做出划分,一方面可以顾及对象的层次性,使得评价标准、影响因素的模糊性得以体现;另一方面在评价中又可以充分发挥人的经验,使评价结果更客观,符合实际情况。模糊综合评判方法具有结果清晰,系统性强的特点,能较好地解决模糊的、难以量化的问题,适合各种非确定性问题的解决。

一般步骤:①模糊综合评价指标的构建;②采用专家经验法或者 AHP 层次分析法构建好权重向量;③建立适合的隶属函数从而构建好评价矩阵;④采用适合的合成因子对其进行合成,并对结果向量进行解释。

卫生信息资源利用绩效评估受到多种复杂因素的影响,运用模糊综合评价法对卫生信息资源利用绩效进行评估不失为一种较为科学的方法。可以对资源利用的状况有一个全面的了解,并对资源利用效果做出整体的评价。

5. 层次分析法 层次分析法(analytic hierarchy process,AHP)由美国运筹学家匹兹堡大学的 T. L. Saaty 教授于 20 世纪 70 年代初提出。它是一种可有效处理多个目标、多种方案,将复杂问题层次化、单个指标系统化、主观判断客观化的一种定量与定性相结合的系统分析方法,适用于难以完全用定量方法进行分析的复杂问题。其基本思路和原理是:将评估对象或问题视为一个系统,根据问题的性质和预期的总目标,将复杂的决策目标分解为若干个互不相同的组成要素,并根据要素间的相互关联度和隶属关系,把要素按不同层次聚集组合,形成清晰有序的多层次分析结构系统,再通过两两比较判断的方式确定每一层次中要素的相对重要性。然后,在层次结构内进行合成得到相对于目标的重要程度的总排序,以此作为评估和选择方案的依据。

运用层次分析法,可将卫生信息资源利用绩效评估结构模型按各层次性质划分为三层,即决策目标层、准则层和方案层。其中,目标层是指评估所要达到的目标或理想结果。准则层是指采取某种准则来实现预定目标所设立的中间环节,在卫生信息资源利用绩效评估中主要包括利用和服务效率、投入、产出、成本效益、用户满意度等评估准则。方案层则包括了为实现目标层而提供的对应于评价准则的各种具体措施和备选方案,卫生信息资源利用绩效评估就是运用具体的措施和方案进行的综合性评估。结构模型建立之后,还要构造判断矩阵、计算矩阵的特征向量以确定各层次评价指标的比例权重、总排序及一致性检验等。

层次分析法通过数学方法对专家的主观判断做了统计学处理,不仅可以提高指标权重的准确度和科学性,还可以通过对判断矩阵进行一致性检验等方法,提高权重确定的信度和效度。

(二) 卫生信息资源利用绩效评估实施程序

卫生信息资源利用绩效评估的实施时一个持续不间断的过程,为了使评估工作规范和有序的进行,绩效评估的具体实施应遵循以下程序。

1. 确定绩效评估目标 卫生信息资源利用绩效评估的第一步是要确定绩效评估目标。评估目标的确立可以为评估指标体系的建立、评估方法的选择等工作树立参照基准。卫生信息服务绩效评估是多维度、多层次、多因素的综合评估,需要将卫生信息资源利用与评估主体的战略结合起来,将总目标分解为若干个子目标,用不同层次的子目标来反映较高层次地总目标。绩效评估的目标必须是具体的、可衡量的,可达到的、有时限的。因此要在复杂的环境下,去选择与卫生信息资源利用活动息息相关、最终有助于获得更大价值取向的东西作为评价活动的目标。

2. 组织评估小组 评估小组是贯穿整个评估过程、执行评估活动的主体,评估小组的人员构成关系到评估结果的分析处理。评估小组成员因评估的目标和对象不同,可由不同的成员组成。为了确保评估结果的准确性,可在评估过程中选取具有代表性和权威性,且业务熟练,经验丰富,有较强的洞察力,判断力和责任心的专家。

3. 制定评估计划和评估培训准备　即根据评估目的及对象、评估环境的具体分析,将评估目的、任务、方式进一步细化。其中指标体系的构建要确保评估目标的可测、可量和可比,每项指标都必须经过规范的定义,具备合理的计量。为保证评估工作顺利开展,还应召集所有参加评估的相关负责人进行评估前动员和分工,确定负责信息收集与宣传准备工作的负责人。对评估组成员进行评估培训,培训内容包括评估目的、评估方法及评分标准等,确定统一的计分标准和评估策略,对评估中可能出现的问题提出应对策略。

4. 评估活动实施　前期准备工作完成后,就进入了绩效评估的实施阶段。主要包括数据采集、分析处理以及计划的完善和调整等步骤。数据采集阶段要对数据量有合理规划,数据过多会产生信息冗余,干扰评估活动的正常进行;数据不够充分,则评估信息的丰度太低,影响结果的可靠性。其次就是数据的清理、识别和统计,尽量减少这个过程中的盲目性和离散性,厘清主次管理和数据之间的联系等,减少数据传递和处理过程中信息价值的损耗。

5. 结果反馈与实施纠正　评估结果的产生不是一次评估过程的结束,卫生信息资源利用评估不单单是为了考核卫生信息资源的效用及效益的实现情况,其最终目的是将评估的结果以评估报告的形式准确地表达出来,提供给决策部门,为今后的卫生信息资源建设和服务工作提供决策依据。同时,还需要针对绩效评估过程中发现的问题,采取纠正措施,及时调整思路,以便为以后绩效评估的开展提供更准确、更有效的评估方案。

卫生信息资源的利用绩效评估是一个循环的、周而复始的评估过程,要通过对评估方案、评估过程和评估结论进行循环分析和评价,来持续改进卫生信息利用效率和服务质量。

（王安莉　于姗姗）

■■■ 思 考 题 ■■■

1. 现今卫生信息资源开发利用存在的问题有哪些?
2. 论述卫生信息资源的利用策略?
3. 论述卫生信息资源在电子病历中的开发利用?
4. 论述卫生信息资源在电子健康档案中的开发利用?

■■■ 参 考 文 献 ■■■

1. 马费成.数字信息资源规划、管理与利用研究.北京:经济科学出版社,2012.
2. 方积乾,孙振球.卫生统计学.第6版.北京:人民卫生出版社,2008.
3. 郭继军,张敦仲,曹锦丹.医学信息资源建设与组织.北京:人民卫生出版社,2009.
4. 高复先.信息资源规划——信息化建设基础工程.北京:清华大学出版社,2002.
5. 郑金龙.利用医院信息标准规范电子病案.中国病案,2009(10):33-34.

6. 沈崇德,王彬夫.基于电子病历的医疗质量控制与安全管理策略.中国医院管理, 2012,8(8):42-44.

7. 帅萍,唐定强.电子健康档案实施障碍与管理.中国科技资源导刊,2010,9(5): 55-60.

8. 马家奇.论公共卫生信息资源规划与管理.中国公共卫生管理,2008,24(3): 323-324.

9. 杨凤娟.基于数据仓库技术的医疗质量数据模型设计.情报探索,2008,10(10): 72-74.

10. 王晨,胡兵.居民电子健康档案在卫生监督领域的应用.上海预防医学,2012,24 (11):623-624.

第九章

卫生信息资源管理流程与配置优化

人类正在迈进一个全新的信息时代。对信息资源的管理、开发和利用水平,已成为衡量一个国家综合国力和国际竞争力的重要标志之一。当前,信息资源开发利用正处于战略转型阶段,即从信息技术(information technology,IT)为中心转向信息资源(information resources,IR)为中心,从基础设施建设转向深入应用,从数量建设转向质量建设,从粗放配置转向追求效益。

在医疗卫生领域,卫生信息资源管理已成为影响卫生事业发展的一个重要因素,也是促进卫生事业管理现代化的重要手段,是卫生事业管理的基本工具。建立健全的卫生信息资源管理系统,已成为卫生事业发展的一个重要因素,也是提高卫生管理水平、促进卫生管理现代化的重要条件。

第一节 卫生信息资源管理基本内涵

一、信息资源管理的基本内涵

(一)基本概念

信息资源管理(information resource management,IRM)始于信息资源的开发而终于信息资源的利用,所依据的是信息资源的生命周期,即在信息生命周期内对信息资源分布、组织、配置、开发和服务所进行的管理。信息资源生命周期是客观存在的,是一种信息价值运动过程,它不同于自然存在的信息生命周期。作为物质属性的信息生命周期与物质生命周期相重合,随着物质的产生和消亡而产生和消亡,这是不以人的意志为转移的;信息资源生命周期则是自然的信息生命周期与人类认识活动有机结合的一种抽象出的信息价值周期,具体表现为信息资源产生、传播、利用、再生和失效的周期性过程。这个过程大致是与人类认识世界和改造世界的过程相一致。需要指出的是,由于信息和信息资源是无形的,因此应该区分信息和信息资源本身的生命周期和它们所依附载体的生命周期,如传统纸本载体都有老化和失效问题,当其失效之时,载体的生命周期固然结束了,但记录在载体上的信息和信息资源还可以加载到新的载体上并开始一个"新的生命周期"。当然,其前提是信息和信息资源本身没有失效。

自20世纪70年代末、80年代初,将信息作为一种资源进行管理的实践活动大大促进了信息资源管理理论的发展,对信息资源管理概念的理解得到极大的丰富,并逐步趋于成熟。信息资源管理首先在美国兴起,以霍顿、迪博尔德和马钱德等为代表是信息资源管理形成与发展过程中的主要人物。霍顿最早使用了信息资源管理这一术语,1979年,以迪博尔德为首的研究小组在idor systems杂志上发表了两组专门的研究报告:《信息资源管理:新的挑战》和《信息资源管理:新的方向》,从而拉开了信息资源管理研究的帐幕。进入20世纪90年代,随着经济环境、社会环境和科学技术环境的巨大变化,信息资源管理的理论研究和实践活动深入发展以及以互联网为代表的信息资源管理模式的出现,客观上推动了信息资源管理体系的形成。

信息资源管理从广义上看系指信息资源管理对信息内容及与其相关的资源(如设备、设施、技术、投资、信息人员等)进行管理的过程,我们所指的信息资源管理则指遵循特定的管理思想,综合运用各种管理方法和技术手段,对信息资源本身所进行的管理,包括对信息源的采集、开发组织、传播、服务、利用管理和对信息设施、信息技术、信息投资、信息机构和人员等所进行的规划、组织和控制,最大化地满足社会和组织的信息需求。

(二) 分类

人类生产和生活的各个方面和各个层次都涉及信息资源管理问题。就人类生产和生活的方方面面而言,信息资源管理可粗略地划分为政府信息资源管理、信息资源管理和社会信息资源管理3个大领域,其中,政府信息资源管理主要解决信息资源配置、行政效率和社会控制等问题,信息资源管理主要解决信息资源投入、信息资源和业务调配、信息资源与决策效率、信息资源与地可持续发展等问题;社会信息资源管理主要解决信息资源市场化、信息资源产业化、信息资源的社会服务、社会成员的信息资源公平问题,以及信息资源的产权问题等;就现代信息资源管理理论的发展而言,政府信息资源管理和信息资源管理是两个主要源头,社会信息资源管理可以说是政府和信息资源管理的外化。

另外,信息资源管理有狭义和广义之分。狭义的信息资源管理是指对信息本身即信息内容实施管理的过程。广义的信息资源管理是指对信息内容及与信息内容相关的资源如设备、设施、技术、投资、信息人员等进行管理的过程。

二、卫生信息资源管理的基本概念和特征

(一) 基本概念

卫生信息资源管理(health information resource management, HIRM)是将信息资源管理的理论和技术手段应用于医药卫生行业,结合行业自身特点而进行的信息资源管理活动。其是指在对信息需求、信息供给进行统筹考虑的情况下,对信息资源进行合理规划、配置与充分使用,使信息资源的分布和结构合理化,信息流动和运用高效化,从而使信息资源的经济效益和社会效益不断得到提高。一方面,随着信息技术地迅速发展,功能不断提高而体积不断缩小的信息装备大面积使用,这要求对分散的技术进行综合集成管理;另一方面,随着信息技术的广泛运用,硬件与软件之间、信息系统成本与效益之间、不同信息系统之间的矛盾、冲突与不协调问题日益突出,这要求对信息资源进行统筹规划与有序利用。因此信息资源的战略意义日益受到有关部门重视,对信息的开发需求由低层次上升到较高层次,由技术性问题上升到战略性问题。

卫生信息资源管理是为了达到对卫生信息的最佳采集、加工、存储、流通和服务效果的一种管理,也是对信息本身实行的计划、预算、组织、引导、培训和控制;因此,卫生信息资源管理也是一种将各种专门管理适应于标准管理程序和控制,来实现卫生信息活动价值和效益的一种管理。卫生信息资源管理的目标是实现对卫生信息资源的综合管理,提高卫生信息资源的开发利用效率,合理配置卫生信息资源,保证共享,从而以最低的成本构建卫生信息资源的结构,保证卫生信息资源利用的最佳效益。同时,保证卫生信息资源的真实性、准确性、适用性,最大限度地提高信息质量,改善信息利用和促进信息增值,有效地满足各类卫生信息需求。

建立卫生信息资源管理系统的目的是营造一个相互联系、相互沟通的信息环境,充分发挥卫生信息的作用。卫生信息系统的总目标是运用系统理论与方法,将卫生系统各组成部分的信息处理过程综合成有机整体,及时而有救地为卫生事业管理和发展提供决策依据。具体目标包括评估医疗卫生服务质量,控制医疗卫生服务成本,充分发挥卫生资源的作用,评估人群健康水平及影响因素,促进医学教育和研究工作,提高卫生事业管理水平等。对信息的利用和开发已成为提高卫生管理水平的关键性因素。

卫生信息资源管理必须遵循如下的基本原理:

(1)合理配置原理:信息资源应在各个子系统之间进行合理配置,使得信息资源的效用达到最大;而其中的关键是要使得整个系统的信息流畅通无阻,即信息在流动过程中不会由于某个子系统存在相对短缺的要素而形成瓶颈或死角;同时,要促使信息资源进行合理配置,又必须使得信息资源具有一定的流动性,通过这种流动性使得信息资源根据各子系统的需求以及外部环境的变化而进行再配置。

(2)合理使用原理:要尽量减少信息资源的闲置和浪费。就狭义的信息资源信息本身而言,如闲置不用,信息便会失去其原有的价值;如果医疗卫生机构、信息设备、信息技术、人员等信息资源闲置不用或利用率不高,则实际上形成了一种机会成本,并导致信息系统的投入产出效率的低下。因此提高信息资源的使用效率也是现实过程中的客观要求。

(3)及时更新原理:信息资源中的各种要素必须根据外界环境的变化以及内部状况的变化而及时更新。就信息而言,随着时间变化,原有信息会不断老化,新的信息会不断出现,因而必须及时搜集新的信息以对原有信息不断进行更新和补充;就信息设备而言,其发展速度和技术变化可谓一日千里,因此要按经济上的可行性与技术上的合理性综合权衡的原则及时进行信息设备以及其相应软件技术的更新;就信息人员和信息机构而言,也必须不断改善结构,提高素质,适时进行人员更新、知识更新和组织创新。

(二) 基本特征

1. **广泛性** 这是卫生信息资源管理的主体特征。随着现代信息技术在卫生领域各部门、各机构的广泛应用。各医疗卫生机构、卫生行政管理部门都成为卫生信息资源管理的主体。

2. **具有层次结构** 卫生信息资源管理作为一个整体是一个系统,但它是由卫生信息的收集、组织、存储、服务等子系统所构成的,这些部分是同一层次的并列关系。每一个子系统又可分成更小的子系统,这些更小的部分也是同一层次的并列关系,但它们分别隶属于上一层次的各个子系统。这就是卫生信息资源管理作为系统的层次结构。并且,对于卫生信息资源管理来说,无论是其整体,还是各个组成部分(子系统)都可随内部的演化和外部环境的影响而变化,以适应整个系统的目的和功能的需要。这就表明卫生信息资源管理具有自组织系统动态变化可适应的特征。

3. 具有开放性 所谓开放性,即系统必然与外界环境进行物质、能量和信息交换。某一系统所处的自然和社会条件,就是该系统的环境。开放系统必须与外界环境进行交换才能使自己延续下去。卫生信息资源管理从外界获得数字化的信息资源、支撑基础等物质和信息,并将信息传递给需要的患者、医务人员和行政管理人员以供利用,这就是卫生信息资源管理同外界环境的交换过程。

卫生信息资源管理整体上要能够不断适应变化的环境,不能够更好地为用户服务,那么就会成为用户有效获取利用信息资源的障碍。而卫生信息资源管理的开放性,使该系统就可以一直远离平衡态,促使系统形成有序的结构。

4. 诸要素之间的相互作用是非线性的 要素间的非线性作用是形成系统有序结构的内部因素。卫生信息资源管理内部各要素之间的非线性相互作用产生协同和相干效应,使得系统从无序走向有序,而且不会因为外界环境的微小变化而受到影响,同时保持一种活的稳定性。

5. 其内部存在涨落现象 在自组织理论中,涨落是指系统参量围绕某一个数值上下波动的现象,是系统形成有序结构的原动力。这个过程有以下作用:①使偏离平衡的系统回到原来的状态下;②当系统处于一个临界点时,涨落可以使系统进入更高一级的有序状态,达到一种新的平衡,呈现出原有状态所不具备的新的特性。在实际中,所有影响卫生信息资源管理的因素都可以视为涨落,新的概念、方法、技术、设备的引入,还有用户需求的改变都会使得系统从一个平衡状态变化到另一个平衡状态,所有这些都会使得卫生信息资源管理偏离原有的稳定状态,经过相变进入一个新平衡态。

三、卫生信息资源管理的基本要素和层次

(一) 管理的要素

卫生信息资源管理的基本要素涵盖 5 部分构成:卫生信息资源、支持人员、理论与技术、信息基础设施、方针和规章制度。

1. 卫生信息资源是管理的对象,是该复杂系统的基本构成 该构成要素的数量、内容和形式在系统与外界物质、信息交换的基础上,随着时间的变化而动态变动着,它的数量和内容的动态运动一般总体上表现为数量增大,内容增多,形式多样,它是引起该复杂系统熵值增大的一个重要因素。

2. 支持人员 其是该复杂系统的一个重要组成部分,是该复杂系统维持平衡态和从一个平衡状态走向另一个平衡状态的能动使者。一般包含以下两类人员:卫生信息资源的管理人员和进行卫生信息资源管理研究的人员。其中卫生信息资源的管理人员将主动作用于卫生信息资源的各类管理事务,如:卫生信息资源的日常管理和维护等,他们是卫生信息资源管理系统保持在某个平衡态的维持因素。进行卫生信息资源管理研究的学者和研究人员作为一重要组成要素,他们对系统的贡献是促使该复杂系统从一个平衡状态走向另一个平衡状态,其主要作用是研究如何根据系统与外界的物质、能量和信息的交换,使卫生信息资源管理系统从无序状态走向另一个有序状态,例如:卫生信息资源管理的长远发展规划、卫生信息资源管理的方针政策、卫生信息资源管理的方法和各类技术等,它是引起该复杂系统

熵值变小的一个重要因素。

3. 理论和技术 其是卫生信息资源管理从一个平衡状态走向另一个平衡状态的针对卫生信息资源的过程管理、控制和改造因素。在理论与技术的管理、控制下,卫生信息资源的内容、形式与存在状态更加有利于系统的功能,更有利于与其他要素的相互作用和相互制约。与此同时,其也随着系统的外部环境和内部要素的运动而动态运动与变化着。

4. 信息技术设施 其是卫生信息资源管理系统中的重要支撑基础,例如软硬件支撑设备,包含用于卫生信息资源管理的系统软件、应用软件和各种计算机设备。它也随着时间的变化在系统内外部因素的作用下动态变化着,呈现去旧增新,革新换代的趋势。

5. 规章制度 其是卫生信息资源管理达到某个平衡状态的规范、控制因素。在其规范和控制下,卫生信息资源管理系统的各个组成要素之间相互影响,相互制约,有机协调的运动和变化。它的内容随着系统的外部环境,系统内部的各种因素,尤其是卫生信息资源的支持人员的运动而不断运动和变化着。

卫生信息资源管理这个复杂系统的 5 个构成要素间相互作用、相互制约、相互协调,整体上使卫生信息资源管理从一个有序状态走向另一个有序状态,从而适应不断飞速增长的卫生信息资源和不断变化的信息需求。

(二) 外部环境

在如今的网络知识经济时代,整个社会环境都处于快速变动之中,开放性、信息化、网络化成为社会发展的主旋律。卫生信息资源管理就是处于这样的社会大环境中。对卫生信息资源管理影响较大的外界环境因素(见图 9-1)。信息需求的动态变动、技术的革新、法律政策的规范、激增的信息、整个社会的人文氛围都是对卫生信息资源管理产生重要作用和影响的外部因素。

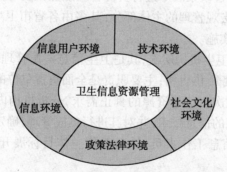

图 9-1 卫生信息资源管理的外部环境因素

1. 信息用户环境 信息用户环境是卫生信息资源管理与外界环境进行输入输出交换的最重要环境。卫生信息资源管理系统的信息用户主要是卫生行政管理人员、医务人员和患者。信息用户环境的动态变化直接影响着卫生信息资源管理,为适应信息用户环境的变化,卫生信息资源管理动态演化,自动演化内部各要素,调整它的功能和结构。

2. 技术环境 技术环境是指对卫生信息资源管理的技术支撑基础产生影响的任何技术因素。目前,信息技术是影响卫生信息资源管理的重要技术,如计算机软硬件技术、通信技术、网络技术等。在今天的网络化时代,信息技术日新月异,对卫生信息资源管理的技术支撑基础产生深刻的影响。卫生信息资源管理系统通过与技术环境的技术支撑基础的物质、信息交换,不断引发自身的演化。

3. 信息环境　信息环境是指卫生信息资源管理所处的激增的信息环境,包含所有领域正在不断涌现的新信息。该外界因素是卫生信息资源管理的一个重要外界输入来源,它直接影响卫生信息资源管理的基础构成要素——卫生信息资源的数量、内容、形式的最关键外界因素。系统与它的信息交换将引起系统熵值的增大。

4. 社会文化环境　卫生信息资源管理所处的社会文化环境也是对系统产生输入的一个重要因素。该环境将影响系统外部的信息用户、系统内部的支持人员的教育水平、价值取向等方面,同时该环境也将间接应新规则—法规—策略的变化,从而引起系统熵值的变化,推进系统的演化。

5. 政策法律环境　政策法律环境是卫生信息资源管理在一定的时间内动态演化方向的环境约束。

(三) 管理的层次

1. 宏观层次　即国家层次,其是面向整个国家的战略管理。实施部门是国家卫生行政管理部门,其利用法律、经济、行政等手段,通过制定政策法规,运用行政、经济和法律等手段组织信息资源的开发,实现资源共享。

在宏观层次上通过国家的政策、法规、管理条例、投资方向、发展纲要、系统规划和标准化规范等来指导、组织、协调各类信息资源开发利用活动,使信息资源按国家宏观调控的目标,在保障信息主权与信息安全的前提下,得到最合理最充分的开发和最有效的利用。

2. 中观层次　即部门层次,其介于国家和基层间的一种管理层次。是在国家管理框架之下而进行的,接受国家管理层次的指导及其规范和控制。由地方政府或卫生行业部门的卫生信息资源管理机构,通过政策法令进行资源合理配置,从事的本地区或行业信息资源管理活动。是卫生信息资源宏观管理的主体部分,其多由各省市卫生厅局(卫生计生委)的卫生信息资源管理部门组织实施。

3. 微观层次　即医药卫生机构层次,其是卫生信息资源管理体系的基础。其实施单位是各个具体的医药卫生服务提供机构;主要职责是全面负责单位的信息资源的统一管理、开发和利用,分析机构中各层次对信息资源的真正需求,分析机构内外信息环境、制定机构的信息政策和规划、开发组织的信息技术,并对其进行集成管理,确定组织的信息标准规范,健全组织的信息系统,管理信息工作人员,针对单位主体目标展开信息运筹活动,参与核心决策。

第二节　卫生信息资源管理流程与模式

一、卫生信息资源管理流程

正确掌握卫生信息资源管理的流程、技术和方法是做好卫生信息资源管理的保证。

弄清卫生信息资源管理的环节,明确卫生信息资源管理的内容,这是保证卫生信息资源管理有步骤、分层次进行的关键。卫生信息资源管理分为六个阶段:资源规划、资源开发、资源配置、系统运行、信息和用户反馈、规划目标对比分析(如图9-2)。这也是卫生信息资源管理的基本工作内容。有效地管理信息,必须使每个环节都能有效地运转并形成互相协调、密切配合的有机整体。

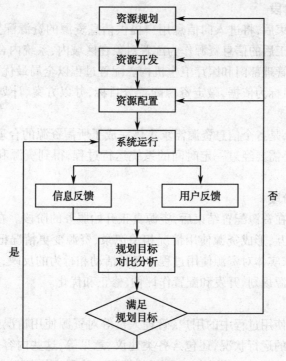

图 9-2　卫生信息资源管理流程

（一）资源规划阶段

资源规划阶段作为整个资源管理的第一步。在这个阶段中需要提供规划方案制订、规划方案优化、规划目标制定等功能。通过对比分析，形成最优方案。确定方案后，需要确立规划的目标，明确信息资源管理的目的。卫生信息资源管理首先要求卫生信息资源管理人员能够清楚地认识到他们对信息资源需求程度，然后再制订符合实际发展情况的信息资源战略，设计合理的信息资源管理体系；培养高效的信息资源管理理念；制定高效合理的信息资源管理规范及标准。

（二）资源开发阶段

在确立了资源规划方案与系统目标后，则进入资源开发阶段。资源开发阶段是指组织内所需的各项医疗卫生信息资源进行开发，是资源从无到有的过程。这是一个对资源由表及里的加工过程。

这一阶段主要是通过建立医疗卫生信息系统或平台的方式，实现对区域内或机构内的信息资源的采集、存储、加工处理。其中，信息获取就是获得原始信息，必须明确需要什么信息以及可以从哪里和怎样才能得到。卫生数据信息的加工处理方法，首先要对数据信息进行审查核实，其次按资源的类型、性质、数量大小进行分组，然后计算有关指标值，进行汇总计算。数据分析，最后对处理得到的新信息，根据统计学原理，通过统计表格式直观的进行表现，以便于传递和使用。

在这个阶段，需要制订开发方案、维护开发目标、开发进度监控、开发结果评估。其中开发方案是根据资源规划方案和系统目标，确定资源开发的详细内容和开发步骤，并将其存储下来。

（三）资源配置阶段

资源开发阶段结束后，将进入向信息用户提供信息资源的资源配置阶段。资源配置阶段将以现有的采集加工后的信息资源作为配置对象在区域内、系统内合理分布，将其分配给各个不同的卫生行政管理部门和医疗卫生机构。配置过程以全局最优的方式设置配置方案和配置计划，以系统目标为依据，敲定资源配置分目标，并以方案、计划和目标为基础，指导资源配置活动。

资源配置的结果，是各个信息资源需求主体完成了所需资源的合理分布和最优配置，但最终配置效果如何，还需要经过一定时间的系统运行过程，得到资源利用情况的反馈后，才能给出答案。

（四）系统运行阶段

系统运行阶段是在资源配置结束后，资源真正开始服务的阶段。在这一阶段中，资源与资源的需求方进行交互，形成资源使用情况相关记录、资源变更情况记录、资源使用效果记录等，这些记录是需求实体对资源使用过程中各种活动和行为的反映，采集资源运行阶段的各种信息有利于对资源规划、开发和配置作评估、修正和优化。

（五）反馈阶段

反馈阶段是资源使用过程中的用户、管理人员等对资源使用情况进行反馈的过程。反馈内容不仅包含系统的运行状况，还包含各类建议、意见等，这些内容是用户和管理人员在资源运行过程中发现并经过初步分析后得到的结果。除了机构部门内部的种类信息，还包括组织内外各类与卫生资源的规划、开发、管理和利用有关的政策、方针、意见等资源，这些信息资料获取卫生行政管理部门和医疗卫生机构信息需求、资源开发意见、资源规划方向有重要的指导意义。

（六）对比分析阶段

对比分析阶段是在充分获取资源运行情况、信息反馈和用户反馈后，摸清当前系统运行现状和问题的前提下，将其与原有的资源规划总体目标进行分析的过程。分析中可以采用多种模型、方法，并通过对比分析发现资源运行中哪些环节未达到规划目标；哪些环节超过了规划目标；规划目标的完成情况怎样；是什么原因导致目标(被/未被)有效完成。

二、卫生信息资源管理模式

建立卫生信息系统的目的都是为了更好地利用卫生信息资源，提高组织的管理决策水平。然而，固有的面向技术的卫生信息资源管理策略非但不能有效地促进决策，而且也限制了人们对信息资源的充分利用。历史的经验说明，同样的资金投入到信息系统的建设，有些卫生机构可能会带来巨大的收益，而有些机构却只不过换来的是昂贵的摆设。两者的差异在于卫生机构能否抓住机遇，主动迎接信息技术发展和信息环境变化所带来的巨大挑战，及时转变其卫生信息资源管理模式和战略决策方式，以便更加充分有效地开发利用信息资源。信息资源管理概念表明了人们对变革传统卫生信息资源管理模式、更新组织卫生信息资源管理战略的思考与探索。这就需要对信息活动中的各种要素，包括信息、人员、建设、设备、机构等，进行科学的规划、组织、协调和控制，以充分开发和合理利用信息资源，从而有效地满足社会信息需求的过程。

　　理想的卫生信息资源管理模式,应该在结构上与传统信息系统不同,它不是面向组织业务流程和办公事务来设计的,而是面向高层管理和战略决策的需要,进行规划开发一类新型信息系统,是在计算机处理系统和管理信息系统(management information system,MIS)的基础上发展起来的,管理的目标与计算机处理系统和MIS完全不同。因此,通过实施卫生信息资源的战略规划所建立的卫生信息资源管理模式,将能够实现业务管理效率的提高、应急反应能力的增强和专业权威优势的强化或者保持三个目标。其中业务管理效率的提高是目的,应急反应能力的增强是表现形式,竞争专业权威优势的强化或者保持是最终结果。最终的管理目标是通过改变卫生组织机构的业务结构和卫生信息资源管理模式来提高其核心竞争能力。

三、卫生信息资源管理的作用

　　1997年,国务院出台的"国家信息化规划",就明确了中国信息化建设的基本框架(如图9-3)。可以看出,信息资源的建设在信息化的建设中起着重要的作用。

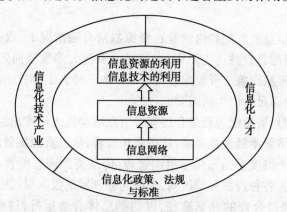

图9-3　中国信息化建设基本构架

　　卫生信息资源管理是为了达到对卫生信息的最佳采集、加工、存储、流通和服务效果的一种管理,也是对信息本身实行的计划、预算、组织、引导、培训和控制;因此,卫生信息资源管理也是一种将各种专门管理适应于标准管理程序和控制,来实现卫生信息活动价值和效益的一种管理。

　　随着社会经济的发展,集成化管理的信息资源,越来越成为决策管理部门所依赖的决策依据;加强卫生信息资源规划,改进卫生信息资源管理,采用现代的通信技术和网络技术,使卫生信息能够快速、经济地传送到全国各地,实现卫生信息资源的共享,在一定程度上可以改变我国卫生服务的现状,提高信息资源利用率,满足各级医疗卫生机构、政府部门以及公众对卫生信息资源的不同需求,同时也为各级各类卫生机构的信息化建设提供方向和指导。具体而言分为如下3种:

　　(1)卫生信息资源是国家及各级地方部门制定社会经济发展规划和卫生计划的依据,卫生信息资源管理有利于及时、全面、准确地了解居民健康水平,掌握卫生工作活动情况。为各级部门制定社会经济发展规划和卫生工作计划提供依据。

　　(2)卫生信息资源管理是卫生工作的重要手段,卫生工作包括医疗服务、卫生防疫、妇幼保健、医学教育、医学研究等如何围绕这些工作设置机构,分配资源;怎样协调发展,卫生工作的效率和效益如何等等,这些问题的解决都离不开各种卫生信息的支持。只有加强卫生信息资源管理,充分重视并利用卫生信息资源,才可能实现卫生工作的有效管理。

(3)卫生信息是沟通各级组织,联结各个工作环节的纽带。在我国,卫生部门是一个十分复杂的系统。在这个系统内,无论哪一个层次的行政组织者或领导者包括卫生行政部门和卫生业务部门,都需要取得信息,掌握情况,各级部门及医疗卫生单位只有通过信息交流才能实现有效的指挥、控制监督、协同、组织等管理功能。各单位的工作状况。通过有关信息反映出来,各种工作环节,通过信息联结起来。组成一个完整的系统过程只要保证信息渠道的畅通,保持上情下达和下情上达,就能保证系统管理机制的正常运行,系统就有活力。

第三节　卫生信息资源配置效率与改进

一、卫生信息资源配置的基本内涵

(一) 基本概念

资源经济学认为信息资源配置内涵是在资源数量有限情况下,取得某种角度供求相对均衡分布,资源流动遵循着效益优先原则,也就是说资源大多数流向效益高的地区,不断使资源分布出现富集与稀缺现象。资源配置目的是采取一种人工调控手段,引导资源分流,使其布局较为均衡,达到满足人们生活需要的目的。

从宏观角度看,信息资源配置就是合理安排信息活动投入与产出总量,使其在数量和结构上能够满足社会经济效率最大化要求:从微观角度看,信息资源配置就是对一定信息资源在空间、时间、数量三个维度上的布局与组织管理:信息资源理想配置状态应是通过调节信息资源本身及与之相关各种资源在地区间、人群间等领域的投入量,达到机构产出和经营情况的最优状态,同时通过合理的共享途径,以达到总体有效运行,这些都是最优配置基本原理。

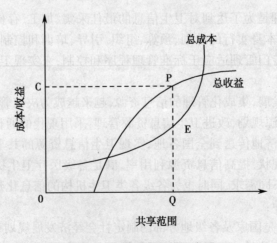

图9-4　资源共享规模示意图

图9-4中总收益随着共享范围的扩大而扩大,总成本也会逐渐变大,这样一来就存在一个最佳的共享规模Q,此时的社会联合收益与社会联合成本之差最大,即P、E两点间的距离

最大。P、E两点同时左移或右移都将造成共享效率的损失。可见,有效率的共享意味着联合收益是社会收益的测度,联合收益越大,联合成本越低就是越有效率。

卫生信息资源配置是信息资源配置理论与方法在卫生领域的具体应用。

(二) 基本特征

卫生信息资源配置过程可用公平与效率衡量。社会的经济发展应兼顾公平与效率,卫生信息资源均衡配置应是体现公平与效率两重特征,卫生信息资源公平配置对于不同时代,不同政治文化,不同社会体系都有不一致的理解,缺乏统一和客观的准则。卫生信息资源配置过程中具有经济性特性,在配置过程中它体现资源的共有特性,包括自然垄断性,公共产品性,外部效应性,稀缺性等特征,这就要求我们充分认识卫生信息资源配置机制后,结合卫生信息资源配置的经济特性在配置过程中达到"规则公平,资本公平,结果公平"。卫生信息资源配置必须借助一定形式才能实现,通常流动形式可分为社会性(组织)形式和操作性(过程)形式两种,而社会性形式又包括区域间卫生信息资源流动、机构间卫生信息资源流动等层次。

二、配置效率分析

(一) 影响因素分析

在信息化建设中,社会化的通信网络建设是实现信息资源网络化配置的基础,因此卫生信息资源的配置应以基础建设为基点。与此同时,信息资源同其他资源一样,从效用角度看是应该消费、利用的,但每次被使用后,它仍然有效,这就决定了信息资源的再次利用特征和社会共享性。由此可见,卫生信息资源配置应以综合角度考虑。

卫生信息资源有效配置的目标可以有两种表述方式:

表述一:使有限的信息资源产生最大的效益;

表述二:为取得预定的效益尽可能少地消耗信息资源。

第一种表述,要求在一定量的信息资源的条件下,通过资源合理安排、组合,以追求产出效益的最大化。

按第二种表述,为了既定的效益目标,通过合理地组织、安排各种信息资源的使用,使总的资源成本最小。

(1)管理体制:要实现信息资源有效配置目标,就要在市场机制的基础上,进行科学的管理。科学的管理,是信息资源有效配置不可缺少的手段。

卫生信息资源的科学管理,就是利用现代化管理方法来研究卫生信息资源在经济活动中的利用规律,对卫生信息资源配置过程中的种种矛盾进行统筹解决,以求得最优化的经济效果。

从我国现状看来,要真正有效地配置信息资源,应该在充分掌握我国卫生信息资源分布和利用规律基础上,加强信息资源的整体化建设,并建立全国性或区域性的卫生信息资源管理网络。通过横向联合,发挥整体优势,实现信息资源共享,从而减少不必要的内耗,提高配置效率。与此同时,还要加强国际间的交流与合作,以借鉴国外成熟的经验,提升信息资源共享和管理水平。

(2)技术条件因素:网络技术条件与卫生信息资源配置有着密切关系。从信息资源开发者角度考察,随着技术的进步,信息开发手段更加先进,例如计算机技术,通信技术的发展,使信息资源开发更加广泛、迅速;同时,技术的进步,信息量增加,使信息资源更加丰富;另外,技术的进步,降低了信息资源开发者投入成本。从信息资源利用者角度考察,技术进步,同样提高了信息资源利用率;同时扩大了利用范围,为进一步开发作了新的保证。可见,技术条件也是卫生信息资源有效配置的影响因素。

(3)人文的因素:卫生信息资源开发和利用中不可避免地涉及人的因素。从信息资源开发者角度看,信息资源需要人来开发,开发者的素质从某种程度上影响着资源的有效配置;即使在其他条件都非常优越的情况下,开发素质不高也会影响对信息资源的开发,从而影响信息资源配置的有效性。从信息资源利用者角度来看,新福利经济学代表人物伯格森(Bergson)和萨缪尔森(Samuelson)对影响福利(效用)的一切变量,即一定人文条件下社会所有个人购买的商品和提供的要素以及其他有关变量,进行关联分析,从而寻求"社会福利函数"关系。只有当社会福利函数值最大时,社会福利(效用)才能达到最大。

由于影响福利(效用)的各种因素可以有不同的组合,究竟选择哪一种组合,应由资源使用者倾向的决定,因此,在既定的技术和资源条件下,信息资源的配置是否达到适度,与资源使用者有关,倾向不同,资源配置的效率也不同。

由于信息资源分布的分散性和科技发展水平的不平衡性,人们对不同信息资源的可获得性是不一样的。信息资源利用者总是遵循最省力法则,利用那些易于获取的信息资源。只有在这些资源不能满足其需求的情况下,才会去考虑那些相对较难取得的资源。因此,必须优化信息资源的内容结构和布局结构,改善流通渠道,使资源使用者能及时、方便地"各取所需"。

信息资源效用的实现,除了取决于信息资源本身的有关因素外,还取决于资源使用者的知识结构、信息意识、创造性能力。能力发挥得越好,信息资源效用就越能发挥。由于存在着社会分工和专业的区别,不同的信息用户对某一信息资源的需求和使用能力是不同的,这种"不同"反映到效用问题上,表现为效用的实现程度不同。

总之,影响信息资源有效配置的因素是多方面的。各个因素在影响的程度、角度上是不同的,各因素的相互作用也不孤立的。信息资源有效配置的机理十分复杂,因此寻找具有普遍意义的有效配置模式十分困难。我国卫生信息资源的有效配置应该具体问题具体分析,统筹兼顾,综合考虑,争取求得最优配置效果,实现有效配置目标。

(二)配置效率的评价标准要求

卫生信息资源配置效率的评价标准要求既是衡量卫生机构信息资源配置情况的检验,又是指导卫生机构进行合理信息化建设的指南。建立一套统一的卫生机构信息资源配置效率的评价标准,一方面是为了正确科学客观的评价卫生机构信息资源配置水平,为国家相关部门掌握卫生机构信息资源配置状况和制定卫生信息化相关决策提供依据;另一方面是为了指导卫生机构在进行基础设施建设方面求真务实、统筹规划。

卫生信息资源配置效率的评价标准应本着科学、客观、实用的原则。具体可归纳为以下几个要求:

1. 符合国家卫生资源配置建设过程中的相关政策　建立卫生信息资源配置公平性测量指标体系应遵循国家关于医疗体制改革中的坚持"公平优先,兼顾效率"原则,把实现健康公平、卫生服务的可及性公平、实际服务利用公平和筹资公平等作为总原则。

2. 符合导向目的性原则　指标体系从人、财、物等多个方面考虑,以引导卫生机构信息、资源合理配置并能健康发展为宗旨,以为卫生机构乃至国家有关部门进行宏观决策提供科学客观的参考依据为目的,进一步推进我国卫生信息资源的合理配置,为卫生信息化做出贡献。

配置效率评价的根本目的是为了促进卫生信息化建设,更好的发挥卫生信息资源配置对于构建和谐社会、促进经济社会发展的巨大作用,引导卫生信息资源配置朝着正确的方向和目标发展,这是在设计评价指标体系时应首先注意和考虑的一个原则。卫生信息化建设作为新医改建设任务的重要组成部分,对于支撑医改,促进社会和谐进步发挥作用。指标体系的设立自始至终都应当贯彻和坚持这个原则。

3. 符合科学合理性原则　任何指标体系的建立都应遵循科学合理性原则,科学合理的指标体系就要以公认的理论知识为依据,设置各层次的指标应合理的应用到公平性评价中,应能详细反映卫生机构信息资源配置公平性情况,尽量选取规范化定量指标,结合客观的定性指标,具有高度代表性。

指标体系的科学性是保障评价结果科学合理的基础,它主要体现在理论与实际结合和采用科学方法等方面,既要在理论上无懈可击,同时又能反映评价对象的客观实际情况。因为"指标"是对实物的抽象转换,愈是接近实物,这种转换就愈是成功,指标也就愈是科学。所以,指标体系的设计应当力求全面准确地描述卫生信息资源配置的特点。

卫生信息资源配置是一个十分复杂的过程,影响因素不仅内容很多,表现形式也极其复杂。如何对之进行高度的抽象、概括,如何在抽象、概括中抓住最重要的、最本质的和最有代表性的指标是设计评价指标体系的关键和难点。对客观实际抽象描述得越清楚、越简练、越符合实际,其科学性也就越强。因此,指标的选择必须遵循卫生信息化建设活动的特点与规律,要充分考虑卫生信息配置诸影响要素的相互作用关系及指标体系结构整体的合理性。

4. 符合系统全面性原则　任何评价指标体系应尽可能完整地反映所要评价内容涉及的各方面因素,指标体系中各指标不是孤立地存在着,每个指标在体系中都处于一定位置上,起着特定作用,指标之间应尽可能的相互关联,构成了一个不可分割的系统。研究应系统全面选取卫生信息资源配置过程各个环节的关键因素,应覆盖卫生机构信息资源配置工作的各个重要环节。

必须用多层次、多角度的指标进行测度,才有可能评价其全貌。系统性原则就是指标体系要涵盖影响区域卫生信息平台绩效所涉及的众多方面,使其构成一个完成的系统。指标体系要形成阶层性的功能群,层次之间要相互适应并具有一致性。要具有与其相适应的导向作用,即每项上层指标都要有相应的下层指标与其相适应;指标之间也应当互相联系、互相制约。有的指标之间有纵向的联系,反映了不同层次之间的互相制约及其关系。有的指标之间有横向的联系,反映了不同侧面之间的互相制约及其关系。同时,每个指标也应当尽可能的边界分明,避免产生交集。这些评价指标构成互有内在联系的若干单元、若干层次的指标体系,形成了一个相对完善的系统。

系统性原则还要求评价指标体系还要统筹兼顾各方面的关系,如当前与长远的关系、整体与局部的关系、定性与定量的关系等等。

5. 符合实用易行性原则　目前卫生信息资源的调查数据不多,我国卫生信息化建设还在不断发展和完善中,指标选取应遵循评价数据易取得,易计算,且能反映基本情况为原则,指标体系的建立,应以公平性评价过程中简便易行为原则。

设计评价指标体系,是为了在实际中加以运用,其即为实用性原则。包括了可行性、可操作性等涵义。具体来说应当考虑以下三个方面。

(1)指标体系要简繁适中:在基本保证评价结果的客观性、全面性的条件下,指标体系尽可能的简化。计算方法、表述方法也应尽可能的简便、明确、易于操作。

(2)指标数据应当具有较强的可获得性:卫生信息化建设正在如火如荼地进行当中,而且卫生信息化建设环境几乎每时每刻都在发生着变化。这就为配置效率评价带来了很多的挑战。因此,在设计指标时应当立足于现实发展阶段,认真考虑指标数据的可获得性。

(3)指标计算应当标准化和规范化:各项评价指标及其相应的计算方法、各项数据都要有明确的标准和规范。对定性指标应当有明确的评价标志与科学的评价标度,并能找到合适的人员进行评价,保证整个评价过程中的质量控制。

6. 代表性原则 任何一个指标体系都很难做到面面俱到,因此必须抓住评价客体的重点和关键之处,尽量避免指标体系的庞大繁杂,使指标集保持适当的规模。要尽可能地选取对评价客体影响程度大、代表性高的综合指标和专业指标,保证配置效率评价指标体系中的每个指标都能在某一环节或某一方面具有代表性。同时,也要注意各指标之间的层次性和相互关系,避免不同层次间指标隶属关系的错乱和指标内涵的重叠。

7. 定性与定量相结合的原则 卫生信息化建设是个复杂的现象,其资源配置效率评价也具有多个维度。有些可以量化,但有些只能定性。因此,在设计指标体系时,既要考虑定量指标,也要兼顾定性指标,要做到定量指标与定性指标的科学结合。此外,有些内容只能定性描述,而不能过分量化,但应当明确定性指标的评价标志,确定合理的标度,使其能准确地反映相应的内容。定量指标比较客观,人为因素较少,结合两类指标进行分析,就可以较为准确地的反映卫生信息资源配置效率的真实情况。

需要指出的是,上述各项原则并非简单的罗列,它们之间存在如图所示的关系。也就是说,指标体系设立的目标导向性决定了指标体系的设计必须符合科学性的原则,而科学性原则需要通过系统性来体现。在满足系统性原则之后,还必须是可操作的和有代表性的,即要满足实用性原则与可操作性原则。上述各项原则都要通过定性与定量相结合的原则才能体现。最后,所有上述各项原则皆由评价的目的性所决定,并以目标导向性原则为前提。

三、配置的优化

(一) 优化的原则

1. 整体优化 卫生信息资源配置是卫生行业信息化建设中一项非常重要的基础性工作,必须打破地区、机构、系统的限制,实现跨地区、跨系统、跨部门的资源共建共享,以网络技术平台的使用和专门性信息资源与网络融合为基础,构建支持国家卫生信息的资源整合平台,解决各系统的互联和协调服务问题。

2. 利益均衡 卫生信息资源整合共享平台必然涉及广大居民、医疗卫生机构、卫生行政管理部门的权益。因此,在信息整合平台的构建过程中,要调动各信息部门各机构的积极性,协调好各种利益关系。

3. 开放性 要执行国际、国家标准规范,采用与集成各种先进的平台构建技术,建设具有通用性的面向广大居民的平台。各医药卫生信息系统之间既相对独立,又互相融合,实现资源共享。在面向用户的信息资源平台建设中,应充分利用国内外已有资源、技术和服务来加快建设、扩大服务能力、提高建设效益。为此,应走开放性建设道路,加强与其他信息资源系统、国内信息产业链的有关机构和厂商以及与国外相关机构和系统的合作。资源整合平台的开放建设意味着合作、共建、共享、统一标准,合作建设。这是资源整合平台建设长期以来追求的目标。

4. 共享　优化卫生信息资源配置,提高资源配置效率,最有效的途径之一是在一定程度上实现广泛的资源共享。对卫生信息资源而言,需要有政府的引导,促进信息合理流动。而只有实现了信息的高度共享,才能使得信息资源得以优化配置,真正让信息的用户受益。

(二) 优化配置内容

卫生信息资源配置优化的具体目标有两个:宏观配置目标、微观配置目标。卫生信息资源配置的宏观目标优化、微观目标的实现离不开政府主导和各医疗卫生机构之间的有效协调,政府部门采取相应的政策、税收等手段去引导、协调、监督各网络的资源配置行为,各医疗卫生机构根据实际情况实施资源配置,尽管二者在资源配置的作用不同,但需要在资源配置的目标上达到一致,即改变目前卫生信息资源配置模式现状,运用有效方法改善已有的卫生信息资源配置,重新规划未来的资源配置方式案,使资源配置过程尽可能达到效率最大化,确保资源配置的各种目标。

各省市在资源配置中,有效地组织各种要素是配置的基础,现有的要素主要有信息资源、人力、技术设备条件、财力等,每一种要素及要素之间的组合都影响着具体的配置过程和配置质量与效率。信息资源的可靠性、准确性、完整性、及时性等质量指标是资源配置质量的关键因素;配置人员的素质、能力及工作责任心影响着具体配置过程的效率与质量;配置中所需的技术设备及系统软件的稳定性、先进性、可维护性同样也影响着配置活动;配置中所需的经费应及时补充到位,否则配置活动无从谈起。

有效地组织资源要素过程中,可以采取集中和合作方法实现卫生信息资源配置模式的优化,实现整体结构的优化。

1. 网络资源基础结构优化　在考虑各地实际情况的基础上,充分优化现有网络基础结构,为卫生信息资源的优化配置奠定基础。

2. 卫生信息资源配置结构的优化　在卫生信息资源配置中,应坚持"统筹规划、重点突破、国家主导、统一标准、互联互通、资源共享"的指导方针,发挥政府和有关部门的宏观调控和组织协调作用,加快卫生信息资源的共享建设。克服条块分割、重复建设、资源浪费的现象;加强卫生信息资源的基础设施建设,促进卫生信息资源建设向产业化方向发展;制定有关的政策法律和规范标准,尤其是相应的隐私保护方面的法规,来规范各方的行为,确保各方的利益,营造卫生信息资源共建共享的良好环境。卫生信息资源配置应打破只为本部门服务的观念,树立大服务观。使机构、系统间信息资源建设统筹规划、协调,减少重复,突出重点和特色。

3. 卫生信息资源内容结构的优化　首先,重视卫生信息资源的标准化,这是关系到机构、系统间能否高效价廉互通的关键。其次,重视卫生信息资源的质量。质量远胜于数量,制定卫生信息资源内容评价的标准,完善质量控制体系。对各种卫生信息经过筛选、过滤与优化组合,针对不同用户的需求,组合成一个系统,这样不仅可以有效地控制信息的流速、流量和流向,而且可以向患者提供更好的专业化医疗卫生服务。

（三）优化配置模式

在卫生信息资源配置组织和优化过程中，可以采用三种合作模式，即水平模式、垂直模式和网络模式。

1. 集中式　在东部地区可以集中力量建设卫生信息资源，有利于解决一些高、精、尖的问题，同时会加快这些省份的信息化的建设力度。我国幅员辽阔，如果把卫生信息资源集中建设在上述发达地区，那么许多地区的卫生信息工作就得不到发展，正所谓鞭长莫及，上海市的信息工作水平辐射不到西藏、青海等边沿地区。而我国的医疗保健事业是面向广大群众，为人民健康服务是我国卫生工作的方针之一。目前我国从卫生需求来看，我国绝大多数地区仍处于温饱时期，主要要求是有医有药，防病治病，生存兼发展。因此卫生信息资源配置绝不能脱离广大群众，脱离经济发展状况，脱离国情。

2. 分散式　在全国各省医疗卫生机构平均分配资金建设卫生信息资源，这会使每个地区都得到一定的卫生信息资源。这样实施起来是有困难的，因为各地区的基础不同，经济发展水平也不同，不平衡的现象是客观存在的。在经济发展未达到一定水平时，要人为改变这种不平衡，显然是不现实的。合理配置，并不等于平均分配。如果这样，力量分散，反而会妨碍我国卫生信息工作的发展，产生不了优势项目，很难以与国际水平抗衡。

3. 层次发展方案　把全国各省分成不同的层次，按各层配备资金，进行不同层次的发展。这个方案突出了集中的优点，同时又照顾了卫生信息资源的配置，注意其他地区资源的分布，符合广大群众的卫生需求。第一层次，东部地区医疗卫生机构以发展卫生信息系统建设为主。建立全国的卫生信息系统建立管理规范和技术标准，注意各省之间信息系统之间的整合。第二层次，中西部地区医疗卫生机构卫生信息资源建设应以加强网络平台建设和人才能力培养为主。

上述三种模式在卫生信息资源配置中往往交叉应用，从而形成了综合配置的优化模型。

（四）优化配置的措施

1. 强化国家对卫生信息资源配置的引导作用　共享可极大地节约人力成本，提高工作效率，而且最大限度地降低差错率。辖区居民通过卫生信息资源共享可避免不必要的重复检查及各级医院的频繁往返，极大地方便了辖区居民的就医，节省了看病费用。卫生资源共享对本区各医疗机构及社区卫生服务机构之间进一步优化配置医疗资源，充分发挥本区在医疗、教学和科研上的团队优势，创新医疗服务模式，建立一体化的病患者服务体系起到了积极的作用。同时有效地促进了本区在医疗、教学和科研等三方面同步发展、齐头并进，达到全国先进水平。

2. 坚持公益性，需要确立政府卫生投入的主导地位，制定和健全城乡卫生信息资源科学合理配置的政策　这是坚持和落实卫生信息资源公益性的重要保证，也是坚持以人为本，落实科学发展观的要求，否则坚持卫生信息资源的公益性就是一句空话。为此，一要强化政府责任和卫生信息资源的投入。长期以来，我国政府卫生投入严重不足，譬如我国有 13 亿人口，占世界总人口的 22%，而卫生总费用仅占世界卫生总费用的 2%。卫生资源不足，特别是优质卫生资源严重不足。为了改变这种状况，政府必须在提供公共卫生和基本医疗服务投入中起主导作用。中央和地方都要大幅度增加卫生信息资源投入，逐步提高政府卫生投入占财政总收入支出的比重，提高政府卫生投入占卫生总费用的比重。二要打破城乡、地区界线，建立新的更加科学的城乡统一的区域卫生信息资源配置指标体系和规划，改善农村、西部地区卫生服务条件,加快卫生事业发展。三要制定相关法律法规,为广大农民提供有法律保证的社会保险。同时,通过进一步调整国民收入分配结构和财政支出结构,加大对农村、西部地区卫生资源投入,支持和保护卫生事业发展。

3. 克服不协调性,需要建立健全统筹城乡卫生信息资源合理配置的新体制机制　一要建立城乡卫生技术人力资源良性互动新机制。培养留得住、走不了、用得上、适合农村需要的卫生技术人员;建立城乡卫生技术人员定期互动机制,即城里卫生技术人员定期下基层,农村卫生技术人员按时到医学院校和城市大医院培训进修;城市大医院与乡镇医院组建医院集团,由集团统一调配医生轮流到基层和农村医院工作,这样可以从机制上根本解决基层和农村医院人才短缺的问题。二要建立城乡卫生信息资源良性互动新机制。卫生信息鸿沟是造成城乡卫生差距扩大的一个重要原因。应加快城乡医疗卫生互动信息网建设;充分利用城市丰富的医疗卫生资源,扶持农村卫生事业;充分利用报纸、广播、电视、网络等各种媒体,及时向广大农村发布相关的医疗、卫生、教育等信息,支持农村卫生工作发展。通过城乡医疗卫生互动信息网建设,有利于城乡、上下级医院的沟通,方便急诊、急救,促进基层医院专门人才的培养,实现医学人才的合理调配,提高各级医院的工作效率,节约卫生成本。例如:将乡镇医院各种检验数据资料、X线照片、超声波图像传到大医院,由专家做出及时的诊断后,再将诊断报告、治疗方案和药方传乡镇医院。同时该网络系统也有利于急救和应付突发公共卫生安全事件的利用。三要建立城乡文化信息资源良性互动新机制。农村文化建设比较薄弱。应加快城乡文化交流与整合,建立和完善促进农村社会事业发展的财政转移支付制度,增加农村医疗、卫生、教育、文化投入。改善农村卫生文化信息建设环境条件,提高农民健康意识和健康素质,进一步促进农村卫生事业加快发展。

4. 解决不对称性,需要加强卫生信息资源管理　为了克服卫生信息不对称性可能造成的资源浪费和配置效率低下、医疗经营暗箱操作、市场欺诈,保护患者的弱势地位和利益,必须加强政府对卫生信息的管制。一要国家加强卫生信息网投入和建设,通过网络向广大群众普及卫生科普知识,提高农民健康意识,增强维权意识和能力。二要政府建立医疗卫生服务信息披露制度。构建信息平台,通过强制性的信息披露来营造公开、公平、透明、安全和规范的信息环境,确保所有患者都能平等的使用医疗卫生服务信息。最大限度地实现信息共享、业务协同。

5. 信息资源配置过程中公平与效率的关系　目前,在很多领域的资源配置过程中都过多地强调效率重要性,我们应在效率优先的前提下,兼顾公平,实现全社会资源配置。公平符合我国社会主义本质,也能体现我国社会主义优越性,更能调动全社会人员更好更有积极性的建设我们国家,不公平会使这些人员失去工作热情,降低资源配置效率,兼顾卫生信息资源公平性才能促进卫生信息、资源配置效率的提高。兼顾公平是非常重要的,不能因为只考虑效率而不顾配置公平水平,因为我国各区域的发展还存在差距,还存在着为弱势群体服务的卫生机构,在贫困地区这些卫生机构也起着救死扶伤治病救人的重要作用,卫生信息资源配置过程中,要多考虑这些为弱势群体提供服务的卫生机构;公平能促进效率,并且有利于效率的实现,效率也为公平提供基本的物质基础,二者是相辅相成,一并提高,在我们进行社会主义医疗体制建设时,要全面考虑各个地区各个人群卫生服务配置水平,使每个人都能享受同等待遇的卫生服务;国家要通过各种办法,用政策等方式加以调节,改善现有卫生服务水平,在公平与效率二者之间,不能只强调效率而忽视公平,也不能因为公平而不考虑效率,应该寻找到一个公平与效率的最佳契合点,实现最好配置效率和最公平卫生服务。

第四节　卫生信息资源管理的制度需求与应对策略

一、制度需求

(一) 宏观管理的制度需求

2009 年,中共中央、国务院正式发布了《关于深化医药卫生体制改革的意见》,把卫生信息化建设作为深化医改的八大支撑之一,要求建立实用共享的医药卫生信息系统,大力推进医药卫生信息化建设,以推进公共卫生、医疗、医保、药品、财务监管信息化建设为着力点,整合资源,加强信息标准化和公共服务信息平台建设,逐步实现统一高效、互联互通。

为适应新医改形势下的卫生信息化建设需求,原卫生部在充分借鉴国内外经验的基础上,研究提出了"十二五"期间卫生信息化建设总体框架(简称"3521 信息化工程"),即建设国家、省和地市 3 级卫生信息平台,加强公共卫生、医疗服务、新农合、基本药物制度和综合管理等 5 项业务应用,建设居民电子健康档案、电子病历等 2 个基础信息资源库,和一个覆盖整个卫生信息系统的专用网络,确立了服务居民、服务医务人员、服务管理等三大工作目标。

2012 年 3 月 14 日国务院印发了《"十二五"期间深化医药卫生体制改革规划暨实施方案》(简称《规划方案》)。《规划方案》明确了 2012-2015 年我国医药卫生体制改革的阶段目标、改革重点和主要任务,是未来四年开展深化医药卫生体制改革各项工作的指导性文件。《规划方案》对推进卫生信息化建设提出了明确的发展目标和任务要求,特别是在 2012-2015 年医药卫生体制改革的主要目标中,把医药卫生信息化作为加快推进基本医疗卫生制度建设的重要内容之一,提出了"医药卫生信息化水平明显提高,监管制度不断完善,对医药卫生的监管得到加强"的工作目标要求。与此同时,《规划方案》把卫生信息化建设列为"十二五"期间统筹推进相关领域改革七大相关改革任务之一。

文件进一步要求:"加快推进医疗卫生信息化。发挥信息辅助决策和技术支撑的作用,促进信息技术与管理、诊疗规范和日常监管有效融合。研究建立全国统一的电子健康档案、电子病历、药品器械、医疗服务、医保信息等数据标准体系,加快推进医疗卫生信息技术标准化建设。加强区域信息平台建设,推动医疗卫生信息资源共享,逐步实现医疗服务、公共卫生、医疗保障、药品监管和综合管理等应用系统信息互联互通,方便群众就医。"

与此同时,在国务院办公厅印发的《深化医药卫生体制改革 2013 年主要工作安排》(国办发〔2013〕80 号)中,确定了全面实施"十二五"医改规划,着力加快健全全民医保体系,巩固完善基本药物制度和基层医疗卫生机构运行新机制,积极推进公立医院改革,统筹做好基本公共卫生服务均等化、医疗卫生资源配置、社会资本办医、医疗卫生信息化、药品生产流通和医药卫生监管体制等方面的配套改革,巩固已有成果,在重点领域和关键环节取得新突破"的总体要求。并且提出了涉及加快健全全民医保体系、巩固完善基本药物制度和基层医疗卫生机构运行新机制、积极推进公立医院改革、统筹推进相关领域改革等 4 个方面的 26 项工作任务,其中之一就是推进医疗卫生信息化建设。

加强对卫生信息资源的管理,将改变卫生信息化建设的现状。改革开放以来,我国公共卫生事业的信息化建设取得了巨大成就,但同时也面临着许多困难和问题。随着社会经济的发展,集成化管理的信息资源,越来越成为决策管理部门所依赖的决策依据;加强卫生信息资源规划,改进卫生信息资源管理,采用现代的通信技术和网络技术,使卫生信息能够快速、经济地传送到全国各地,实现卫生信息资源的共享,在一定程度上可以改变我国卫生服务的现状,提高信息资源利用率,满足各级医疗卫生机构、政府部门以及公众对卫生信息资源的不同需求,同时也为各级各类卫生机构的信息化建设提供方向和指导。

（二）共享的制度需求

医疗卫生信息化管理旨在建立实用的、信息共享的全民健康档案系统、医疗机构的管理信息系统和电子病历系统、公共卫生和预防保健信息系统,为政府、卫生行政管理部门、医疗机构、公共卫生机构、疾病监控管理机构、患者、医疗支付方以及医药供应商等方面提供信息服务,形成数字化的医疗卫生信息数据的采集、传输、存储、处理和服务的业务和技术平台,通过信息共享,更好的支持医疗卫生服务、卫生行政管理,缓解人民"看病难,看病贵"的问题;医疗信息化管理以"人人享有基本卫生保健"为目标,坚持政府主导,以合理配置城乡卫生资源,完善公共卫生和基本医疗服务体系、基本卫生保健制度和基本医疗保障制度、安全有效的基本药物制度和科学规范的医疗机构管理制度为目标,建立以医疗信息共享和全民健康档案为基础的覆盖城乡的区域性医疗信息网,实现先进的医疗卫生信息资源管理。

比如,上海市松江区作为上海近几年重点投资发展的重要区域,随着上海松江大学城的建设和形成,2005年以来辖区人口逐年快速递增,各类医疗服务机构建设相对滞后区域医疗资源相对比较零散,综合服务能力相对薄弱,在一定程度上已经不能满足快速增加的医疗服务需求。所以统一和强化松江区区域医疗机构的管理,实现松江区区域医疗卫生信息的共享,提高医疗资源使用效率,强化政府在卫生领域的社会管理职能,促进辖区内医院的建设与发展,提升辖区综合医疗服务能力显得至关重要。

松江区区域性医疗信息共享系统的总体设计必须以覆盖区域内城乡全部医疗卫生服务体系,提高群众健康水平,促使人人共享卫生信息资源为重点;通过区域性医疗信息系统,政府、卫生局可以领导、指挥、协调区域内所有医疗卫生机构,为人民提供更好的医疗卫生服务。同时总体建设必须坚持从上海市松江区的实际情况出发,建立具有特色的区域统一的医疗卫生信息共享的医药卫生信息系统,实现与国民经济和社会发展相协调发展,促进人民健康保障事业的发展。在总体规划下,还要重视基层医疗服务机构、特别是社区医疗卫生机构的信息化建设,为区域性医疗信息系统打下良好的基础,解决好基本数据的来源问题,必须保证数据的真实、可靠。还必须重视在具体实施上,要做好组织工作,系统的实施由简到繁,从实用项目做起;必须由点到面,逐步扩大区域联网的范围,达到总体设计目标。

（三）标准化的制度需求

标准化是卫生信息化建设的基础,建立卫生信息标准体系是卫生信息化建设的重要内容。应在卫生信息标准化建设中坚持引用和开发相结合的原则,关注国际信息标准的发展,等同等效应用国际标准,宣传贯彻国家标准和行业标准,积极开发和研制地方标准。

根据建立卫生信息标准体系的要求,逐步形成卫生标准化研究开发和组织管理体系,充分研究现有国际、国家以及行业等标准,统一制定卫生信息资源管理基础标准,包括软件开发标准和网络及传输标准,规范应用信息系统的开发行为,整合现有卫生信息资源,为构建功能统一、数据共享的集成信息系统平台,建立卫生信息虚拟专网提供信息资源管理的基础标准。

　　建立卫生信息资源管理规范制度,制定卫生信息资源管理工作规范,包括系统建设规范、应用功能规范、基本数据规范以及数据传输规范等。信息的交流、共享和再利用是应用IT技术的精髓,真正实现信息化的基础完全源于信息的标准化和规范化,这是实现卫生信息资源共享的关键要素之一。通过信息标准化,建立规范化的工作制度,实现国家、省与地方医疗卫生机构三级平台,实现卫生信息共享,协同决策,提高效率,加强管理的目标。

二、应 对 策 略

　　管理人员角度如何利用有限的经费和信息资源最大限度的满足用户的信息需求,如何调动信息资源管理人员的积极性和创造性以提高信息资源管理系统的效能,如何改进和完善信息技术以期适应新的工作需要,如何促进和维持信息资源管理。传统的、分散的,各自孤立的管理模式逐渐暴露出许多局限性和先天不足。许多信息系统只能完成机构内或系统内的数据处理工作,不能支撑以患者为中心的医疗卫生服务,不能满足卫生管理决策的需要。

　　为了推进卫生信息资源管理的进程,必须建设一个宽带、高速、可靠、安全的卫生信息资源管理平台,以充分利用各机构、系统中的信息资源,实现资源的有效流通,使信息资源流动起来,真正让广大居民受益。在构建医疗卫生服务机构、或卫生行政管理部门信息资源管理体系时,应从以下几个方面加强卫生信息资源管理。

　　1. 加深对卫生信息资源管理的认识　提高对资源信息化认知和熟悉程度,是进行卫生信息化建设的一个必要条件。资源信息化建设与每个机构都有着很大的关联,只有医疗卫生机构对信息化有了正确、全面的了解和认识,才能真正调动广大机构推进资源信息化的积极性。应该积极地开展有关资源信息化建设的相关培训工作,同时在大力宣传资源信息化建设的相关知识。

　　2. 制定恰当的信息资源管理方案　我国卫生信息资源管理发展相对不平衡,无论是政府方面的信息资源管理,还是医疗机构的信息资源管理,不同机构部门的信息资源管理都应该根据自身的实际情况寻找出符合实际情况的信息资源管理方案。一个部门、一个机构要进行高效的信息资源管理,就必须寻找出符合自身实际情况的方案。

　　3. 推动信息资源系统集成建设　根据实际发展情况和业务发展需求,对我国医疗卫生服务机构、或卫生行政管理部门众多的信息资源管理系统进行进一步的优化整合,提高信息资源管理系统功能的可重用性,增强系统的信息处理能力及应用的灵活性,发挥信息资源管理的系统作用,从而避免"信息孤岛"现象的出现,最终提高信息资源管理系统的运行效率。

　　4. 健全信息资源管理体制　只有尽快完善我国医疗卫生服务机构、或卫生行政管理部门的标准化管理进程,建立健全的编制系统,建立规范化的数据信息采集以及录入和存储制度,才能确保数据信息的高效采集。管理思想的转变和管理理念的更新是我国医疗卫生服务机构、或卫生行政管理部门进行信息资源管理时所遇到的主要阻碍。因此,这就要求我国医疗卫生服务机构、或卫生行政管理部门在引进和运用先进信息资管理软件的同时,还需要注意结合我国国情和医疗卫生服务机构、或卫生行政管理部门的实际,借鉴和吸收国外较为先进信息资源管理理念和思想,而不是只靠先进的信息资源管理系统就想实现我国医疗卫生服务机构、或卫生行政管理部门信息资源管理的真正发展。

5. 提升相关人员技术水平 将人才培养与推进资源信息化建设相结合起来,积极引进和培养急需的资源信息化建设专业人才是进行高效信息资源管理的必要保障。应根据自身实际情况制定相应的资源信息化建设培训体系,积极开展针对不同人员的资源信息化管理相关知识培训,从整体上提高相关人员对资源信息化管理的认识和应用水平。

6. 提高信息资源的安全性 当前背景下,我国网络规模不断扩大和发展,我国信息资源管理系统的应用得到了迅速发展。然而,随着网上信息流量越来越大,重要的生产经营数据也就越来越多。与此同时,我国医疗卫生服务机构、或卫生行政管理部门信息资源管理系统的安全问题显得更加重要和突出。因此,建立健全医疗卫生服务机构、或卫生行政管理部门的信息安全保障体系也就显得十分必要。医疗卫生服务机构、或卫生行政管理部门应将信息安全工作放在与生产安全同样的高度上进行重视,完善信息安全责任体制以及信息资源管理体制,加强信息安全性能检查机制,及时消除信息泄露隐患,进而避免重特大信息系统事故的发生。进一步建立和完善信息资源管理系统安全应急处理机制,加强信息资源安全隐患的识别、防范和控制体制,提高信息资源管理系统的事故恢复能力。按照国家信息安全等级保护要求,完善信息安全保障体系。把日常信息资源管理、技术手段和应急机制相结合起来,强化信息资源管理体系安全、正常地运行,确保一些重要数据安全和信息资源管理系统稳定的运行。

(沈丽宁)

■■■ 思 考 题 ■■■

1. 试述卫生信息资源管理的基本要素和层次。
2. 论述卫生信息资源管理的流程与模式。
3. 试述卫生信息资源优化配置的内容和措施。

■■■ 参 考 文 献 ■■■

1. 胡昌平.信息资源管理原理.武汉:武汉大学出版社,2008.
2. 马费成.数字信息资源规划、管理与利用研究.北京:经济科学出版社,2012.
3. 马费成,李纲,查先进.信息资源管理.武汉:武汉大学出版社,2001.
4. 蒋永福.论公共信息资源管理—概念、配置效率及政府规制.图书情报知识,2006,111(1):11-15.

第十章

卫生信息资源保障体系

卫生信息资源保障体系主要包括政策保障、组织保障、技术保障、法律保障等。政策保障是指与卫生信息化建设相关的建设规划、制度规范、人才队伍、资金保障等为工作重点的保障体系。组织保障是以行政管理组织和部分相关行业组织为主体,确保卫生信息资源规划、采集、配置、使用等环节顺利开展的保障体系。技术保障是医疗卫生信息采集、资源描述、处理、配置、传输、共享的全面规划过程中对技术方面的全面保障,其目标是为实现卫生信息资源合理配置和有效共享提供各类技术保障。主要包括信息安全保障和信息标准保障两方面。信息安全保障体系划分为物理安全、网络安全、主机安全、应用安全、数据安全、隐私安全和安全管理。国家卫生信息标准体系框架对我国卫生信息标准做出规范化的划分,包括:基础类标准、数据类标准、技术类标准和管理类标准。法律保障体系是通过法律规范,为不同部门、各级医疗卫生单位、社会公众获取和使用卫生信息资源提供制度上的保障,主要包括卫生信息资源安全相关法律、卫生信息资源管理相关法律以及居民隐私信息保障相关法律三方面。

第一节 卫生信息资源规划的政策保障

卫生信息化建设是一项复杂的系统性工程,也是一项不断创新完善的长期性工作。它不仅仅与信息技术相关,同时也涉及卫生事业管理、临床医学、公共卫生、法学、社会学、经济学等多个学科。要较好地制定卫生信息资源规划,并通过对卫生信息资源的充分应用,不断促进卫生事业发展,必须从各方面制定配套的政策保障措施。这些措施之间相互联系、相互影响、相互促进,形成一个完整的保障体系。

一、基本原则

(一)统一规划 整合资源

卫生信息化发展规划、建设框架和建设内容由政府统一制定。在规划制定的过程中要明确时间进度,分步实施,逐项建设,并能充分利用已有的卫生信息化建设基础和数据资源,统筹使用硬件设备、应用软件和网络基础设施,避免"翻烧饼"和"打补丁"的现象频现,节约资源,提高卫生信息资源共享和利用效率。

（二）完善制度　加强管理

卫生信息化在推进过程中,要结合项目承担部门或应用单位的实际情况,制定科学合理的管理制度。通过完善的制度明确分工、强化责任、规范建设、注重细节、优化流程、提高效率,保障卫生信息资源规划有效落实。

（三）培养人才　提高能力

卫生信息化事业的长足发展,需要相当数量的复合型卫生信息人才作为支撑。基于我国卫生信息人才资源长期匮乏的现状,要积极探索卫生信息化人才数量和能力提升的途径,注重在实践中培养人才队伍,从引进、培养、使用和激励等多方面建立机制,实现卫生信息人才队伍建设与信息化水平同步增长。

（四）合理投入　注重效益

卫生信息化建设周期长、涉及范围广,需要长期、稳定、有效的资金投入。建设过程中,以公益性为导向,由政府投入为主,鼓励民营资本、外资经济等其他多种方式投资建设,鼓励具有条件的机构以人力支持、技术支持、设备支持、管理支持等多种形式参与建设。要以产生良好的经济和社会效益作为衡量成效的标准。

二、主 要 内 容

在卫生信息资源应用的过程中,除要充分重视硬件、软件、网络等基础设施的建设之外,还必须建立起包括建设规划、制度规范、人才队伍、资金保障等在内的一整套政策保障体系。

（一）建设规划

1. 概述　卫生信息化建设规划与各行业的发展规划类似,是对一定区域范围内未来卫生信息化建设与发展的科学性、合理性、整体性、可持续性的全面设计,是卫生信息化整体工作的指南。其作用是按照卫生改革与发展宏观战略决策的要求,通过科学研究,设定卫生信息化建设目标、建设原则、重点任务和实施措施等,力求有效把握卫生信息化的整体发展方向,辅助解决卫生事业发展过程中遇到的部分难题。因此,规划的制定需要准确而翔实的数据作为基础,运用科学的方法,进行全方位的设计。建设规划按其建设内容分为总体规划和专项规划等。按其建设周期为长期规划、中期规划、阶段性规划等,分阶段的规划设计可以使具体实施目标更加清晰,实施方案更具可行性。

2. 政策环境　卫生信息化发展较为领先的国家都有明确的建设规划,以统一卫生信息化的阶段性发展任务和整体发展方向。其中,具有代表性的有美国的"HITECH 计划和相关项目"、加拿大的"INFOWAY 计划"、英国的"国家健康 IT 项目"、瑞士的"e-toile 项目"、比利时的"eHealth 及电子健康档案共享计划"等。我国卫生信息化建设始终围绕国家整体的战略布局规划稳步推进。早在 1997 年 12 月,国家就已通过了《卫生系统信息化建设九五规划及 2010 年愿景目标（纲要）》的文件。此规划对于各级卫生行政领导如何适应国家国民经济信息化的形势,促进卫生事业的发展及卫生改革的深入提出了要求。2003 年,根据党的十六大提出的"优化发展信息产业,在经济和社会领域广泛应用信息技术"的发展要求,在"九五"期间卫生信息化建设成绩的基础上,国家出台了《全国卫生信息化发展规划纲要（2003-2010 年）》,纲要中提出了"进一步重点加强公共卫生信息系统建设,加速推进信息技术在医疗服务、预防保健、卫生监督、科研教育等卫生领域的广泛应用"的目标,并明确了加强网络基础设施建设、卫生信息化标准体系建设、加强信息资源开发建设、推动医院信息系统发展、加强医药卫生信息学研究和交流等八项建设任务。2012 年，国家出台《"十二五"期间深化医药卫生体制改革规划暨实施方案》，方案中指出要把医药卫生信息化作为加快推进基本医疗卫生制度建设的重要内容之一，要求"十二五"期间实现"医药卫生信息化水平明显提高，监管制度不断完善，对医药卫生的监管得到加强"的目标，同时要求把卫生信息化规划融入到加快健全全民医保体系、巩固完善基本药物制度和基层医疗卫生机构运行新机制、积极推进公立医院改革和统筹的三项主要任务之中。2013 年，国家卫生和计划生育委员会、国家中医药管理局联合发布的《关于加快推进人口健康信息化建设的指导意见》明确提出"人口健康信息化是国家信息化建设的重点领域和重要组成部分，是深化医药卫生体制改革的重要内容。要坚持'制度先行、统筹设计、强化应用、互联共享、业务协同'的总原则，统筹人口健康信息资源，强化制度、标准和安全体系建设，有效整合和共享全员人口信息、电子健康档案和电子病历三大数据库资源，实现公共卫生、计划生育、医疗服务、医疗保障、药品管理、综合管理等六大业务应用，建设国家、省(市)、地市和县四级人口健康信息平台，以四级平台作为六大业务应用纵横连接的枢纽，以居民健康卡为群众享受各项卫生计生服务的联结介质，形成覆盖各级各类卫生计生机构(含中医药机构)高效统一的网络，实现业务应用互联互通、信息共享、有效协同，为深化医药卫生体制改革，有效落实计划生育基本国策，促进中医药事业发展，提高卫生计生服务与管理水平，实现人人享有基本医疗卫生服务目标提供有力的信息技术支撑和保障。"上海、北京、四川、湖北、江苏、浙江、河北、青海等多个省份根据国家和所在省市的要求，先后出台了卫生信息化发展规划。

3. **实施重点** 卫生信息化建设规划原则上由各级政府或卫生行政部门研究制定，在国家顶层设计的基础上，各地根据实际情况制定适应本地区发展的建设规划。但部分地区在卫生信息化发展过程中，由于缺乏与自身基础相匹配的详细发展规则，短期目标过于宏伟，项目盲目上马，最终导致失败，不仅浪费了大量资金，也挫伤了政府继续投入的积极性。同时业务流程也是影响卫生信息化建设的一个重要方面。不合理的业务流程会阻碍卫生信息化建设的顺利实施，但个别地区在卫生信息化建设的过程中，仅仅是将原有的业务流程机械地转换为信息化形式，而不是借助信息技术的优势对原有流程进行优化后，再通过信息化实现。类似这样仅利用信息技术使复杂或不增值的业务流程计算机化，不但不能提高业绩，反而只会导致低效的流程和浪费。因此，各地在具体规划制定过程中，应根据上级部门的总体要求，把握好以下三个关键点：

(1)明确宏观发展思路：卫生信息化的深入发展将促成一系列的创新，包括组织体制创新、运营机制创新、服务模式创新和信息技术创新等。因此，卫生信息化建设的发展思路要以充分发挥信息技术的优势，最大限度实现节约资源、优化服务、提升效率为方向。在建设内涵上，通过居民电子健康档案和电子病历数据库的建设，将儿童保健、计划免疫、计划生育、临床诊疗、传染病管理、慢性病管理、特殊人群管理等业务工作衔接起来，从而进一步优化业务流程和人力资源配置；在建设方式上，通过区域卫生信息平台的搭建，让不同机构、不同区域的信息数据协同共享，从而帮助卫生专业技术人员突破时间和空间上的限制，更加有效地开展诊疗服务和健康管理；在建设方法上，摒弃各自为政、目光短浅的建设思路，充分开展需求调研，形成贴合实际的卫生信息化建设需求，避免不断推倒重来的短期行为。

(2)界定阶段发展目标：卫生信息化建设必须有清晰的目标，它的内容包括为卫生事业发展解决问题、为卫生服务对象提供便利、为卫生服务提供者和管理者提高效率、为利益相关者带来效益。例如,通过预约平台,实现减少排队等候时间的目标;通过网络传报,实现提升传染病管理效率等目标等;通过影像检验信息共享,实现减少重复检验检查的目标;通过信息数据的自动分析,提升机构绩效管理效果的目标等。这些阶段性发展目标的确立还需要结合本地区的总体发展规划、经济条件、建设基础、业务需求等才能进一步明确。

(3)优化业务管理流程:卫生信息化建设是为了优化业务流程,提高管理效率,因此,常常涉及业务流程的改进。在准备规划初期,首先要开展充分调研,重新设计现有的业务流程,推动组织结构和业务管理模式的创新和变革,形成规范的管理制度。在此基础上进行卫生信息化的规划设计,借助卫生信息化形成推动组织结构变化的动力,实现业务流程的优化升级。

(二)制度规范

1. 概述 卫生信息化制度规范是指为有效实现卫生信息化建设目标,对信息化建设和应用的相关组织机构及其成员的行为进行规范、制约与协调,而制定的具有稳定性与强制力的规定、规程、方法与标准体系。它包括组织机构的根本制度、管理制度、技术与业务规范、个人行为规范等内容,具有权威性、系统性、科学性、稳定性等特点。

2. 政策环境 在国家出台的《关于加快推进人口健康信息化建设的指导意见》中指出:各级部门要结合实际,健全信息化管理制度,完善居民健康卡普及应用工作机制和管理制度,完善区域信息平台、全员人口信息、电子健康档案、电子病历数据库建设和运维管理的工作机制,保障工作正常开展。建立健全适应中西医业务发展需求,涵盖数据、应用、管理、安全等方面的信息化标准规范体系;完善信息化标准应用管理工作机制,加强人口健康软件、终端和网络相关标准的符合性测试,实施标准应用评估,确保信息系统标准统一、有效互通和可持续发展。

近几年,随着卫生信息化飞速发展,卫生信息化各类制度、规范、标准也在国家和各地政府主持下陆续出台和完善。在技术与业务制度规范方面,2007-2012 年以来,国家卫生主管部门围绕实现互联互通和信息共享重点目标,认真研究分析我国卫生信息化建设需求和国际国内卫生信息标准现状及发展趋势,按照"突出重点、有的放矢、急用先行、逐步完善"的原则,至 2012 年底,共组织完成 150 余项卫生信息标准制修订任务。主要包括:国家卫生信息标准体系框架、标准化基础理论与方法等基础类标准;以居民健康档案和电子病历为重点的数据类标准;以卫生信息平台、居民健康卡和主要业务系统为重点的技术类标准以及标准符合性测评方案和测试规范等管理类标准。目前,这些标准基本能够满足现阶段深化医改对以电子健康档案和电子病历为核心的区域医疗信息化建设及综合管理应用的紧迫需要。部分标准已经在中央投资卫生信息化重点工程建设中发挥了重要作用。各地区在探索和深入推进卫生信息化建设的过程中,也从规范管理流程、提高管理效率等角度制定了符合自身实际的制度规范,包括以信息化项目规划、审批、开发、验收为重点的信息化项目管理制度规范;以硬件设备、网络系统、应用系统管理和应急处置为重点的信息技术岗位制度规范;以信息保密、网络安全管理为重点的信息安全管理制度规范;以提升数据质量为重点的信息化应用制度规范等。这些制度规范为卫生信息化工作有序开展、高效推进发挥了重要的作用。

3. 实施重点 加强制度建设和科学规范的管理,是卫生信息化的保证。卫生信息化管理制度的内容不仅要包含硬件和网络方面的管理制度,同时要对软件、信息化流程管理、信息资源管理等内容做出规定。制定过程中始终贯彻科学、规范、合理的方法指导,使卫生信息化管理制度覆盖各项信息管理工作。部分国外的信息化建设项目的成败与否也一定程度上取决于制度规范的完善程度。如英国在近十五年的卫生信息化建设过程中，频繁出现项目推迟交付，成效未达到预期等情况，究其原因很大程度是由于缺乏了有效的项目管理和风险控制机制。而加拿大的卫生信息化建设能够取得较好的成效，因为有明确的建设目标、统一的建设标准和较为完善的项目评估机制做保障。因此，制度规范不完善所造成的卫生信息化发展不均衡和高失败率，也是卫生信息化不能深入开展的重要原因之一。实施过程中要特别注意以下三方面的建设：

（1）建立项目管理制度：为规范卫生信息化项目建设和管理，提高卫生信息化建设项目质量和投资效益，促进医疗卫生信息资源综合开发利用，实现信息资源共享，要制定《卫生信息化建设项目管理制度》。明确卫生行政部门、卫生信息化项目推进协调部门、医疗卫生机构等在项目规划、申报和立项、实施、验收、评估、使用、维护等各阶段的职责分工、管理审批流程和奖惩要求，形成有序的卫生信息化项目建设机制。

（2）建立数据质量管理制度：数据质量是确保卫生信息化健康可持续发展的生命线。为保障上传区域卫生信息平台的数据准确、有效，应制定《卫生信息数据质量管理制度》。建立相应的组织架构，明确与平台对接的各医疗卫生机构数据管理工作目标和考核要求，在各机构建立数据质量监管小组，通过例会制度，以周报、月报的形式建立信息反馈机制，促进各机构加强数据质量管控，有效提高区域卫生信息数据质量水平。

（3）建立信息安全管理制度：完善的卫生信息数据库包含贯穿居民一生的健康档案、临床诊疗、公共卫生等记录，数据量庞大。通过《卫生信息安全管理制度》，明确安全管理职责范围，对网络安全、机房安全、密码安全、网站管理、信息安全质控提出明确管理要求，责任到人，有效防止技术犯罪和职务腐败行为。

（三）人才队伍

1. 概述　人力是社会第一资源，人才是发展第一要素，卫生信息人才队伍是卫生信息化建设最核心的主题和快速稳定发展的重要保障，在我国卫生信息化建设中具有十分重要的作用。这支队伍是探索现代医学体系迈向信息时代的"先行者"，担负着信息技术与生命科学这两大高科技领域强强联合的融合责任；是卫生信息化建设重要的设计者、实践者，担负着提炼、整合与拓展卫生业务信息需求的重要职责；是卫生信息系统的守护者，担负着保障卫生信息系统安全稳定运行的重要任务。一支质优量足的卫生信息人才队伍是卫生信息化建设发展保证。

2. 政策环境　为了贯彻落实《中共中央、国务院关于深化医药卫生体制改革的意见》和《医药卫生中长期人才发展规划（2011-2020年）》的要求，确立人才优先发展战略，创新卫生信息化人才的培养、选拔和使用制度及机制，增加人才总量，提升人员素质，国家制定了《关于加强卫生统计与信息化人才队伍的意见》和《全国卫生统计与信息化人才发展实施意见》两个文件。两个文件充分认识到了卫生信息化人才队伍建设的重要性和紧迫性，明确了卫生信息化人才队伍一直存在总量不足、专业程度不高、待遇偏低、编制限制，人才培养、选拔和使用缺乏行之有效的政策规定等问题。提出实施"四个人才培养工程"的发展任务，即实用型卫生统计人才工程、高层次卫生统计人才工程、实用型卫生信息技术人才工程和复合性卫生信息化人才工程。到2020年，实现卫生信息化人才总量基本适应卫生信息化事业发展需要，人才区域分布和配置结构趋于合理，人才短缺局面得到明显改善，人才整体水平全面提升,逐步建立和完善适应卫生统计和信息人才发展的工作机制,着力造就一支规模适宜、素质精良、结构合理、技术与管理兼备的卫生统计与信息化人才队伍。在《关于加快推进人口健康信息化建设的指导意见》中指出,要特别注重对高端急需人才和基层实用人才的培养,建立业务培训考核和职称评聘制度,探索建立持证上岗制度,逐步形成稳定、可持续的复合型人才队伍的培养、管理与保障制度。

3. 实施重点　近年来,我国卫生信息化建设已呈现出强劲发展势头,跨越式的建设发展对卫生信息人才队伍提出了超乎常规的迫切需求。一是在人才数量上,需要大量能够满足工程建设和常规业务技术管理维护的人力;二是在业务范围上,需要有系统规划与设计、网络硬件、基础与业务应用软件、信息新技术应用、卫生业务信息资源分析与利用以及常规技术维护等多领域、跨专业人才的系列配套;三是在人才质量上,需要有一支能够掌控卫生信息行业总体发展方向与重点、设计与实施大型信息工程项目、管理大范围多专业信息系统运行维护的高素质信息人才队伍。要建立多层次的卫生信息化人才队伍,需重点做好如下政策保障:

(1)建立卫生信息化人才培养机制:要适应新形势下卫生信息化人才教育培养的需要,与教育部门携手拓宽卫生信息化人才培养的途径。卫生信息化人才的教育培养应以学校教育和继续医学教育为主,以本科层次教育为发展重点,逐步扩大研究生层次教育,专科层次教育作为补充,多渠道培养适应医改和卫生信息化发展的人才。同时,通过继续教育重点做好对原有人才的知识更新培训和新上岗人员的基础性专业培训,进一步完善职业培训制度。

(2)完善卫生信息化人才选拔和聘用机制:针对卫生信息化人才队伍的类型,制定公平、公开、透明的选拔和聘用方式,将愿意从事卫生信息化工作的人才充实吸收到各级管理部门和医疗卫生机构,特别是基层医疗卫生机构,要留得住、用得上和用得好人才。在选用机制和标准上,要充分认识到卫生信息人才的交叉性和多样性,在进行人才选拔时,根据不同专业背景和不同岗位要求采用不同的标准和方法。要深化人才管理制度改革,打破人才"单位所有"、"部门垄断",以及地域、户籍限制,鼓励跨单位、跨地区选用人才,同时避免人才管理权限过分集中、管理方法单一、管理制度不健全等问题。

(3)完善卫生信息化人才使用机制:对从事卫生信息化的人员要经过有关部门资格认定后方可上岗。通过持证管理,稳定人才队伍,提升人才素质;将卫生信息化人员纳入编制管理,实行岗位绩效工资制度;进一步完善卫生信息化人员职称晋升制度。

(4)完善绩效考核激励机制:根据按岗定酬、按任务定酬、按业绩定酬的原则,重点向关键岗位和做出突出成绩的人员倾斜。对部分紧缺或者亟须引进的高层次人才探索灵活的薪资分配方式,建立以工作业绩为核心,以品德、知识、能力等为主要内容的卫生信息化人才绩效考核激励机制。

(5)完善卫生信息化人才评价体系:在国家人力资源相关管理部门的指导下,实施卫生信息化专业技术资格评价和认证工作。积极探索和改进卫生信息化人才评价方法,客观、公正地评价卫生信息化专业技术人员的能力和水平。对卫生信息化人才发展情况进行评估,及时发现和纠正工作中存在的问题和薄弱环节,不断提高技术能力和水平,促进人才发展规划任务的落实。

(四)资金保障

1. 概述　卫生信息化建设的资金投入是指卫生信息化建设过程中所发生的信息化建

设、实施、运行管理维护等活动的费用总和。卫生信息化的资金保障是卫生信息化事业可持续发展的基本条件,纳入各级政府的财政预算。当前卫生信息化建设资金主要来源于中央财政专项和地方财政专项两类。

2. 政策环境 《全国卫生信息化发展规划纲要(2003-2010 年)》明确了卫生信息化建设投入是国家卫生总费用的有机组成部分,必须坚持经济实效原则,注重投入产出效益,不盲目追赶超前技术,防止大起大落,力图以较少的投入,产出适宜的效果。各地卫生事业经费中应规定适当比例投入卫生信息化建设。通过建立审批制度,避免重复投资和浪费,同时积极拓宽投资渠道,采用单位自筹和引进社会资金方式,加快信息化建设步伐。《卫生信息化发展规划(2011-2015 年)》明确指出当前政府对于卫生信息化建设投入的体制和机制不健全,投入不足,缺乏动员社会力量参与建设的机制,抑制了信息化建设的积极性,也影响了卫生信息产业和市场的良性发展等方面的问题。在《关于加快推进人口健康信息化建设的指导意见》中指出,各级部门要统筹安排使用信息化建设资金。会同发展改革、财政、信息化管理等有关部门,加大信息化建设及科研资金投入,重点保障各项重大工程建设和系统运维经费投入,确保持续深入开展信息化建设。自 2010 年开始,中央财政连续 3 年增加对卫生信息化的投入,已合计投入 95 亿元,较好地支撑了以卫生信息平台建设为核心的国家卫生信息化工程建设,同期上海、浙江、江苏、湖北、四川、河南等省市政府财政投入卫生信息化平台建设的专项资金年均超过 5000 万。

3. 实施重点 卫生信息化建设需要相当程度的资金投入,美国医疗信息和管理系统协会(HIMSS)2004-2006 年调查资料表明,缺乏财政支持是卫生信息化应用的首要阻碍因素。美国卫生信息化的投入大约占医院实际预算的 2% ~3%,部分超过 5%。要达到与发达国家相当的信息化发展水平,必须保持资金可持续投入和有效使用。另一方面,卫生信息化的资金投入还具有高风险的特征。在不断拓展融资渠道,持续投入资金的同时,还要规范资金预算,加强资金的使用管理和监督,在资金投入和使用方面应注意如下三点:

(1)统筹资金总量、持续投入资金:卫生信息化不是一蹴而就的简单工作,不可能一次投入,实现所有的目标。不管是一次性定量投入,而后每年少量投入,还是逐年定量投入,关键是要选好投入的方式,量体裁衣,量力而行。合理的统筹资金,科学的把握资金投入的数量和节奏,才能确保卫生信息化的可持续发展。

(2)明确投入方向、集中使用资金:集中使用资金就是要将有限的资金用在"刀刃"上。卫生信息化建设重在应用,不必过分追求技术的先进性,往往最新的技术还需要足够时间的市场检验,容易出现意想不到的问题,因此,资金投入之前,要结合实际,在成熟技术和先进技术之间进行权衡,做出取舍。同时,卫生信息化建设要循序渐进,首先是建设 HIS、LIS、PACS 等基础性业务生产性系统,进而搭建区域卫生信息平台,最终实现跨机构、跨区域具有协同共享功能的管理和应用,因此,资金投入之前还须明确短期投入的重点和长期投入的方向。

(3)把握资金走向、加强资金监管:卫生信息化建设专项资金数额较大、使用周期较长、设计内容较广。专项资金要全部纳入专账核算,保证专款专用,并在财政部门指导下对专项资金进行监督与检查,及时了解资金到位、使用和信息化建设进度情况,合理评估资金投入与成效产生的关系,确保资金的有效投入。对监督检查发现的问题,督促及时纠正,认真处理。

(宗文红　周洲)

第二节 卫生信息资源规划的组织保障

随着医药卫生体制改革工作的不断深入,卫生信息化建设任务越来越繁重。在此过程中,要想高效地开展卫生信息化建设,较好地制定和实施卫生信息资源规划离不开坚实的组织保障。

虽然国外许多国家的国情与中国差异巨大,卫生信息化建设的水平也各不相同,但在卫生信息相关组织的建立方面,都给予了高度的关注。在行政组织方面,加拿大成立了 Canada Health Infoway,作为一家独立的、非盈利性的机构负责领导全国医疗信息化建设。英国在国家卫生服务体系(national health service,NHS)中成立了信息管理局(information authority, IA),负责全国卫生信息化基础架构、电子健康档案建设。在技术咨询组织方面,美国政府成立了医疗信息技术标准委员会(healthcare information technology standards panel,HITSP)、美国卫生信息协会(American american health information community,AHIC)、卫生信息技术认证委员会(certification commission for healthcare information technology,CCHIT)等信息标准管理与开发组织,开展业务协调和标准认证工作,提高电子病历的应用协调能力。

一、基 本 原 则

(一)坚持政府主导、确保专业运作

在对卫生信息资源规划实施的过程中要发挥政府主导作用,坚持以公益性为主,调动社会力量参与。政府除在政策方面给予支持外,还提供人力、物力、财力等多方面保障,同时优化技术环境,提高卫生信息资源规划的专业性。此外,加强信息资源规划的组织机构建设,改进组织流程、细化责任分工;加大专业技术人员保障力度,提高专业技术人员配置水平。

(二)注重统筹规划、分类指导实施

卫生信息资源规划应注意整体布局的构建,顶层设计,科学规划;统一标准,统一规范;分步实施,整体推进。首先,要以需求为导向,对业务需求进行收集、梳理和描述,把业务需求按层次呈现出来,进行整体规划设计,避免重复规划、重复建设;其次,实现技术标准和技术规范的统一,从而避免信息互联互通过程中遇到瓶颈。最后,全面考虑不同地区经济发展水平、信息资源配置水平的差异情况,因地制宜、循序渐进地指导实施,同时要突出建设重点,有序推进。

(三)加强组织领导、强化制度建设

各级卫生行政主管部门要成立卫生信息资源规划领导小组,全面负责各级信息资源规划的指导、协调和组织工作。实行"一把手负责制",由各级卫生行政部门一把手领导牵头负责卫生信息资源规划工作。建立健全各级组织管理制度,在组织领导方面探索实行"领导问责制"、"部门会签制"、"工作例会制"等制度,实现分工明确、权责清晰、责任到人的科学管理氛围。

(四)落实目标责任、健全考核督导

卫生信息资源规划过程中要明确各部门职责定位,签订"目标责任书",落实目标责任。不同业务部门之间要协同配合,信息互通、资源共享;不同地区间的信息规划部门之间要加强沟通,互取所长、相互促进。各级行政主管部门要注重对下级部门的监督考核,制定标准

统一、奖惩分明的监督考核机制,监管严格,奖惩分明。各级业务主管部门要加强对下级部门的业务指导,定期组织业务培训,加强业务指导。

（五）多方联动配合、推动资源整合

卫生信息资源规划要由卫生行政部门牵头,多方共同参与。参与部门不仅有卫生行政部门、公共卫生管理部门、医疗机构及软件开发公司,还需要借助卫生信息专业组织如卫生信息标准专业委员会、电子病历研究委员会等的力量,共同做好卫生信息资源规划工作。多方共同协作配合有利于提高卫生信息资源规划的专业性,避免出现"信息孤岛"、"信息烟囱",将信息资源进行整合,提高信息资源的有效利用率。

二、主　要　内　容

（一）行政管理组织

目前我国主要的卫生信息化建设相关行政管理组织有国家卫生和计划生育委员会统计信息中心和各省(直辖市)、地市级卫生信息中心。此外,为了进一步促进卫生信息化各项建设工作顺利开展,国家及各省市也相应成立了卫生信息化工作领导小组办公室,负责卫生信息化日常建设工作的组织与协调。

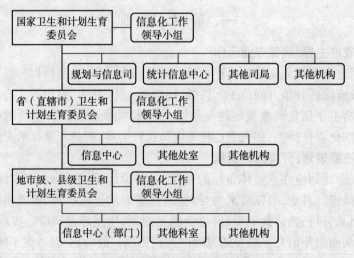

图 10-1　相关行政管理组织框架图

以下介绍几个常见的卫生信息化建设相关行政管理组织：

1. **信息化工作领导小组办公室**　各级卫生行政主管部门牵头成立信息化工作领导小组,组建信息化工作领导小组办公室。如国家层面成立了国家卫生和计划生育委员会卫生信息化工作领导小组办公室;省级层面则成立了省卫生信息化工作领导小组办公室。卫生信息化工作领导小组办公室组长一般由本级卫生行政管理部门分管领导担任,成员一般包括卫生行政管理部门职能处(科)室负责人,有的地区根据实际情况,领导小组办公室成员还包括疾病预防控制中心、卫生监督所、部分医疗机构负责人等。

卫生信息化工作领导小组办公室对本地区的卫生信息化工作进行统一领导和管理。其工作职责主要包括：负责组织、协调、监督、管理本地区卫生信息化建设工作,起草本地区卫生信息化建设工作规划和实施方案;审查、审批本地区信息化建设重大项目、重点工程,并进行监督管理;组织本地区卫生信息相关的培训及学术交流活动;承担领导小组交办的其他工作,推动本地区卫生信息化建设工作有序的发展。

2. 国家卫生和计划生育委员会统计信息中心 是隶属于国家卫生和计划生育委员会的直属机构,内设8个处室,分别是:综合办公室、财务处、统计处、调查与评价处、信息技术处、信息标准处、网络与应用处、健康卡管理处。

国家卫生和计划生育委员会统计信息中心与信息化相关的职责主要包括:制定全国卫生信息化工作方针、政策、规划和标准;指导卫生系统卫生信息化建设工作;负责卫生系统信息平台建设的技术规划和指导;组织协调国家及区域卫生信息网建设、信息技术开发、与卫生相关网站及软件产品管理和推广应用工作;开展卫生信息相关培训和学术交流活动。

3. 省(直辖市)级卫生信息中心 是隶属于省(直辖市)卫生厅(局)的直属机构,是省(直辖市)卫生信息化的业务指导中心。不同省市内设科室不同,一般设置综合管理科室和业务管理科室。以浙江省卫生信息中心为例,其内设科室分别为办公室、业务指导科、卫生统计科、电子政务和信息技术科。

负责全省(直辖市)卫生信息工作;在国家和行业标准框架下,制定省(直辖市)卫生信息化建设规划、指导意见和管理办法及地方性的卫生信息化标准、规范;组织、协调本省(直辖市)卫生领域重大信息化建设项目,推进省(市)、地市、县三级平台、各级各类机构信息化建设应用以及跨机构跨地区的区域卫生信息化建设应用;指导全省(直辖市)卫生系统信息安全体系建设,组织协调全省(直辖市)卫生系统计算机网络与信息安全方面的重大问题。组织开展卫生统计信息合作交流、培训工作;承办省(直辖市)卫生厅(局)及国家卫生和计划生育委员会统计信息中心交办其他事项。

4. 地市级、县级卫生信息中心(部门)是隶属于地市级、县级卫生局的直属机构,地市级、县级卫生信息部门一般是地市级、县级卫生局的内设机构,主要负责本地区卫生信息化的业务开展工作。不同机构内设科室各有不同,以杭州市卫生信息中心为例,其下设综合办公室、卫生信息科、卫生情报科和卫生研究科四个科室。

地市级、县级卫生信息中心(部门)的职责主要是在上级行政主管部门和业务主管部门的指导下协调、开展本地区卫生信息化建设,承办上级主管部门交办的各项信息化相关工作。

(二) 行业组织

国家卫生和计划生育委员会和一些省市卫生行政主管部门也成立了一些专业性强的行业组织,以促进卫生信息化相关工作的开展。以下介绍几个比较典型的行业组织。

1. 中国卫生信息学会(Chinese Health Information Association) 是国家卫生和计划生育委员会主管的国家一级学会。学会前身是中国卫生统计学会。1984年9月,中国卫生统计学会正式成立。2004年6月,经民政部批准,中国卫生统计学会正式更名为中国卫生信息学会。

其业务范围主要包括:

(1)组织、筹办国内与国际卫生信息学术交流活动。

(2)组织、协调卫生统计与信息学术课题研究工作,推广卫生信息科技研究成果和先进经验。

(3)为政府、卫生机构和社会提供卫生信息技术咨询,开展有关标准研制、认证以及评估等服务。

　　(4)培训卫生信息技术人员,配合有关部门评定卫生信息业务人员的技术能力水平。

　　(5)开展卫生信息技术继续教育工作。

　　(6)组织开展卫生信息国际交流与合作。

　　(7)组织撰写专业书刊,编辑出版专业杂志等。

　　中国卫生信息学会现有16个专业委员会,分别是卫生信息标准专业委员会、公共卫生信息专业委员会、中医药信息化专业委员会、妇幼保健信息专业委员会、健康档案与区域卫生信息化专业委员会、电子病历与医院信息化专业委员会、卫生信息安全与新技术应用专业委员会、卫生信息学教育专业委员会、军队卫生信息专业委员会、医院统计专业委员会、卫生管理统计专业委员会、健康统计专业委员会、统计理论与方法专业委员会、健康卡应用与管理专业委员会、卫生统计学教育专业委员会。

　　2. 卫生信息标准专业委员会　是国家卫生生标准委员会下属的专业委员会,2006年10月原卫生部卫生信息标准专业委员会正式组建。2013年12月,卫生部更名为"国家卫生和计划生育委员会",该委员会也更名为国家卫生和计划生育委员会卫生信息标准专业委员会。

　　其职责主要负责国家卫生信息标准的制修订、技术审查、宣传培训、应用监督管理以及学术交流、国际合作等。主管的标准范围为卫生领域有关数据、技术、安全、管理及数字设备等卫生信息标准。各卫生业务领域中凡涉及卫生信息管理和卫生信息化建设有关标准的立项、制修订、审查及应用等工作,统一归口卫生信息标准专业委员会管理。委员会秘书处挂靠国家卫生和计划生育委员会统计信息中心,与其信息标准处合署办公。

　　3. 中国医院协会信息管理专业委员会(China Hospital Information Management Association)　是中国医院协会所属的分支机构,是总会领导下的全国性非营利群众性的学术组织。2007年11月,中国医院协会信息管理专业委员会第一届委员会正式成立。

　　中国医院协会信息管理专业委员主要职责为:开展国内外医院信息管理学术交流活动;制定有关医院信息标准管理规范及规章制度;培训和提高医院信息管理工作人员素质,推动中国医院信息管理工作事业的发展。

　　4. 中国医药信息学会(China Medical Informatics Association,CMIA)　是国际医药信息学会的中国学会。1980年8月成立,是从事研究信息科学和信息技术在医药卫生领域中应用的专家学者、技术人员和管理人员组成的学术团体。聚集了国内一大批从事医药信息学术研究和医药信息技术应用的著名专家学者及高层次管理人员,与国内著名医院、大学、科研机构和企业厂商有着广泛的联系,与国际上的有关学术机构也有着长期密切的合作关系,在中国医药信息学术和医药信息技术的研究应用方面起着主导作用。中国医药信息学会作为中国的唯一代表参加国际医药信息学会的活动,进行国际间学术交流。其学术活动得到各部委领导部门的热情关怀和大力支持。

　　中国医药信息学会下属的专业委员会包括:电子病历与电子健康档案专业委员会、远程医学与云计算专业委员会、医学信息学教育专业委员会、新闻传播学专业委员会、新功能专业委员会、心脏监护专业委员会。

(宗文红　符晓婷)

第三节 卫生信息资源规划的技术保障

卫生信息资源规划的技术保障,是医疗卫生信息采集、资源描述、处理、配置、传输、共享的全面规划过程中对技术方面的全面保障,其目标是为实现卫生信息资源合理配置和有效共享提供各类技术保障。主要包括信息安全保障和信息标准保障两方面。

1. 信息安全(information security) 是指保证信息的完整性、可用性、保密性、可靠性和可控性,其实质就是要保证信息系统及信息网络中的信息资源不因自然或人为的因素而遭到破坏、更改、泄露和非法占用,其根本目的就是使信息不受威胁。信息安全主要包括保证信息的保密性、真实性、完整性、未授权拷贝和相关应用系统的安全性。信息安全是任何国家、政府、部门、行业都必须十分重视的问题,是一个不容忽视的国家安全战略。

随着医疗卫生信息化建设的日益扩展和深入,目前医疗卫生工作的正常运作离不开信息资源的支持,医疗业务和信息化结合日益紧密。不管是机构还是个人,正把日益繁多的事情托付给计算机来完成,敏感、隐私的信息正经过通信线路在计算机系统之间传送,专用信息在计算机内存储或在计算机之间传送(例如:医生们用计算机管理病历等),信息安全保障至关重要。

打造为人民群众服务、为卫生行业与卫生机构服务、为政府与社会监督服务的卫生信息网络服务体系,是新医改卫生信息化建设的总目标,是政府为了改善民生的民心工程。但是,作为建设、实施与管理者,如果在整个信息化体系建设中缺少必要的信息安全保障,则可能完全违背了政府的意愿、设计者的建设初衷,而成为敌对国家、势力与恐怖组织攻击我国政府、收集国家卫生安全信息、破坏社会安定团结,散步谣言的一个平台。所以必须要保护医疗卫生行业信息系统和信息网络中的信息资源免受各种类型的威胁、干扰和破坏,即在整体卫生信息资源规划时保证信息的安全,做好信息安全保障。

2. 信息标准(information standard) 是在信息的产生、传输、交换和处理时采用的统一的规则、概念、名词、术语、传输格式、表达格式和代码。通常所说的信息标准指狭义的信息标准,即信息表达的标准,实质上就是在一定范围内人们能共同使用的对某类、某些、某个客体抽象的描述与表达。

信息标准保障是卫生信息资源规划中一项基础性的系统工程,是信息系统开发成功和得以推广应用的关键之一。统一、规范和科学的信息标准保障体系,是实现全国范围及城市各部门之间医疗卫生业务数据交换、资源共享和对接的前提,同时使医疗卫生信息化高质量、秩序化的运行和实现数据的高效、准确的传输以及应用。医疗卫生信息标准保障体系的研究和建立,从整体到局部全程指导医疗卫生业务数字化工程的开展和实施;保证医疗卫生各业务应用系统在各层面和各环境下能够进行正确的数据交换,实现数据共享和对接。

信息标准保障有利于避免低水平重复开发。缺乏信息标准保障会导致信息系统和应用软件移植和推广的困难,在信息化建设中重视和加强标准化工作,健全和完善信息系统、数据与信息以及应用软件的标准和规范,能有效提高信息系统和应用软件的可重复性,避免低水平的重复开发,加快整个行业的信息化进程。

信息标准保障有利于医疗卫生信息的共建共享。信息化建设中缺乏统一的信息规范与标准,将会导致不同信息系统之间难以进行信息交流和实现信息共享,造成数据和信息重复采集和输入的现象,这不但增加了额外的数据和信息登录工作量,而且容易产生数据不一致性,严重地制约了信息资源的有效利用。所以,遵循国际信息标准,并以此为基础制定信息的国家标准和行业标准,实现信息资源开发和利用的标准化已成为当务之急。

信息标准保障有利于提高应用系统开发质量。随着网络和计算机的广泛应用,信息系统规模扩大,促使信息系统或软件开发由以前手工作坊的工作方式向集体协作开发方式转移。在集体协作的开发模式下,由于开发人员之间存在着工作的习惯、能力、方法和经验等方面的差异,如果没有一套统一的、完整的规范来加以约束,开发出的信息系统或应用软件必定漏洞百出甚至无法集成。所以,在信息系统开发过程中,必须要遵守统一的软件工程设计规范,实现信息系统开发标准化,以提高信息系统和应用软件的可靠性、易维护性。

一、基 本 原 则

(一) 理论与实际相结合

卫生信息资源规划的技术保障要遵循理论与实际相结合的基本原则,要与医疗卫生行业自身的发展相结合,充分考虑医疗卫生各项业务与管理的发展方向,避免陷入脱离医疗卫生行业发展目标只进行盲目建设的情况。只有理论与实际互相结合,并且相互形成一致,才能真正起到指导整体卫生信息化建设的作用,从而进一步地促进医疗卫生行业的整体发展。

(二) 先进与实用相统一

卫生信息资源规划的技术保障要注意先进与实用相统一的基本原则,技术保障应当具有一定的前瞻性,避免出现技术保障手段与整体医疗卫生行业信息化发展需求脱节的局面。要考虑到信息技术发展的迅速性,在确保实现既定目标和满足未来业务发展需求的前提下,尽量选择技术成熟、经济可行的技术保障解决方案,不可盲目地追求最新技术,增加整体的运行风险。

(三) 统筹与细化相兼顾

卫生信息资源规划的技术保障需要秉承统筹与细化相兼顾的基本原则,统筹兼顾医疗卫生信息化整体建设,细分具体的实施工程。在规划的制定中,一定要坚持统筹规划,避免出现信息孤岛。在统筹建设的前提下,注意具体的细化操作工程,做到统筹与细化二者之间的有效平衡,合理指导整体信息化工作有条不紊地开展。

二、卫生信息资源规划的技术保障内容

(一) 信息安全

基于卫生信息资源规划全局的整体信息安全保障设计,是实现整个卫生信息化体系安全管理的重要步骤。在系统整体安全保障设计上必须符合国家相关信息安全等级标准,除硬件设备外,还要从底层基础软件到高层应用系统,自身系统到外部系统等形成从低到高、从内到外、从技术到管理的立体式安全保障体系。在整体安全保障设计上,除一些特定的安全保障设计外,要重视对用户有效管理、数据应用管理(批量数据导入与导出、数据合法性等)、数据交换的安全性管理等方面的信息安全保障设计。构建一个全方位的信息安全保障体系,将安全保障体系的层次划分为物理安全、网络安全、主机安全、应用安全、数据安全、隐私安全和安全管理(见图 10-2)。

1. 物理安全　是对计算机设备、设施及相关的数据存储介质提供的安全保护,使其免

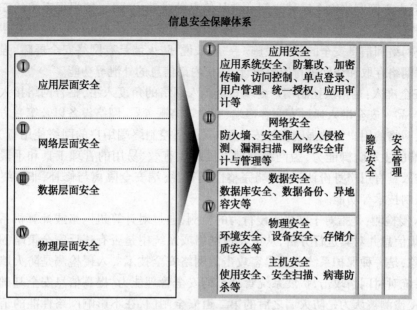

图 10-2 信息安全保障体系框架

受各类自然灾害(地震、水灾、火灾等)以及人为操作失误或错误甚至计算机犯罪行为的破坏。物理安全防范是信息安全保障架构的基础,对系统的正常运行具有重要的作用。

物理安全部分主要包括:

(1)环境安全:是指系统所在环境的安全,主要是场地与机房,参见国家标准 GB50173—93《电子计算机机房设计规范》、GB2887—89《计算站场地技术条件》、GB9361—88《计算站场地安全要求》。

(2)设备安全:是指对系统中的关键设备(主机、网络、存储等设备),采取防盗、防毁、防电磁辐射泄露、防止线路截听、抗电磁干扰及电源保护等方面的安全保护措施,并对关键物理设备制定实体设备访问控制规则,控制对设备的非授权访问,以保证计算设备使用过程中的安全稳定。

(3)存储介质安全:是指对系统中使用的各类磁盘、光盘和磁带等敏感机密或关键的存储介质实施严格的安全保护措施,按照其内容的重要程度进行安全管理和控制,并对关键存储介质的存储和维护过程进行管理,确保介质中存储信息在保存和使用过程中的安全性。

2. 网络安全 目前卫生系统现有的整体网络环境连接不同的节点和接入单位,这些不同的网络属于不同的安全域。网络安全需要考虑来自不可信任网段的攻击或网络错误导致对本网段的安全造成安全风险。

网络安全,即保证网络系统提供数据传输和交换中的保密性、完整性、抗抵赖性和可用性。网络系统受到的安全威胁主要分为六大类别:身份窃取(identity)、假冒(masquerading)、数据窃取(data interception)、错误路由(misrouting)、拒绝服务(denial of server)、数据流分析(traffic analysis)、非授权存取(unauthorized access)。

针对网络安全采用的具体安全措施包括:

(1)防火墙:是指一项协助确保信息安全的设备,会依照特定的规则,允许或是限制传输的数据通过。防火墙可以是一台专属的硬件也可以是架设在一般硬件上的一套软件。防火墙通常设置在不同网络安全区域之间。它是信息的唯一出入口,能根据系统的安全策略控制(允许,拒绝,监测)出入网络的信息流,且本身具有较强的抗攻击能力;它是提供信息安全服务,实现网络和信息安全的基础设施。一般来说,防火墙具有网络安全屏障、强化网络安全策略、对网络存取和访问进行监控审计、防止内部信息的外泄等功能。

(2)安全准入:是指从控制用户终端安全接入网络的角度入手,整合网络接入控制与终端的安全产品。安全准入通过安全客户端、安全策略服务器、网络设备以及第三方软件的联动,对接入网络的用户终端强制实施安全策略,严格控制终端用户的网络使用行为,有效加强用户终端的主动防御能力,为网络管理人员提供有效、易用的管理工具和手段。一般来说,安全准入具有用户身份认证、终端完整性检查、终端安全隔离与修补、非法终端网络阻断、接入强制技术等功能。

(3)入侵检测:是指对于网络入侵行为的检测,通过对计算机网络或计算机系统中若干关键点收集信息并对其进行分析,从中发现网络或系统中是否有违反安全策略的行为和被攻击的迹象,是一种保护系统免受黑客攻击的网络安全技术。入侵检测是防火墙的合理补充,帮助系统对付网络攻击,扩展系统管理员的安全管理能力,提高信息安全基础结构的完整性。入侵检测被认为是防火墙之后的第二道安全闸门,在不影响网络性能的情况下能对网络进行监测,从而提供对内部攻击、外部攻击和误操作的实时保护。一般来说,入侵检测具有安全审计、监视、进攻识别和响应等功能。

(4)网络安全审计与管理:是指针对互联网行为提供有效的行为审计、内容审计、行为报警、行为控制及相关审计管理功能。从管理层面提供互联网的有效监督,预防、制止数据泄密。满足用户对互联网行为审计备案及安全保护措施的要求,提供完整的上网记录,便于信息追踪、系统安全管理和风险防范。当前,随着信息系统的逐步扩大,应用越来越复杂,同时系统内各类用户的使用需求也各自不同,使得系统内的安全风险不断增大。网络安全审计与管理产品,能大幅度提高网络管理的效率,降低网络风险。一般来说,网络安全审计与管理具有能够帮助网络管理人员对终端进行软硬件资产管理、防病毒与补丁管理、行为管理、网络管理和终端审计;对终端操作进行控制和审计;监控网络用户活动,侦察系统中存在的现有和潜在的威胁等功能。

(5)漏洞扫描:是指基于漏洞数据库,通过扫描等手段对指定的远程或者本地计算机系统的安全脆弱性进行检测,发现可利用的漏洞的一种安全检测(渗透攻击)行为。对于一套信息系统,运行时间越长,系统的安全性越低,随着运行时间的延长,系统运行中开启的服务,改变的配置,网络中增加或减少的设备,都会影响信息系统的安全性。通过配置漏洞扫描对信息系统进行安全评估,随时对出现的漏洞进行发现、审计并由管理员进行修补。漏洞扫描可以通过不同功能的检测模块,收集和测试网络的信息和远程安全风险所在,并以直观的方式报告给使用者,提供解决建议,在经过系统优化后,还可帮助使用者了解自己网络的风险变化趋势和关键点,从而有效降低网络的总体风险,保护关键业务和数据。一般来说,漏洞扫描具有以下功能:定期的网络安全自我检测、评估;安装新软件、启动新服务后的检查;安全性测试;安全分析调查等。

3. 主机安全　主要是从操作系统的角度考虑系统安全措施,防止不法分子利用操作系统的一些 bugs、后门取得对系统的非法操作权限。

主机安全管理主要包括:

（1）主机设备使用安全：是指配置优化操作系统，使其达到尽可能高的安全级别。包括：系统的双机热备份机制，即对关键系统主机设备（数据库服务器，应用服务器）实现群集结构的双机热备份机制；硬盘采用磁盘冗余阵列的方式；保证服务器等其他主机设备的CPU、网卡、硬盘等关键设施无单点故障等。

（2）系统安全扫描：是指及时检测、发现操作系统存在的安全漏洞，对发现的操作系统安全漏洞做出及时、正确的处理。包括：主机设备定期打系统补丁，修补已知漏洞；对主机设备的配置进行控制；采用系统安全性分析（即主机漏洞扫描技术），发现更多的安全隐患，及时防止安全事故的发生。

（3）病毒防杀：是指负责对各类计算机病毒的检测与杀灭。病毒通过网络广泛传播，影响面极大，造成的危害也极大。目前，病毒已经成为危害信息资源和应用系统安全的最主要的威胁之一。因此，建立一套功能强大的病毒防杀系统对系统而言是十分必要的。病毒防杀系统的功能主要包括：系统病毒预防、病毒诊断、病毒杀灭、病毒检测等。

4. 应用安全　是以密码技术为基础，建立一个应用级的安全环境，针对系统内各类具体的应用统一提供相应的应用级安全保护，包括数据资源的保护和应用系统处理过程的保护。

应用级安全主要包括：

（1）应用系统安全：是指保障完成业务相应的计算机应用软件系统使用过程和结果安全。对这类应用软件必须要求：信息系统安全管理机构自主研制或可控；外购应用软件必须经过安全测试并有销售商对保证无后门、无陷阱的承诺；应用软件应具备对用户身份鉴别与认证的基本能力；所有存储或存档的数据都要进行完整性保护，确保数据的真实、可用。

（2）防篡改：是指防止各类对计算机数据信息进行修改、增加或删除，造成数据破坏的行为。一般来说，防篡改的检验方法包括以下步骤：在数据库的记录中设置校验码，校验码根据记录中的关键数据生成；当检验时，生成关键数据的密文；将密文与校验码进行比较，根据比较结果确定关键数据是否被篡改。

（3）加密传输：是指通过加密传输技术获得可靠的加密传输服务，以保证数据的完整性、防窃取、防抵赖。一般来说，加密传输具体涉及加密、解密、数字签名、密钥对产生、信息摘要、随机数产生等基本安全服务。

（4）访问控制：是指按用户身份及其所归属的某项定义组来限制用户对某些信息项的访问，或限制对某些控制功能的使用。访问控制通常用于系统管理员控制用户对服务器、目录、文件等网络资源的访问。一般来说，访问控制具有以下功能：防止非法的主体进入受保护的网络资源；允许合法用户访问受保护的网络资源；防止合法的用户对受保护的网络资源进行非授权的访问等。

（5）单点登录：是指负责向用户提供统一的登录入口，即便是系统中存在着多套用户管理模块、授权以及认证系统，通过单点登录组件，用户仍然可以通过一次登录获得所有需要访问应用系统的授权，实现了"一处登录，多系统展现"。通过使用单点登录功能，只需要记忆一套用户名和密码，极大地方便了日常的使用。一般来说，单点登录具有以下功能：结盟管理、集中的权限控制和身份验证、应用系统联盟的管理、用户凭证管理等。

（6）用户管理：是指管理各类用于创建其他用户登录的账户和提供系统使用的行为。用户账户信息是整个系统的基础信息，会被多种上层应用使用，而这些应用对用户信息的描述有不同的要求,因此要求用户管理功能非常灵活,容易扩展,并提供丰富的维护和查询。一般来说,用户管理具有以下功能:预定义系统管理员、安全管理员、安全审计员、各类职权用户等角色;控制不同的人被分配不同的对应授权等。

(7)统一授权:是指负责对内提供系统权限配置功能,对外提供权限验证接口,支持基于角色的访问控制以及自主访问控制标准,可按等级实现个人级、文件类别级、文件级、自定义保护级四级保护机制。支持对功能、菜单、页面元素、数据等不同粒度的资源进行授权,不同应用系统中的资源可以被接入并统一管理。支持分级授权,对某些权限有管理(将它赋予他人)的权力,但是没有使用这些权限的权力。

(8)应用审计:是指负责应用级行为的记录、分析和管理,可以使系统管理员更好、更准确地了解和掌握应用系统运行情况,及时发现并解决出现的异常情况。

5. 数据安全 数据是信息建设的关键与根本,所以必须保证数据的安全和隐私,因此卫生信息资源规划时必须考虑以下信息安全保障措施:数据库应设置预定的备份策略进行本地备份,有条件的可做异地备份;严格按照用户级别来授权用户对数据和资料的访问;关键数据的修改记录应记录详细的操作日志,以备追查;数据的传输与关键敏感的数据的存放需进行一定的加密处理。

数据安全主要包括:

(1)数据库安全:包含两层含义,第一层是指数据库的系统运行安全(如:断电、火灾所造成的物理整性破坏外);第二层是指数据库的系统信息安全,除尽量避免由于客观因素,设计一个好的数据库结构也是一个重要的关键(如:对一个字段的修改不至于影响其他字段以保持逻辑完整性、定期数据库备份以及设置一个合理的数据库权限管理等)。还可通过设置应用中间件的策略,保证用户不能直接访问中心数据库,对数据库的安全能起到较好的保护作用。

(2)数据备份:是指为防止系统出现操作失误或系统故障导致数据丢失,而将全部或部分数据集合从应用主机的硬盘或阵列复制到其他的存储介质的过程。数据备份策略是指确定需要备份的内容、备份时间以及备份方式。目前采用最多的备份策略主要有完全备份、增量备份、差异备份和累加备份策略。对需要备份的数据,可以采用上述方式中的一种或者几种的组合。

(3)异地容灾:是指通过容灾备份技术将本地的数据实时备份到异地服务器中,可以通过异地备份的数据进行远程恢复,也可以在异地进行数据回退、备份等操作。传统的数据备份技术往往会因为各种因素而遭到毁坏(如:地震、火灾、丢失等),异地容灾可通过在不同地点建立备份系统,从而进一步提高数据抵抗各种可能安全因素的容灾能力。

6. 隐私安全 是卫生信息资源在管理和使用过程中,对居民隐私信息进行有效的安全控制,从而保障居民隐私权的重要措施。居民对其卫生信息资源隐私权益的主张主要体现在以下几个方面:一是隐私所有权,指居民对自己卫生信息资源隐私所享有的占有、使用、修改、收益和处分的权利;二是隐私知情权,指居民知悉其卫生信息资源隐私被采集、管理和使用的权利;三是隐私限制权,指卫生信息资源隐私管理者在收集利用居民隐私信息时,根据特定情况授予使用者不同范围隐私信息资源的权利,使用者在权限范围内限制使用隐私信息资源;四是隐私安全权,指居民的卫生信息资源隐私及其信息资源在被采集、管理和使用过程中不受侵犯的权利;五是隐私申述权,指居民合法隐私权益受到侵害时,有权向相关机关提出申述,伸张自我权益的权利。

根据居民隐私权益的特点,卫生信息资源隐私安全保障主要包括:信息知情告知、信息授权使用、信息安全保障和维权处置。

(1)信息知情告知:主要内容包括三个方面:一是在居民卫生信息资源被采集时,管理者应向居民告知信息采集的目的和内容,包括告知信息安全保护承诺;告知信息使用授权方式、范围、信息使用途径、内容;告知个人信息获取途径、方式;告知隐私维权流程、方式与途径等。在居民充分了解,并同意后,管理者方可收集居民信息;二是在居民隐私信息被使用时,管理方应通过知情告知的方式,让居民了解其隐私被使用;三是管理方向居民提供安全可靠的途径,使居民能够查阅到自己的隐私信息及其使用记录。

(2)信息授权使用:主要内容包括三个方面:一是居民隐私信息根据涉密级别进行区分;二是根据信息使用场景和授权对象,设定涉密信息开发范围;三是在信息使用时,通过可靠的、居民认可的方式,由居民向使用者授权。

(3)信息安全保障:是指居民卫生信息资源隐私的管理者应向居民承诺保障其管理信息的安全,管理者通过严密、科学的技术和管理手段,保障信息安全,承担信息安全管理职责。

(4)维权处置:是指居民在发现自我隐私权益受到侵害,并提供充分证据后,可根据维权流程,向受理机构提出权益主张。受理机构根据公平、公正、公开的原则,进行维权处置协调,必要时可通过司法途径保障相关权益。当前我国在维权处置上的相关法律法规和保障措施相对薄弱,需要借鉴国外成熟经验,进一步加强研究。

7. 安全管理 是系统整体安全架构的核心部分,负责对安全保障进行协调和管理以实现系统的整体安全保障。安全管理在很大程度上涉及人员管理和资源调配等方面的内容,因而也是整个安全保障架构中技术手段和管理手段结合较紧密的一个部分。

系统整体安全保障架构的安全管理部分的主要内容包括:安全管理体系的建立、安全管理策略的制定、安全管理制度的制定。

(1)安全管理体系的建立:主要内容是建立系统内部的安全管理机构,在主管领导的直接管理下开展工作,通过技术人员与管理人员的密切协作逐步建立系统内部的信息安全防范责任体系,将安全防范的责任逐级落实到每个具体操作人员的日常工作中。安全管理机构的具体职责包括:根据实际情况,组织全系统安全策略的制定;随着系统自身安全需求的变化及安全技术的发展,不断对安全策略进行修正与调整;根据系统的安全级别及安全风险确定所需的安全保护等级与措施;制定关键设备及资源的使用授权规则;制定与安全相关的操作规程;制定完备的系统维护制度;制定系统应急处理计划;对操作人员进行安全教育及安全操作培训。

(2)安全管理策略的制定:在安全需求调研的基础上,需要进一步提出一个机构内部的信息安全管理架构,对需要采取的技术和管理手段加以说明。该安全策略架构主要面向机构内部的安全管理人员,因此需要采用专业术语和规范的表述方法,力求表达得精确和一致。

安全策略架构的制定过程实际上是一个对安全需求说明中的组织机构内部安全需求进行大致分解的过程,即决定是由安全子系统(技术手段)或其工作环境(主要是管理方面的非技术手段)来满足特定的安全需求。

安全策略架构的技术手段部分需要将安全需求说明中的全部安全目标用适当的安全功

能及其保证要求(或安全功能强度)进行说明,并给出必要的约束条件。而管理手段方面主要包括安全责任的落实、配套资源的配备和安全教育培训等方面。对于初步得到的安全架构,还必须通过测试、评估和认证等手段证明其对全部安全需求实现的正确性和一致性,并且潜在的风险处于可接受的水平。

(3)安全管理制度的制定:针对各单位的实际情况,遵循国家相关法律法规,制定相应的安全管理制度,主要包括:

1)物理安全管理:主要是围绕硬件设施、物理环境、人员出入以及防火防盗等各个方面的规范管理,是基于硬件的安全管理。在硬件措施完备的情况下,只有从人员出入的管理、有序的设备管理以及加强人员的防火防盗的意识、应急能力各个方面的完善,尽可能在物理安全管理上做到万无一失。

2)人员安全管理:是安全管理的核心部分,人员安全管理主要包括安全岗位定义和岗位人员分配,以及相应的管理人员的安全管理制度。人员安全管理遵循的原则如下:多人负责原则;任期有限原则;职责分离原则;权限随岗原则。

根据人员安全管理的多人负责和职责分离的原则,要以下列标准设置专门的岗位:部门负责人总体负责整个安全体系的运行;机房的门禁系统需要由专人维护;机房内设备的添加、移动,软件的安装、升级和卸载必须申报部门主管由专人负责并作记录,定期将结果提交部门负责人;软件和数据的备份由专人负责控制;需要有专人定期对机房电源、设备进行检查,按规定升级系统软件,定期对系统进行漏洞扫描、病毒检测,将结果和分析报告提交部门负责人;需要有专人定期进行系统审计工作;软件在维护阶段所进行的修改必须由业务部门向应用开发部门负责人提交书面申请(存档),由主管组织人员修改,并在程序中作必要注释,完成后给业务部门书面回复,由专人对软件进行测试发布。

下面每组内的两项信息处理工作要由不同的人来负责:计算机操作与计算机编程;机密资料的接收和传送;安全管理和系统管理;应用程序和系统程序的编制;访问证件的管理与其他工作;计算机操作与信息处理系统使用媒介的保管等。

3)数据安全管理:除了对网络和系统的运行安全实行有效的管理保证系统的正常运行之外,安全管理还包括对数据安全的管理,这一部分主要包括数据的保密、数据的备份和数据的恢复。

数据保密通过对数据严密地存贮和传送,防止用户的数据遭到泄露和破坏,在最大程度上保证数据的完整性和保密性。

备份数据也属于重要的数据,备份数据同样受到数据保密制度的约束。数据备份也需要制定相应的制度和相应的操作规范,并按照规范,详细说明、明确标识、妥善保管以保证备份数据的安全。

由于种种原因导致数据丢失后使用各种恢复手段实现在灾难发生后及时的补救便是数据恢复的工作,数据恢复将系统尽可能地恢复到正常的运行状况下,使用户损失达到最少。这是故障处理的最后一步,也是较为关键的一个环节。为数据恢复设立相关的管理制度,从而达到更高效的恢复措施。

4)运行维护管理:是进行日常运行和维护时依据的安全制度和操作规范,其间的工作主要是进行启闭系统、监视系统运行状况,对系统定期维护和定期递交运行状况报告等。典型的制度和规范有:网络中重要构件和配件的管理制度;重要的系统软件、应用软件管理制度;

密码口令管理制度;病毒防范管理制度;安全培训制度;安全审计制度;访问国际互联网安全规范。

5)应急响应管理:是指当业务系统的运行平台发生故障或遭受攻击时,为保障业务系统能够处于正常状态,数据中心与业务部门按照约定方式采取相应措施管理。建立应急响应管理机制,为系统意外紧急事件提供解决方案或应急方案,使损失减至最小。在完成紧急响应后,还要对事件提供详细的审计分析报告,对整体事件发生情况提供全面的说明。

6)信息质量管理:是信息安全保障的更深一层次的应用。信息质量是指卫生信息资源的准确性、完整性、一致性等,通常也叫着数据质量。信息质量管理是指通过各种技术和管理手段,保障系统采集、存储、传输和应用各阶段的信息质量。信息质量管理和信息安全密不可分,没有信息质量保证,信息安全将毫无意义,而缺乏信息安全,信息质量也无从保证。

通常信息质量管理根据信息采集、存储、传输和应用各阶段可分为四个部分:一是信息采集阶段,信息系统应设定必要的信息输入逻辑校验和信息审核功能模块,保证信息输入的质量;二是信息传输阶段,应通过统一的交换标准,确保信息传输双方对信息理解的一致性,通过技术安全措施,保证数据传输安全,通过技术监控措施,保证信息的及时性;三是信息存储阶段,通过系统信息管理功能模块,实现信息有效梳理,做好重复数据合并和分离数据的关联整合,保障数据完整性;四是信息应用阶段,使用明确、统一的数据统计和应用口径,对信息应用提供准确的数据支持。

（二）信息标准

依据国家《卫生标准管理办法》规定,卫生标准是指为实施国家卫生法律法规和有关卫生政策,保护人体健康,在预防医学和临床医学研究与实践的基础上,对涉及人体健康和医疗卫生服务事项制定的各类技术规定。卫生标准按适用范围可分为国家标准、行业标准和地方标准。卫生标准按实施性质分为强制性标准和推荐性标准。强制性标准是保障人体健康、安全的标准和法律、行政法规规定强制执行的标准。其他标准是推荐性标准。卫生标准分为食品安全、环境卫生、职业卫生、放射卫生防护、学校卫生、化妆品、消毒、职业病诊断、放射性疾病诊断、传染病、临床检验、血液、医疗服务、医疗机构管理、医院感染控制、病媒生物控制、寄生虫病、地方病、营养、护理、其他标准和卫生信息标准共22类。其中卫生信息标准是卫生标准的组成部分,是医药卫生领域各类卫生信息研究、设计、管理、统计、编制等一系列活动的依据。

1. 我国卫生信息标准建设情况 随着卫生信息化建设工作的发展,我国卫生信息标准体系逐步完善。原国家卫生部《全国卫生信息化发展规划纲要2003—2010年》中明确提出,要加快卫生信息化标准制定,建立、健全卫生信息化建设规章和政策,创建良好的卫生信息化发展环境。

2009年,《中共中央国务院关于深化医药卫生体制改革的意见》提出,要加强信息标准化和公共服务信息平台建设,逐步实现统一高效、互联互通。

2012年3月,国务院印发了《"十二五"期间深化医药卫生体制改革规划暨实施方案》,要求研究建立全国统一的电子健康档案、电子病历、药品器械、医疗服务、医保信息等数据标准体系,加快推进医疗卫生信息技术标准化建设。加强信息安全标准建设。

国家卫生与计划生育委员会统计信息中心和卫生信息标准专业委员会围绕实现互联互通和信息共享重点目标,根据我国卫生信息化建设需求和国际国内卫生信息标准现状及发展趋势,按照"突出重点、有的放矢、急用先行、逐步完善"的原则,至 2012 年底已组织完成150 余项卫生信息标准制修订任务(见表 10-1)。主要包括:国家卫生信息标准体系框架、标准化基础理论与方法等基础类标准;以居民健康档案和电子病历为重点的数据类标准;以卫生信息平台、居民健康卡和主要业务系统为重点的技术类标准以及标准符合性测评方案和测试规范等管理类标准。目前,这些标准基本能够满足现阶段深化医改对以电子健康档案和电子病历为核心的区域医疗信息化建设及综合管理应用的紧迫需要。

表 10-1 历年卫生信息标准发布情况表

年度	计划数	实际数	已发布/即将发布数	送审数	正在研制数
2008 年	8	10	10	0	—
2009 年	7	7	7	0	—
2010 年	8	8	2	6	—
2011 年	108	119	77	27	15
2012 年	7	7	0	2	5
合计	138	151	96	36	20

2. 我国卫生标准工作要求 在遵循《中华人民共和国标准化法》和《中华人民共和国标准化法实施条例》的基础上,原国家卫生部发布了《卫生标准管理办法》、《地方卫生标准工作管理规范》、《卫生标准制(修)订项目管理办法补充规定》、《卫生标准审查管理办法》等规章制度,以加强卫生标准工作程序化、规范化建设。

在相关法律法规要求下,我国卫生标准工作需要制定严格的标准制定规划,并根据中长期和年度规划开展相关工作。标准编制的主要工作流程如下:

(1)标准制修订立项申请及审查。

(2)项目计划的下达和签署委托协议书。

(3)在标准起草阶段,要求至少 3 个单位、5 位成员组成协作组,共同参与标准起草工作。在标准起草过程中,形成标准征求意见稿,广泛征求各方意见。

(4)标准起草单位在完成标准征求意见后,形成标准送审稿,提交标委会审查。

(5)通过标委会审查的标准形成标准报批稿,由标委会上报国家卫生计生委监督中心审核。

(6)通过审核的标准,由国家卫生计生委监督中心上报卫生计生委政策法规司审核、批准。

(7)通过报批程序的标准,由卫生计生委主管领导签发通告发布,如需国务院其他部门共同批准发布的标准,由多部门联合签发。

(8)卫生标准实施后,标委会及时组织标准的复审,开始标准确认、修改、修订或废止流程。

3. 我国卫生信息标准主要内容 国家卫生信息标准体系框架(见图 10-3)对我国卫生信息标准作出规范化的划分。基础类标准作为其他各标准的上位标准,对其他卫生信息标准提供全局性的指导;数据类标准对卫生信息采集、存储、传输、应用等各阶段实现了语义层的定义;技术类标准对卫生信息系统的技术要求、系统架构、技术实现方式、安全规范等提供规范约束;管理类标准对卫生信息标准合理使用和测试、评价等提供规范指导。国家卫生信息标准体系对推动卫生信息化建设提供了有力的保障。

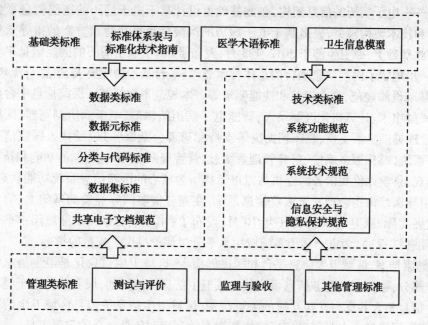

图 10-3 国家卫生信息标准体系框架

(1)电子病历和医院信息平台:医疗机构信息化是整个卫生信息化的基础,医院信息平台是医院信息化的核心,而电子病历更是医院信息平台的基础。

经过了 2009 年 7 月的征求意见后,原卫生部和国家中医药管理局于 12 月联合发布了《电子病历基本架构与数据标准(试行)》,对电子病历的基本概念和系统架构进行了明确,提出了病历摘要、门(急)诊诊疗记录、住院诊疗记录、健康体检记录、转诊(院)记录、法定医学证明及报告和医疗机构信息等 7 类电子病历主要内容,并概况性提出了电子病历数据标准的 76 个数据组、465 个数据元(包括复合数据元)、76 个数据元值域代码表,以及 17 个临床文档基础模板和数据集标准。

2011 年,国家又相继发布了《中医主要病案首页(修订版)》和《住院病案首页(修订版)》,对中西医病案首页的填写要求、内容和语义表达进行了规范和完善。

至 2012 年,原卫生部正式出台强制标准《医疗服务基本数据集》,规定了门诊摘要、住院摘要、成人健康体检等 3 部分数据集的数据集元数据属性和数据元属性。同年,对《电子病历基本数据集》进行征求意见。该标准征求意见稿规定了电子病历中病历概要、检查检验记录、门(急)诊处方、门(急)诊病历、一般治疗处置记录、护理操作记录、护理评估与计划、知情告知信息、住院病案首页、中医住院病案首页、入院记录、住院医嘱、出院小结、转诊(院)记录、医疗机构信息等 17 部分数据集的数据集元数据属性和数据元属性。

为推动电子病历标准化数据交换,原卫生部制定《电子病历共享文档规范》,规定了电子病历相关 53 部分文档模板,对电子病历相关部分内容的文档头、文档体进行了统一规范。

在各种电子病历数据类标准不断完善的基础上,为推动医院信息化建设落地,为各地建设医院信息平台提供重要的参考,原卫生部于2010年11月发布《基于电子病历的医院信息平台建设技术解决方案(征求意见稿)》。该方案首次以建立规范化的医院信息平台为目标,通过对我国医院业务体系和医疗卫生体制改革目标需求进行分析,设计医院信息平台建设的核心——电子病历的信息架构,在此基础上设计基于电子病历的医院信息平台核心的系统架构和技术架构模型,提出基于电子病历的医院信息平台建设方案的指导意见和规范内容。在此基础上,原卫生部于2012年3月,发布了《基于电子病历的医院信息平台技术规范》。进一步规定了医院信息平台的总体技术要求、平台基本功能要求、信息资源规范、交互规范、IT基础设施规范、安全规范和性能要求等。本规范不包括基于医院信息平台的应用系统(如居民健康卡、计算机化医嘱录入、智能电子病历编辑器、电子病历浏览器、区域医疗卫生协同、管理辅助决策支持、临床辅助决策支持和患者公众服务)以及接入医院信息平台的医院业务系统(临床服务系统、医疗管理系统、运营管理系统等)应遵循的功能和技术要求。

　　为客观、科学评价我国各医疗机构以电子病历为核心的医院信息系统功能状态、应用水平,有效引导医疗机构合理发展医院信息系统,在充分借鉴国际经验的基础上,结合我国电子病历发展实际,原卫生部于2011年10月,发布了《电子病历系统功能应用水平分级评价方法及标准(试行)》,为电子病历系统应用水平分级评价提供了规范的指导。

　　(2)健康档案、区域卫生信息平台和居民健康卡:区域卫生信息化是卫生信息化工作的重要组成部分,各类基础业务信息系统是区域卫生信息化的基础,城乡居民电子健康档案是区域卫生信息整合共享与互联互通的关键纽带,区域卫生信息平台是区域卫生信息化建设发展的基础,居民健康卡是居民实现健康档案有效利用和信息整合的重要工具。

　　结合《国家基本公共卫生服务规范(2011年版)》中《城乡居民健康档案管理服务规范》的业务管理要求,原卫生部于2011年8月正式发布了《WS365 城乡居民健康档案基本数据集》,首次明确了城乡居民健康档案基本数据集的数据集元数据属性和数据元目录,包括城乡居民健康档案个人基本信息、健康体检信息、重点人群健康管理记录和其他医疗卫生服务记录的相关数据元。结合规定了我国居民健康档案中的医学检验项目(实验室检查项目)的常用代码的《居民健康档案医学检验项目常用代码》、规定了个人信息基本数据集的数据集元数据属性和数据元属性的《基本信息基本数据集:个人信息》等数据集标准,共同对健康档案数据集进行了有效的规范。

　　为推动电子健康档案信息交换和共享,2012年5月,原卫生部发布了《健康档案共享文档规范》,规定了健康档案相关20部分文档模板,遵循总则标准中文档架构的要求以及对文档头和文档体的一系列约束。

　　以健康档案为基础的区域卫生信息平台建设是区域卫生信息发展的重要核心工作。为指导国内区域卫生信息化建设,推进区域健康档案信息的交换和共享,提高各地卫生信息平台具体建设方案的设计效率,节约人力、物力资源,原卫生部于2009年发布了《基于健康档案的区域卫生信息平台建设技术解决方案(试行)》,明确区域卫生信息平台相关定义内涵、架构框架、平台组件和软件服务的相关概念定义和建设思路。

　　作为区域卫生信息平台建设的技术指导,原卫生部于2009年12月征求意见,2011年4月正式发布了《综合卫生管理信息平台建设指南(试行)》。根据综合卫生管理目标要求,界定了卫生综合管理信息平台的建设目标、边界范围、技术路线、发展策略,提出了卫生综合管理信息平台的业务需求、数据标准体系、系统架构、技术架构、安全体系设计等设计参考依据,为卫生综合管理信息平台的管理者、业务用户、系统开发和建设实施单位进行方案设计工作提供参考依据。

为进一步细化平台建设技术规范,原卫生部于 2012 年 3 月发布了《基于居民健康档案的区域卫生信息平台技术规范(征求意见稿)》提出了基于居民健康档案的区域卫生信息平台的技术架构,规定了区域卫生信息平台基本组件的构成,定义了功能规范、数据采集规范、交易流程规范、IT 基础设施规范和安全规范,提出了机构接入要求和性能要求等。该规范为规范各地区域卫生信息平台建设,和各地区域卫生信息平台建设开展测试、验收和评价工作提供指导。

居民健康卡是居民在医疗卫生服务活动中用于身份识别,满足健康信息存储,实现跨地区和跨机构就医、数据交换和费用结算的基础载体。原卫生部组织编制了《居民健康卡技术规范》,在 2011 年 7 月发布后,于 2012 年 2 月制定了配套管理办法并对技术规范进行修订。在 2013 年 7 月,以正式标准征求意见稿形式,发布了居民健康卡 5 个技术类规范,对卡的技术规范、应用规范、命令集、终端技术、用户卡及终端产品检测做出了标准的定义,同月发布了《居民健康卡数据集》,为居民健康卡的研制、发行、使用提供了规划的指导。

(3)临床诊疗信息化:以满足城乡居民的基本卫生服务需求为目的的,满足城乡居民健康档案管理、基本医疗服务、基本公共卫生服务、基层卫生管理、健康信息服务以及医疗卫生服务协同的要求的基层医疗卫生信息系统,是社区卫生服务中心(站)、乡镇卫生服务机构、村级卫生室等基层医疗机构的信息化建设主要内容。2012 年 5 月发布的《基层医疗卫生信息系统基本功能规范》对相关卫生机构的基层医疗卫生信息系统进行功能性约束,明确了相关业务的功能定义、适用范围、业务活动、功能要求、功能协作与数据交互等内容。

此外,针对远程医疗服务,2013 年 1 月发布了《远程医疗信息系统基本功能规范(送审稿)》,规定了远程医疗信息系统的总体技术要求、框架和基本功能要求,定义了远程会诊规范、双向转诊规范、远程预约规范、远程专科会诊规范、信息资源规范、安全规范和性能要求等,提出了提供远程医疗服务机构应遵循的功能和技术要求。

针对院前医疗急救,出台了《院前医疗急救指挥信息系统基本功能规范》,规定了院前医疗急救指挥信息系统的基本功能,包括总体要求、功能构成、功能要求和数据接口。标准不涉及实现各项功能的技术和方式。

(4)公共卫生信息化:原卫生部在《国家基本公共卫生服务规范(2009 年版)》基础上,组织专家对服务规范内容进行了修订和完善,形成了《国家基本公共卫生服务规范(2011 年版)》。2011 版规范包括 11 项内容,即:城乡居民健康档案管理、健康教育、预防接种、0~6 岁儿童健康管理、孕产妇健康管理、老年人健康管理、高血压患者健康管理、2 型糖尿病患者健康管理、重性精神疾病患者管理、传染病及突发公共卫生事件报告和处理以及卫生监督协管服务规范。在各项服务规范中,分别对国家基本公共卫生服务项目的服务对象、内容、流程、要求、考核指标及服务记录表等作出了规定。

在公共卫生业务数据集标准制定上,已出台的有《疾病管理基本数据集》规定了乙肝患者管理、高血压患者健康管理、重型精神疾病患者管理、老年人健康管理、2 型糖尿病患者健康管理和肿瘤病例管理等 6 部分数据集。《疾病控制基本数据集》规定了艾滋病综合防治、血吸虫病病人管理、慢性丝虫病病人管理、职业病报告、职业性健康监护、伤害监测报告、农药中毒报告、行为危险因素监测、死亡医学证明、传染病报告、结核病报告、预防接种、学校缺勤缺课监测报告、托幼机构缺勤监测报告、结核病人管理、结核病人耐药监测管理、疑似预防接种异常反应报告、疫苗管理、脑卒中登记报告、脑卒中病人管理、宫颈癌筛查登记、大肠癌筛查登记等 23 部分数据集。《儿童保健基本数据集》规定了儿童保健中出生医学证明、儿童健康体检、新生儿疾病筛查、营养性疾病儿童管理等 4 部分数据集。《妇女保健基本数据集》规定了妇女保健中婚前保健服务、2、3、孕产期保健服务与高危管理、产前筛查与诊断、出生缺陷监测和孕产妇死亡报告等 7 部分数据集。

在技术类标准中，国家也出台了大量的公共卫生服务基本功能规范，如：《妇幼保健服务信息系统基本功能规范》规定了全国妇幼保健服务和管理信息系统的基本内容、基本功能要求，数据标准化及共享与协同。《慢性病监测信息系统基本功能规范》规定了慢性病监测信息系统的功能评价，侧重于对慢性病监测信息的采集和利用等重要功能进行规范性指导。这些功能规范为公共卫生业务信息系统研发、建设、评价和运行管理提供指导。

（5）新农合信息化：为推动信息农村合作医疗信息化建设，原卫生部于 2012 年 5 月针对《新型农村合作医疗基本数据集（征求意见稿）》和《新型农村合作医疗信息系统基本功能规范（征求意见稿）》开展征求意见。其中数据集标准规定了新型农村合作医疗基本数据集的元数据属性和数据元目录。数据元目录包括新型农村合作医疗定点医疗机构数据、县乡镇村自然档案数据、参合数据、医疗记录及补偿数据、基金管理数据、财务管理监督审计数据和经办机构数据的相关数据元。功能规范标准规定了新型农村合作医疗信息系统的业务服务功能规范、业务管理功能规范、业务监督功能规范、系统管理功能规范、数据交换与接口和标准化要求。为新型农村合作医疗信息系统设计、开发、数据交互和信息共享提供了指导。

（6）卫生管理信息化：针对我国卫生统计监管工作，也有相应的信息标准，包括基础类《卫生统计指标》、数据类《卫生管理基本数据集》和技术类《卫生监督业务信息系统基本功能规范》等标准。

《卫生统计指标》规定了卫生统计指标目录编制的内容结构，统计指标的描述属性与描述规则，统计指标目录格式和索引编制规则。

《卫生管理基本数据集》规定了卫生监督检查与行政处罚、卫生监督行政许可与登记、卫生监督监测与评价和卫生监督机构与人员等 4 部分数据集的数据集元数据属性和数据元属性。

《卫生监督业务信息系统基本功能规范》规定了卫生监督业务信息系统中卫生行政许可审批子系统和卫生监督检查和行政处罚子系统的功能和要求。

（7）标准化测评：原卫生部于 2012 年启动卫生信息标准符合性测评项目研究，通过基于健康档案的区域卫生信息平台和基于电子病历的医院卫生信息平台互联互通成熟度测评，推动我国卫生信息标准符合性测评相关测评方案和测试规范等管理类标准的发展研究和标准制定进程。相关测试与评价的管理类标准正在积极起草过程中。

（8）其他标准保障：在国家卫生信息标准体系中，还有大量的基础类标准，为制定我国卫生领域各类卫生信息标准提出规范化要求，有效地指导了相关标准编制工作。包括规定了卫生信息数据元模型、属性、卫生信息数据元的命名、定义、分类以及卫生信息数据元内容标准编写格式规范的《卫生信息数据元标准化规则》；规定了卫生信息主题域模式、类关系模式、数据集模式的描述规则的《卫生信息数据模式描述指南》；规定了卫生信息数据集元数据内容框架、卫生信息数据集核心元数据、卫生信息数据集参考元数据、引用信息与代码表的

《卫生信息数据集元数据规范》;规定了卫生信息数据集分类与编码需遵循的基本原则、技术方法以及应用规则的《卫生信息数据集分类与编码规则》;规定了卫生信息数据集的内容结构、数据源数据、数据元属性、数据元缩影标识方法《卫生信息基本数据集编制规范》等。

在数据类标准中,也有对卫生领域公用的基础数据标准。包括规定了卫生信息数据元目录内容结构、属性与描述规则、数据元目录格式和数据元索引的编制规则,以及标识类、人口学及社会经济学特征类、健康史类、健康危险因素类、主诉与症状类、体格检查类、临床辅助检查类、实验室检查类、医学诊断类、医学评估类、计划与干预类、卫生费用类、卫生机构类、卫生人员类、药品、设备与材料类和卫生管理类等 16 类数据元标识符、数据元名称、定义、数据元值的数据类型、表示格式和数据元允许值的《卫生信息数据元目录》和规定了相应 16 类数据元的值域代码的《卫生信息数据元值域代码》。

（宗文红　张涛　施俊骏）

第四节　卫生信息资源规划的法律保障

要实现卫生信息资源的极大丰富和高效率共享,就需要使处于封闭状态的各种卫生信息资源能够汇聚起来,同时,还必须为不同部门、各级医疗卫生单位、社会公众获取和使用这些信息提供制度上的保障。一方面,在卫生信息资源规划阶段,会涉及不同主体,需要通过法律对所涉及的不同主体之间的关系进行协调,对不同主体的行为进行约束,对不同主体的权利进行保护。另一方面,卫生信息化离不开信息的公开化和信息传播过程的安全环境条件,为此,就必须通过法律赋予政府的信息公开义务,以保障卫生信息资源的丰富和社会公众能够高效率地获取卫生信息资源;对于个人信息,既应该依法确保其所有者的信息控制权不受侵犯,还应该保障其传输过程中的安全性。良好的法制体系将为卫生信息资源规划提供坚实而有力的保障支持。

在卫生信息化领域已有多年发展经验的美国曾于 1996 年颁布了《健康医疗保险的移植和责任法案》(Health Insurance Portability and Accountability Act,HIPAA)。针对医疗信息化中的交易规则、医疗信息安全、医疗隐私等问题,制定了详细的法律规定。而为了推动卫生信息化的进程,明尼苏达州于 2007 年通过了明尼苏达州卫生信息法(Minnesota's e-Health Law),强制规定州内所有的医院和诊所必须使用电子病历,并且加入 HIE(health information exchange)系统;法国的《医疗隐私法》(Medical Privacy Act,2002),用以保护医疗相关健康信息和数据的安全以及患者的隐私权。在卫生信息化方面已有多年经验的亚洲国家和地区,也曾先后出台过相关法律法规。马来西亚曾于 1997 年出台《远程医疗法令》,旨在推动远程医疗的发展和规范远程医疗行为;中国台湾地区 2010 年先后出台的《电子病历检查案》和《电子病历安全强化案》,旨在保护电子病历相关的数据信息安全和患者隐私。在我国,针对卫生信息化相关的立法大多以部门规章及规范性文件为主,未提升至法律法规的高度。在进行卫生资源规划前,不仅要深入了解卫生领域相关的规章制度,同时,必须对《中华人民共和国宪法》、《中华人民共和国刑法》、《中华人民共和国民法通则》等大法中对信息应用、信息安全及隐私权保护等规定有充分的认识,此外,卫生信息化建设应遵守《互联网信息服务管理办法》、《中华人民共和国计算机信息系统安全保护条例》等信息化相关立法。

一、基　本　原　则

（一）前瞻性原则

前瞻性原则，是指在进行信息化相关立法时，既要解决现实问题，但也不能局限于眼前，应兼顾长远，对技术和产业走向有所预见，对其建设过程中的各种利益关系作长期考量。信息法律关系在目前仍然处于发展的早期阶段，加之，信息化是一个动态的不断发展的过程，其应用在日益扩大和深化。因此，不能只注意眼前的短期利益，而忽略可能损失的长期利益。只有用发展的眼光看问题，以长远利益为立足点，才能使制定的法律法规更具科学性。

（二）公共信息公开与个体信息保护原则

政府信息，是指行政机关在履行职责过程中制作或者获取的，以一定形式记录、保存的信息。政府信息可以分为两类——公共信息与个体信息。公共信息，是指行政机关依职权制作的，适用于不特定多数人的信息。公众有获得政府信息的权利。对公共信息，应当"以公开为原则，不公开为例外"。个体信息，是指行政机关依职权制作或者获取的个人信息、企业信息。因这类个体信息往往属于或者可能涉及个人隐私或商业秘密，因此，行政机关对这类信息应该"以不公开为原则，公开为例外"。

（三）统筹协调原则

信息化的目标是实现不同地区、不同机构、不同业务间数据资源的大整合与协同应用，在信息化建设过程中涉及各级各类利益相关者。从信息化利益相关者角度，在信息化进程中形成了政府部门、企业、事业单位、公众等不同利益群体，这些群体之间的利益并非总保持一致。进行信息化立法必须坚持协调原则，平衡不同的利益群体间的利益，调动各方积极性。当不同利益群体间利益相佐时，遵从以国家、集体利益为第一位，个人利益服从集体利益，公民利益服从国家利益，局部利益服从整体利益。

（四）促进发展与保障安全原则

促进发展原则，是指通过立法，更好地促进、引导、规范和保障国家信息化的健康可持续发展。对有利于信息化建设及参与信息化应用的行为给予激励和支持，并为其提供良好的法制保障。保障安全原则，是指从法制层面，加强对信息安全和个体信息隐私保护的保障建立，为社会公众信息交流提供一个安全的环境条件。

二、主　要　内　容

这一领域的法律问题有：关于信息获取的法律、关于信息犯罪的法律、关于信息网络安全和信息安全的法律、关于计算机信息保密的法律、关于共享信息资源的法律等等。将其归纳为卫生信息资源安全相关法律、卫生信息资源管理相关法律以及居民隐私信息保障相关法律三方面。

（一）卫生信息资源安全相关

1. 法律 《中华人民共和国宪法》第四十条规定："中华人民共和国公民的通信自由和通信秘密受法律的保护。除因国家安全或者追查刑事犯罪的需要，由公安机关或者检察机关依照法律规定的程序对通信进行检查外，任何组织或者个人不得以任何理由侵犯公民的通信自由和通信秘密。"

《中华人民共和国刑法》、《中华人民共和国治安管理处罚法》均指出"违反国家规定，侵入计算机信息系统;违反国家规定,对计算机信息系统功能进行删除、修改、增加、干扰,造成计算机信息系统不能正常运行的;违反国家规定,对计算机信息系统中存储、处理、传输的数据和应用程序进行删除、修改、增加的;故意制作、传播计算机病毒等破坏性程序,影响计算机信息系统正常运行的"依照有关规定定罪处罚。

《全国人民代表大会常务委员会关于维护互联网安全的决定》中指出对"攻击计算机系统及通信网络,致使计算机系统及通信网络遭受损害;违反国家规定,擅自中断计算机网络或者通信服务,造成计算机网络或者通信系统不能正常运行"追究刑事责任,并要求"各级人民政府及有关部门要采取积极措施,在促进互联网的应用和网络技术的普及过程中,重视和支持对网络安全技术的研究和开发,增强网络的安全防护能力。"

2. 法规　关于信息安全的法律条文包括关于跨国数据流的行政法规《中华人民共和国计算机信息网络国际联网管理暂行规定》、《计算机信息网络国际联网安全保护管理办法》、规范互联网信息服务活动的《互联网信息服务管理办法》及《中华人民共和国计算机信息系统安全保护条例》。

《互联网信息服务管理办法》促进互联网信息服务健康有序发展,维护国家安全和公共利益,保护公众和互联网信息服务提供者的合法权益。《中华人民共和国计算机信息系统安全保护条例》第二章安全保护制度规定计算机信息系统实行安全等级保护;计算机机房应当符合国家标准和国家有关规定;计算机信息系统的使用单位应当建立健全安全管理制度,负责本单位计算机信息系统的安全保护工作;对计算机信息系统中发生的案件,有关使用单位应当在 24 小时内向当地县级以上人民政府公安机关报告。

3. 部门规章及其他规范性文件　《互联网安全保护技术措施规定》第七条至第十三条分别明确了互联网服务提供者和联网使用单位、提供互联网接入服务的单位、提供互联网信息服务的单位、提供互联网数据中心服务的单位和联网使用单位、提供互联网上网服务的单位应当落实的互联网安全保护技术措施。

《计算机病毒防治管理办法》对计算机信息系统的使用单位在计算机病毒防治工作中应当履行的职责及处罚原则做了明确说明。《互联网医疗保健信息服务管理办法》规范了互联网医疗保健信息服务活动,包括通过开办医疗卫生机构网站、预防保健知识网站或者在综合网站设立预防保健类频道向上网用户提供医疗保健信息的服务活动。

（二）卫生信息资源管理相关

1. 信息系统开发与管理　卫生信息资源规划中信息系统的开发与信息管理应当符合《国家基本公共卫生服务规范(2011 年版)》、《处方管理办法》、《病历书写基本规范》、《卫生部办公厅关于做好新型农村合作医疗试点工作的通知》、《卫生部办公厅关于进一步加强抗菌药物临床应用管理的通知》、《卫生部法定传染病疫情和突发公共卫生事件信息发布方案》等一系列卫生类规范性文件中对卫生业务的工作要求及《医院信息系统基本功能规范》——门诊医生工作站分系统、住院医生工作站、护士工作站、临床检验系统、输血管理系统、医学影像系统、手术、麻醉管理系统、药品管理系统、门急诊挂号系统、门急诊划价收费系统、住院病人入、出、转管理系统、住院收费系统、物资管理系统、设备管理系统、财务管理系统、病案管理系统、医疗统计系统、院长综合查询与分析系统、病人咨询服务系统、医疗保险接口、社区卫生服务接口、远程医疗咨询系统接口《电子病历基本规范（试行）》、《关于加强远程医疗会诊管理的通知》中对相关信息系统的开发、运行的维护与管理、功能规范、数据、数据库、数据字典编码标准化的要求。

2. 信息资源共享　国家法律或行政法规与信息资源共享相关的规定有《中华人民共和国科学技术进步法》第四十六条"利用财政性资金设立的科学技术研究开发机构,应当建立有利于科学技术资源共享的机制,促进科学技术资源的有效利用";国务院《互联网信息服务管理办法》对通过互联网向上网用户无偿提供具有公开性、共享性信息的服务活动做了程序性规范;国务院《中华人民共和国政府信息公开条例》对政府信息公开进行了较为详细的规定。这些规定为实现政府信息资源共享奠定了法律基础。

3. 信息资源公开　根据《中华人民共和国政府信息公开条例》和有关卫生法律法规,2010 年 8 月 1 日起施行的《医疗卫生服务单位信息公开管理办法(试行)》对医疗卫生服务单位在提供医疗卫生服务过程中产生的信息——以一定形式记录、保存的信息以及其他与医疗卫生服务有关的信息的公开范围和内容、公开方式和程序、监督管理和处罚进行了规范,保障了公民、法人和其他组织依法获取医疗卫生服务单位信息,提高医疗卫生服务工作的透明度,促进医疗卫生服务单位依法执业,诚信服务。

（三）居民隐私信息保障相关

1. 法律　我国民法中逐渐补充了隐私权的明文定义和公民隐私的界定。《中华人民共和国民法通则》第一百条、第一百零一条和第一百零六条,对公民肖像权、民誉权、人格尊严的保护条款与隐私权有一定联系。最高人民法院关于贯彻执行《中华人民共和国民法通则》若干问题的意见(试行)第 140 条"以书面、口头形式宣扬他人的隐私、或者捏造事实公然丑化他人人格,以及用侮辱、诽谤等方式损害他人名誉,造成一定影响的,应当认定为侵害公民名誉行为。"在 2002 年《中华人民共和国民法(草案)》第四编人格权法第七章中,增加了隐私权相关规定:"自然人享有隐私权"、"隐私的范围包括私人信息、私人活动和私人空间。收集、储存、公布涉及自然人的隐私资料,应当征得本人同意。"

2009 年十一届全国人大常委会第七次会议通过了"刑法修正案(七)"。该修正案在刑法第二百五十三条后增加一条,作为第二百五十三条之一:"国家机关或者金融、电信、交通、教育、医疗等单位的工作人员,违反国家规定,将本单位在履行职责或者提供服务过程中获得的公民个人信息,出售或者非法提供给他人,情节严重的,处三年以下有期徒刑或者拘役,并处或者单处罚金。窃取、收买或者以其他方法非法获取上述信息,情节严重的,依照前款的规定处罚。"

《中华人民共和国执业医师法》第二十二条、第三十七条规定医师有保护患者隐私的义务,对违反规定泄露患者隐私造成严重后果的,明确处罚要求。《中华人民共和国传染病防治法》第十二条、第六十八条、第六十九条指出疾病预防控制机构、医疗机构不得泄露个人隐私。

《中华人民共和国电子签名法》第二十七条至第三十三条明确了电子签名人、服务提供者的相关法律责任,既保护了居民隐私权,也为处理医患纠纷,进行医学研究提供了更可靠的依据。

2. 法规　在我国现行出台的行政法规中,关于患者隐私权保护的法律条文包括《中华人民共和国护士条例》第十八条"护士应当尊重、关心、爱护患者,保护患者的隐私。"第三十一条对违反规定泄露患者隐私造成严重后果的,明确处罚要求。《艾滋病防治条例》第三十九条"未经本人或者其监护人同意,任何单位或者个人不得公开艾滋病病毒感染者、艾滋病病人及其家属的姓名、住址、工作单位、肖像、病史资料以及其他可能推断出其具体身份的信息。"上述条文均规定了医务人员不得泄露患者隐私。

3. 部门规章及其他规范性文件 《医疗机构病历管理规定》要求未经授权不得查阅患者病历,医疗机构不得泄露患者隐私。《中医医院信息化建设基本规范(试行)》规定"涉及患者隐私的信息应采取特别管理措施,必须限制信息的查阅和复制。严禁利用患者个人信息从事赢利性活动。"《医疗卫生服务单位信息公开管理办法(试行)》第十四条、第二十六条规定医疗卫生服务单位不得公开属于可用于识别个人身份的或者公开后可能导致对个人隐私造成不当侵害的信息;对违反规定公开个人隐私信息并造成损失的,承担法律责任。在《卫生部关于规范城乡居民健康档案管理的指导意见》中提出"不得擅自泄露健康档案中的居民个人信息以及涉及居民健康的隐私信息。除法律规定必须出示或出于保护居民健康目的,居民健康档案不得转让、出卖给其他人员或机构,更不能用于商业目的。"

(宗文红 蔡佳慧)

思 考 题

1. 卫生信息资源保障体系包括_____、_____、_____、_____等。
2. 信息安全保障划分为_____、_____、_____、_____、_____、_____和_____等。
3. 国家卫生信息标准体系框架对我国卫生信息标准作出规范化的划分,包括:_____、_____、_____、_____等。
4. 为什么卫生信息资源规划需要政策保障,缺乏政策保障会带来什么危害?

参 考 文 献

1. 李新伟,胡红濮,郭珉江,等.我国卫生信息化发展策略研究.中国数字医学,2011,6(6):50-52.

2. 唐平,陆渝梅,陈敏.业务流程重构在企业信息化中的应用.兰州大学学报(社会科学版),2005,(3):89-92.

3. 陈晓红,陈运奇,赵军平,等."区域协同医疗服务示范工程"对医疗卫生服务模式的影响.中国数字医学,2009,4(7):11-13.

4. Cynthia A. Lengnick-Hall, Mark L. Lengnick-Hall, Sue Abdinnour-Helm. The role of social and intellectual capital in achieving competitive advantage through enterprise resource planning(ERP)systems,J. Eng. Technol. Manage. 2004,21:307-330.

5. 娄策群,胡海波.企业信息化与组织创新.情报科学,2006,(2):279-282.

6. 张松,陈燕.论信息化与企业管理组织的变革.辽宁大学学报,2000,(2):157-159.

7. 汤学军,王才有,孟群.卫生信息标准工作进展及下阶段工作重点.中国卫生信息管理,2013,10(1):40-42.

8. 宁义,任连忠,朱小兵,等.卫生信息化人才队伍建设发展的宏观思考.中国卫生信息管理杂志,2013,10(2):125-129.

9. 中国卫生信息管理杂志编辑部.当前我国卫生统计与信息化人才队伍建设的主要任务.中国卫生信息管理杂志,2012,9(5):1.

10. 李包罗.影响我国医院信息系统快速、持续发展的困难与屏障.中国卫生信息管理杂志,2004,1(1):26.

11. 孟群.卫生信息化相关法律法规与政策研究.北京:人民卫生出版社,2012.

中英文名词对照索引

W

X

Y

Z